Kohlhammer

Die Autorinnen

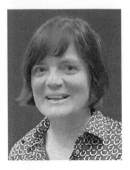

Kirstin Büthe, M. A., studierte Inklusive Pädagogik und Kommunikation und ist seit 1999 Hebamme. Sie arbeitet mit Unterbrechung seit 2011 in der Hebammenschule St. Bernward Krankenhaus.

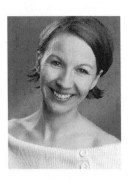

Cornelia Schwenger-Fink ist seit 2002 Hebamme und leitet seit 2007 die Hebammenschule am St. Bernward Krankenhaus. 2016 promovierte sie am Institut für Biologie an der Universität Hildesheim. 2019 absolvierte sie ihren M. A. Inklusive Pädagogik und Kommunikation.

Mit Beiträgen von

Antje Krone, Gesundheits- und Krankenpflegerin, Dipl. Pflegepädagogin
Tara Franke, Hebamme, Sexualtherapeutin, Journalistin
Karin Hillen, Hebamme

Kirstin Büthe
Cornelia Schwenger-Fink

Evidenzbasierte Schwangerenbetreuung und Schwangerschaftsvorsorge

Eine Arbeitshilfe für Hebammen im Praxisalltag

Verlag W. Kohlhammer

1. Auflage 2020

Alle Rechte vorbehalten
© W. Kohlhammer GmbH, Stuttgart
Gesamtherstellung: W. Kohlhammer GmbH, Stuttgart

Print:
ISBN 978-3-17-036360-1

E-Book-Formate:
pdf: ISBN 978-3-17-036361-8
epub: ISBN 978-3-17-036362-5
mobi: ISBN 978-3-17-036363-2

Inhalt

1 Einführung

Kirstin Büthe

Hebammen begleiten Schwangere auf dem Weg vom Leben ohne Kind in die Elternschaft und (in die größer werdende) Familie (Von Rahden & Ayerle 2010). Sie führen die Schwangerenvorsorge durch und beraten bei Fragen und Unsicherheiten. Sie unterstützen Schwangere und ihre Partner/-innen durch geeignete Maßnahmen und bereiten sie auf die Geburt und Elternrolle vor. Frauen möchten auf die umfassende Betreuung durch Hebammen weder in der Schwangerschaft, noch während der Geburt, im Wochenbett sowie in der Stillzeit verzichten (Ayerle et al. 2016).

Wählt eine Hebamme im Rahmen der Schwangerenbetreuung eine nach ihrem Methodenschwerpunkt und für die Frau und Familie geeignete Behandlungsempfehlung oder Maßnahme aus, gelangt sie dabei unweigerlich in das Spannungsfeld zwischen traditioneller Hebammenkunst und evidenzbasierter Betreuung, Pflege (*Evidence based nursing – EBN*), Hebammenarbeit (*Evidence based Midwifery*) und Medizin (*Evidence based medicine – EBM*).

Die langjährigen Beobachtungen und Erfahrungen von Hebammen stehen den evidenzbasierten Maßnahmen teilweise gegenüber. Ergebnisse aus aktueller und systematischer Forschung sollen in die praktische Arbeit und die Handlungsempfehlungen mit einbezogen werden. In diesem Sinne arbeiten Hebammen evident und frühzeitig proaktiv. (Ayerle et al. 2016)

Ziel des vorliegenden Buches ist es, aktuelle Evidenzen zu Wirksamkeit und Unwirksamkeit sowie BeratungsInhalte und Maßnahmen der traditionellen Hebammenkunst zu den einzelnen Parametern von Schwangerenvorsorge, Schwangerenberatung und Hilfe bei Beschwerden zusammenzuführen.

Hier und im Weiteren wird sich bei der Nennung »Hebamme« und bei dem Verweis auf die Berufsgruppe auf die weibliche Form beschränkt. Gemeint sind jeweils alle Geschlechter der Berufszugehörigen. Um Kolleg/-innen eine Hilfe im QM-Prozess Schwangerschaft zu geben, ist jedes Kapitel nach gleichem Schema in Anlehnung an das QM-System des DHV (DHV et al. 2015) aufgebaut. Jedes Unterkapitel befasst sich Inhaltlich mit einem Parameter der alltäglichen Hebammenarbeit (z. B. Hilfe bei Emesis). Der struktureller Rahmen umfasst die Punkte Definitionen, Ziel, Inhalt, Beratung, Maßnahmen und Anleitung, Beginn und Dauer, Gute Erfahrung mit/Vorgehen bei Komplikationen und Kooperierende. In Tabelle 1.1 werden diese Parameter erläutert (▶ Tab. 1.1).

Tab. 1.1: Aufbau der Unterkapitel

Struktur	Erläuterung
Definitionen	Bestimmung von Fachbegriffen und Abgrenzung des jeweiligen Themas
Ziel	Beschreibung des Zwecks der Betreuungsmaßnahme (»Betreuungsziel«)
Inhalt	Physiologischer Anpassungsprozess in der Schwangerschaft

Tab. 1.1: Aufbau der Unterkapitel – Fortsetzung

Struktur	Erläuterung
Beratung	Primärpräventive Empfehlungen zur Unterstützung oder Linderung von Beschwerden und Gesundheitsförderung
Maßnahmen und Anleitung	Sekundärpräventive Empfehlungen zur Unterstützung und Gesundheitsförderung oder Linderung von Beschwerden
Beginn und Dauer	Geeigneter Beginn von Beratung oder Maßnahme und deren Dauer
Gute Erfahrung mit	Eine kleine Auswahl bewährter Beratungsinhalte oder Maßnahmen der traditionellen Hebammenkunst
Vorgehen bei Komplikationen	Fachärztliches Behandlungsschema
Kooperierende	Interdisziplinäre Berufsgruppen

1.1 Was ist Evidenzbasierte Betreuung, Pflege, Hebammenarbeit und Medizin?

Hebammen begleiten und betreuen Frauen in der Schwangerschaft und bereiten sie auf die Geburt vor. Sie fördern die Bindung von Mutter/Eltern und Kind. In der Schwangerschaft werden wichtige Weichen für das Wochenbett gestellt. Hebammen begegnen Frauen und werdenden Eltern auf Augenhöhe und beraten sie kompetent.

Hebammen können zur Hilfe bei Schwangerschaftsbeschwerden auf ihr Fach- und traditionelles Hebammenwissen zurückgreifen.

Die Schwangerenvorsorge sowie Beratungsthemen zum Lebensstil etc. basieren maßgeblich auf wissenschaftlichen Erkenntnissen.

Eine Professionalisierung von Hebammenbetreuung im Tätigkeitsfeld der Schwangerenberatung, -betreuung und -vorsorge setzt die Kenntnis der vielschichtigen Prozesse der schwangerschaftsbedingten Veränderungen des mütterlichen Organismus ebenso voraus wie die der charakteristischen Symptome von Regelwidrigkeiten und Notfällen. Evidente

Behandlungsmöglichkeiten zur Linderung von Schwangerschaftsbeschwerden sowie die Berücksichtigung von lebensstilgebundenen Determinanten von Gesundheit begründen die Basis einer qualifizierten Informierung. (Lühnen et al. 2017)

Evidenzbasierte Gesundheitsinformationen repräsentieren die aktuellen wissenschaftlichen Belege und Ergebnisse und stellen die Inhalte zu Behandlungs- und Gesundheitsentscheidungen dar (Lühnen et al. 2017).

1.1.1 Definitionen & Begriffe

Evidenzbasierte Betreuung (EbB): Die Begleitung, Beratung, Anleitung und Behandlung einer Frau in Orientierung an der eigenen Fachexpertise und aktuellen wissenschaftlichen Erkenntnissen aus der systematischen Forschung. Der Frau wird mit Sensibilität und Sachverstand begegnet. Ihre Wünsche und Ziele stehen im Mittelpunkt und werden respektiert: Sowohl die Betreuungsform als auch die Behandlungsmaßnahmen werden gleichberechtigt festgelegt (Stiefel et al. 2012).

Evidence-based Nursing (EbN), dt.: Evidenzbasierte oder beweisgestützte Pflege: EbN beschreibt die Nutzung der aktuellen besten wissenschaftlichen Ergebnisse pflegerischer Forschung in der Zusammenarbeit zwischen Patient/-innen und professionell Pflegenden (Behrens & Langer 2016).

Evidence-based Medicine (EbM), dt.: Evidenzbasierte oder beweisgestützte Medizin: Der gewissenhafte, ausdrückliche und vernünftige Gebrauch der gegenwärtig besten externen, wissenschaftlichen Evidenz für individuelle Entscheidungen in der medizinischen Patient/-innenversorgung. In der praktischen Umsetzung von EbM wird die individuelle klinische Expertise durch bestmögliche Forschungsergebnisse ergänzt (DNEbM 2011a; Sackett at al. 1996).

Evidence-based Midwifery (EbMid), dt.: Evidenzbasierte Hebammenarbeit oder Hebammenbetreuung: Nach einer gemeinsamen Abwägung von Wissen und Erfahrung der Hebamme mit den Wünschen und Bedürfnissen von Frau und Familie wird eine Entscheidung getroffen. Hebammenerfahrung und alle verfügbaren wissenschaftlichen Evidenzen fließen in die Entscheidung für oder gegen eine Maßnahme mit ein. Eine Anamneseerhebung und körperliche Untersuchung der Frau validieren den Rahmen von Behandlungsmöglichkeiten. Die Informationen sind der schwangeren Frau und den werdenden Eltern in verständlicher Form, fundiert und ergebnisoffen mitzuteilen. Evidenzbasiertes Arbeiten bedeutet, die Sinnhaftigkeit und den Benefit der eigenen Arbeit für die Frau und Familie stetig in Frage zu stellen: Eine stetige Reflexion der eigenen Haltung und Arbeitsweise ist unabdingbar. Eine ablehnende Entscheidung der schwangeren Frau ist stets zu akzeptieren. (Stahl 2014)

Qualitative Studien: Diese Forschung fragt nach menschlichen Empfindungen, Reaktionen und Erfahrungen und berücksichtigt kulturelle sowie soziale Lebensumstände des gewohnten Umfeldes. Sie sind für ein evidenzbasiertes Vorgehen besonders aufschlussreich in Hinsicht auf die Erforschung von Patient/-innenerfahrungen, -ansichten und der Compliance gegenüber ausgewählten Maßnahmen (Herr-Wilbert 2008).

Quantitative Forschung: Ausgehend von einer Fragestellung oder Hypothese wird nach Ursache und Wirkung der Interaktion von Variablen gesucht und Beziehungen und Unterschiede geprüft. Die Ergebnisse von quantitativer Forschung sind geeignet zur Übertragung auf die Praxis. Je nach Design werden verschiedene, im Folgenden aufgeführte Studienformen unterschieden (Ebd.).

Review, dt.: Übersichtsarbeit. Zusammenfassung der Ergebnisse durch Auswertung aller relevanten Studien zu einer Fragestellung (Schwarz & Stahl 2013).

Randomized Controlled Trial (RCT), dt.: randomisierte kontrollierte Studie. Sie erforscht Ursache und Wirkung und zeichnet sich durch eine hohe Verlässlichkeit der Ergebnisse aus. Die Teilnehmer werden per Zufall (engl.: random) einer Gruppe zugeordnet. Die Zugehörigen einer Gruppe werden einem Ereignis ausgesetzt, die anderen nicht. Doppelblind bedeutet in diesem Zusammenhang, dass weder Untersuchende noch Untersuchte wissen, wer dem Einfluss ausgesetzt ist und wer nicht (Kontroll- und Placebo-Gruppe). Randomisiert kontrollierte Studien sind eine geeignete Methode zur (nachträglichen) Überprüfung pflegerischer Interventionen (Herr-Wilbert 2008).

Cohort-Study, dt.: Kohortenstudie. Sie erforscht den Zusammenhang von Belastungen oder Ereignissen auf einen Zustand, beispielsweise auf die Gesundheit. Dazu wird eine Gruppe von Menschen, die einer Belastung oder einem Ereignis ausgesetzt waren oder sich selber ausgesetzt haben, mit einer Gruppe verglichen, die keinen Einfluss einer entsprechenden Belastung hatte. Beide Gruppen werden über einen bestimmten Zeitraum beobachtet. Geprüft wird, ob, wie häufig oder in welchem Zeitabstand und in welcher Gruppe relevante Ereignisse auftreten (Schwarz & Stahl 2013).

Case-Control-Study, dt.: Fall-Kontroll-Studie. Von einem untersuchungsrelevanten Ergebnis betroffene Patient/-innen werden rückblickend (retrospektiv) verglichen mit einer ähnlichen Population ohne dieses Ergebnis. Es wird geprüft, ob und welche Gruppe einer Exposition ausgesetzt war, die von Interesse ist. Diese Studienform kommt bei seltenen Ereignissen zum Einsatz und gibt Hinweise auf ursächliche Faktoren (DNEbM 2011b; Herr-Wilbert 2008).

Cross-Sectional-Study, dt.: Querschnittstudie. Verschiedene Merkmale von postuliert ursächlicher Wirkung werden in Beziehung gesetzt. Ergebnisse dieses Studiendesigns identifizieren einflussnehmende Faktoren und deren Gewicht (DNEbM 2011b; Herr-Wilbert 2008).

Before-After-Study, dt.: Vorher-Nachher-Studie. Teilnehmer werden vor und nach einem Ereignis oder einer Intervention untersucht. Es gibt keine Kontrollgruppe. Diese Form der Untersuchung eignet sich für Fragestellungen über den Einfluss eines Ereignisses, beispielsweise Eintritt der Schwangerschaft oder die Geburt auf ein Merkmal wie die psychische Gesundheit (Herr-Wilbert 2008).

Survey, dt.: Befragung. Umfrage in und über bestimmte Bevölkerungsgruppen mittels mündlichen oder schriftlichen Interviews. Der Rücklauf im Verhältnis zu den versandten Fragebögen beschreibt die Repräsentanz der Umfrage (Schwarz & Stahl 2013).

Systematic Review, dt.: Systematische Übersichtsarbeit. Die Bewertung aller zu einer konkreten Fragestellung vorhandenen Studien zu einer bestimmten Fragestellung, anhand vorher genau festgelegten Kriterien (Timmer & Richter 2008).

Empfehlungen und Stellungnahmen: Dienen der Sensibilisierung der Behandelnden und ggf. der Öffentlichkeit für änderungsbedürftige und beachtenswerte Sachverhalte (Schwarz & Stahl 2013).

Richtlinien: Eine Richtlinie regelt das Verfahren, den Inhalt: und Umfang und bietet Orientierung für beteiligte Institutionen und Personen zu einem medizinischen Thema. Es ist eine abstrakte Handlungsanweisung, welche den aktuellen Stand der medizinwissenschaftlichen Erkenntnisse widerspiegelt (Bundesärztekammer 2015).

Leitlinien: Systematisch und nach gegenwärtigem Kenntnisstand entwickelte Aussagen, die die Entscheidungsfindung von Ärzt/-innen und Patient/-innen für eine angemessene Behandlung unterstützen. Sie sprechen klare Handlungsempfehlungen aus. In begründeten Fällen kann und muss von ihnen abgewichen werden (Lühnen et al. 2017; AWMF 2012).

Ziel:

Eine stetige Aktualisierung und Verfeinerung der eigenen Fachexpertise.

Inhalt: Erfahrungswissen wird zunehmend durch wissenschaftlich untermauerte Fachexpertise ergänzt und bereichert. In diesem Zusammenhang kann auf Forschungsergebnisse durch evidenzbasierte Pflege und Medizin zurückgegriffen werden.

Beratungsinhalte und Handlungen im Sinne von Interventionen können ebenso eine unerwünschte oder negative Nebenwirkung haben. Sie können wohlgemeint eine ärztliche Behandlung verfrüht oder verspätet einleiten und damit den Gesundungsprozess beeinflussen (Schlömer 2000).

Eine kontinuierliche Aktualisierung der eigenen Fachexpertise schützt davor, nicht evidente Heilungsversprechen zu machen oder aufwendige Pflegepraktiken einzuleiten.

Eine professionelle Entscheidung bezüglich Beratung und Behandlung erfolgt unter Berücksichtigung von vier Komponenten. Zum einen die Wünsche, Ziele und Vorlieben der Patientin sowie ihres familiären und sozioökonomischen Kontextes, dies in vorrangiger Rolle. Beide Komponenten stellen die »*Interne*

Evidenz« dar. Zum andern die Expertise der Fachkraft, hier der Hebamme, sowie entsprechende Forschungsresultate. Diese sogenannten Erfahrungen Dritter bilden die *»Externe Evidenz«* (Behrens 2008; Behrens & Langer 2016).

1.1.2 Vorgehen

Evidenzbasierte Betreuung, ob EbB, EbN, EbMid oder EbM, ist eine praxisorientierte Methode. Eine gezielte, zur Lösung eines Problems dienliche Frage wird formuliert, zu deren Beantwortung relevante Studien und Forschungsergebnisse in Datenbanken und Fachzeitschriften gesichtet werden.

Sowohl die Fragestellung oder Hypothese als auch wissenschaftliche Gütekriterien entscheiden über die Auswahl von Studien. Besonders quantitative Forschungsdesigns werden auf Gültigkeit (Validität) geprüft, d. h. darauf, ob ihre Ergebnisse auf eine Patient/-innengruppe außerhalb der Studie übertragbar sind. Ihre Zuverlässigkeit (Reliabilität) sagt aus, ob eine Studienwiederholung zu gleichen Ergebnissen führen würde. Die Irrtums-/Wahrscheinlichkeit (p-Wert) gibt an, wie viele der ermittelten Messwerte auf Koinzidenz oder Kausalität zurückzuführen sind. Sie ist ein Maß für die statistische Signifikanz. Glaubwürdigkeit und Nachvollziehbarkeit ergänzen als qualitative Gütekriterien die Bewertung. Das Design des Forschungsvorhabens und -vorgehens unterliegt strengen, ethischen Anforderungen. Das Studiendesign wird durch den Aufbau des Forschungsvorhabens definiert.

Der Evidenzlevel, die Beweiskraft einer Studie (im Sinne der Übertragbarkeit der Ergebnisse auf andere, z. B. Bevölkerungsgruppen), geht aus dem Studiendesign hervor. Vom Evidenzlevel (I-IV) wiederum hängt der Grad der Empfehlung ab.

Dieser kann von einem hohen Empfehlungsgrad A über Abstufungen zum mittleren Empfehlungsgrad B, bis hin zu einem schwachen Empfehlungsgrad C reichen. Ungeachtet eines schwachen Evidenzgrades kann es sich dennoch um den höchsten Beweis-Grad handeln, der zu der wissenschaftlichen Beantwortung einer Frage vorliegt (Schwarz & Stahl 2013).

Den höchsten Empfehlungsgrad für die Übertragbarkeit einer Studie besitzen Untersuchungsergebnisse mit dem Evidenz-Level Ia und Ib. Dem Level Ia entsprechen systematische Übersichtsarbeiten von randomisierten kontrollierten Studien (RTC) sowie Metaanalysen. Ib umfassen die Ergebnisse von RTC's an sich. (Kunz et al. 2001)

Ein moderater Empfehlungsgrad B wird für Ergebnisse von wissenschaftlichen Arbeiten mit Evidenz-Level II und III ausgesprochen. Der Evidenz-Level IIa und IIb umfasst die systematischen Übersichtsarbeiten von Kohorten- und kontrollierten Studien bzw. einzelne Kohorten- und quasi-experimentelle Studien. Systematische Übersichtsarbeiten von Fall-Kontroll-Studien, einzelne Fall-Kontroll-Studien, deskriptive Studien, Vergleichsstudien sowie Korrelationsstudien werden mit dem Evedenz-Level III bewertet. (Ebd.)

Von schwachem Empfehlungsgrad III sind Evidenzen mit Level IV. Dies umfasst Berichte und Meinungen von Expert/-innenkreisen, von Konsenskonferenzen oder von klinischer Erfahrung anerkannter Autoritäten. (Ebd.)

Nach dem o. g. methodischen Vorgehen wird die Literatur kritisch geprüft, z. B. dahingehend, ob die Ergebnisse aussagekräftig genug oder auf die aktuelle Situation anwendbar sind.

Die Evidenzen werden mit der eigenen Fachexpertise verglichen und finden schließlich ggf. Eingang in die eigene Arbeitsweise (Schlömer 2000).

1.2 Evidenz dieses Buches

Im Rahmen dieses Buches wurde nach wissenschaftlichen Belegen für Prozesse, deren Beeinflussbarkeit sowie den dazugehörigen Maßnahmen gesucht. Es wurde Fachliteratur (Lehrbücher und Fachzeitschriften) gesichtet sowie Internetrecherche betrieben (Google, Google scholar, non-profit Fachdatenbanken, Cochranelibrary, pubmed, ncbi, NICE, AWMF, DGGG, BfR, DGE, DNQP, rki), mit dem Ziel einer komplexen Darstellung der Informationen zu Schwangerenvorsorge, -beratung und Hilfe bei Schwangerschaftsbeschwerden unter dem besonderen Gesichtspunkt lebensstilgebundener Fragen und Unsicherheiten. Die vorliegende Arbeit versteht sich dabei weniger als das Ergebnis einer wissenschaftlichen Literaturrecherche als eine Literaturrecherche wissenschaftlicher Ergebnisse. Ziel war die komplexe Darstellung der Empfehlungen zu dem großen Thema Schwangerschaft.

2 Embryologie & fetale Entwicklung

Cornelia Schwenger-Fink

Mit der Fusion des weiblichen und männlichen Vorkerns ist der Befruchtungsvorgang abgeschlossen: Die menschliche Entwicklung beginnt. In den folgenden Monaten entwickelt sich aus einer einzigen, ca. 0,14 mm großen Zelle ein Organismus aus Millionen von Zellen. (Mändle & Opitz-Kreuter 2015)

Entwicklungsstadien von der Konzeption bis zur Geburt

Definitionen
Zygote: Eine Zygote entsteht bei der Vereinigung von Oozyte und Spermium bei dem Vorgang der Konzeption. Es ist der Beginn eines neuen menschlichen Lebens in Form eines Embryos. (Weingärtner 2016)
Morula: Kugelige Anordnung von 16 bis 32 Blastomeren, umgeben von der Zonapellucida. Sie ist das Ergebnis der Furchung am 3. bis 4. Tag nach Konzeption und entwickelt sich weiter zur Blastozyste. Nach dem 8-Zellstadium kommt es zur Bildung einer kompakten Kugel aus Zellen, wodurch die äußeren Zellen einen epitheloiden Charakter zeigen. Das Morulastadium tritt drei bis vier Tage nach Konzeption auf. (Moore & Persauld 2007; Weingärtner 2016)
Blastomere: Frühe Embryonalzellen, die durch Zellteilung der Zygote gebildet werden. Die Gesamtgröße der Zygote verändert sich dabei nicht. (Ebd.)
Blastozyste: Keimblase, die sich etwa am 4. Tag post conceptionem aus der Morula bildet. Sie besteht aus einer äußeren Zonapellucida,

einer darunter liegenden Trophoblastzellen, innen liegenden Embryoblastzellen und der Blastozystenhöhle (Moore & Persauld 2007).
Blastogenese: 1. bis 14. Tag post conceptionem. Ein Zeitraum von ausgeprägter Regeneration von Defekten. (Schneider et al. 2006)
Synzytiotrophoblast: s. o. oberflächliche Zellschicht der Chorionzotten. Mit der Implantation der Blastozyste in das Endometrium wandeln sich die Trophoblastzellen in Zytotrophoblastenzellen um und tragen zur Bildung eines mehrkernigen Synzytiotrophoblasten durch permanente Fusion bei. Der Synzytiotrophoblast hat direkten Kontakt zum maternalen, mit Blut gefüllten Lakunensystem. Er ist Teil der Plazentaschranke und reguliert den embryo- bzw. feto-maternalen Stoffwechsel. Die endometrialen Bindegewebszellen reagieren auf den Kontakt mit dem Synzytiotrophoblasten mit einer Umwandlung der Stromazellen zu Deziduazellen. (Moore & Persauld 2007)
Beta Humanes Choriongonadotropin (ß-hCG): Das Proteohormon Humanes Choriongonadotropin (hCG) wird im Synzytiotrophoblast der Plazenta gebildet (Moore & Persaud 2007). Humanes Choriongonadotropin besteht aus zwei miteinander verbundenen Untereinheiten, der α- und ß-Kette. α-hCG wird vorranging von den Zytotrophoblastzellen gebildet. ß-hCG wird in den Synzytiothrophoblastzellen synthetisiert. (Marzusch & Von Steinburg 2006)
Embryogenese: 15. bis 56. Tag post conceptionem. Ein kritischer Zeitraum für die Entstehung von Embryopathien, das heißt Fehlbildungen bei der Einwirkung von exogenen Noxen (Alkohol, Antikonvulsiva, virale Infektionen etc.). (Ebd.)

Embryonalperiode: Die Embryonalperiode umfasst die ersten acht Wochen post conceptionem. Sie beginnt nach der Verschmelzung der Vorkerne durch die Bildung der Zygote, einer diploiden Zelle. Am Ende der Embryonalperiode ist die Organogenese fast vollständig abgeschlossen. Die einzelnen embryonalen Entwicklungsschritte werden nach dem Vorliegen von Entwicklungsmerkmalen in sogenannte »Carnegie-Stadien (1–23)« eingeteilt. Da die embryonalen Entwicklungsstufen individuell und unterschiedlich schnell durchlaufen werden, wird bei dieser Klassifikation auf die ausschließliche Zuweisung nach Zeit/Tagen verzichtet. (Mändle & Opitz-Kreuter 2015; Moore & Persauld 2007) **Fetalperiode:** Die fetale Entwicklung schließt nach den embryonalen Entwicklungsschritten der abgeschlossenen achten Woche an und erstreckt sich bis hin zur Geburt. Während der Fetalperiode steht vor allem das Wachstum im Vordergrund und nicht mehr die Differenzierung der Organe. Im Verlauf der Fetalperiode wächst der Fetus auf ca. 500 mm. Für die Fetalperiode existiert keine offizielle Stadieneinteilung, weshalb die Entwicklungsschritte zusammengefasst in wenigen Wochen betrachtet werden. (www. embryology.ch/D)

Alle Wochenangaben beziehen sich auf den Zeitpunkt der Konzeption. Um den Termin in Bezug auf die letzte Menstruation zu erhalten, müssen jeweils zwei Wochen hinzugezählt werden.

Ziel:

Beratung von Schwangeren und ihren Angehörigen zu den embryonalen und fetalen Entwicklungsstufen unter Berücksichtigung individueller Bedarfe und Bedürfnisse (z. B. bei Fragestellungen im Kontext pränatal-diagnostischer Maßnahmen oder lebensstilgebundener Einflüsse): Vermeidung von Embryo- und Fetopathien.

Inhalt:

Embryonalperiode
Carnegie 1 bis 3: Ca. 20 Stunden nach der Imprägnation besteht die Eizelle aus zwei Zellen. Durch sogenannte Furchungsteilungen entstehen in den nächsten Stunden weitere Tochterzellen, die alle mit derselben genetischen Information ausgestattet sind. Da die Eizelle noch von einer starren Hülle (Zona pellucida) umgeben ist, sind die neu entstehenden Zellen nur halb so groß wie ihre Vorgängerzellen. Nach ca. 96 Stunden besteht der Embryo aus ca. 16 bis 32 Zellen. Aufgrund seiner Ähnlichkeiten zu einer Maulbeere, wird er in diesem Stadium Morula genannt. Durch eine Kompaktierung der Zellen entsteht ein epithelialer, nach außen dichter Zellverband, dessen Zellen abflachen und kleiner werden.

Durch den Einstrom von Flüssigkeit entsteht eine Höhle (Blastozystenhöhle) und die inneren Zellen formieren sich zur inneren Zellmasse. Aus dieser inneren Zellmasse wird sich der eigentliche Embryo entwickeln. Das Vorliegen der Blastozystenhöhle sowie der inneren (Embryoblast) und äußeren Zellmasse (Trophoblast) kennzeichnet die Blastozyste. (www.embryology.ch/A; Moore & Persauld 2007)

Carnegie 4 bis 5: Am ca. fünften Tag befreit sich der Embryo aus der umhüllenden Zona pellucida durch eine aufeinanderfolgende Reihe von Ausdehnungskontraktionen. Diese »erste Geburt« wird als Hatching bezeichnet. Nach der Passage der Tube, hat der Embryo nun das Cavum uteri erreicht und nistet sich am ca. sechsten Tag in das Endometrium ein. Im Laufe der Implantation differenziert sich die äußere Zellschicht, der Trophoblast, in den außen gelegenen Synzytio- und den innen gelegenen Zytotrophoblasten. Die Zellen des Synzytiotrophoblasten infiltrieren die Epithelzellen der Uterusschleimhaut, sodass der Embryo durch die geschaffenen »Lücken« weiter in das Endometrium eindringen kann. Die angrenzenden maternalen Zellen reagieren auf die Anwesenheit der Blastozyste und auf das durch das Corpus luteum ausgeschiedene Progesteron: Sie werden metabolisch und sekretorisch aktiv (sogenannte Dezidualreaktion), ermöglichen die Ernährung des Embryos und schaffen einen immunologisch privilegierten Raum (Schutz durch Abgrenzung) – die Entwicklung der Plazenta beginnt. Die Amnionhöhle entsteht am ca. achten Tag. Am ca. neunten Tag bedeckt das Uterusepithel die Implantationsstelle wieder vollständig. (www.embryology.ch/B)

Durch Zellabspaltungen am Embryoblasten (jetzt Epiblast) entsteht eine neue Schicht von flachen und isoprismatischen Zellen. Diese werden als Hypoblast bezeichnet. Durch die Ausbildung des Hypoblasten wird bereits zu diesem frühen Zeitpunkt die spätere dorsoventrale Ausrichtung der Körperachse fixiert. Der Embryo (bestehend aus Hypo- und Epiblast) wird in diesem Stadium als zweiblättrige (didermische) Scheibe erkennbar. In der Mitte der zweiten Woche erscheinen im Synzytiotrophoblasten Lakunen, die mit Uterussekret und Gewebeflüssigkeit gefüllt sind. Nach Erosion der maternalen Gefäße wird deren Blut in die Lakunen einfließen. Diese werden später zum intervillösen Raum und dienen der (weiteren) Ernährung des Embryos. (Moore & Persauld 2007)

Carnegie 6 bis 10: In der dritten Woche wandern über eine Eintrittsstelle (sogenannter Primitivstreifen) zwischen die bestehenden Zellen des Epi- und Hypoblasten weitere Zellen ein und bilden das dritte embryonale Keimblatt (Mesoblast). Von nun an wird das dorsale Keimblatt (ehemals Epiblast) als Ektoblast/-derm, das mittlere/dritte Keimblatt als Mesoblast/-derm und das ventrale Keimblatt (ehemals Hypoblast) als Endoblast/-derm bezeichnet. Aus dem Ektoblast entwickelt sich das Oberflächenektoderm (z. B. Epidermis, Zahnschmelz und Brustdrüsen) sowie Neuroektoblast (z. B. ZNS) und Neuralleiste (z. B. Ganglien und sensible Hirnnerven). Aus dem Mesoblast entwickeln sich z. B. Knochen, Knorpel, (glatte und

quergestreifte) Muskulatur und das kardiogene System. Aus dem Endoblast geht z. B. das Epithel des Verdauungstraktes und der Bronchien hervor. Am ca. 19. Tag beginnt mit der primären Neurulation die Entstehung des Nervensystems (Induktion des Neuroektoderms, Bildung des Neuralrohrs und der Neuralleistenzellen). Schließt sich in deren Entwicklung das Neuralrohr nicht (komplett), kommt es – je nach Lokalisation – zu Neuralrohrdefekten, z. B. Meroanenzephalie Spina bifida (cave: Medikamenteneinnahme, Alkoholmissbrauch). (www.embryology.ch/C; www.embryology.ch/J)

Nach den ersten erkennbaren Entwicklungen der kardiogenen Anlage um den ca. 18. Tag, erfolgen bereits zu Beginn der vierten Woche die ersten Kontraktionen der embryonalen Herzanlage. Durch verschiedene Induktionssignale, Regulationsgene und Signalmoleküle erfolgt die Steuerung der weiteren Herzentwicklung und die des Blutgefäßsystems. Die Bildung und Entwicklung von Blutzellen beginnt. (Moore & Persauld 2007)

Die drei Keimblätter beginnen sich im Folgenden zu differenzieren und verwandeln durch eine Längs- und Seitenabfaltung die einst flache embryonale Scheibe in eine zylindrische, c-ähnliche, für Vertebraten typische Form: Die Leibeswände entstehen. Die Anlagen von Leber, Pankreas, Darm, Innenohr sowie die Knospen der oberen und unteren Extremitäten werden erkennbar. Der Embryo ist 1,5 bis 3 mm lang. (www.embryology.ch/I)

Carnegie 11 bis 14: In der fünften Woche sind die morphologischen Veränderungen diskret. Vorherrschend ist das Wachstum des Kopfes, was mit der schnellen Entwicklung des Nervensystems zusammenhängt. Die Arm- bzw. Beinknospen sind paddel- bzw. flossenförmig. Die Urnieren wölben sich in die Urogenitalleiste vor und die Sinnesorgane entstehen (z. B. Augenbläschen und Nasenplakode). Die ersten Schlundbögen sind erkennbar. Der mittlere Abschnitt der sogenannten Gonadenleiste entwickelt sich zur Gonadenanlage. Der

Embryo ist ca. 2,5 bis 7 mm lang und hat einen charakteristischen Schwanz, der sich in der sechsten bis achten Woche wieder zurückbildet. (www.embryology.ch/F)

Carnegie 15 bis 17: Während der sechsten Woche tritt eine kleine Schleife des Darms in den extraembryonalen Raum/den proximalen Abschnitt der Nabelschnur, da die Abdominalhöhle noch zu klein ist, um ihn ganz aufzunehmen. Dies ist vorübergehend physiologisch (cave: Omphalozele). Die Differenzierung der Arme und Beine setzt sich rasch fort: Ellenbogen, Handplatt und Fingerstrahlen sind erkennbar. Die Verknorpelung der zukünftigen Knochen beginnt. (Moore & Persauld 2007)

Carnegie 18 bis 23: Der Kopf des Embryos rundet sich ab, richtet sich auf und erhält immer mehr menschliches Aussehen. Er ist über den Hals mit dem Rumpf verbunden und misst die Hälfte der gesamten Embryolänge. Das Gesicht ist gut entwickelt: Lippen und Nase sind erkennbar. Augen und Ohren haben sich fast bis zu ihrer definitiven Form entwickelt. Die äußeren Geschlechtsorgane sind noch nicht so differenziert, als dass das Geschlecht bestimmt werden könnte. Die Schwanzknospe hat sich inzwischen fast vollständig zurückgebildet. Ein Teil des Darms befindet sich weiterhin im proximalen Abschnitt der Nabelschnur. (www.embryology.ch/G; www.embryology.ch/I)

Fetalperiode
9. bis 12. Woche: Die Scheitel-Steiß-Länge (SSL) beträgt zu Beginn der neunten Woche 3 mm. Das Längenwachstum des Körpers beschleunigt sich. Der Kopf ist zum Ende der zwölften Woche allerdings noch unproportional groß. Die Augenlider sind miteinander verklebt (sogenannte Lidnaht). Im Skelett (v. a. im Schädel und in den Röhrenknochen) entstehen primäre Ossifikationszentren. Am Ende der elften Woche liegt der Darm wieder vollständig in der Abdominalhöhle. Die Urinbildung beginnt und Urin wird in die Amnionflüssigkeit abgegeben. Der Fetus beginnt, Amnionflüssigkeit zu schlucken. Über die Plazentaschranke werden fetale Abfallprodukte in den maternalen Kreislauf abgegeben. Die endgültige Ausprägung der fetalen Genitalien erfolgt frühestens in der zwölften Woche. (www.embryology.ch/L)

13. bis 16. Woche: Die Bewegungen von Armen und Beinen erfolgen in der 14. Woche koordiniert, wenngleich sie noch zu schwach sind, als dass sie von der Mutter wahrgenommen werden. Eine rege Verknöcherung des Skeletts vollzieht sich: Die Knochen sind in der 16. Woche sonografisch deutlich zu erkennen. Langsame Augenbewegungen treten auf und die Anordnung der Haare auf der Kopfhaut wird festgelegt. Das Geschlecht der äußeren Genitalien kann erkannt werden. (Moore & Persauld 2007)

17. bis 20. Woche: Die Extremitäten erhalten ihre endgültigen Proportionen. Die fetale Haut wird von der fettigen Vernix caseosa überzogen und schützt sie vor Abschürfungen und Austrocknung. Die Lanugo-Behaarung, die die Vernix caseosa auf der Haut hält, überdeckt den Fetus vollständig. Augenbrauen und Kopfhaut sind deutlich zu erkennen. Uterus und Vagina bilden sich. Die Ovarien enthalten zahlreiche Primordialfollikel mit Oogonien (Ureizellen). Der Deszensus der Hoden beginnt. Die fetale SSL nimmt auf ca. 50 mm zu. (Ebd.)

21. bis 25. Woche: Der Fetus nimmt beachtlich an Gewicht zu. Die Haut erscheint noch faltig und dunkelrot/rot. Die Fingernägel werden ausgebildet. Die ersten schnellen Augenbewegungen treten auf. In den sekretorischen Epithelzellen beginnt in der 24. Woche in den Alveolarsepten die Surfactant-Sekretion, um die sich entwickelnden Lungenalveolen offen zu halten. (Ebd.; www.embryology.ch/M)

26. bis 29. Woche: Die Augenlider öffnen sich. Lanugo- und Kopfbeaarung sind deutlich ausgeprägt. Durch den Aufbau von reichlich Unterhautfettgewebe verschwindet ein großer Teil der Hautfalten. In der 28. Woche endet die Blutbildung in der Milz und findet ab dann vor allem im Knochenmark statt. (Moore & Persauld 2007)

30. Woche bis Geburtstermin: Die Haut erscheint rosig und glatt; die Extremitäten sind mollig. In der 35. Woche können Feten fest zugreifen und sich spontan zum Licht orientieren. In Hinsicht auf den baldigen Geburtstermin ist das Nervensystem reif genug, um einige wichtige integrative Funktionen zu übernehmen. In der 36. Woche sind Kopf- und Bauchumfang annähernd gleich. In der 37. Woche übertrifft die Fußlänge zumeist die des Femurs. Mit der nahenden Geburt verlangsamt sich das Wachstum. (Ebd.)

Beratung:

- Zum Schutz des Embryos/Fetus sollten Schwangere, vor allem in den vulnerablen Phasen, schädigende Einflüsse vermeiden,
- als schädigend gelten sowohl Noxen und Gesellschaftsdrogen (z. B. Nikotin und Alkohol) als auch psychische Belastungen (z. B. Partnerschaftskonflikte) (Felitti et al. 1998),
- auch die Väter/Partner/-innen sollten zur bestmöglichen Unterstützung der Schwangeren sowie zur Prävention und Intervention eines schädigenden väterlichen/partnerschaftlichen Einflusses (z. B. Alkoholabusus) teilweise mit in die Beratungen einbezogen werden.

Maßnahmen und Anleitung:

- Über die embryonalen/fetalen Entwicklungsstufen sowie Embryo-/Fetopathien informieren (z. B. unter Verwendung von Bildmaterial/Apps),
- empathisches, nicht abwertendes Erfragen schädigender Einflüsse (z. B. mit Hilfe von speziellen Erfassungsbögen, z. B. zum Alkoholkonsum),
- gemeinsam Möglichkeiten entwickeln, schädigende Einflüsse bewusst zu reduzieren oder zu vermeiden (z. B. Rauch-, Ernährungsprotokolle führen),
- Ressourcen der Schwangeren/des Paares erfragen und nutzen (z. B. regelmäßigen Paar-Abend zur Partnerschaftspflege und Stress-Vermeidung gestalten),
- Aushändigung von Kontaktadressen/(Notfall-)Telefonnummern zu Informationsportalen (z. B. https://www.embryotox.de der Charité – Universitätsmedizin Berlin, Frauenhäuser) sowie regionalen Unterstützungsangeboten (z. B. Suchtberatung, Paarberatung, Elterntrainings).

Beginn und Dauer: In Hebammensprechstunden, Kursen; bei Fragen während der gesamten Schwangerenbegleitung.

Gute Erfahrung mit:

- Bereits bei bestehendem Kinderwunsch bzw. Absetzten der hormonellen Kontrazeptiva schützt eine Abstinenz von Alkohol, Nikotin und teratogenen Medikamenten eine eintretende Schwangerschaft,
- die Verwendung von Modellen, Bildtafeln, Apps oder Kalendern veranschaulicht die embryonalen und fetalen Entwicklungsschritte und ermöglicht das Herstellen eines individuellen Bezugs zur eigenen Schwangerschaft,
- Entspannungsübungen (z. B. progressive Muskelrelaxation) und das Anleiten zum Ertasten der kindlichen Lage im zweiten Trimenon fördern die persönliche elterliche Beziehung zum Ungeborenen.

Kooperierende: Gynäkolog/-in/Ultraschalldiagnostiker/-in, Familienhebamme, Sozialarbeiter/-in.

3 Schwangerenvorsorge

Kirstin Büthe

Eine Schwangerenvorsorge – ob durch Hebamme oder Gynäkolog/-in – dient der Senkung der peripartalen und perinatalen Mortalität!

Definitionen
Morbidität: Die Häufigkeit einer Erkrankung innerhalb einer Bezugsgruppe oder Population, die in Größen wie Inzidenz (Auftreten), Prävalenz (Vorherrschen) o. a. ausgedrückt wird (Müller 2017).
Mortalität: Auch Sterberate. Die Anzahl der Todesfälle in einem Beobachtungszeitraum. Die spezifische Mortalität gibt die Anzahl der Todesfälle durch eine bestimmte Erkrankung im Verlauf eines Beobachtungszeitraums an. (Pschyrembel 2018)
Perinatale Mortalität: Alle Totgeburten ab der 22. Schwangerschaftswoche im Sinne des Beginns der Überlebensfähigkeit und neonatale Todesfälle bis zum 28. Lebenstag des Kindes (Ebd.).

Ziel:

Senkung der mütterlichen und kindlichen Morbidität und Mortalität durch die Schwangerenvorsorge.

Inhalt: Der mütterliche Organismus erfährt unter der Einwirkung der Schwangerschaftshormone hCG, Progesteron, Östrogene sowie Relaxin u. a. eine Veränderung seines Stoffwechsels.
ß-hCG wird bereits wenige Tage nach der Befruchtung von den Synzytiotrophoblasten gebildet. Nach einem Konzentrationsanstieg bis zur zehnten Schwangerschaftswoche fällt seine Serumkonzentration rasch ab.
Es stimuliert in der Frühphase der Schwangerschaft das Corpus luteum zur Bildung von Progesteron vor Syntheseübernahme durch die Plazenta. Es unterstützt maßgeblich die Implantation bei der Angiogenese und wirkt protektiv wehenhemmend. Durch seine frühe Anwesenheit in einer Schwangerschaft dient es als Schwangerschaftsnachweiß. (Kohlhepp et al. 2018)
Progesteron ist mit seiner Eigenschaft als Steroidhormon maßgeblich für den Erhalt der Schwangerschaft verantwortlich. Seine Konzentration im Serum steigt knapp bis zum Ende der Schwangerschaft an. Es stimuliert das Wachstum von Brustdrüsengewebe, unterbindet vorzeitige Uteruskontraktionen und verursacht höchstwahrscheinlich die ausgesprochene Vasodilatation des mütterlichen Organismus. Vier verschiedene Steroidhormone der Östrogene (Estron, Estradiol, Estriol und Estetrol) entfalten ihre Wirkung auf den mütterlichen Organismus. Ihre Konzentrationen steigen bis zum Ende der Schwangerschaft an. Sie fördern u. a. die Angiogenese insbesondere des uteroplazentaren Blutflusses, bereiten den Uterus auf Kontraktionsarbeit vor und steigern den katabolen Stoffwechsel. (Ebd.)
Relaxin ist ein Peptidhormon, welches anfänglich im Corpus luteum, später in der Plazenta und Dezidua gebildet wird, mit einem Maximum im I. Trimenon. Es wirkt vasodilativ und steigert wahrscheinlich die Nierenfunktion. (Ebd.)
Der Erfolg dieser Veränderungen charakterisiert eine optimale Anpassung des Organis-

mus an die Erfordernisse der Schwangerschaft einschließlich der des Embryos und Feten. Im Rahmen der Schwangerenvorsorge werden u. a. signifikante Parameter auf erfolgreiche Umstellung des mütterlichen Organismus hin untersucht.

Eine gesunde, schwangere Frau kann zwischen einer Hebammen- oder gynäkologisch geleiteten Vorsorge wählen.

Ein Vorgehen entlang der Untersuchungen der Mutterschutzrichtlinien ermöglicht das Erkennen und den Ausschluss behandlungsrelevanter Risiken. Prophylaktisch geeignete Maßnahmen können früh empfohlen werden. Risikoschwangerschaften und Risiken für die bevorstehende Geburt können früh identifiziert werden. Der Geburtsmodus und der Geburtsort kann dem Risikostatus der schwangeren Frau angepasst werden.

In einer gesunden Schwangerschaft sollten die Vorsorgeuntersuchungen im vierwöchentlichen Abstand bis zur 32. SSW erfolgen, darüber hinaus im zweiwöchentlichen Abstand. Bei Risikoschwangerschaften nach Katalog B der Mutterschutzrichtlinien wird der Abstand der Untersuchungen ärztlicherseits engmaschiger festgelegt und durchgeführt. Die Informationen sollten verständlich, transparent und sachlich gegeben werden. In Anlehnung an das angloamerikanische Vorgehen kann die Schwangerenvorsorge auch in der Gruppe – gekoppelt z. B. an eine Geburtsvorbereitung – durchgeführt werden. Frauen könnten in diesem Sinne Teile der Messungen übernehmen und so mehr Selbstverständnis für ihren Körper entwickeln. (Schwarz 2018)

Die initiale Beratung der schwangeren Frau umfasst Themen wie HIV-Test, Influenza-Impfung, Mundgesundheit, Ernährung, Sport und Reisen, Diabetes-Screening u. a. Die Themen sollten zu Beginn der Schwangerschaft angesprochen werden. In SSW 41+0 soll die schwangere Frau über die Möglichkeit der Geburtseinleitung informiert werden. Ab SSW 41+3 soll ihr dazu geraten werden. Die Beratung sollte bedarfs- und bedürfnisorientiert durchgeführt werden. Die Akzeptanz der individuellen Lebenssituation und des eigenen Handlungsspielraums ist zu berücksichtigen.

Der schwangeren Frau ist im Falle des Bedarfs Unterstützung im Sinne einer interdisziplinären, medizinischen und sozialen Versorgung auch zur Vermeidung eines Schwangerschaftskonfliktes anzubieten.

Neben den wiederkehrenden Untersuchungen entlang der Parameter des Gravidogramms erfolgen zu festgelegten Zeiten die Kontrolle von Immunschutz gegenüber Röteln, der Nachweis bzw. Ausschluss einer Chlamydien-, Lues-, Hepatitis-B- und ggf. HIV-Infektion u. a., des Rhesus-Faktors sowie des indirekten Antiglobulin-Tests gegen zwei Test-Blutmuster mit den Antigenen D, C, c, E, e, Kell, Fy und S. Ärztlicherseits begleitet die Schwangerschaft das Angebot von drei Ultraschall-Untersuchungen (1. Screening: SSW 8+0 bis 11+6; 2. Screening: SSW 18+0 bis 21+6; 3. Screening: SSW 28+0 bis 31+6) (G-BA 2019). Die einzelnen Untersuchungsmerkmale des 3. Kapitels der Schwangerenvorsorge reihen sich entlang der Nennung im Mutterpass auf. Nach Merkmalen der Biographie der Schwangeren (Alter, Gravidität etc.) schließen sich Terminbestimmung und serologische Untersuchungen an.

Es folgen die Untersuchungsaspekte der Schwangerenvorsorge nach dem Gravidogramm (Schwangerschaftsdauer, Fundusstand etc.). In jedem Unterkapitel schließt sich die Pathologie der Physiologie an. Die aktuellen pflegerischen Empfehlungen schließen das Thema ab.

3.1 Alter

Kirstin Büthe

> Gehobenes Alter ist ein wesentlicher Risikofaktor für einen physiologischen Schwangerschaftsverlauf!

Definitionen

Seneszenz, dt.: Altern. Verlust der Homöostasefähigkeit, zunehmende Unfähigkeit, sich wechselnden Bedingungen anzupassen (DGGG et al. 2019; Simm 2015).

Kalendarisches Alter, dt.: Chronologisches Alter. Bereits 1991 unterschied Rüberg das kalendarische Alter vom biologischen Alter. Das kalendarische Alter gibt demnach eine bestimmbare Größe an, die sich aus dem Geburtszeitpunkt und dem aktuellen Datum ergibt. Es ermöglicht die Zuordnung eines Menschen in eine Lebensphase. Das kalendarische Alter entspricht nicht unbedingt dem biologischen Alter (Simm 2015).

Biologisches Alter, dt.: Das biologische Alter. Beschreibt den biologisch-physiologischen Entwicklungszustand des Individuums (Ebd.). Das biologische Alter misst den Gesundheits- und Alterszustand eines Menschen im Vergleich zu einem Normalkollektiv (Simm 2015). Zur Bestimmung des biologischen Alters werden meist Vitalkapazität, das nach maximaler Einatmung ausgeatmete Luftvolumen, die Hörgenauigkeit sowie verschiedenen Hormone herangezogen (Wolf et al. 2007).

Vitalität: Vitalität beschreibt die funktionelle Kapazität eines Organs oder ganzer Organkomplexe (Wolf et al. 2007). Je niedriger der Vitalitätsstatus, umso wahrscheinlicher sind gesundheitliche Probleme (Rennie et al. 2003) und umso eher ist das biologische Alter höher als das kalendarische Alter.

Reproduktive Phase (Geschlechtsreife): Die geschlechtsreife Phase der Frau schließt sich an die Pubertät an und endet mit dem Klimakterium (Skibbe & Löseke 2013). Sie wird von Peptid- und Steroidhormonen gesteuert. Zu den Peptidhormonen gehören das im Hypothalamus gebildete Gonadotropin-Releasing-Hormon (GnRH) sowie das in der Hypophyse synthetisierte follikelstimulierende-Hormon (FSH) und das luteinisierende Hormon (LH). Die Steroidhormone (Progesteron, Androgene und Östrogene) werden vorrangig vom Ovar gebildet. (Dudenhausen & Schneider 1994)

> **Ziel:**
>
> Das biologische Alter positiv durch einen protektiven Lebensstil beeinflussen!

Inhalt: Der Alterungsprozess eines Menschen verläuft individuell. Seine Organe altern unterschiedlich beeinflusst von seinem Lebensstil, geistiger, körperlicher und persönlicher Beanspruchung (Wolf et al. 2007).

Nach einem Anstieg der Körper- und Organfunktion bis zum achtzehnten bis fünfundzwanzigsten Lebensjahr folgt ein Zeitraum von fünf bis zehn Jahren der Maximalfunktion. Ein linearer Abfall während des Erwachsenenalters schließt sich an. (Hofecker et al. 1980)

Das biologische Alter wird durch den Fitness- und Gesundheitszustand im Vergleich zum Normalkollektiv bestimmt (Simm 2015).

Es kann erheblich schneller voranschreiten als das kalendarische Altern. Mit zunehmendem Alter können das biologische und kalendarische Alter divergieren (Simm 2015). Belsky et al. (2015) ermittelten für ein Alter von 38 Lebensjahren eine biologische Alterung um drei Jahre in einem Kalenderjahr unter ausgeprägtem Stress und nachteiligem Lebensstil.

Die Akkumulation von »Advanced glycation products« (AGEs) im menschlichen Organismus ist ein zentraler Aspekt des Alterungsprozesses. Die Anhäufung von AGE führt zu einem Funktionsverlust und bewirkt eine Gewebeversteifung der Quervernetzung von Proteinen. (Simm 2015)

Dieser über einen Hautscan messbare Stoff sinkt nachweislich nach einer dreimonatigen Phase von Kraft- und Ausdauersport. Ein Benefit körperlicher Betätigung für das biologische Alter ist signifikant. (Navarrete Santos et al. 2011)

Das durchschnittliche Alter einer Frau bei der Geburt ihres Kindes steigt seit den 1970er-Jahren (20–24 Jahre) allmählich an. Bereits 2006 lag das Vergleichsalter bei 30 bis 34 Jahren. (Franz & Husslein 2010).

Das geburtshilfliche Risiko einer schwangeren Frau steigt mit ihrem Alter. Kofaktoren sind höhere Parität oder niedriger sozioökonomischer Status (Lindquist et al. 2014). In der Schwangerschaft treten Fehlgeburt, spontane vorzeitige Wehentätigkeit, Frühgeburt, Gestationsdiabetes oder Präeklampsien häufiger auf, je älter die Frau ist (Khalil et al. 2013; Chan & Lao 2008).

Unter der Geburt sind vaginal-operative Entbindung, (Not-)Sectio, Placenta accreta, Hysterektomie oder Fruchtwasserembolie gehäuft auftretende Ereignisse (Schimmel et al. 2015; Lindquist et al. 2014; Wang et al. 2011). Das Kind ist mit höherer Wahrscheinlichkeit ein SGA-Kind und bei einem mütterlichen Alter über 45 Jahren mit einer höheren Wahrscheinlichkeit von perinatalem Tod betroffen (Schimmel et al. 2015; Carolan 2013). Auch Teenagerschwangerschaften enden gehäuft in einem Abort (Sedgh et al. 2015).

Frauen mit einem höheren Alter profitieren von einem guten gesundheitlichen Zustand vor Eintritt einer Schwangerschaft sowie einer geburtshilflichen Versorgung auf Level-1-Niveau. (Carolan 2013)

In Deutschland besteht für ältere Frauen ein höheres Risiko bezüglich chromosomal bedingter (Franz 2013; Franz & Husslein 2010) und nicht-chromosomaler Fehlbildungen (Loane et al. 2009) beim Kind gegenüber jüngeren Müttern. Die Wahrscheinlichkeit, ein Kind mit einer Trisomie 21 zu bekommen, steigt mit zunehmendem Alter der schwangeren Frau (Hook et al. 1983) (▶ Tab. 3.1).

Tab. 3.1: Geburtshilfliche Risiken nach Alter der Frau

Alter	Risiko allgemein	Risiko für Nullipara	Risiko für Mehrgebärende
≥ 35	Abort, Präeeklampsien, Gestationsdiabetes, Sectio, SGA-Kind (Khalil et al. 2013); chromosomal (Franz 2013; Franz & Husslein 2010) und nicht-chromosomal bedingte Fehlbildungen (Loane et al. 2009)	Vorzeitige Wehentätigkeit (Chan & Lao 2008); vaginal-operative Entbindung und Sectiones (Wang et al. 2011); hypertensive Erkrankungen, Diabetes mellitus, Notsectio (Schimmel et al. 2015)	Primäre Sectio ohne Wehen (Wang et al. 2011)
≥ 45	Totgeburten, perinataler Tod des Kindes (Carolan 2013)		

Beratung:

- Ab 35 Jahren steigt das Risiko für Erkrankungen der Schwangerschaft (Khalil et al. 2013), dies in höherem Maße für Erstgebärende (Schimmel et al. 2015),
- ein protektiver Lebensstil verlangsamt das biologische Altern (▶ Kap. 5.1).

Maßnahmen und Anleitung:

- Bewegungsförderung (▶ Kap. 5.4) und Gewichtskontrolle (▶ Kap. 3.12.3)
- Aufmerksamkeit bezüglich früher Merkmale von hypertensiver Erkrankung (▶ Kap. 3.13),
- Rauchentwöhnung (▶ Kap. 5.5.3),
- Kontrolle des Fundusstandes (▶ Kap. 3.7.1)
- Kick-Chart zur Kontrolle der kindlichen Vitalität ab der 28. SSW (▶ Kap. 3.13.2).

Beginn und Dauer: Mit Übernahme der Betreuung

Gute Erfahrung mit: Hochwertige Ernährung im Sinne hochwertiger Eiweiße, komplexer Kohlenhydrate und vitaminreicher Nahrungsmittel.

Vorgehen bei Regelwidrigkeiten:

- Hinzuziehung der Gynäkologin bei frühsten Hinweisen auf Regelwidrigkeiten (Blutungen, Umkehr des zirkadianen Rhythmus, nachlassende Kindsbewegungen).

Kooperierende: Gynäkolog/-in, geburtshilfliche Einrichtung, Perinatalzentrum.

3.2 Gravidität & Parität

Kirstin Büthe

> Normalgewichtige, nichtrauchende Zweitgebärende im mittleren Alter haben das geringste geburtshilfliche Risiko!

Definitionen

Gravida: Anzahl der vorangegangenen Schwangerschaften zuzüglich der Bestehenden. Dazu zählen Aborte, Abruptiones, Extrauteringraviditäten sowie erfolgreich ausgetragenen Schwangerschaften.

Parität: Es zählen Lebendgeburten und Todgeburten dazu.

Lebendgeburt: Geburt eines Kindes mit einem Lebenszeichen unabhängig von seinem Gewicht und Dauer des Lebens. Als Lebenszeichen gelten Herzschlag, Pulsieren der Nabelschnur, Atmung und willkürliche Muskelbewegung (Kluge 2005).

Totgeburt: Geburt eines Kindes mit einem Geburtsgewicht ab 500 g und keinem Lebenszeichen (Schmidt-Matthiesen & Wallwiener 2005).

Abort: Auch Fehlgeburt. Geburt eines toten Feten mit einem Geburtsgewicht unter 500 g und keinem Lebenszeichen. Aborte werden unterschieden nach Gestationsalter, nach Ursache (Spontanabort oder artifizieller Abort) oder nach Begleitsymptom Fieber (febriler oder afebriler Abort) u. a. (Ebd.)

Frühabort: Der Verlust des Feten bis zur 12. bis 14. SSW (Marzusch & Pildner von Steinburg 2006) bzw. bis zur 16. SSW (Schmidt-Matthiesen & Wallwiener 2005).

Spätabort: Abort ab der 14. SSW (Marzusch & Pildner von Steinburg 2006) bzw. ab 16. SSW (Schmidt-Matthiesen & Wallwiener 2005).

Nullipara(e): Eine nullipare Frau ist zum ersten Mal schwanger und steht noch vor der Entbindung. (Pschyrembel & Dudenhausen 1994)

Primipara(e): Auch Erstgebärende (Martius & Heidenreich 1999). Im engeren Sinne eine Schwangere vor oder kurz nach ihrer ersten Geburt.

Pluripara: Auch Mehrgebärende. Die Zahl der vorangegangenen Schwangerschaften beträgt zwei bis fünf (Ebd.).

Multipara: Auch Vielgebärende. Die Zahl der vorangegangenen Geburten beträgt (fünf) sechs und mehr. (Ebd.)

Vaginal birth after cesarean section (VBAC): Vaginale Geburt nach Sectio caesarea.

Ziel:

Risikoadaptierte Wahl des Geburtsortes.

Inhalt:

Gravidität:
Ein Risiko ausgehend von der Gravidität entfaltet sich erst mit steigendem Alter der Frau. Primigravide Frauen sind zunehmend betroffen von hypertensiven Erkrankungen, Diabetes mellitus, Frühgeburt sowie Fehlbildungen, Wachstumsretardierung des Feten und IUFD (Naqvi & Naseem 2004). Bastani et al. 2008 postuliert eine Wahrscheinlichkeit für eine Präeklampsie bei höherer Anzahl der Schwangerschaften und gleichzeitig höherem BMI.

Schwangerschaftsabstand:
Für Frauen mit Zustand nach Sectio wird die Aussicht auf eine erfolgreiche vaginale Geburt bei einem Schwangerschaftsabstand von sechs bis achtzehn Monaten erhöht. (Stamilio et al. 2007)

Mit einem kurzen Schwangerschaftsabstand steigt das Risiko von Frühgeburtlichkeit auch unter Berücksichtigung von weiteren Risikofaktoren. Frauen nach vorzeitiger Entbindung profitieren von einem Abstand von zwölf Monaten bis zur nächsten Schwangerschaft bezüglich einer längeren Schwangerschaftsdauer der folgenden Gravidität. (DeFranco et al. 2007)

Ein Abstand von sechs Monaten zwischen einer Geburt und dem Eintreten einer neuen Schwangerschaft führt bei einem Alter von über 34 Lebensjahren zu steigender mütterlicher Mortalität und Morbidität. Eine steigende fetale Gefährdung ist hingegen bei gleichem Schwangerschaftsabstand bei jüngeren Frauen im Alter zwischen 20 bis 34 Jahren zu beobachten. (Schlummers et al. 2018)

Parität:
Frauen mit einer bis drei vorangegangenen Geburten haben das niedrigste Risiko für geburtshilfliche Komplikationen sowie perinatale und neonatale Mortalität. Höhergradigparide (vier oder mehr Geburten) sowie nulliparide Frauen bergen ein höheres Risiko für geburtshilfliche Komplikationen und perinatale und neotalale Morbidität. (Bai et al. 2002)

Primigravide Frauen über 40 Lebensjahren haben ein erhöhtes Risiko für Neugeborene mit niedrigerem Geburtsgewicht. Multipare Frauen über 40 Lebensjahren haben häufiger Frühgeburten und eine Geburt durch Sectio. (Chan & Lao 2008)

Frauen nach fünf oder mehr Entbindungen haben häufiger eine Entbindung per Sectio, ein makrosomes Kind, einen Diabetes mellitus oder einen schwangerschaftsinduzierten Hypertonus (Alsammani & Ahmed 2015).

Beratung:

- Gewichtskontrolle (▸ Kap. 3.12.3),
- Ernährungsberatung (▸ Kap. 5.2),
- ein Schwangerschaftsabstand von mindestens sechs bis 18 Monaten nach Sectio minimiert das Risiko für eine Uterusruptur (Stamilio et al. 2007).

Maßnahmen und Anleitung:

- Aufmerksamkeit bezüglich früher Merkmale von hypertensiver Erkrankung (▸ Kap. 3.13),
- Kick-Chart ab der 28. SSW (▸ Kap. 3.9).

Beginn und Dauer: Mit Beginn der Betreuung.

Gute Erfahrung mit: Bei subjektiver Unsicherheit bezüglich der Intaktheit der Schwangerschaft, (Unterbauch-)Schmerzen und Unwohlsein umgehend in eine geburtshilfliche Einrichtung aufsuchen.

Vorgehen bei Regelwidrigkeiten:

- Hinzuziehung der Gynäkolog/-in bei Umkehr des zirkadianen Rhythmus (▶ Kap. 6.3), Unwohlsein und Schmerzen, vorzeitigen Wehen,

- bei Blutungen mit Rettungsdienst in eine geburtshilfliche Einrichtung fahren.

Kooperierende: Gynäkolog/-in, geburtshilfliche Einrichtung, Perinatalzentrum.

3.3 Schwangerschaftsnachweis & Terminbestimmung

Kirstin Büthe

> Eine exakte Terminbestimmung ist ein Schutz vor fraglicher Übertragung und Einleitung

Definitionen

Konzeption: Auch Befruchtung. Die Vereinigung von Oozyte und Spermium. Ein in Teilschritten verlaufender Prozess, der mit der Penetration der Zona pellucida, der Imprägnation der Eizellmembran durch das Spermium sowie dem Polyspermieblock beginnt. Die Meiose der Eizelle hält an und die Dekondensation des Zellkerns aus dem Spermiumkopf beginnt. Es schließt sich die Replikation von maternalem und paternalem Genom und Vereinigung beider Vorkerne an. (Moore & Persauld 2007)

Embryo: Der sich im Zeitraum von 56 Tagen p. c. der Embryonalperiode entwickelnde Mensch. Zum Abschluss sind alle wesentlichen Strukturen und Organe angelegt. (Ebd.)

Fetus: Die Bezeichnung für den menschlichen Keim nach der Embryonalperiode (nach abgeschlossener ca. achter Woche p. c.) bis zur seiner Geburt. Während der Fetalperiode wachsen und differenzieren sich fetales Gewebe und Organe. (Ebd.)

Schwangerschaftsdauer: Auch »echte Schwangerschaftsdauer«. Die Dauer der Schwangerschaft beträgt 267 Tagen p. c. (Lange 2010)

Naegele-Regel: Der errechnete Entbindungstermin ergibt sich aus der folgenden Berechnung: 1. Tag der letzten Regel + 7 Tage − 3 Monate + 1 Jahr. Die Berechnung des Entbindungstermins nach der Neagele-Regel setzt einen regelmäßigen, 28-tägigen Zyklus voraus. (Ebd.)

Erweiterte Naegele-Regel: Die Anwendung zur Berechnung des Entbindungstermins bei einem von 28 Tagen abweichenden Zyklus. Die positive oder negative Abweichung in Tagen wird von einem 28-tägigen Zyklus entsprechend addiert oder subtrahiert. Der errechnete Termin lasst sich über die folgende Formel ermitteln: 1. Tag der letzten Regel + 7 Tage − 3 Monate ± X Tage + 1 Jahr. (Ebd.)

Terminbestimmung p. c.: Der Konzeptionstermin wird dem Ovulationstermin gleichgesetzt und in die Naegele-Regel eingeflochten. Der errechnete Geburtstermin ist der Konzeptionstermin −7 Tage -3 Monate + 1 Jahr. (Ebd.)

Inhalt: Eine exakte Bestimmung des Geburtstermins ermöglicht die Beurteilung der zeitgerechten Entwicklung des Kindes und Berechnung der Schutzfristen. Eine Aussage über den tatsächlichen Zeitpunkt der Entbindung kann daraus nicht abgeleitet zu werden. (Lange 2010)

Die durchschnittliche Dauer einer Schwangerschaft beträgt 280 bis 282 Tage bzw. 40 vollendete Wochen post menstruationem.

Reifgeborene Kinder kommen mit einer zeitlichen Abweichung von ± 10,8 bis 12,7 Tagen auf die Welt. Post conceptionem dauert eine Schwangerschaft durchschnittlich 266 bis 267 Tage mit einer Schwankungsbreite von ± 7,6 Tagen. (Hurtler et al. 2000). Typische Gründe für eine Termindiskrepanz sind ungenaue Kenntnis oder Angaben zum Zyklus, eine Fehlinterpretation der Nidationsblutung oder ein Ausbleiben der Menstruationsblutung gefolgt von dem Eintritt einer Schwangerschaft (Surbek 2011).

Nachweis einer Schwangerschaft:
Die Diagnose der Schwangerschaft erfolgt idealerweise in dem Monat nach Ausbleiben der Menstruationsblutung, spätestens im zweiten Monat danach. Ein Anstieg der Körperbasaltemperatur nach dem 16. Tag des Zyklus deutet mit hoher Wahrscheinlichkeit auf eine eingetretene Schwangerschaft hin. (Hutzler et al. 2000)

Die Messung von ß-HCG ergibt bereits acht bis zehn Tage p. c. im Blut (Vetter & Goeckenjan 2006) oder im Urin einen immunologischen Nachweis einer Schwangerschaft ohne Hinweise auf intrauterinen Sitz und Intaktheit (Hutzler et al. 2000). HCG wird in die blutgefüllten Lakunen des Synzytiotrophoblasten abgegeben (Moore & Persaud 2007). Eine analytische Differenzierung in α- und ß-hCG ist möglich (Marzusch & Von Steinburg 2006).

ß-hCG stabilisiert das Corpus Luteum in dessen Sekretion des schwangerschaftsprotektiven Hormons Progesteron (Moore & Persaud 2007). hCG übernimmt dabei die Aufgabe des luteinisierenden Hormons (LH). Es fördert die Hyperplasie der myometrialen Zellen, dämpft die Erregbarkeit des Myometriums und fördert die Vaskularisierung der uterinen Gefäße. (Griesinger & Grisinger 2015)

Das Hormon hCG ist bereits sieben Tage nach Konzeption (Thomas 2015) bzw. acht Tage nach der Ovulation (Marzusch & Von Steinburg 2006) im maternalen Serum nachweisbar. Im maternalen Urin erreicht die hCG-Konzentration bis zur achten Entwicklungswoche bzw. 10. SSW ihren Höhepunkt und fällt danach ab (Marzusch & Von Steinburg 2006; Moore & Persaud 2007).

In den ersten zehn bis zwölf Tagen verdoppelt sich die Konzentration von hCG bei einer intakten Schwangerschaft im mütterlichen Serum alle 1,3 Tage (Marzusch & Von Steinburg 2006). Auch hier schließt sich an einen exponentiellen Anstieg ein Abfall an (Griesinger & Grisinger 2015).

Abweichungen in der Steigerungsrate erlauben keine konkreten Rückschlüsse auf die Intaktheit der Schwangerschaft oder dessen intrauterine Lage. Ein rasanter Anstieg ist ein Hinweis auf eine Mehrlingsgravidität (Thomas 2015). Ein mangelhafter Anstieg korreliert mit einer gestörten Frühschwangerschaft (Griesinger & Grisinger 2015). Ein auf einem geringen Niveau beginnender, flacher Anstieg ist charakteristisch für eine Extrauteringravidität. Eine hohe Biotin-Einnahme über 5 mg/Tag beeinflusst das hCG-Messergebnis (Thomas 2015).

Terminbestimmung:
Eine geeignete Errechnung des Geburtstermins mittels Formeln nach Naegele erfolgt unter Einbeziehung von Menstruations-, Ovulations- bzw. Konzeptionstermin (Hutzler et al. 2000). Bei Abweichungen des sonographisch bestimmten Termins von mehr als fünf Tagen gegenüber dem errechneten Termin, ist der sonographische Wert aussagekräftiger.

Der Einsatz von Gravidarum oder eGravidarum erleichtert die Berechnung (Bollmann et al. Stand: 2019). Bei assistierter Reproduktion ermöglicht der Zeitpunkt der Insemination oder des Embryonentransfers eine Berechnung des Entbindungstermins (Vetter & Goeckenjahn 2006).

Die mütterliche Angabe von Kindsbewegungen dient der Bestärkung der Schwangeren (Lange 2010). Mittels vaginaler Ultraschallmessung kann bereits in der 5. SSW p. m. die Fruchtanlage identifiziert werden. In der 6. SSW kann sowohl die SSL als auch der embryonale Lebendnachweis durch Herzaktion nachgewiesen werden. Die Genauigkeit

27

beträgt ± 3 Tage bis ± 6 Tage. (Hutzler et al. 2000)

Eine präzise Bestimmung des voraussichtlichen Tags der Entbindung durch Ultraschallmessung setzt die Untersuchung bis zur 12. SSW voraus. Danach kann aufgrund des unterschiedlichen Wachstumspotentials des Feten keine Terminkorrektur ohne Verlust von Terminsicherheit durchgeführt werden. (Vetter & Goeckenjahn 2006)

Beratung:

- Eine exakte Feststellung des Entbindungstermins unter Verwendung von Sonographie sowie eine Korrektur des Entbindungstermins ist nur im ersten Trimenon und nur bei Diskrepanz zwischen errechnetem Termin und sonographisch ermittelten von mehr als fünf Tagen ein Schutz vor nicht echter Terminüberschreitung (AWMF 2014),
- Eine exakte Terminbestimmung gewährleistet eine frühe Ultraschallmessung (Lange 2010) in Kombination mit einer Berechnung des Entbindungstermins (Hutzler et al. 2000),
- Wegen der hohen Schwankungsbreite des Beginns von spürbaren Bewegungen sind diese Angaben zur Konkretisierung des Gestationsalters nicht geeignet (Lange 2010).

3.4 Schwangerschaftsdauer

Kirstin Büthe

Definitionen
Gestationsalter: Schwangerschaftsdauer bis zum Geburtstermin (Goerke 2017).
Am Termin geboren: Schwangerschaftsalter von 37+0 bis 42+0 SSW. Die durchschnittliche Dauer einer Schwangerschaft hängt von der Zahl der Feten ab. (Norwitz & Snegovskikh 2007)
Biophysikalisches Profil: Das biophysikalische Profil wird aus Ergebnissen von Sonographie (Fruchtwassermenge, fetale Bewegungsaktivität und Atemexkursion) und CTG erstellt (Schneider et al. 2006).

Ziel:

Entbindung einer Einlingsschwangerschaft zwischen 37+0 bis 41+0 bzw. 41+3 SSW.

Inhalt: Der zeitgerechte Beginn von Wehen und Geburt ist eine wesentliche Voraussetzung für ein gutes perinatales Outcome. (Norwitz & Snegovskikh 2007)

Die Messung der SSL im ersten Trimenon per Ultraschall ermöglicht eine sehr genaue Festlegung des Gestationsalters. Sie schützt vor Terminunsicherheit. (Schneider et al. 2006)

Eine niedrige perinatale Mortalität setzt eine korrekte Bestimmung des errechneten Termins voraus und korreliert mit einer Entbindung in einem bestimmten Gestationsalter: Der empfohlene Zeitraum liegt bei 37+0 bis 41+0 bzw. 41+3 SSW. Je höhergradiger Zwillingsschwangerschaften sind, umso früher liegt der Zeitpunkt im Bereich der Frühgeburtlichkeit (▸ Kasten 3.1). (Norwitz & Snegovskikh 2007)

Der vorzeitige Blasensprung stellt eine Komplikation der Frühgeburtlichkeit dar (Romero et al., 1988). Eine erhöhte Feinstaubbelastung von $> 15\,\mu g/m^3$ lungengängigem Feinstaub korreliert mit der Zunahme von Frühgeburtlichkeit. Am deutlichsten fiel dieser Effekt bei einer entsprechenden Exposition im dritten Trimenon aus. (Bublak 2016)

Kasten 3.1: Durchschnittliche Schwangerschaftsdauer bei Einling und Mehrlingen (Dudenhausen & Maier 2013)

- Einling: 39 SSW
- Zwillinge: 36 SSW
- Drillinge: 32 SSW
- Vierlinge: 30 SSW

Beratung:

- Termingerechte Wahrnehmung der Vorsorgeuntersuchungen,
- protektiver Lebensstil (▶ Kap. 5.1),
- Gewichtskontrolle bei Einlingsschwangerschaft (▶ Kap. 3.12.1),
- Vorbereitung zur Geburt (▶ Kap. 5.11).

Maßnahmen und Anleitung:

- pH-Wert-Kontrolle des Scheidensekretes mittels Testhandschuh zur Früherkennung einer wehenfördernden Vaginose (▶ Kap. 3.15.2),
- Tokographie bei fraglichen Frühgeburtsbestrebungen und Kineto-CTG am Termin.

Beginn und Dauer: Mit Übernahme der Betreuung
Gute Erfahrung mit: Terminbestimmung durch frühe ärztliche, biometrische Ultraschallmessung.

Vorgehen bei Regelwidrigkeiten:

- Frühgeburtsbestrebungen und Frühgeburtlichkeit (▶ Kap. 3.15.2),
- bei nachlassenden Kindsbewegungen ab SSW 28 oder weniger als zehn fetalen Tritten in zwei Stunden ab SSW 28 umgehend eine geburtshilfliche Einrichtung aufsuchen (Unterscheider et al. 2009) (▶ Kap. 3.9).

Kooperierende: Gynäkolog/-in, Perinatalzentrum oder geburtshilfliche Einrichtung.

3.5 Einling & Mehrlinge

Kirstin Büthe

Definitionen
Hellin-Regel: Eine 1895 von dem Mediziner Dionys Hellin entwickelte Regel für die Häufigkeit von spontan gezeugten Mehrlingen im Vergleich zu Einlingen in Höhe von 1:85 (Dudenhausen & Maier 2010).
Superfecundatio: Die Befruchtung einer zweiten Eizelle im gleichen Menstruationszyklus durch erneuten Koitus. Eine Superfecundatio führt zu zweieiigen Zwillingen. Es besteht die Möglichkeit von zwei genetisch unterschiedlichen Vätern. (Goerke 2018)
Feto-Fetales-Transfusionssyndrom (FFTS): Eine Blutumverteilung zugunsten eines Feten durch interfetale Gefäßverbindungen auf plazentarer Ebene. Arterio-arterielle und venovenöse Anastomosen auf der Chorionplatte sowie auch arterio-arterielle Verbindungen in den Kotyledonen führen zu einem ungleichen Blutdruck und einer ungleichen Blutversorgung der Kinder. Der begünstigte Fetus

(Akzeptor) entwickelt eine Polyglobulie und ggf. Hypervolämie. Der Geber (Donator) wird anämisch und hypovolämisch. Eine ausgeprägte Gewichts- und Fruchtwasserdifferenz kann sich entwickeln. (Dudenhausen & Maier 2013)

Ziel:

Entbindungszeitraum von 37+0 bis 41+0 bzw. 41+3 SSW anstreben.

Inhalt:

Einlingsschwangerschaft:
Frauen im Alter von 24 bis 39 Lebensjahren haben die höchste Wahrscheinlichkeit für die Geburt eines Einlings am Termin. Gemessen an den geburtshilflichen Risiken haben nichtrauchende Zweitgebärende, deren Anzahl der Graviditäten mit denen ihrer Paritäten übereinstimmt, die eine mittlere Körpergröße und einen normalen BMI aufweisen die höchste Wahrscheinlichkeit für eine unkomplizierte Geburt am Termin. (Pietzner 2011)

Mehrlingsschwangerschaft:
Der Anteil von Mehrlingsschwangerschaften ist in den letzten Jahrzehnten aufgrund eines zunehmenden Alters der Frauen bei Eintritt einer Schwangerschaft und Inanspruchnahme von assistierter Befruchtung gestiegen (Lee et al. 2007).
Monozygote Gemini oder auch eineiige Zwillinge kommen weltweit in einer Häufigkeit von 4 auf 1 000 Schwangerschaften vor und stellen knapp ein Drittel aller Gemini. Sie entstehen durch die Befruchtung einer Eizelle mit einem Spermium und der initialen Bildung einer Blastozyste, die sich innerhalb der ca. ersten 13 Tage nach wenigen Tagen spontan in zwei Anlagen teilt. Monozygote Zwillinge sind grundsätzlich geschlechtlich und genetisch gleich. Verbunden mit dieser Zwillingsform ist eine höhere Rate an Abort, Frühgeburtlichkeit, Wachstumsretardierung sowie plazentaren Gefäßverbindungen mit Blutaustausch (Dudenhausen & Maier 2013; Ochsenbein-Löbele & Krähenmann 2006)

Je nach Zeitpunkt der Blastozystenteilung entstehen dichoriale diamniale Gemini (Teilung im Morulastadium), ca. bis zum dritten Tag nach Befruchtung (30 %), monochoriale diamniale Gemini (Teilung im Blastozystenstadium), bei Teilung bis ca. zum siebten Tag (65 %), monochoriale monamniale Gemini bei Teilung am ca. dreizehnten Tag nach Befruchtung (5 %) sowie keine oder unvollständige Teilung der Eizelle (bis zum ca. dreizehnten Tag nach Befruchtung) (siamesische Zwillinge). (Ebd.)
Dizygote Gemini oder auch zweieiige Zwillinge stellen gut zwei Drittel aller Gemini. Sie treten gehäuft mit höherem mütterlichem Alter bis neununddreißig Lebensjahre, bei genetischer Disposition, bei höherer Parität oder groß gewachsener Körperstatur der Mutter auf. Sie entstehen durch die Befruchtung von zwei Eizellen mit verschiedenen Spermien. Die Feten können gleich- oder verschiedengeschlechtlich sein. Sie sind grundsätzlich dichorial und diamnial (Dudenhausen & Maier 2013).
Höhergradige Mehrlinge können aus der Teilung einer oder mehrerer befruchteter Eizellen entstehen. Die durch Ultraschall festzustellende Mono- oder Dizygotie der Mehrlingsschwangerschaft beeinflusst das Risiko der Mehrlingsschwangerschaft unterschiedlich. So sind monozygote und monochoriotische Zwillingsschwangerschaften mit einer höheren Wahrscheinlichkeit von einem FFTS betroffen. (Ebd.)
Die durchschnittliche Schwangerschaftsdauer ist bei Mehrlingen gegenüber der von Einlingen verkürzt (Ebd.). In Kasten 3.2 wird die optimale Schwangerschaftsdauer in Hinblick auf die niedrigste Mortalität dargestellt:

Kasten 3.2: Optimalie Schwangerschaftsdauer in Hinblick auf die niedrigste Mortalität (Dudenhausen & Maier 2013, Norvitz & Snegovkikh 2007)

- Einling: 40 SSW
- Zwillinge: 38 SSW (spätestens bis zur 40. SSW entbinden)
- Drillinge: 32 SSW
- Vierlinge: 30 SSW

Je höhergradiger die Mehrlingsschwangerschaft, umso früher manifestiert sich eine Erkrankung und umso schwerwiegender ist der Verlauf (Lee et al. 2007).

Frauen mit Mehrlingsschwangerschaften, insbesondere mit höhergradigen Mehrlingen, sind häufiger von stationärem Aufenthalt, vorzeitiger Wehentätigkeit, Bluthochdruckerkrankungen, vorzeitiger Lösung der Plazenta sowie operativem Geburtsmodus betroffen. In der Schwangerschaft leiden die Frauen häufiger an Anämie, Harnwegsinfekten, Gestationsdiabetes sowie an vorzeitigem Blasensprung. Mütterliche Lungenembolien treten fünfmal häufiger auf als bei Einlingsschwangerschaften. Postpartale Hämorrhagie und Präklampsie sind ebenso wie das HELLP-Syndrom in Mehrlingsschwangerschaften häufiger. (Lee et al. 2007)

Die Kinder von Mehrlingsschwangerschaften sind häufiger als Einlinge von intrauterinem Fruchttod, Frühgeburtlichkeit, niedrigem Geburtsgewicht sowie nachteiligem neurologischem Status betroffen. Monochoriotische Zwillingsschwangerschaften verlaufen komplikationsreicher als dichoriotische. Ein FFTS ist dabei eine seltene, aber schwerwiegende Komplikation. (Dudenhausen & Maier 2013; Lee et al. 2007)

Die Vermeidung höhergradiger Mehrlingsschwangerschaften durch Begrenzung der Anzahl transferierter Embryonen bei assistierter Befruchtung ist ebenso eine Forderung führender Gynäkolog/-innen (Neumaier 2014).

Eine primäre Sectio wird bei Drillingen und höhergradigen Zwillingen, bei vorangehendem Geminus in Beckenendlage oder Querlage, bei einer Gewichtsdifferenz von mehr als 500 g zu Ungunsten des vorangehenden Feten, bei Gemini unter einem Schätzgewicht von 1 800 g sowie bei monoamniotischen Gemini als der zu empfehlende Geburtsmodus betrachtet (Dudenhausen & Maier 2013).

Beratung:

- Der Mutterschutz bietet nach Mehrlingsgeburten längere Schutzfristen
- Ernährungsberatung (▶ Kap. 5.2)
- protektiver Lebensstil (▶ Kap. 5.1)
- Kick-Chart hat bei Mehrlingen keine Aussagekraft
- Anträge auf Elterngeld, Kindergeld, Sonderzahlungen, Anerkennung der Vaterschaft etc. frühzeitig vorbereiten

Maßnahmen und Anleitung:

- Aufmerksamkeit bezüglich früher Symptome von hypertensiver Erkrankung (▶ Kap. 3.12.2),
- Beckenbodentraining (▶ Kap. 6.5.1 Descensus genitale),
- bei geplanten Frühgeburten die Entleerung der Brust von Hand zur Kolostrumgewinnung und den Umgang mit einer Milchpumpe veranschaulichen (▶ Kap. 5.12.2),
- Handling von Neugeborenen früh zeigen,
- bei Anschaffungen die Praktikabilität und die Notwendigkeit in Hinblick auf einen Haushalt mit Mehrlingen prüfen,
- soziale Unterstützung für die erste Zeit mit Kindern annehmen oder erbeten.

Beginn und Dauer: Mit Übernahme der Betreuung

Gute Erfahrung mit:

- Regelmäßige Pausen einplanen, sowohl im Alltag als auch bei der Arbeit,
- berufliche Aufgaben möglichst früh mit Kolleginnen teilen oder an diese abgeben,
- den Umfang der späteren Berufstätigkeit sowie das Aufgabenprofil bereits früh in der Schwangerschaft besprechen und schriftlich mit dem Arbeitgeber fixieren,

- das Nicht-Erreichen des eigentlichen Mutterschutzzeitpunktes einplanen.

Vorgehen bei Regelwidrigkeiten:

- bei Frühgeburtsbestrebungen Behandlung in einem Perinatalzentrum (► Kap. 3.15.2),
- bei Übertragung in geburtshilflicher Einrichtung oder Perinatalzentrum (► Kap. 5.11.5).

Kooperierende: Gynäkolog/-in, Perinatalzentrum.

3.6 Serologische Untersuchungen

Kirstin Büthe

3.6.1 Blutgruppe & Rhesusfaktor

Definitionen

Agglutinine: IgM-Antikörper des AB0-Systems, die bei Aufeinandertreffen mit Blut einer nicht-entsprechenden Blutgruppe zum Verklumpen von Blut führen (Menche 2016).

Blutgruppenunverträglichkeit: Bei einer Blutgruppenunverträglichkeit zwischen der schwangeren Frau und dem Fetus kann die Mutter Antikörper gegen die kindlichen Erythrozyten entwickeln. Diese können einen Morbus haemolyticus fetalis sowie eine Anämie des Neugeborenen verursachen. Auch bei Bluttransfusion und Transplantation muss das AB0-System berücksichtigt werden, da eine Antigen-Antikörper-Reaktion zu lebensbedrohlichen Transfusionszwischenfällen oder einer Transplantatabstoßung führen kann. (Fetscher 2017)

AB0-Inkompatibilität: Unverträglichkeit verschiedener Blutgruppen des ABNull-Blutgruppensystems, die zu medizinischen Komplikationen bei der Transfusion von Blutprodukten und in der Schwangerschaft führen kann (Meyer & Pruß 2017).

Rhesusinkompatibilität: Blutgruppenserologische Unverträglichkeit im Rhesus-Blutgruppensystem mit geburtshilflicher Bedeutung bei Rh-negativer Kindsmutter und Rh-positivem Kindsvater. Es besteht die Gefahr der Rhesus-Faktor-bedingten Vervielfältigung der Erythrozyten (Rhesus-Erythroblastose) durch maternale Antikörper beim Rh-positiven Fetus in Verbindung mit vorausgegangener Sensibilisierung der Rh-negativen Mutter. (Pschyrembel 2018)

Morbus haemolyticus fetalis: Eine Erkrankung des Feten, die intrauterin zur Zerstörung der fetalen Erythrozyten durch mütterliche Blutgruppenantikörper mit resultierender Hämolyse und Anämie des Feten führt. Diagnostiziert wird dieser Krankheitsprozess durch laborchemische, sonografische sowie über invasive Untersuchungen (Chordozentese). Die Therapie ist abhängig vom Zeitpunkt der Diagnosestellung und dem Schweregrad der fetalen Anämie. (Goerke 2018)

Morbus haemolyticus neonatorum: Eine immunhämolytische Anämie des Neugeborenen durch irreguläre maternale Blutgruppenantikörper (IgG), meist als in Form einer leichten, bis zum Alter von vier bis sechs Lebenswochen des Kindes zunehmenden, hämolytischen Anämie und Hyperbilirubinämie. Behandelt wird die Erkrankung mit Fototherapie. Eine Blutaustauschtransfusion mit frischem Erythrozytenkonzentrat der Blutgruppe 0 und der kindlichen Rhesusblutgruppe mit entsprechend alloagglutininfreiem AB-Plasma erfolgt bei schwerem Verlauf. (Wurglics 2018)

Ziel:

Frühzeitiger Nachweis von Blutgruppe, Rhesus-Faktor sowie AK-Status, ggf. Einleitung der Anti-D-Gabe.

Inhalt:

Blutgruppe:
Eine Blutgruppe ist eine genetisch determinierte Eigenschaft von Blutbestandteilen, die durch Anwesenheit von Antikörpern nachgewiesen wird. Es sind 300 verschiedene Blutgruppensysteme bekannt, von denen die Typen A, B, AB, 0 und Rhesus die Gebräuchlichsten sind. (Pschyrembel 2018)

Jedes menschliche Individuum besitzt eine der vier Blutgruppen A, B, AB oder 0. Jede Blutgruppe bezeichnet eine immunologische Eigenschaft oder ein Antigenmuster seiner Erythrozytenoberfläche. Bei den Blutgruppen A, B und 0 befinden sich im Serum des Betroffenen jeweils Antikörper gegen die Antigenmerkmale der anderen Blutgruppe. (Menche 2016)

Antikörper sind Immunglobuline, die mit entsprechendem Antigen spezifisch und selektiv im Sinne einer Antigen-Antikörper-Reaktion sind. Als Träger der spezifischen humoralen Immunität dienen Antikörper u. a. der Agglutination oder Lyse korpuskulärer Antigene durch Aktivierung von Komplement-Proteinen. (Schöller 2018)

Die Antikörper des AB0-Systems werden ohne Vorkontakt mit den jeweiligen Erythrozyten durch Kontakt mit Darmbakterien rasch nach der Geburt gebildet. Nur das Serum von Menschen mit der Blutgruppe AB ist frei von Antikörpern. (Menche 2016)

Die Bestimmung der Blutgruppe erfolgt zu Beginn der Schwangerschaft, soweit keine vorherigen, ärztlich dokumentierten Untersuchungsergebnisse vorliegen (GbA 2019).

Rhesus-Faktor:
Neben den Blutgruppen A, B und 0 ist das Rhesusblutgruppen-System bedeutsam. Der Rhesus-Faktor oder auch das Rhesus-System ist ein genetisch determiniertes Blutgruppensystem, das sich auf die auf den Erythrozyten befindlichen Merkmale der Rhesus-Blutgruppenantigene D, C, c, E und e bezieht, gegen die unter bestimmten Umständen Antikörper gebildet werden können (Warmbrunn & Pschyrembel-Redaktion 2018). Von den verschiedenen Blutgruppenantigenen ist insbesondere dieses Antigen D im Sinne des Merkmals Rhesus-positive Blutgruppe verbreitet. Das Fehlen des Antigens bezeichnet eine Rhesus-negative Blutgruppe. Die Antikörper des Rhesus-Systems werden erst nach Kontakt mit körperfremden, Rhesus-positiven Erythrozyten gebildet. Im Falle einer Schwangerschaft kann dies bei Verletzung oder Lösung der Plazenta mit resultierenden Blutungen auftreten. Typische Ursachen sind eine Geburt, Fehlgeburt oder eine Abruptio sowie invasive Pränataldiagnostik. Der mütterliche Organismus bildet Anti-D-Antikörper, die bei erneuter Schwangerschaft diaplazentar zum juvenilen Embryo und Feten gelangen. Im kindlichen Blutkreislauf zerstören diese Antikörper seine Erythrozyten und führen zum Morbus haemolyticum fetalis mit Anämie, Ikterus und Ödembildung beim Feten. (Menche 2016)

Die präventive Gabe von Anti-D-Immunglobulinen an die Rhesus-negative Mutter erfolgt routinemäßig in der 28. SSW sowie postpartum bei nachweislich Rhesus-positivem Kind sowie bei jeder Blutung mit potentieller Beteiligung der Plazenta, bei der es potentiell zu einem Übertritt von kindlichem

Blut in das mütterliche Blutsystem kommen konnte. Dadurch wird der mütterliche Organismus vor Bildung eigener Anti-D-Antikörper geschützt. (Menche 2016)

Die Testung des Rhesus-Faktors des mütterlichen Blutes erfolgt durch mindestens zwei Reagenzien. Sind die Testergebnisse beider Proben identisch, gilt die Schwangere nach Befund als Rhesus-negativ oder Rhesus-positiv. Ist das Ergebnis schwach oder divergierend, muss ein weiterer Test, z. B. Antiglobulin-Test das Ergebnis validieren. Wenn entsprechende Untersuchungsergebnisse über die Blutgruppe und den Rhesus-Faktor der Mutter bereits vorliegen und von einem Arzt bescheinigt wurden, entfallen die Untersuchungen. Bei Rhesus-negativen Frauen ohne Anti-D-Antikörper ist primärpräventiv zwischen der 28. und 30. Schwangerschaftswoche 300 µg Anti-D-Immunglobulin intramuskulär zu injizieren. (GbA 2019)

Antikörper:
Bei jeder Schwangeren sollte ein Antiglobulintest gegen zwei Blutmuster mit Antigenen D, C, c, E, e, Kell, Fy durchgeführt werden. Bei einem Nachweis von Antikörpern sollen aus derselben Blutprobe die Spezifität der Antikörper und die Höhe des Titers bestimmt werden. Ggf. können die Eigenschaft des Blutes vom Kindsvater sowie weitere mütterliche Antigene auch im Hinblick auf potentielle Bluttransfusionen bestimmt werden. Die Ergebnisse sind im Mutterpass zu vermerken. (GbA 2019)

> **Beratung:**
>
> - Die Kenntnis von mütterlicher Blutgruppe und Rhesus-Faktor kann aus vorangegangenen Untersuchungen übernommen werden (GbA 2019),
> - der Antikörperstatus muss in jeder Schwangerschaft aktuell ermittelt und kontrolliert werden (Ebd.).

Maßnahmen und Anleitung:

- Nach den Mutterschaftsrichtlinien soll bei jeder Schwangeren zu einem frühen Zeitpunkt eine serologische Kontrolle der Blutgruppe und ihres Rhesus Faktors sowie ein Antikörper-Suchtest (AK) durchgeführt werden (GbA 2019),
- die Kenntnis von mütterlicher Blutgruppe und Rhesus-Faktor kann aus vorangegangenen Untersuchungen übernommen werden (Ebd.),
- der Antikörperstatus muss in jeder Schwangerschaft aktuell ermittelt und kontrolliert werden (Ebd.),
- die Gabe von Anti-D-Immunglobulinen zwischen der 28. und 30. SSW bei nachweislich Rhesus-negativer Mutter, binnen 72 Stunden postpartum bei nachweislich Rhesus-positivem Kind sowie bei jeder Blutung mit Verdacht auf diaplazentaren Bluttransfer schützt vor initialer Bildung maternaler Anti-D-Antikörper (Menche 2016),
- der Antikörpersuchtest ist zwischen der 24. und 27. Schwangerschaftswoche zu wiederholen (GbA 2019).

Beginn und Dauer: Mit Beginn der Schwangerschaft bis Geburt des Kindes.

Vorgehen bei Regelwidrigkeiten:

- Bei einer Rhesus-negativen Mutter ist unmittelbar nach Geburt ihres Kindes dessen Rhesus-Faktor D zu bestimmen (GbA 2019),
- ist dieser entgegen dem der Mutter positiv, muss die Blutgruppe aus der gleichen Blutprobe bestimmt werden (Ebd.),
- bei einem Rhesus-positiven Kind ist der Rhesus-negativen Mutter eine weitere 300 µg-Dosis Anti-D-Immunglobulin binnen 72 Stunden i. m. zu injizieren (Ebd.),
- bei einem Abort oder einer Abruptio ist einer Rhesuspositiven Frau binnen 72

Stunden eine Anti-D-Immunglobulingabe zu verabreichen (Ebd.).

Kooperierende: Laborarztpraxis, Gynäkolog/-in, Perinatalzentrum.

3.6.2 Nachweis von Immunschutz oder Infektionskrankheiten

Definitionen

Torch-Serologie: Torch ist ein Sammelbegriff für die wichtigsten Infektionen in der Schwangerschaft. Nach Verwendung des jeweils ersten Buchstaben ergibt sich daraus Toxoplasmose, Others (Masern, Mumps, Coxsackie, Hepatitis B, HIV, Syphilis, Listeriose u. a.), Röteln, Cytomegalie und Herpes simplex. Eine einheitliche Terminierung besteht in der geburtshilflichen Literatur nicht mehr.

Sexuell übertragbare Erkrankung, engl.: sexually transmitted diseases (STD): Eine Bezeichnung für alle durch Sexualkontakt übertragbaren Krankheiten, die von Bakterien, Viren, Pilzen, Protozoen und Arthropoden ausgelöst werden. Typtische Erkrankungen sind HIV/AIDS, Herpes genitalis, Ulcus molle, Gonorrhoe, Lues, Chlamydiose, Trichomoniasis, Humanes papilloma Virus, Condylomata acuminata, Virus-Hepatitis A, B, C u. a. (Pschyrembel 2016)

Rötelnembryofetopathie: Eine hohe Gefährdung von Embryo oder Fetus besteht bei einer Infektion besonders in den ersten drei Monaten der Schwangerschaft der Mutter (Rötelnembryofetopathie). Das Virus wird per Tröpfcheninfektion übertragen. In der Schwangerschaft wird der Erreger diaplazentar auf das Kind übertragen. Eine angeborene Erkrankung ist durch eine intrauterine Rötelninfektion bei der Mutter verursacht. Je nach Zeitpunkt der mütterlichen Infektion entstehen u. a. Fehlbildungen besonders an Auge, Herz, ZNS und Ohr. (Pschyrembel 2017)

Ziel:

Frühstmögliche primärpräventive Beratung bzw. Einleitung von sekundär- und tertiärpräventiven Maßnahmen.

Inhalt: Eine Schwangere und ihr Embryo bzw. Fetus sind durch bestimmte Infektionserkrankungen in ihrem Leben als auch in ihrer Gesundheit gefährdet.

Bei Frauen manifestieren sich sexuell übertragbare Erkrankungen an Vulva, Perineum, Perianalregion, Leistenkanal, Vagina, Portio sowie ggf. im Mund-Rachenraum. Typische Symptome sind Dysurie mit oder ohne Fluor, vaginaler Fluor, anogenitaler Ulcus, lokaler Ausschlag, Lymphknotenschwellung im Leistenkanal, regelwidrige, vaginale Blutung sowie Unterbauchschmerzen und Anogenitales Syndrom. (AWMF 2015)

Ein Risikopotential besteht, wenn die Frau zu Beginn der Schwangerschaft keinen Immunschutz gegen bestimmte Erreger hat, da sie einerseits die Erkrankung nicht durchgemacht hat, andererseits keinen Impfschutz besitzt oder ihr Impf-Titer bereits zu niedrig ist, um protektiv zu wirken.

Der Infektionsstatus bestimmter schwangerschaftsgefährdender Krankheitserreger (z. B. Röteln, HIV, Treponema pallidum, Chlamydia trachomatis, Toxoplasma gondii etc.) soll zu Beginn der Schwangerschaft bestimmt werden. Ziel ist es, Schutzmaßnahmen vor einer Ansteckung auszusprechen und eine ärztliche Behandlung bei bestehender Infektion zur Ausheilung oder Senkung der Viruslast einzuleiten.

Durch eine frühzeitige Diagnose und Behandlung im Sinne einer Sekundärprävention kann das Ausmaß und Komplikationen von sexuell übertragbaren Erkrankungen gemildert werden. Die Beratung von ratsuchenden Menschen oder solchen aus Risikogruppen soll ergebnisoffen entlang der Bedürfnisse der Betroffenen verlaufen. Sie soll über Schutzmaßnahmen, ggf. erforderliche Einschränkungen des Lebensstils und Genitalhygiene informieren. Risikogruppen sind Sexarbeiterinnen, Frauen mit Partnern, die Sex mit Männern im Sinne von Analverkehr haben oder eine gesicherte Krankheitsdiagnose, drogengebrauchende Menschen oder solche aus einem Herkunftsland mit hoher Prävalenz von bestimmten Erkrankungen oder mit einem Partner aus einem entsprechenden Herkunftsland. (AWMF 2015)

Lues:

Lues oder auch auch Syphilis ist eine Infektionserkrankung, die durch den bakteriellen Erreger Treponema pallidum der Familie der Spirochäten verursacht wird (GbA 2016). Eine entsprechende Infektion wird vorwiegend durch direkten sexuellen Kontakt übertragen und implementiert sich als systemische, in drei Stadien verlaufende Erkrankung. Das Transmissionsrisiko auf den Embryo und Feten ist abhängig von der maternalen Treponemakonzentration. Sie ist umso wahrscheinlicher, je jünger die Primärinfektion ist. Es resultiert die Gefahr von Spätabort, intrauterinem oder postpartalem Tod und Frühgeburt. Eine Therapie in der Frühschwangerschaft schützt maßgeblich vor einer vertikalen Transmission. (Grospietsch & Möricke 2018)

Jeder schwangeren Frau soll zu einem frühestmöglichen Zeitpunkt eine serologische Untersuchung auf Lues (Treponema pallidum) angeboten werden. Eine Infektion durch Lues kann durch einen Treponema-pallidum-Hämagglutinationstest (TPHA) oder Enzyme-linked-immunosorbent-assay (ELISA) oder Treponema pallidum-Partikelagglutinationstest (TPPA) als Lues-Suchreaktion (LSR) durchgeführt werden. Ist der spezifische LSR-Suchtest positiv, soll aus der gleichen Blutprobe ein Nachweis von Krankheitserregern erfolgen. Im Mutterpass wird die Durchführung des Testes eingetragen, nicht das Ergebnis. Eine fachärztliche Behandlung schließt sich an. (GbA 2016)

HIV:

HIV (Human immundeficiency virus) ist eine über Geschlechtsverkehr oder kontaminiertes But erworbene Immundefizienzerkrankung, die durch das humane Immundefizienz-Virus (HIV) der Familie der Retroviren, Gattung der Lentiviren, verursacht wird. Es existieren die Arten HIV 1 und HIV 2. Im Endstadium wird die Erkrankung als AIDS bezeichnet. Die Erkrankung verläuft in Phasen. (Grospietsch & Möricke 2018)

Die Erkrankung wird unbehandelt zunehmend von opportunistischen Infektionen und Tumorerkrankungen begleitet. Nach Diagnosestellung durch verschiedene serologische Testverfahren wird mit lebenslanger antiviraler Kombinationstherapie zur Senkung der Viruslast und einer Infektionsprophylaxe behandelt. Ohne eine entsprechende antivirale Behandlung ist auch eine prä- und perinatale Übertragung des Virus von der Mutter auf das Kind möglich. (Pschyrembel 2017)

Das HIV wird durch Aufnahme von infizierten Köperflüssigkeiten (z. B. Vaginalsekret, Samenflüssigkeit, Muttermilch) sowie von infiziertem Blut übertragen. Die Infektion über Vaginal-, Anal- sowie Mundschleimhaut durch entsprechende Sexpraktiken ist Hauptinfektionsursache. Weitere Übertragungswege sind kontaminierte Kanülen und Blut.

Der Schwangerschaftsverlauf ist durch eine HIV-Infektion nicht nachteilig beeinflusst. Infektiöse und neoplastische Begleiterkrankungen der infizierten Personen werden häufiger beobachtet. Das Risiko einer vertikalen Transmission auf das Kind kann von 15 bis 20 % bei positiver und unbehandelter Schwangerer auf 1 bis 2 % bei in Therapie befindlicher Schwangerer reduziert werden. (Grospietsch & Möricke 2018)

Ist die Viruslast unter 50 HIV-RNA Genomkopien/ml Serum gesenkt, kann eine vaginale Geburt empfohlen werden, insofern keine geburtsmedizinischen Indikationen dem widersprechen. Es besteht kein spezifisches neonatales Syndrom. Das Kind wird nach 3 und 6 Monaten auf eine mögliche Infektion getestet. Nur bei bestimmten Virustypen ergibt eine weitere Untersuchung des Kindes mit 18 Monaten Sicherheit über seine Gesundheit. Postpartal haben infizierte

Kinder bereits eine hohe Viruslast und entwickeln eine schwere Verlaufsform bereits im frühen Säuglingsalter. Eine postpartale Postexpositionsprophylaxe zum Schutz des Neugeborenen dauert Wochen. Eine Infektion des Kindes über Stillen ist möglich, daher wir ein primäres Abstillen empfohlen. Die WHO empfiehlt Stillen für 6 Monate nur in Ländern, in denen die Säuglingsernährung mit Formulagabe (sozial) nicht akzeptabel, nicht durchführbar, nicht bezahlbar oder aus hygienischen Gründen das Trinkwasser betreffend nicht sicher ist, Bei dringendem Stillwunsch sollte der Säugling monatlich auf eine Infektion untersucht werden. (AWMF 2017)

Die Durchführung eines HIV-Tests nach vorheriger Beratung ist ebenso zu empfehlen. Ist der immunochemische Antikörpertest positiv, wird aus der gleichen Blutgruppe das Testergebnis mittels Immuno-Blot, einem speziellen Verfahren zum Nachweis eines Antigens, gesichert. Es ist nur die Durchführung im Mutterpass zu dokumentieren. Eine fachärztliche Behandlung schließt sich an. (GbA 2019)

Röteln:

Eine Röteln-Infektion erfolgt durch das Rubella-Virus. Die Erkrankung an Röteln erfolgt nach einer Inkubationszeit von 14 bis 21 Tagen. Eine Ansteckung anderer ist 7 Tage vor bis ca. 15 Tage nach Ausbruch des typischen Exanthems möglich. Die Erstinfektion verläuft auch in der Schwangerschaft häufig asymptomatisch. Charakteristisch für eine Rötelninfektion ist ein wenige Tage betreffender auftretender Fieberschub, eine Lymphknotenschwellung sowie grippeähnliche Symptome der oberen Atemwege. Das typische Rötelnexanthem bildet sich in Gesicht und Rumpf aus. Linsengroße, wenig erhabene und nicht konfluierende Flecken erscheinen an Gesicht und Rumpf für zwei bis drei Tage und verblassen danach. Im Rachen bildet sich ebenso ein Ausschlag. Subfebrile Temperaturen um 38 °C für wenige Tage begleiten die Erkrankung. Prophylaktisch wirkt eine aktive Impfung.Eine vertikale Transmission in der Schwangerschaft erfolgt diaplazentar. Eine Virusausbreitung über den gesamten fetalen Kreislauf folgt. (Grospietsch & Möricke 2018; Pschyrembel 2018)

Ohne Immunschutz haben schwangere Frauen ein realistisches Risiko, sich durch den Kontakt mit infizierten Kindern im Alter zwischen drei und zehn Jahren anzustecken (Pschyrembel 2018).

Eine primäre Rötelninfektion bis zur 11. SSW birgt ein hohes Risiko für die klassische Trias des Gregg-Syndroms von Fehlbildungen im Herzen (Aortenstenose), Auge (Retinopathie) und Ohr (Innenohrschwerhörigkeit). Eine Abruptio bei gesicherter mütterlicher Erstinfektion und exaktem Schwangerschaftsalter ist nur in den ersten 11 Schwangerschaftswochen indiziert. Eine Reinfektion in der Schwangerschaft bei nur einmaliger Impfung hat nur in seltenen Fällen einen nachteiligen Einfluss auf das Kind. (Grospietsch & Möricke 2018)

Nach dem dritten Schwangerschaftsmonat führt eine entsprechende Infektion zu einer Rötelnfetopathie mit v. a. kindlicher Entwicklungsverzögerung, hämolytischer Anämie sowie thrombozytopenischer Purpura. Eine Rötelnembryofetopathie ist meldepflichtig bei Krankheitsverdacht, Erkrankung oder Tod. (Pschyrembel 2017) Ein Schutz vor Rötelnembryopathie ist hochwahrscheinlich, wenn der Nachweis von zwei Impfungen vorliegt oder wenn bereits vor Eintritt der Schwangerschaft ein spezifischer Antikörper-Test ein protektives Ergebnis erbracht hat. Liegen keine entsprechenden Befunde über eine Immunität vor, ist es der Frau anzuraten, ihren Impfstatus von Röteln durch einen Röteln-Antikörper-Suchtest bestimmen zu lassen. Der serologische Befund muss wörtlich ausdrücken, ob eine Immunität besteht oder nicht. Wird eine Immunität erstmals während der Schwangerschaft festgestellt, ist eine Erstinfektion in der Schwangerschaft durch eine gezielte Anamnese im Sinne von Anhaltspunkten für einen Rötelnkontakt oder eine frische Infektion zu erheben. Bei einem Verdachtsfall ist ein Nachweis von rötelnspezifischen IgM-Antikörpern und oder Kontrolle des Titer-Verlaufs angezeigt. Im Verdachtsfall in den ersten vier Monaten der Schwangerschaft ist eine ärztliche Beratung sowie eine erneute Bestimmung der AK-Untersuchung zu empfehlen. Eine aktive Impfung in der Schwangerschaft ist nicht angezeigt. (GbA 2019)

Hepatitis B:
Eine Infektion mit Hepatitis B erfolgt durch Übertragung von kleinen, hepatotropen Hepatitis-B-Viren bei Sexualkontakt oder durch parenteralen oder perinatalen Kontakt (Plauth 2017; Dollinger et al. 2011). Der klinische Verlauf ist sehr variabel (Dollinger et. al. 2011). Der Verlauf ist häufig asymptomatisch. Ein symptomatischer Verlauf der Erkrankung kann mit oder ohne Leberfunktionseinschränkung und Ikterus erfolgen (Plauth 2017; Dollinger et al. 2011). Je nach Verlauf wird eine akute von der chronischen, über sechs Monate persistierenden Verlaufsform mit positivem HBs-AG unterschieden. Die Behandlung richtet sich nach dem Grad der Leberfunktionsstörung (Dollinger et al. 2011). Bei Erwachsenen kommt es nach spontaner Ausheilung zu einer lebenslangen Immunität. Nur ein Prozent der Erkrankten erleidet einen fulminanten Verlauf mit schwerer Leberfunktionseinschränkung. Risikogruppe und -personen sind drogenabhängige Menschen, Beschäftigte in medizinischen Fachberufen, Menschen mit engem Kontakt zu HBs-AG-Trägern oder promiskuiden Partnern u. a. (Plauth 2017)

In der 32. Schwangerschaftswoche soll eine Schwangere auf Hepatitis B getestet werden, insofern sie nicht einen entsprechenden Impfschutz besitzt. Bei einem positiven Ergebnis ist dieses im Mutterpass zu notieren und nach Geburt des Kindes ist eine umgehende, synchrone aktive und passive Impfung des Kindes zu veranlassen. (GbA 2019)

Beratung:

- Safer Sex bei Gefahr der Infektion mit STD (Grospietsch & Möricke 2018),
- Einbeziehung des Partners/der Partnerin/der Familie bei entsprechender Infektionsexpositionslage,
- getrennte Nutzung von Rasierklingen und Zahnbürsten zur Vermeidung einer HIV-Transmission (Ebd.),
- Postexpositionsprophylaxe gegen HIV im Falle einer möglichen Infektion (Ebd.),
- bei mangelhaftem Immunschutz gegen Röteln muss der Kontakt mit potentiellen Infektionsquellen unbedingt gemieden werden.

Maßnahmen und Anleitung:

- Kontakte regionaler Beratungsstellen (z. B. Profamilia) vermitteln,
- Postexpositionsprophylaxe gegen HIV: Innerhalb von 24 Stunden soll die prophylaktische Gabe von drei verschiedenen antiviralen Medikamenten für ca. vier Wochen erfolgen (Grospietsch & Möricke 2018),
- bei angestrebter vaginaler Geburt soll die Fruchtblase so lange es geht intakt bleiben,
- das Anlegen einer Kopfschwartenelektrode ist kontraindiziert (Ebd.),
- Ausschluss von gehäuften, HIV-begleitenden vulvären, vaginalen oder zervikalen Dysplasien.

Vorgehen bei Regelwidrigkeiten:

- Bei HIV der Mutter soll keine invasive Pränataldiagnostik durchgeführt werden (Grospietsch & Möricke 2018),
- bei Betroffenheit von einer der o. e. Infektionserkrankungen ist eine Geburt in einer entsprechenden klinischen Einrichtung angezeigt,
- bei vorzeitiger Wehentätigkeit, vorzeitigem Blasensprung oder Amnioninfektionssyn-

drom ist eine sofortige Sectio angezeigt (Ebd.).

Kooperierende: Regionale Beratungsstellen, Fachärzt/-innen, Schwerpunktzentren.

3.6.3 Blutentnahme

Antje Krone

Definition
Blutentnahme: Eine Blutgewinnung aus kapillaren, arteriellen oder venösen Gefäßen zu diagnostischen, selten therapeutischen Zwecken, zur Verlaufsbeobachtung oder für Blutspenden. Die Blutabnahme aus Venen erfolgt in standardisierte, farblich gekennzeichnete Blutabnahmeröhrchen. (Braun 2017)

Inhalt: Eine Blutgewinnung aus kapillaren, arteriellen oder venösen Gefäßen dient diagnostischen, selten therapeutischen Zwecken, zur Verlaufsbeobachtung oder für Blutspenden. Die Blutabnahme aus Venen erfolgt in standardisierte, farblich gekennzeichnete Blutabnahmeröhrchen. (Braun 2017)
Eine meist venöse Blutentnahme ermöglicht eine serologische oder mikrobielle Untersuchung, die Bestimmung von Gerinnungsfaktoren, der Blutgruppe und des Rhesus-Faktors, der spezifischen Antikörper sowie die Bestimmung des Blutzuckers u. a. Die Punktionsorte für eine venöse Blutentnahme sollen möglichst weit distal zur Körpermitte gewählt werden. Es eignen sich Handrücken, Unterarm, Ellenbeuge, im Notfall auch die Vena jugularis externa, Knöchel oder Fußrücken.
Hebammen sind zu einer Venenpunktion nach § 4 Abschnitt des Hebammengesetzes befugt und im Rahmen der Ausbildung befähigt.

Maßnahmen und Anleitung:

Vorbereitung von Material:
Hände- und Hautdesinfektionsmittel, Handschuhe, sterilisierte Tupfer, Pflaster, durchstichfester Abwurfbehälter, Blutentnahmekanüle/Butterfly mit Monovettenadapter, beschriftete Monovetten entsprechend der angeordneten Laboruntersuchungen, Stauschlauch, Unterlage.

Vorbereitung der Schwangeren:
Eine geeignete Position der Frau wählen, z. B. sitzend. Bekundet die Schwangere Unwohlsein, kann auch in seitliegender Position eine Abnahme von Blut erfolgen. Eine Information der schwangeren Frau zur venösen Blutentnahme hat zu erfolgen. Die Punktionsstelle (▶ Abb. 3.1, ▶ Abb. 3.2) wird in Absprache mit der Frau aufgesucht und auf eine Eignung für eine Injektion und Hautintaktheit inspiziert. Es wird eine Unterlage wird unter den Arm gelegt.

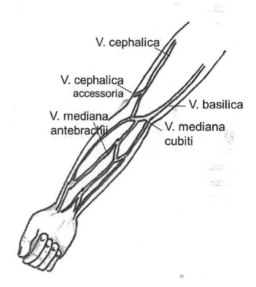

Abb. 3.1: Geeignete venöse Gefäße für eine Blutentnahme (© K. Büthe)

Vorbereitung der punktierenden Person:
Händedesinfektion, Einmalhandschuhe anziehen, Palpieren und Auswahl einer Vene. Bei schlechten Venenverhältnissen oder dunkler Hautfarbe ggf. vor dem Anziehen der Handschuhe.

Venennetz Handrücken

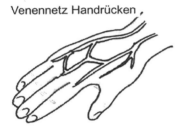

Abb. 3.2: Geeignete Venen für eine Blutentnahme auf dem Handrücken (© K. Büthe)

Durchführung:
Den Stauschlauch so anlegen und festziehen, dass dabei der periphere Puls noch fühlbar ist. Die Punktionsstelle ggf. nach Hausstandard desinfizieren und Einwirkzeit nach Herstellerangaben beachten. Die Haut im Punktionsbereich mit der freien Hand spannen, um Probleme wie z. B. Rollvenen zu vermeiden. Mit dieser Methode der Fixierung wird ein Durchstechen der Haut ebenso vermieden wie eine ausgeprägte Schmerzentstehung.

Der Daumen liegt oben auf, Zeige- und Mittelfinger werden unten an der Spritze geführt. Dabei ist der Schliff der Kanüle so zu halten, dass die »Öffnung« nach oben zeigt. Eine Butterfly-Kanüle wird an ihren »Flügeln« gehalten.

In einem flachen Winkel von 20 bis 30° wird die Kanüle durch die Haut gestochen und die Vene punktiert: Der Eintritt in die Vene ist meist nicht zu spüren. Das Blut entnehmen. Ein nur moderates Aspirieren schützt vor einer abnahmebedingten Hämolyse und verfälschten Laborwerten. Das Röhrchen zur Bestimmung von Gerinnungswerten und das Citratröhrchen genau bis zur Markierung füllen. Diese Röhrchen nach der Abnahme kippen, damit sich Blut und Antikoagulans gut vermischen. Den Stauschlauch lösen, die Kanüle entfernen und sofort im Anschluss Tupfer auf die Einstichstelle pressen. Die Punktionsstelle für ca. 2 Minuten komprimieren (lassen). Die gebrauchte Nadel sofort in einem durchstichfesten Kanülenabwurfbehälter entsorgen. Die Punktionsstelle mit einem Pflaster abdecken.

Nachsorge:
Die Entnahmeröhrchen sind auf eine ausreichende Blutprobe zu kontrollieren. Die Entnahme bei entsprechenden Mängeln ggf. wiederholen. Die Punktionsstelle ist auf Bildung einer Einblutung bzw. eines Hämatoms zu kontrollieren. In diesem Falle sollte die betroffene Stelle gekühlt und ggf. mit Heparinsalbe eingecremt werden. Für eine weitere Blutentnahme sollte eine andere Lokalisation gewählt werden. Bei einer Nachblutung aus der Punktionsstelle soll für weitere zwei Minuten komprimiert werden. Nach einer Blutentnahme ist das Wohlbefinden der Frau sicherzustellen. Die verbrauchten Materialien werden sachgerecht entsorgt, der Transport der Blutproben in das Labor ist zu veranlassen. Zum Abschluss werden die Hände desinfiziert.

Gute Erfahrung mit:

- Zur Blutentnahme bei schwierigen Venenverhältnissen können bestimmte Vorgehensweisen den Erfolg sichern:
  – den Arm vor der Entnahme zur besseren Füllung der Venen nach unten hängen lassen,
  – wiederholt eine Faust machen lassen und wieder öffnen, damit die Muskeltätigkeit zur besseren Venenfüllung führt,
  – Arm vor der Entnahme leicht klopfen oder reiben,
  – die Durchblutung des Armes durch warme feuchte Tücher fördern,
  – mit Ruhe und Zeit an die venöse Blutabnahme gehen,
- nach zwei Fehlversuchen Kollegin rufen,
- einem Ohnmachtsanfall kann vorgebeugt werden, wenn sich die Schwangere bei der Blutentnahme (linksseitig) hinlegt.

Vorgehen bei Regelwidrigkeiten:

- Bei Biegen der Kanüle oder der Butterfly-Kanüle können Mikrosplitter aus Metall in den Blutkreislauf gelangen und zur Entstehung von Fremdkörpergranulomen führen,

- eine fälschlicherweise Fehlpunktion von Arterien oder Nerven ist eine seltene Komplikation, die dem behandelnden Arzt mitgeteilt werden muss,
- platzt eine Vene bei der Punktion, wurde die Vene durchstochen oder wird die Einstichstelle dick, wird der Stauschlauch gelöst, die Kanüle herausgezogen und die Einstichstelle komprimiert, ggf. im Anschluss gekühlt und heparinisiert,
- eine Infektion an der Entnahmestelle bezeugt das Nichteinhalten der hygienischen Standards.

Kooperierende: Gynäkolog/-in, Hausarzt/ -ärztin.

3.6.4   I. m.-Injektionen

Antje Krone

Definitionen

Injektionen: Die parenterale Applikation von Medikamenten oder anderen Stoffen in den Körper mittels einer Spritze und Injektionskanüle. Die intakte Hautoberfläche wird dabei verletzt. Je nach Applikationsart werden verschiedene Injektionen unterschieden. (Sitzmann 2017a, S. 729)

I. m.-Injektion: Applikation eines Medikamentes auf parenteralem Weg in einen Muskel mittels Kanüle (Hohlnadel) (Keller & Menche 2017).

6er-Regel: Im Sinne einer Fehlervermeidung kann die (laute) Wiederholung der – um das Merkmal Dokumentation erweiterten – fünf Determinanten einer Medikamentengabe angebracht sein: Richtiger Patient, Medikament, Dosierung und Konzentration sowie Applikationsform und Zeitpunkt. (Keller & Menche 2017)

Call-Out-Modell: Ein Rufmodell, bei dem nur Begriffe ausgesprochen werden, die auch konkret von dem Medikament abgelesen werden.

Das laute Ablesen schützt die allein Arbeitenden vor Fehlern (Verwechslungen von Mittel, Konzentration, Dosierung, Darreichungsform und Zeitpunkt) (Sitzmann 2017a).

Inhalt: Jede Injektion ist ein in den ärztlichen Verantwortungsbereich fallender Eingriff. Die i. m.-Injektion kann im klinischen Setting jedoch an qualifiziertes Personal (z. B. Hebamme, examiniertes Pflegepersonal) delegiert werden. Die Injektion darf nur bei Vorliegen einer Patientinnen-Einwilligung nach vorheriger Aufklärung durchgeführt werden. Auch eine mündliche Einwilligung gilt als Zustimmung. Die Patientin kann die Injektion jederzeit ablehnen. (Sitzmann 2017a; Keller & Menche 2017)

Die intramuskuläre Injektionsmethode kommt für Medikamente in Frage, die weder subkutan noch intravenös verabreicht werden dürfen. Es handelt sich hierbei oft um schwer resorbierbare oder auch ölige Lösungen mit Depotwirkung. Auch Impfungen werden häufig intramuskulär vorgenommen. Da Muskeln gut durchblutet sind, geschieht die Resorption im Vergleich zur subkutanen Injektion schneller. Die Resorptionszeit bei einer intramuskulären Injektion beträgt ca. 30–50 Minuten. Die intramuskuläre Injektion ist eine früher häufige, heute zunehmend seltenere Injektionsart. Im Vergleich zur s. c.-Injektion ist sie wesentlich gefahrvoller und – abhängig von Medikament, Injektionstechnik und Einstichort – schmerzhafter. Die Injektionstechnik ist für Laien ungeeignet. (Keller & Menche 2017)

> **Beratung:**
>
> - I. m.-Injektionen müssen ärztlich angeordnet und ausgesprochen delegiert werden (Bundesärztekammer & Kassenärztliche Vereinigung 2008),
> - § 4 des Hebammengesetzes berechtigt Hebammen, entsprechende Leistungen in der Geburtshilfe zu erbringen (HebG, II. Abschnitt, § 4),

- die Delegation bzw. Durchführung einer i. m.-Injektion darf und muss bei Unkenntnis abgelehnt werden,
- die zu behandelnde Person muss der Maßnahme zuvor zustimmen,
- die i. m.-Injektion erfolgt in Muskeln, die sicher aufzufinden sind,
- die Länge der Nadel richtet sich auch nach der Dicke der Subcutis,
- Fehlervermeidung durch 6er-Regel oder Call-Out-Methode,
- Injektionsstellen müssen genau ausgemessen werden, um Verletzungen der Nachbarorgane, wie Sehnen, Nerven oder Blutgefäße zu vermeiden.

Maßnahmen und Anleitung:
Intramuskuläre Injektion nach Hochstätter: Die Injektion erfolgt in den M. glutaeus medius. Drei knöcherne Orientierungspunkte sind bei dieser Lokalisationsmethode wichtig: der Darmbeinkamm (Crista iliaca), der vordere obere Darmbeinstachel (Spina iliaca anterior superior) und der große Rollhügel (Trochanter major). Mit Mittelfinger und Zeigefinger werden Darmbeinkamm und Darmbeinstachel getastet, der Handballen zeigt zum Trochanter major. Den Handballen soweit verschieben, dass er auf dem Trochanter major zum Liegen kommt. Dabei bleiben Zeige- und Mittelfinger gespreizt. Der Injektionsbereich ist der untere Teil des von Zeige- und Mittelfinger gebildeten Dreiecks (▶ Abb. 3.3). Diese Methode ist für Erwachsene und große Jugendliche geeignet. Bei Kindern stimmen die körperlichen Proportionen mit der Erwachsenenhand nicht überein. (Keller & Menche; Sitzmann 2017a)
Intramuskuläre Injektion nach Sachtleben: Diese Methode wird auch »Crista-Methode« nach Sachtleben genannt. Die Injektion erfolgt in den M. glutaeus medius. Diese Methode kann bei Erwachsenen, Kindern und Säuglingen angewendet werden. Die Anzahl der Querfinger richtet sich nach dem Alter bzw. der Größe der Person (▶ Tab. 3.2). Die Frau

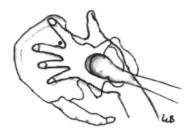

Abb. 3.3: Hochstätter-Methode zur i. m.-Lokalisation (© K. Büthe)

liegt auf der Seite, ihr oberes Bein ist etwas angewinkelt. Die Injizierende legt die rechte Hand so in die Flanke, dass der Zeigefinger an der Knochenleiste der Crista iliaca liegt. Der Injektionspunkt liegt 3 Querfinger unterhalb der Crista iliaca auf der gedachten Frontallinie über dem Trochanter major (▶ Abb. 3.4). (Keller & Menche; Sitzmann 2017)

Tab. 3.2: Querfinger (Qf.) unterhalb der Crista iliaca nach Alter bzw. Größe der Person

Alter bzw. Größe	Qf. unterhalb der Crista iliaca
Säugling und Kleinkind bis 100 cm	1
Kind 100 bis 150 cm	2
Jugendliche bis Erwachsene über 150 cm	3

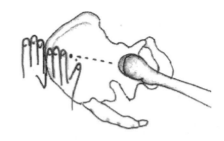

Abb. 3.4: Crista-Methode nach Sachtleben zur i. m.-Lokalisation (© K. Büthe)

Intramuskuläre Injektion in den M. deltoideus: Die Frau soll entspannt sitzen, den ausgewählten Arm hängen lassen oder auf dem Oberschenkel locker ablegen. 5 cm unterhalb der Schulterhöhe (Acromiums) befindet sich das Injektionsgebiet für den M. deltoideus in Form eines auf der Spitze stehenden Dreiecks (▶ Abb. 3.5). Unterhalb des gedachten Dreiecks verlaufen Nerven und Blutgefäße. Deswegen ist diese Abmessung unbedingt einzuhalten. (Keller & Menche; Sitzmann 2017a)

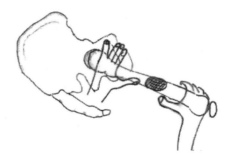

Abb. 3.6: Lokalisation des M. vastus lateralis zur i.m.-Injektion (© K. Büthe)

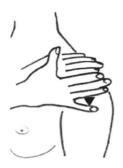

Abb. 3.5: Lokalisation des M. deltoideus zur i.m.-Injektion (© K. Büthe)

Intramuskuläre Injektion in den M. vastus lateralis: Der mittlere, äußere Bereich des Oberschenkels ist für die intramuskuläre Injektion geeignet. Zu beachten sind folgende Eingrenzungen: eine Handbreit oberhalb des Knies sowie eine Handbreit unterhalb der Leiste (Drittelung des Oberschenkels) und eine gedachte Linie zwischen Trochanter major und Patella (Kniescheibe) ergeben den Injektionsbereich (▶ Abb. 3.6). (Keller & Menche; Sitzmann 2017a)

Vorbereitung:
Die Medikamentenvorbereitung, Zusammenstellung des Materials und hygienische Maßnahmen entsprechen den Vorgaben anderer Injektionen. Für die intramuskuläre Injektion werden sterile Tupfer gewählt. Die Auswahl der Injektionskanüle hängt ab vom Alter und dem Körpergewicht der Schwangeren. Um eine versehentliche s.c. Injektion zu verhindern wird eine entsprechend lange Kanüle gewählt.

Durchführung:
Nach einer hygienischen Händedesinfektion wird die Punktionsstelle abgemessen und markiert (z.B. mit Schutzkappe der Kanüle kurz auf die Punktionsstelle drücken, der Abdruck bleibt eine Weile sichtbar). Die Hautdesinfektion mit alkoholischem Desinfektionsmittel durchführen. Keimarme Handschuhe anziehen zum Eigenschutz. Kanüle senkrecht im Winkel von 90° zur Hautoberfläche soweit einstechen, dass 0,5 cm der Kanüle sichtbar bleiben. Der Vorgang sollte zügig geschehen. Falls die Frau über Schmerzen, Kribbeln oder Missempfindungen klagt, gegebenenfalls die Kanüle sofort zurückziehen und die Injektion abbrechen. Die Injektion ist an einer anderen Stelle durchzuführen und ein Arzt/eine Ärztin ist zu informieren. Bei einer intramuskulären Injektion ist vor der Gabe des Medikamentes eine Aspiration durchführen, um sicher zu sein, dass kein Blutgefäß getroffen wurde. Wird kein Blut aspiriert, kann das Medikament langsam vollständig injiziert werden. Ein zügiges Entfernen der Kanüle und Komprimieren der Einstichstelle mittels sterilem Tupfer schließt die Behandlung ab. Ein steriles Pflaster ist auf die Injektionsstelle zu kleben.

Nachsorge:
Die Entsorgung der gebrauchten Kanüle geschieht in einen stichfesten Behälter. Die Maßnahme wird vollständig dokumentiert. Das

Befinden der Frau wird erfragt. Die Einstichstelle wird auf Veränderungen beobachtet. (Keller & Menche; Sitzmann 2017a)

Vorgehen bei Regelwidrigkeiten:

Kontraindikationen der intramuskulären Injektion:

- Bei Patientinnen mit Antikoagulantien- oder Heparintherapie besteht die Gefahr von intramuskulären Hämatomen,
- beim Auftreffen der Kanüle auf den Knochen kommt es zu einem akuten Schmerz, hier die Kanüle ca. 1 cm zurückziehen und Injektion fortführen,
- ein starker ausstrahlender Schmerz, begleitet von Kribbeln, Taubheitsgefühl und Lähmung, kann auf eine Verletzung eines Nerves hindeuten. Die Injektion ist sofort abzubrechen und ein Arzt/eine Ärztin ist zu informieren,

- Aspiration von Blut dokumentiert die Imprägnation in ein Blutgefäß, die Injektion ist abzubrechen, das Material ist neu zu richten und die Injektion ist an anderer Stelle erneut vorzunehmen,
- das Abbrechen der Kanüle während des Injizierens erfordert ein sofortiges und vollständiges Entfernen der Kanüle, evtl. mittels Klemme. Ggf. ist eine operative Entfernung vonnöten.

Spätkomplikationen:

- Spritzenabszesse treten im Kontext von unhygienischer Arbeit (Fehler bei der Asepsis, Verwendung von unsterilem Material etc.) auf,
- ein sogenannter »steriler Abszess« entsteht durch medikamentös bedingte Gewebereizung.

Kooperierende: Gynäkolog/-in, Hausarzt/-ärztin.

3.7   Fundushöhe

Die Verlaufskontrolle des Uteruswachstums liefert Hinweise auf das Wachstum des Kindes und ermöglicht Rückschlüsse aufeine regelrechte/-widrige fetale Entwicklung!

Definitionen
Symphysen-Fundus-Abstand (SFA): Auch Symphysis-Fundus-Distance (SFD) oder Symphysen-Fundus-Maß (SFM). Der Abstand der Symphysenoberkante bis zum höchsten Punkt des Fundus uteri entlang der Längsachse des Kindes (Geist et al. 2005)
Appropriate for Gestational Age (AGA): Auch eutrophes Neugeborenes. Ein normgewichtiges Neugeborenes mit einem Geburtsgewicht zwischen der zehnten und 90. Perzentile der Standdardgewichtskurve. (Goerke 2018)
Ferguson-Reflex: Reflektorische Ausschüttung von Oxytocin unter der Geburt aufgrund der Berührung des Geburtskanals durch das vorangehende fetale Teil (Brunton & Russell 2015).

Ziel:

Abweichungen von der physiologischen, fetalen Wachstumsdynamik frühzeitig erkennen.

Inhalt: Zentraler Aspekt der Höhenstandkontrolle des Fundus ist die Sicherstellung des embryonalen und fetalen Wachstums als Zeugnis einer physiologischen Trophoblasteninvasion, Anpassung des mütterlichen Organismus an die Schwangerschaft und der erfolgreichen Gewährleistung der plazentaren Versorgung. Ziel ist es, Veränderungen der Wachstumsdynamik im Sinne einer Verlangsamung, einer Stagnation oder einer ungewöhnlichen Steigerung zu erkennen.

Die präzise gynäkologische Ultraschall-Messung von embryonaler und fetaler Biometrie ergibt ein aussagekräftiges Schätzgewicht und dokumentiert im Verlauf die Wachstumsdynamik des Kindes. Mit Annäherung an den errechneten Termin nimmt die Vorhersagekraft ab. Mit fortgeschrittener Schwangerschaft weicht das Schätzgewicht durch Ultraschallmessung von dem Geburtsgewicht zunehmend immer positiver ab. Im I. Trimenon weicht das Schätzgewicht ca. eine Woche ab, im II. Trimenon ca. zwei Wochen und im III. Trimenon ca. drei Wochen. Am Termin kann die Abweichung des Schätzgewichtes vom Geburtsgewicht ca. 800 bis 1 200 g betragen. (Newton 2007)

Je nach Ethnie variiert das durchschnittliche fetale Schätzgewicht um 245 g (Buck Louis et al. 2015) (▶ Kasten 3.3).

Kasten 3.3: Durchschnittliches fetales Schätzgewicht in SSW 39 nach Ethnie (Buck Louis et al. 2015)

Weiß & nicht hispanoamerikanisch: 3 505 g
Hispanoamerikanisch: 3 336 g
Schwarzafrikanisch: 3 260 g

Hebammen stehen demgegenüber die manuellen Untersuchungen des Symphysen-Fundus-Standes, der Fundushöhe sowie des Leibesumfangs zur Kontrolle des Uteruswachstums im Sinne des Wachstumsverlaufs eines Einlings mit eingeschränkter Aussagekraft zur Verfügung.

Die Aussagekraft von Fundusstand, SFA oder Leibesumfang hat eine hohe Berechtigung in geburtshilflichen Settings ohne medi-

zinisch-gynäkologische Behandlung, wie es für aktuelle humanitäre Krisen und ressourcenarme Gebiete und Länder charakteristisch ist.

Uteruswachstum:
Der Uterus wächst in der Schwangerschaft um ein Vielfaches an. Die Muskelfasern sind im Myometrium in einer Art dreidimensionalem Scherengitter angeordnet, welches unter Verlängerung der Muskelhypertrophie und Dehnung der Fasern mit Eintritt einer Schwangerschaft einen erheblichen Flächengewinn ermöglicht. (Bikas et al 2005)

Der Anteil an Muskelzellen beträgt 30–40 Prozent vom Corpus uteri und ca. fünf Prozent von der Zervix. Entsprechend ist der Zuwachs an Gewebe und Volumen vorrangig am Corpus uteri zu beobachten. Es entsteht eine absolute Zunahme an Bindegewebe. (Pschyrembel & Dudenhausen 1994)

Die Größenzunahme des Uterus erfolgt in den ersten Monaten der Schwangerschaft durch aktive Wachstumsprozesse des Uterus. Die Prozesse werden hormonell gesteuert unter Anwesenheit von Östrogen und in geringerem Maße auch Progesteron. (Bikas et al. 2006)

Die eher passive Dehnung oder Dilatation der Uteruswand beginnt ebenso früh in der Schwangerschaft. Sie hat ihren Höhepunkt jedoch in der zweiten Schwangerschaftshälfte. (Pschyrembel & Dudenhausen 1994)

Nach der 12. SSW übernehmen das zunehmende fetale Wachstum und die Fruchtwasserbildung den Wachstumstimuli über eine Dehnung der Uteruswand. Der physikalische Dehnungsreiz führt zu einer ausgeprägten Hypertrophie der myometrialen Zellen und ferner zu einer Hyperplasie des Myometriums. (Bikas et al. 2006)

Das Gewicht des Uterus in der Schwangerschaft wächst von 60 g (45–120 g) auf 1 000 g (675–1 500 g). Dies entspricht einer Vergrößerung des Uterusvolumens um das 800–1 000-fache. (Geist et al. 2005)

Begleitet wird diese Veränderung durch eine verstärkte Vaskularisierung mit Spiralarterien mit Hyperämie (Schneider & Kaulhausen 1986). Die Durchblutung des Uterus durch die uterinen und ovariellen Gefäße steigt im Verlauf der Schwangerschaft auf 500 bis 750 ml/min an (Geist et al. 2005).

Ende des ersten Monats ist der Uterus nur wenig größer. Am Ende des zweiten Monats ist er so groß wie ein Gänseei, am Ende des dritten Monats ist er so groß wie eine Mannsfaust. Am Ende des vierten Monats entspricht der Uterus der Größe des Kopfes eines Neugeborenen. In der 14. SSW füllt der Fetus das Cavum uteri erstmals aus. (Bikas et al. 2006)

Die Vergrößerung erfolgt nicht gleichförmig: Aus einer anfänglichen Birnenform des Uterus entwickelt sich ab der 10. SSW im oberen Bereich eine abgeflachte Kugel (Pschyrembel & Dudenhausen 1994).

Im I. Trimenon lockert sich das Gewebe des Isthmus uteri auf und erfährt eine Verlängerung. Der Anteil des Isthmus uteri öffnet sich und weitet sich zum unteren Uterinsegment auf. Zwischen der 10.–16. SSW weitet sich der Isthmus wahrscheinlich unter dem Druck des Kindes, sodass bis zur 20. SSW eine rundere Form des Uterus entsteht. Der Gewebeanteil des unteren Uterinsegmentes ist gegenüber dem Corpus uteri straff und schützt die Zervix vor frühzeitiger Belastung durch das Gewicht des schwangeren Uterus, insbesondere des Feten. Erst in den letzten Wochen der Schwangerschaft wird das untere Uterinsegment weicher und ermöglicht ein Tiefertreten des vorangehenden Teils. (Geist et al. 2005)

Fruchtwasser:
Fruchtwasser wird von den Eihäuten, insbesondere dem Amnionepithel und ab der 7. SSW auch vom Feten gebildet. Edukte des Fruchtwassers werden von der Dezidua mittels Diffusion zu den Eihäuten transferiert und dort zur Bildung der Flüssigkeit verwendet. Die Resorption erfolgt überwiegend auf umgekehrte Weise. (Mändle & Opitz-Kreuter 2015; Schneider & Gnirs 2006)

Die Fruchtwassermenge steigt von durchschnittlich 50 ml in der 12. SSW auf ca. 980 ml in der 33./34. SSW an. Mit steigen-

dem Schwangerschaftsalter besteht Fruchtwasser aus amnialer Flüssigkeit, fetalem Urin und Lungenflüssigkeit. Anschließend sinkt die Menge von ca. 840 ml am Termin auf ca. 540 ml in der 41./42. SSW. Der Fetus trinkt täglich 210–760 ml Fruchtwasser und scheidet ca. 25 % seines Körpergewichtes an Urin in das Fruchtwasser aus. (Ross et al. 2007)

Hinsichtlich seines Gewichtsanteils am schwangeren Uterus sinkt der Anteil von Fruchtwasser von 50 % in der 16. SSW auf 17 % am Termin. Der Fetus nimmt Fruchtwasser durch Schlucken auf. Er trinkt nahe dem Termin zwischen 210 und 760 ml täglich. Die fetale Schluckaktivität ist in seinen aktiven Wachphasen höher als in Schlafphasen. Er reagiert auf diese Weise vermutlich auf Durstgefühle oder Appetit. (Ross et al 2007)

Die Flüssigkeit wird teilweise für den Aufbau seines Blut- und Gewebewassers verwendet, teilweise über fetale Miktion wieder ausgeschieden. (Ebd.; Mändle & Opitz-Kreuter 2015)

Ca. 500 ml Fruchtwasser werden stündlich in die Fruchtblase abgegeben und verlassen diese im gleichen Zeitraum durch die o. e. Mechanismen wieder. Durchschnittlich wird die gesamte Menge an Fruchtwasser am Termin täglich einmal ausgetauscht. (Ross et al. 2007)

Es herrscht eine große Schwankungsbreite der Angaben über die dem Gestationsalter entsprechende Fruchtwassermenge. Ursachen für Abweichungen vom Wachstum des Uterus sind vielfältig und in der Regel mit einer Erkrankung der Schwangerschaft verbunden.

Ist der Fundusstand zu hoch bzw. der Uterus größer als erwartet, kann es sich bestenfalls um Fehler bei dem errechneten Termin und dem Gestationsalter handeln. Regelwidrig kann es sich um Mehrlinge, ein großes Kind, mütterlichen Diabetes mellitus, ein Hydramnion oder kindliche Fehlbildungen handeln. (Völter 2007)

Messung der Fundushöhe
Der Fundus wächst im Laufe der Schwangerschaft analog zur embryonalen und fetalen
Entwicklung. Im Laufe der Schwangerschaft
wächst der Uterus weiter hoch in den Bauch-
raum. Die äußere Form passt sich allmählich
der Form und Lage des Kindes an. Die
Referenzwerte für eine mit dem Gestationsalter korrelierende Fundushöhe variieren in der
Literatur. (Ebd.; Höfer 2013) (▶ Tab. 3.3)

Tab. 3.3: Schwangerschaftswoche und Fundusstand

Schwangerschaftswoche	Fundusstand
16	ca. ein bis zwei Querfinger über der Symphyse (Bikas et al. 2005)
	drei Querfinger über der Symphyse (Schäfers 2015)
20	ca. 20 cm über der Symphyse (Norwitz & Snegovskikh 2007)
	drei Querfinger unter dem Nabel (Höfer 2013).
Ende der 20.	Mitte zwischen Nabel und Symphyse (Schäfers 2015).
Ende der 24.	am Nabel (Schäfers 2015; Bikas et al. 2005)
28	drei Querfinger über dem Nabel (Schäfers 2015)
32	Mitte zwischen Nabel und Brustbeinspitze (Schäfers 2015)
36 bis 38	höchster Stand
36	Rippenbogen (Schäfers 2015; Höfer 2013)
Ende 40.	ein bis zwei Querfinger unter Rippenbogen (Schäfers 2015)

Die Entfaltung des unteren Uterinsegmentes,
ggf. verbunden mit einer zunehmenden Auflockerung und Weichheit des Beckenbodens,
führt in Folge unter beginnenden Vorwehen
zur Senkung des Uterus. In diesem Zuge kann
das vorangehende Teil des Kindes Bezug zum
Becken aufnehmen. Sein Druck auf den
inneren Muttermund löst den Fergusson-Reflex aus. (Brunton & Russel 2015)
    Ab Senkung des Fundus dauert es noch ca.
drei bis vier Wochen bis zur Geburt.

Symphysen-Fundus-Stand:
Der Symphysen-Fundus-Abstand (SFA) gilt als
Korrelat zur Scheitel-Steiß-Länge des Feten.
Eine Zunahme entspricht dem Wachstum des
Kindes. Eine Sensitivität für eutrophe Feten ist
vorhanden (Pay et al. 2015). Er wird ab
18. SSW in vierwöchigem Abstand gemessen.

Seine Aussagekraft endet mit Bezugnahme
des vorangehenden Teils zum Ende der
Schwangerschaft. (Höfer 2013)
    Bereits 1995 haben Hakansson et al. den
Zusammenhang zwischen der Höhe des SFA
und der zugehörigen Schwangerschaftswoche
nachgewiesen. Papageoghuiou et al. (2016)
haben eine differenzierte SFA-Tabelle entwickelt.

Leibesumfang:
Die Leibesumfangsmessung erfolgt auf Na-
belhöhe und beginnt in einem dem Fundus-
stand entsprechenden Gestationsalter von 24
SSW (Höfer 2013). Am Termin beträgt der
Wert bei einem durchschnittlichen Kindsge-
wicht, Fruchtwassermenge und mütterlichem
Bauchfettanteil ca. 100 bis 105 cm (Martius &
Heidenreich 1999).

Beratung:

- In der geburtshilflichen Praxis liegt ein hoher Stellenwert auf einem per Ultraschall ermittelten Schätzgewicht (Siegenthaler & Thirunavukarasu 2016),
- bei allen manuellen Untersuchungen, insbesondere bei der des SFA, liegt die Aussagekraft vorrangig in der Verlaufskontrolle,
- ein kontinuierliches Wachstum des Feten auch nahe der zehnten Perzentile ist ein prognostisch günstiges Zeichen, ein rasches Absinken der Wachstumsdynamik ist ein bedrohliches Zeichen (Enkin et al. 1998),
- die manuelle Messung des fetalen bzw. uterinen Wachstums durch Fundusstand, SFA oder Leibesumfang setzt für aussagekräftige Werte vergleichbare Messbedingungen voraus (gleiche Körperlage mit gestreckten Beinen, leere Harnblase, wehenloser Uterus, gleiche Untersucherin, neues Maßband etc.),
- die Ermittlung der Fundushöhe wird mit dem ersten Leopold-Handgriff ermittelt (Schäfers 2015).
- der Fundusstand dient der groben Orientierung des zeitgerechten Wachstums des Feten und ist kein Ersatz für den SFA (Norwitz & Snegovskikh 2007),
- die Messung des Symphysen-Fundus-Abstands verliert an Sensitivität für wachstumsretardierte Feten (Pay et al. 2015),
- die Messung des Leibesumfangs gilt als zusätzliche Verlaufskontrolle des fetalen Wachstums,
- die präzise Kenntnis des Gestationsalters unterstützt die Interpretationsfähigkeit der Ergebnisse,
- alle Messungen verlieren mit zunehmenden BMI an verlässlicher Aussagekraft.

Papageorghiou et al. hat 2016 (b) eine Longitudinalstudie zum vom Gestationsalter abhängigen Symphysen-Fundus-Abstand von gesunden Frauen mit Einlingsschwangerschaften ohne fetale Fehlbildungen veröffentlicht. Im Rahmen des INTERGROWTH-21st Project wurden die anthropometrischen Ergebnisse für in Gestationsalter von SSW 16 bis 42 veröffentlicht (Papageorghiou et al. 2016a). Der SFA dieses Kollektivs steigt in diesem Gestationszeitraum linear an, sowohl auf der 50-Perzentile als auch auf der 10- bzw. 90-Perzentile. In SSW 16 beträgt der durchschnittliche SFA 15,8 cm und steigt bis zu SSW 24 wöchentlich um einen Zentimeter an. In SSW 28 beträgt der SFA durchschnittlich 27,7 cm, in der SSW 34 33,2 cm, in SSW 38 36,5 cm und in SSW 40 38,0 cm. Der SFA der 10. Perzentile beträgt in SSW 16 14 cm und weicht damit um -1,8 cm gegenüber dem Medianwert ab. Die Abweichung steigt im Verlauf der Schwangerschaft auf -2,6 cm (35,4 cm) in SSW 40 an. Auf der 90. Perzentile bewegen sich die SFA-Werte 1,8 cm (16 SSW) bis 2,7 cm (SSW 42) über den Medianwerten. (Ebd.)

SSW 16	15,8 cm SFA (50 %)	14 cm SFA (10 %)	17,6 cm SFA (90 %)
SSW 20	19,8 cm SFA (50 %)	17,8 cm SFA (10 %)	21,7 cm SFA (90 %)
SSW 24	21,7 cm SFA (50 %)	23,8 cm SFA (10 %)	25,8 cm SFA (90 %)
SSW 28	27,7 cm SFA (50 %)	25,5 cm SFA (10 %)	29,9 cm SFA (90 %)
SSW 32	31,4 cm SFA (50 %)	29,1 cm SFA (10 %)	33,8 cm SFA (90 %)
SSW 36	34,9 cm SFA (50 %)	32,4 cm SFA (10 %)	37,3 cm SFA (90 %)

SSW 40	38,0 cm SFA (50 %)	35,4 cm SFA (10 %)	40,5 cm SFA (90 %)
SSW 42	39,3 cm SFA (50 %)	36,9 cm SFA (10 %)	42,0 cm SFA (90 %)

(Papageorghiou et al. 2016a, Papageorghiou et al. 2016b)

Maßnahmen und Anleitung:

- Bei der Messung des Symphysen-Fundus-Abstandes wird das Maßband an der Symphysenoberkante der schwangeren Frau angelegt, von dort entlang der Längsachse des Kindes bis zum höchsten Punkt der Gebärmutter (Fundus uteri) gezogen und der Wert gemessen,
- Das prognostizierte Wachstum des Kindes kann mit dem der Schwangerschaftswoche entsprechenden Normwerten des Symphysen-Fundus-Stand verglichen werden,
- Die Messung des Leibesumfangs der Frau erfolgt in deren Rückenlage auf Nabelhöhe ab einem entsprechenden Fundusstand.

Beginn und Dauer (▶ Tab. 3.4)

Tab. 3.4: Zeitpunkt für Beginn der manuellen Untersuchung zur Kontrolle des fetalen Wachstums

Schwangerschaftswoche	Methode
14 bis 16	Fundusstand
18	SFA
24 bzw. auf Nabelhöhe	Leibesumfang

Gute Erfahrung mit:

- Fehlerquellen bei der Messung des Symphysen-Fundus-Abstands sind eine Messung entlang der Längsachse der Mutter oder des Uterus, ein bereits tief im Becken sitzender vorangehender Teil des Feten oder ein zu hoher BMI der Frau,
- die Einbeziehung der Schwangeren bzw. werdenden Eltern: Anleitung zum selbständigen Ertasten des uterinen Befundes im Sinne eines fetalen Bondings.

Maßnahmen und Anleitung:

- U-Stix (Glukosurie, Proteinurie, Ketonurie)

Vorgehen bei Regelwidrigkeiten:

- Makrosomes Wachstum kann mit »Glukosemast« (▶ Kap. 3.12.1 Gewichtsentwicklung der Mutter und ▶ Kap. 3.16 Gestationsdiabetes) korrelieren,
- Wachstumsretardierung kann mit hypertensiven Komplikationen korrelieren (▶ Kap. 3.13 Blutdruck & Herz-Kreislauf-System und ▶ Kap. 3.9 Kick-Chart),
- bei einer Wachstumsretardierung bei einem initialen Befund von »Fundus drei bis vier Querfinger unter dem Rippenbogen« können folgende weitere Hinweise ein Gestationsalter nahe dem Termin bestätigen,
  - nahe dem Entbindungstermin »sitzt« der Bauch tiefer, Atmung und Nahrungsaufnahme fällt der Schwangeren leichter, ihr Sodbrennen ist rückläufig (Pschyrembel & Dudenhausen 1994),
  - es entwickelt sich bei Nullipara ein Druckgefühl auf die Harnblase und ggf. den Beckeneingang, der Bauchnabel erscheint verstrichen oder vorgewölbt (Ebd.).
- Bei Hinweisen auf Abweichungen von kontinuierlichem Wachstum ist eine gynäkologische Untersuchung und ggf. weitere Behandlung angezeigt.

Kooperierende: Gynäkolog/-in, Perinatalzentrum.

3.7.1 Fundusstand zu niedrig

Definitionen
Intrauteriner Fruchttod (IUFT): engl.: Intrauterin Death (IUD). Intrauterin, ohne Ein-

wirkung von Wehen, verstorbenes Kind. Ein intrauteriner Fruchttod ist ein Kind, das bei der Geburt mindestens 500 g wiegt und keine erkennbaren Vitalfunktionen aufweist. (Ärztekammer Nds. 2017). Ursache ist dem Formenkreis plazentarer Insuffizienz, selten einer Nabelschnurstrangulation zuzuschreiben.

Ziel:

Frühzeitiges Erkennen von Regelwidrigkeiten und Weiterleitung an Gynäkolog/ -in.

Inhalt: Ist der Fundusstand zu niedrig respektive der Uterus kleiner als erwartet, kann es sich um Fehler bei der Terminerrechnung handeln. Es kann eine intrauterine Mangelentwicklung oder ein Fruchttod, eine Plazentainsuffizienz, ein Oligo- oder Anhydramion oder eine kindliche Fehlbildung vorliegen. (Schäfers 2015)

Ein Oligohydramnion liegt bei einer Fruchtwassermenge unter der 5. Perzentile vor (oder unter 318 ml). Es ist nicht die Folge von zunehmenden fetalen Schluckaktionen (Ross et al. 2007).

Bei einem Oligohydramnion ist mit dem zweiten Leopold-Handgriff das Kind ungewöhnlich gut zu ertasten. (Schäfers 2015)

Wachstumsretardierung:
Die Bewertung von sonographisch ermittelten, biometrischen Werten des Feten mit Verdacht auf intrauterine Wachstumsretardierung erfolgt entlang von Wachstumskurven. Eine Intrauterine Wachstumsretardierung oder auch Intrauterin growth reduction (IUGR) ist eine verzögerte intrauterine Wachstumsentwicklung des Feten. (Schneider & Schneider 2005)

Kinder mit einer intrauterinen Retardierung weisen häufig Chromosomenanomalien, extrinsische Schädigungen (virale Infektionen, Toxine, Strahlenexposition etc.) oder chronische Unterversorgung auf. Eine kausale Therapie intrauterin ist meist nicht möglich. Eine engmaschige, fachärztliche Kontrolle

ermöglicht es, eine rechtzeitige Entbindung und perinatale Versorgung zu optimieren. (Schneider & Schneider 2005; Goerke 2017)

Das Geburtsgewicht eines »Small for Gestational age«-Neugeborenen liegt zum Zeitpunkt seiner Geburt unter der 10. Perzentile der Werte für sein Gestationsalter. Ob es sich dabei um physiologische konstitutionelle Faktoren (Gewicht und Körpergröße der Mutter oder ethnische Zugehörigkeit etc.) oder um eine Wachstumsretardierung handelt, erfordert weitere ärztliche Untersuchungen. (Schneider & Schneider 2005).

Nach WHO beschreibt »small for gestational age«-Neugeborene solche mit einem Geburtsgewicht unter 2 500 g. Weltweit betrifft dies zwischen 8 bis 26 % der Neugeborenen. Auch Kopfumfang und Länge des Neugeborenen können zur Bewertung eines SGA hinzugezogen werden. (Saenger et al. 2007)

SGA-Feten sind meist konstitutionell kleiner, ansonsten unauffällig (Pateisky & Chalubinski 2017). IUGR-Kinder sind von hoher Morbidität und Mortalität begleitet. Eine Abgrenzung zum SGA-Feten erfolgt mittels Dopplermessung der feto-maternalen Zirkulation. Die Messung des fetalen Abdomenumfangs und der plötzliche Abfall des Wachstums zeigen eine Plazentainsuffizienz an. (Pateisky & Chalubinski 2017)

Eine mangelnde Funktion der Plazenta (Plazentainsuffizinez) beeinträchtigt den Stoffaustausch zwischen Mutter und Fetus. Eine kausale Therapie ist nicht möglich. In Abhängigkeit vom fetalen Zustand erfolgt bei Vorliegen einer Plazentainsuffizienz ggf. eine vorzeitige Entbindung (vor SSW 34+0 mit vorausgehender Lungenreifeinduktion). (Goerke 2018)

Bereits präpartale mütterliche Erkrankungen, insbesondere hypertensive Erkrankungen und Diabetes mellitus Typ I, triggern die zugrundeliegenden Mechanismen der Throphoblasteninvasionsstörung einer chronischen Plazentainsuffizienz. Im Sinne einer ischämisch veränderten Plazenta ist die chronische Insuffizienz die gemeinsame Ursache von Präeklampsie, intrauteriner Wachstumsretardierung und vorzeitiger Plazentalösung. (Pateisky & Chalubinski 2017)

Oligohydramnion:
Ultraschall-Messung der Vertikalen der größten Fruchtwassertasche (single deepest pocket, auch SDP) ergibt eine sichere Aussage über die bestehende Fruchtwassermenge. Ist das Gleichgewicht des Fruchtwasserhaushaltes gestört, entwickelt sich entweder ein Oligo- oder Polyhydramnion. (Ross et al 2007)

Eine Reduktion von Fruchtwasser deutet angesichts der Produktionsbeteiligung des Feten durch alveoläre Lungenflüssigkeit und Urin bei Ausschluss eines Blasensprunges auf eine fetale Kreislaufadaption infolge chronischer Versorgungsdefizite hin. (Schneider & Gnirs 2006)

Eine nachlassende Schluckaktivität des Feten korreliert mit einer Gefahr von Hypoxie (Ross et al. 2007). Abweichende Mengen von Fruchtwasser korrelieren mit kongenitalen Anomalien, Stoffwechselstörungen, intrauteriner Wachstumsretardierung und einer erhöhten perinatalen Mortalität. (Schneider & Gnirs 2006)

Ab 37 SSW ist eine Geburtseinleitung bei Oligohydramnion, pathologischem CTG und suspektem, biophysikalischen Profil indiziert (Schneider et al. 2006).

Beratung:

- Referenzwerte des Symphysen-Fundus-Standes nach Papageoghuiou et al. (2016) ermöglichen bei einer Einlingsschwangerschaft eine frühe Identifikation einer Wachstumsabweichung,
- Hinweise auf Wachstumretardierungen sind von Seiten der/des Gynäkolog/-in zu kontrollieren.

Maßnahmen und Anleitung:

- Lage des Feten überprüfen (dritter Leopold-Handgriff) (▸ Kap. 3.8.1),

- Oligohydramnion ausschließen (zweiter Leopold-Handgriff) (▸ Kap. 8.8.1)
- Terminbestimmung überprüfen (▸ Kap. 3.3),
- Verlauf des Funduswachstums prüfen (▸ Kap. 3.7),
- falls bereits geführt, Kick-Chart prüfen (▸ Kap. 3.9),
- verfrühte Senkung des Leibes ausschließen (dritter und vierter Leopold-Handgriff) (▸ Kap. 3.8.1),
- hypertensive Komplikationen sowie Präeklampsie ausschließen (▸ Kap. 3.12.2),
- Gewichtskontrolle der Schwangeren in Hinblick auf Untergewicht bzw. Essstörung prüfen (▸ Kap. 3.12.2),
- Drogenkonsum ausschließen (▸ Kap. 5.5.4).

Beginn und Dauer: Spätestens ab Beginn der Wachstumsabweichung.

Vorgehen bei Regelwidrigkeiten:

- U-Stix auf Proteinurie (Präeklampsie), Ketonurie (Hunger bzw. Fatburning),
- Frühgeburtsbestrebungen bzw. Zervixinsuffizienz ausschließen (Vaginale Untersuchung, pH-Kontrolle, ggf. Fibronektin-Test) (▸ Kap. 3.15.2)
- Weiterleitung an Gynäkolog/-in

Kooperierende: Gynäkolog/-in, Perinatalzentrum.

3.7.2   Fundusstand zu hoch

Definitionen
Hypertrophie: Größenwachstum des Zellvolumens bei gleichbleibender Anzahl von Zellen (Blind 2018)
Hyperplasie: Vergrößerung von Gewebe durch Zunahme von Zellen (Blind 2018).
Large for gestational Age (LGA): Auch hypertrophes Neugeborenes. Neugeborenes mit Geburtsgewicht über der 90. Perzentile der Standardgewichtskurve.

Ziel:

Frühzeitiges Erkennen von Regelwidrigkeiten und Weiterleitung an Gynäkolog/-in.

Inhalt: Makrosomie kennzeichnet ein Kind, dessen Geburtsgewicht über der 95. Perzentile liegt (Schelling & Ostermeyer 2005). Fetale Makrosomie korreliert mit höherem maternalen Alter, Pluriparität, höherem mütterlichen BMI, höherer Gewichtszunahme in der Schwangerschaft, bestehendem Gestationsdiabetes und Übertragung. Die Angaben zur Inzidenz variieren zwischen ca. 9 % (Brennecke 2014) und 28,5 % (Völter 2007) der Schwangerschaften. Ein Großteil der Feten entwickelt die Makrosomie erst nach der 32. SSW (Ebd.).

Frauen mit fetaler Makrosomie sind häufiger von Geburtseinleitungen, Sectiones wegen protrahierter Geburt oder Geburtsstillstand betroffen. Nach Einleitung ist die Geburtsdauer bei makrosomen Kindern nicht länger. Das fetal outcome bemessen an Blutgas- und Apgar-Werten ist bei makrosomen schlechter als bei nicht makrosomen Neugeborenen. Der Vergleich des Geburtsmodus zeigt, dass makrosome Neugeborene nicht per se von einer Sectio profitieren. (Bennecke 2014)

Ein Polyhydramnion beschreibt ein Volumen über der 95. Perzentile (oder – nicht mehr gebräuchlich – eine Fruchtwassermenge von > 2 100 ml). Ein dem Gestationsalter überlegenes Uteruswachstum, ein sprunghaftes Wachstum des Kindes sowie schlecht ableitbare kindliche Bewegungen oder Herztöne sind frühe Zeichen eines Polyhydramnions. Es betrifft zwischen 0,4 und 0,5 % aller Schwangerschaften. (Ross et al. 2007) Es kann sich in verschiedenen Ausprägungsformen entwickeln. Die Beschwerden von Dyspnoe und abdominaler Unbequemlichkeit sowie die Prognose für das Kind hinsichtlich Fehlbildungen korrelieren mit der Ausprägung. Ursachen sind häufig nicht festzustellen. In ca. einem Viertel der Fälle liegt ein Diabetes mellitus zu Grunde. In wenigen Fällen ist ein Polyhydramnion assoziiert mit kindlichen Fehlbildungen, Rh-Inkompatibilität sowie multipler Schwangerschaft. (Ross et al. 2007)

Fruchtwassermengen über 4 000 ml sind assoziiert mit respiratorischem Distress, Ödemen in den unteren Extremitäten und einer ausgeprägten Einschränkung der Beweglichkeit der werdenden Mutter. Bei spontanem Wehenbeginn und stehender Fruchtblase ist die Qualität der Wehen aufgrund der myometrialen Überdehnung gering. Bei einem spontanen Blasensprung besteht ein höheres Risiko für einen Nabelschnurvorfall und eine vorzeitige Lösung der Plazenta. Postpartum ist ein höheres Risiko für eine Atonie auf dem Boden der myometrialen Überdehnung zu verzeichnen. Im Falle von fetaler Unreife bei Polyhydramnion reichen die Behandlungsmöglichkeiten von Bettruhe, Überwachung der uterinen Aktivität und des fetalen Wohlbefindens, schwangerschaftserhaltender Drainage des Fruchtwassers durch Amniozentese mit ggf. begleitender Tokolyse oder Medikation mit Indometacin. (Ross et al. 2007).

Die mit fortschreitender Schwangerschaftsdauer verbundene myometriale Überdehnung führt unter Versuchsbedingungen zu einem entzündlichen Impuls und beginnender Frühgeburtlichkeit. Des Weiteren wurde ein myometrialer Gewebeumbau im Sinne einer kompensatorischen Anpassung beobachtet. (Adams Waldorf et al. 2015)

Bei einem Polyhydramnion ist das Kind mit dem zweiten Leopold-Handgriff schwer zu tasten, ohne leicht verschoben werden zu können (Schäfers 2015).

Ein reifer Fetus sollte aus dem polyhydramnischen Uterus entbunden werden (Adams, Waldorf et al. 2015).

Beratung:

- Auch wenn das Größenwachstum des Feten durch seinen großen, genetischen Vater bestimmt ist, kann dies nur schwer von anderen pathologischen Ursachen für einen »makrosomen« Wuchs differenziert werden,
- die Vorhersage von fetaler Makrosomie gewinnt durch die Verbindung von sonografischen Parametern mit mütterlichen Risiken an Aussagekraft (Stein et al. 2009),
- je nach geburtshilflicher Biographie kann bei einem Schätzgewicht von über 4 500 g eine Geburtsplanung bzw. eine primäre Sectio angezeigt sein. Die Frage, ob ein vorzeitiger Blasensprung mit Abgang von reichlich Fruchtwasser ein Risiko für einen Nabelschnurvorfall ist, wird derzeit kontrovers diskutiert. Ein Liegendtransport mit Rettungsdienst ermöglicht den Beginn ihrer Behandlung bereits ab Übernahme, ohne dass eine konkrete Diagnose notwendig ist.

Maßnahmen und Anleitung:

- Terminbestimmung überprüfen (▸ Kap. 3.3),
- Verlauf des Funduswachstums prüfen (▸ Kap. 3.7),
- Anzahl der Feten validieren (▸ Kap. 3.8.1),
- Polyhydramnion durch zweiten Leopold-Handgriff (Ballottement) prüfen (▸ Kap. 3.8.1),
- Gestationsdiabetes auschließen (▸ Kap. 3.16),
- Gewichtskontrolle der Schwangeren in Hinblick auf Gewichtszunahme bzw. Essstörung prüfen (▸ Kap. 3.12.2),
- Myome in der Anamnese ausschließen.

Beginn und Dauer: Spätestens ab Beginn der Wachstumsabweichung.

Vorgehen bei Regelwidrigkeiten:

- Die Frau bitten, (noch eimal) Wasser zu lassen,
- mit Urin-Teststreifen auf Glukosurie (Gestationsdiabetes) testen,
- Weiterleitung an Gynäkolog/-in

Kooperierende: Gynäkolog/-in, Perinatalzentrum.

3.8 Hebammenhandgriffe

Kirstin Büthe

3.8.1 Leopold-Handgriffe

»… Etwa von der Mitte der Gravidität an gelingt es, die Frucht durch die Gebärmutter- und Bauchwandungen hindurch wahrzunehmen, und zwar fühlt man anfänglich nur das Anschlagen des im Amnionwasser schwimmenden Fötus, das sogenannte Ballottement des Fruchtkörpers.« (Zitat: Dr. Ernst Bumm (1921): Grundriss zum Studium der Geburtshilfe, S. 130.)

Ziel:

Ermittlung der Position des Feten zum Ende der Schwangerschaft in Hinblick auf den Geburtsmodus bzw. Geburtsort.

Inhalt: Mittels des ersten bis vierten Leopold-Handgriffs kann die Bestimmung der Fundushöhe sowie die Position des Feten in utero konkretisiert werden (Schäfers 2015) (▸ Abb. 3.7 a–d). Wesentliche Aussagen lassen sich durch die Angaben Lage, Stellung, Haltung und Einstellung des Feten ableiten.

Die Lage des Feten definiert den Bezug der Längsachse des Kindes zur Längsachse des Uterus, respektive der Mutter. Unterschieden wird zwischen Längs-, Quer- und Schräglage. (Pschyrembel & Dudenhausen 1994).

Die Stellung des Kindes beschreibt das Verhältnis seines Rückens zur Gebärmutterinnenwand. In I. Stellung ist der kindliche Rücken auf der linken Seite der Frau, in II. Stellung auf der rechten Seite der Frau zu tasten. Dorsoposteriore Stellungen werden zusätzlich mit »a« gekennzeichnet, dorsoanteriore mit »b«. (Ebd.)

Die Haltung bezeichnet die Beziehung der einzelnen Kindsteile zueinander. Geburtshilflich bedeutsam ist die Haltung von Kopf zu Rumpf (Ebd.). Unterschieden werden nach Position der Fontanellen eine indifferente, flektierte und deflektierte Haltung sowie Asynklitismen (Oswald-Vormdohre 2015). Die Tendenz und Relevanz von Abweichungen entfaltet sich erst unter der Geburt.

Die Beziehung des vorangehenden Kindsteils zum Geburtskanal determiniert die gegenwärtige Einstellung des Feten. Die Einstellung seines Kopfes ist das Resultat aus Haltung und Stellung. (Pschyrembel & Dudenhausen 1994). Die Einstellung wird aus dem Verlauf der Pfeilnaht geschlossen. Die Poleinstellung bezeichnet die Art des vorangehenden Teils (Oswald-Vormdohre 2015).

Das Ballottement (auch »Hin- und Herkugeln«) bezeichnet die Bewegbarkeit des Feten bzw. seiner Körperteile zueinander. Es soll die seitwärtige Beweglichkeit des vorangehenden Teils im Zusammenspiel mit seinem Stamm einen konkreten Hinweis auf die Art des führenden Teils wiedergeben. Ist die Beweglichkeit des vorangehenden Teils unabhängig von seinem Körperstamm, handelt es sich um den Kopf. Bewegt sich bei dem Manöver der Stamm mit, handelt es sich höchstwahrscheinlich um den Steiß. Ist der Kopf bereits tief und fest im Beckeneingang, lässt er sich ebenfalls nicht mehr bewegen. (Pschyrembel & Dudenhausen 1994; Schäfers 2015)

Erster Leopold-Handgriff (▸ Abb. 3.7a):
Die auf den oberen Teil des Bauches gelegten Hände tasten mit der Kleinfingerseite vom Rippenbogen abwärts nach der Höhe und Fläche des Fundus (Schäfers 2015). Der Fundus wird dabei voll umfasst (Pschyrembel & Dudenhausen 1994). So wird Fundusstand, Leibessenkung zum errechneten Termin, Kindsteil im Fundus ertastet und erste Hinweise auf die Lage des Kindes gewonnen. (Schäfers 2015)

Ein Kopf im Fundus tastet sich gleichmäßig rund und hart. Ein Ballottement ist möglich. Ein Steiß im Fundus tastet sich im Vergleich zum Kopf kleiner, weich, uneben und abwechselnd hart und weich. Es ist kein Ballottement möglich. (Pschyrembel & Dudenhausen 1994)

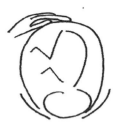

a

Abb. 3.7a: Erster Leopold-Handgriff (© K. Büthe)

Zweiter Leopold-Handgriff (▸ Abb. 3.7b):
Die untersuchende Person legt ihre Hände flach an die Bauchseiten der Schwangeren auf

Höhe des Nabels (Pschyrembel & Dudenhausen 1994). Eine Hand tastet kindliche Teile oder Rücken während die andere Hand das Kind unter leichtem Druck entgegen schiebt. Stellung und Lage des Kindes werden getastet. Die Abmaße des Kindes vermitteln einen Eindruck über sein Gewicht. Fühlt man die kindlichen Teile kissenartig überdeckt, liegt möglicherweise eine (Vorderwand-)Plazenta vor. (Schäfers 2015)

Der Rücken kann als lange, gleichmäßig flache oder »walzenartige« Fläche gefühlt werden. Kleine kindliche Teile fühlen sich uneben, stumpf oder spitz vorgewölbt, beweglich oder bewegend unter Berührung an. Eine tiefere Einsenkung zwischen Kopf und Steiß kann die untersuchende Hand auf der Bauchseite fühlen. Bei einer Querlage tastet man an beiden Seiten einen großen Teil, einerseits Kopf und andererseits den Steiß. (Pschyrembel & Dudenhausen 1994)

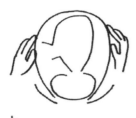

b

Abb. 3.7b: Zweiter Leopold-Handgriff (© K. Büthe).

Dritter Leopold-Handgriff (▶ Abb. 3.7c):
Mit diesem Handgriff prüft die untersuchende Person die Art des vorangehenden Teils, solange dieser noch keinen Bezug zum Becken aufgenommen hat. (Pschyrembel & Dudenhausen 1994)

Mit abgespreiztem Daumen wird die untersuchende Hand direkt über der Symphyse auf den Bauch der Mutter gelegt. Nun wird das vorangehende Teil zwischen Daumen und Mittel- und Ringfinger getastet. (Schäfers 2015)

Je tiefer die Finger unmittelbar oberhalb der Symphyse eindringen umso aussagekräftiger

ist das Tastergebnis. Gleichzeitig schützt nur eine vorsichtige Berührung vor mütterlicher Anspannung des Unterbauches. (Pschyrembel & Dudenhausen 1994)

Der Kopf tastet sich härter und breiter an als im Vergleich dazu der Steiß. Das Ballottement kann einen zusätzlichen Hinweis auf Art des vorangehenden Teils geben, insofern noch kein Bezug zum Becken besteht. Der Kopf lässt sich ballotieren, der Steiß hingegen nicht. (Ebd.; Schäfers 2015)

Ist kein vorangehendes Teil tastbar, kann es sich eine Längslage mit bereits erfolgreicher Bezugaufnahme zum Becken oder eine Quer- oder Schräglage handeln. (Pschyrembel & Dudenhausen 1994)

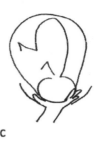

c

Abb. 3.7c: Dritter Leopold-Handgriff (© K. Büthe).

Vierter Leopold-Handgriff (▶ Abb. 3.7d):
Geprüft wird die Art des vorangehenden Teils bei bereits vorhandener Bezugaufnahme zum Becken. Hierzu kann die Schwangere die Beine aufstellen. Die untersuchende Person legt die Hände trichterförmig mit den Fingerspitzen in Richtung der Symphyse entlang der Darmbeinschaufel ab. Mit leichtem Druck der Kleinfingerseite wird das vorangehende Teil umfasst. Sanftes Bewegen prüft seine Beweglichkeit. Ein breites ausladendes Hinterhaupt zeugt von einer Position auf dem Beckeneingang. (Schäfer 2015)

In zwei aufeinanderfolgenden Bewegungen werden die Hände in Richtung des Beckeneingangsraumes geschoben. Lässt die

Muskelspannung der Schwangeren nach, werden die Finger tiefer an das vorangehende Teil geführt. (Pschyrembel & Dudenhausen 1994).

Der vierte Leopold-Handgriff ist gemeinsam mit dem Zangenmeister'schen Handgriff bedeutsam unter der Geburt (Pschyrembel & Dudenhausen 1994).

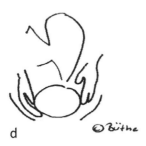

Abb. 3.7d: Vierter Leopold-Handgriff (© K. Büthe).

Beratung:
Die Leopold-Handgriffe sind zur fetalen Gewichtsschätzung bei normalgewichtigen Kindern ab der 38. SSW mindestens ebenso präzise wie per Ultraschall gemessene Werte (Noumi et al. 2004), bei über- und untergewichtigen Feten ist die Ultraschallmessung zu dieser Schwangerschaftswoche hinsichtlich der Genauigkeit der manuellen Untersuchung überlegen (Ebd.).

Maßnahmen und Anleitung:

- Für die Leopold-Handgriffe eins bis drei sitzt die Untersuchende rechts oder links neben der mit ausgestreckten Beinen und leicht erhöhtem Oberkörper liegenden Schwangeren (Pschyrembel & Dudenhausen 1994; Schäfers 2015),
- das Gesicht ist dabei der Schwangeren zu gewandt (Ebds.),
- für den vierten Handgriff dreht die Untersuchende ihr den Rücken zu, die Untersu-

chende begibt sich auf Augenhöhe der Schwangeren (Schäfers 2015).

Beginn und Dauer: Durchführung ab der Mitte der Schwangerschaft.

Gute Erfahrungen mit:
Die Anleitung und Befähigung der werdenden Eltern zur Ermittlung der Lage ihres Kindes stärkt die Bindung.
Kooperierende: Gynäkolog/-in.

3.8.2 Beckenmaße & Michaelis-Raute

Definitionen
Großes Becken (pelvis major): Die Darmbeinschaufeln verlaufen oberhalb der Linea terminalis und begrenzen seitlich das Becken. Rückwärtiger Anteil ist das Kreuzbein. Der bauchwärtige Teil wird durch den Oberrand der Schambeinäste begrenzt. (Schubring-Wübbe 2017)
Kleines Becken (pelvis minor): Es besteht aus Sitzbeinen, Schambeinen und Kreuzbein. Das kleine Becken ist geburtsmechanisch relevant (Oswald-Vormdohre 2015).
Linea terminalis (Bogenlinie): Eine gedachte ringförmige Grenzlinie, die den Übergang zwischen großem und kleinem Becken kennzeichnet. Sie verläuft vom Oberrand des Kreuzbeins, sinkt entlang der Hüftbeininnenkante dezent herab und steigt auf den Oberrand der Symphyse hinauf. (Schilling & Harder 2013)

Inhalt: In historischen Zeiten ergaben allein die Beckenmaße (Distantia spinarum, cristarum, trochanterica und Conjugata externa) einen Anhalt für die Form und Größe des Beckens der Schwangeren im Sinne einer Prognose für Ihre Gebärfähigkeit.

Die Distantia spinarum ist der Abstand der beiden vorderen oberen Darmbeinstachel (Spinae iliacae anteriores superiores). Er beträgt durchschnittlich 25 bis 26 cm. (Schäfers 2015) (▶ Abb. 3.8)

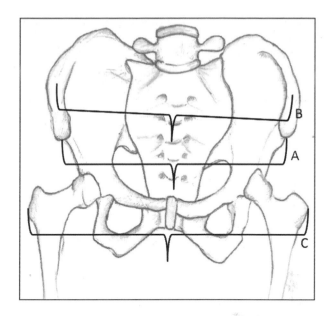

Abb. 3.8:
Äußere Beckenmaße (© K. Büthe)
A: Distantia spinarum 25–26 cm
B: Distantia cristarum 28–29 cm
C: Distantia trochanterica 31–32 cm

Die Distantia cristarum ist der Abstand zwischen den am weitesten voneinander entfernt liegenden Punkten der Darmbeinkämme (Cristae iliacae). Dieser Abstand beträgt durchschnittlich 28 bis 29 cm. Er ist meist drei Zentimeter länger als die Distantia spinarum. (Ebd.)

Die Distantia trochanterica beschreibt den Abstand der großen Rollhügel der Oberschenkel (Trochanteres majores). Er beträgt durchschnittlich 31 cm (Höfer 2013) bis 32 cm (Schäfers 2015).

Die Conjugata externa (▶ Abb. 3.9) gibt den Abstand zwischen dem oberen Rand der Symphyse und dem oberen Punkt der Michaelis-Raute an. Der Wert liegt durchschnittlich zwischen 19 und 20 cm. Zieht man von diesem Messwert 8 bis 9 cm ab, erhält man die Conjugata vera obstetrica. (Höfer 2013)

Die Conjugata vera obstetrica beschreibt den inneren geraden Durchmesser des Beckens. Liegt die Conjugata externa bei 18 cm oder niedriger, ist die Conjugata vera obstetrica wahrscheinlich verkürzt. (Höfer 2013)

Heute verdeutlicht die Messung der Strukturen mittels Beckenzirkel die Größe des großen und kleinen Beckens.

Die Michaelis-Raute ist eine rautenförmige Struktur. Sie ist durch äußere Inspektion des Beckens als gedachte Verbindung der Grübchen über dem Dornfortsatz des fünften Lendenwirbels mit den Grübchen über den hinteren oberen Darmbeinstacheln links und rechts (Spinae iliacae posteriores superiores) und schließlich dem obersten Punkt der Analfurche (Rima ani) zu erkennen. (Höfer 2013)

Inspektion der Michaelis-Raute:
Eine physiologische Form des Beckens (▶ Abb. 3.10) kann durch die Michaelis-Raute angenommen werden. Physiologisch hat diese Raute die Form eines auf einer Spitze stehenden Quadrates. (Höfer 2013)

Bei einen platt-rachitischem Becken gleicht die Form der Michaelis-Raute der eines Papierdrachens, sein oberer Winkel ist flach (Pschyrembel & Dudenhausen 1994; Höfer 2013). Bei einem allgemein verengten Becken ist die Raute verschmälert und verläuft oben abgeflacht und unten spitz zu (Pschyrembel & Dudenhausen 1994). Ein schrägverengtes Becken ist durch eine asymmetrische Raute charakterisiert (Ebd.). Ist die Michaelis-Raute von Papierdrachenform und gleichzeitig groß

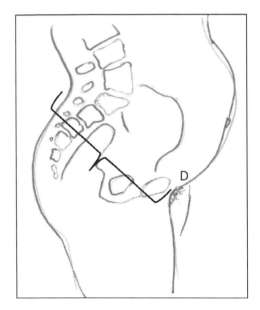

Abb. 3.9: Conjugata externa (© K. Büthe)
D: Conjugata externa 19–20 cm

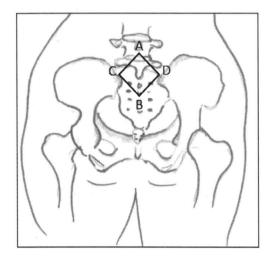

Abb. 3.10: Michaelis-Raute (© K. Büthe)
A: Grübchen über dem Dornfortsatz des fünften Lendenwirbels
B: Oberster Punkt der Rima ani
C & D: Grübchen über den hinteren oberen Darmbeinstacheln links und rechts (Spinae iliacae posteriores superiores sinister et dexter)

durch eine hohe Lage der Seitenpunkte, könnte ein langes Becken, selten auch viriles Becken zu Grunde liegen.

Der Baumm-Handgriff dient(e) der Veranschaulichung der Beckenform. Die Spitzen der Mittelfinger werden beidseitig auf den höchsten Punkt des Beckenkamms gelegt und der Daumen auf den vorderen Darmbeinstachel, die Mittelfinger sollen weiter von der Körpermitte entfernt liegen als die Daumen, liegen die Mittelfinger auf gleicher Höhe oder liegen die Daumen sogar weiter außen, ist das ein Hinweis auf ein plattes Becken, bei dem die Conjugata vera verkürzt ist (Pschyrembel 1973).

Beratung:

- In historischen Zeiten war die Erhebung der äußeren Beckenmaße ein Anhalt für die Gebärfähigkeit der Frau, der Befund eines rachitisch verformten Beckens war nicht selten,
- Beckenmaße liefern zusammen mit der funktionellen Beckendiagnostik Hinweise auf das Vorliegen eines knöchernen Missverhältnisses,
- heutzutage sind einerseits Beckenanomalien eine Seltenheit und andererseits stehen der klinischen Geburtshilfe eine Reihe von Maßnahmen der aktiven Geburtsleitung (PDA, Wehenförderung etc.) zur Überwindung eines fraglichen Missverhältnisses im Rahmen einer physiologischen Geburt zur Verfügung,
- schwangere Frauen aus Herkunftsländern, in denen eine Rachitisprophylaxe nicht oder nicht ausreichend besteht, in denen die Ernährungssituation besonders in der Kindheit und Jugend insuffizient ist oder in denen eine mangelhafte Sonneneinstrahlung (z. B. durch ausgeprägte Umweltbelastung im Sinne einer intensiven Luftverschmutzung) einen Vitamin D-Mangel realistisch erscheinen lässt, können Formabweichungen des knöchernen Beckens aufweisen.

Maßnahmen und Anleitung:

- Michaelis-Raute: Ein seitlicher Lichteinfall oder das Abspannen der Gesäßmuskulatur in Seitlage erleichtern die Inspektion der Michaelis-Raute (Pschyrembel & Dudenhausen 1994),
- Baumm-Handgriff: Es werden beide Daumen der Untersuchenden auf die Rundung der Spinae iliacae anteriores superiores gelegt. Dann werden die Mittelfinger auf die nach außen ausladenste Stelle des Beckenkammes gelegt. Die Lage von Daumen- und Mittelfingerspitze wird interpretiert.

Beginn und Dauer: Zum Ende der Schwangerschaft zur Geburtsplanung einmalig.
Gute Erfahrung mit: Geburtsvorbereitender Akupunktur (▸ Kap. 5.11.3).
Vorgehen bei Regelwidrigkeiten: Vorstellung in Geburtsklinik anraten.

3.9 Uterusmotilität, Herztöne & Kindsbewegungen

Kirstin Büthe

> Sporadische Kindsbewegungen und Akzelerationen spiegeln kindliches Wohlbefinden auch am Termin wieder!

Ziel:

Fetale Versorgungseinschränkungen und Frühgeburtsbestrebungen frühzeitig erkennen!

Definitionen

Non-Stress-Test: Physiologisch wird die fetale Herzfrequenz durch sein peripheres Nervensystem zu einem oszillierenden Muster geformt. Kindsbewegungen werden mit Akzelerationen beantwortet. Die zeitlich physiologisch auf ca. vierzig Minuten limitierten Schlafphasen gehen mit einem Verlust von Oszillationsamplitude und Akzelerationen einher. Ein nicht-reaktives FHF-Muster eines wachen Fetus ist ein Hinweis auf eine fetale Hypoxämie. (Schneider & Gnirs 2006)
Kineto-CTG: Ein Kineto-CTG registriert neben der fetalen Herzfrequenz und maternalen Wehentätigkeit auch die kindliche Bewegungsaktivität. Die Bewegungen werden als Balken in der Länge entsprechend der Dauer über einen dritten Kanal aufgezeichnet. Die Interpretationsfähigkeit ist deutlich erhöht. (Zantl 2008)

Inhalt:

Uterusmotilität:
Schwangerschaftswehen sind meist schmerzfreie, zervixunwirksame Kontraktionen im II. und III. Trimenon der Schwangerschaft. Unterschieden werden nach Frequenz und Stärke Alvarez-Wellen und Braxton-Hicks-Kontraktionen. (Stiefel et al. 2013)
Alvarez-Wellen resultieren aus unregelmäßigen lokalen Verkürzungen des Uterusmuskels und haben eine annähernd einminütige Frequenz. Sie nehmen zum Ende der Schwangerschaft ab. (Schneider & Gnirs 2006) Sie treten ab der 20. SSW auf als unkoordinierte und meist lokale Uteruskontraktionen von niedriger Stärke (Pschyrembel & Dudenhausen 1994).
Braxton-Hicks-Kontraktionen beginnen ebenso ab der 20. SSW. Sie sind seltener als die Alvarez-Kontraktionen zu spüren, treten stär-

ker (Ebd.) und über den gesamten Uterus verlaufend auf (Stiefel et al. 2013). Sie können jederzeit auch regelwidrig in Eröffnungswehen übergehen (Ebd.). Braxton-Hicks-Kontraktionen erfassen zunehmende und größere Partien des Uterus und sind Zeichen einer beginnenden Koordinierung als Vor- und Senkwehen. Einer Kontraktion folgt meist eine längere Pause. Als Reifungswehen erfassen die Kontraktionen den gesamten Uterus. Mit steigenden Druckamplituden gehen sie in Eröffnungswehen über. (Ebd.)

Herztöne:
Die fetale Herzfrequenz ist ca. ab der 24. SSW technisch ableitbar. Die Aussagekraft bezüglich des fetalen Zustandes beginnt ca. in der 28. SSW. Die fetale Baseline sinkt im Laufe des Gestationsalters von durchschnittlich 150 spm in der 15. SSW auf ca. 125 spm (einen Bereich zwischen 110 und 150 spm). Gleichzeitig nehmen die Oszillationsamplitude und die sporadischen Akzelerationen zu.
Die Oszillationsamplitude, Bandbreite oder Variabilität ist die in Schlägen pro Minute (spm) angegebene, durchschnittliche Höhe der Oszillationsausschläge der fetalen Herzfrequenz zwischen höchstem und tiefstem Punkt in der auffälligsten Minute innerhalb eines dreißigminütigen Registrierstreifens. Akzelerationen und Dezelerationen sind bei der Bewertung zuvor abzuziehen. Physiologisch sind zwischen fünf und fünfundzwanzig Schläge. (AWMF 2013)
Akzelerationen sind ein Anstieg der FHF auf über 15 spm bzw. über mehr als halbe Bandbreite und länger als 15 sec. Physiologisch treten sporadische Akzelerationen bei einem wachen Kind als reaktives Zeichen auf meist eine kurze und passagere Hypoxämie (äußerer Reiz, fetale Bewegung o. ä.) auf. (Ebd.)
Akzelerationen werden mit fetaler Bewegung im Wachzustand assoziiert und sind prognostisch günstig. Bei der Beurteilung von FHF-Merkmalen im CTG soll der fetale Verhaltenszustand im Sinne von wach oder schlafend berücksichtigt werden. Dezelerationen

begleiten die FHF eines noch unreifen Feten und verschwinden mit zunehmender Reife. Kompensationsmerkmale auf plazentare Perfusionseinschränkung zeigen sich im Kineto-CTG durch nachlassende Kindsbewegungen sowie Akzelerations- und Oszillationsverlust bis zum silenten FHF-Muster. Dekompensationsmerkale der FHF-Frequenz sind späte Dezelerationen. (Schneider & Gnirs 2006; Wunsch 2005)
Das CTG gibt einen Eindruck des aktuellen Zustandes des Feten wieder. Sein Versorgungszustand unter Wehen kann mit einem Ruhe-CTG nicht prognostiziert werden. Bei einer verlängerten Schwangerschaft kann eine reduzierte Fruchtwassermenge als Zeichen einer nachlassenden plazentaren Versorgung im CTG durch Spikes und variable Dezelerationen erscheinen. (AWMF 2012)
Eine alternative und rezente Form des Herztonnachweises ist die Auskultation mittels Pinard-Hörrohr. Bis Mitte des 20. Jahrhunderts war diese Methode das Mittel der Wahl. Es ist die Variante, die im Rahmen der Bindungsförderung die Partner/-innen befähigt, ihr Kind auch akustisch wahrzunehmen.

Kindsbewegungen:
Ausgehend von der Erkenntnis, dass ein strampelnder Fetus ein gut versorgter ist, entwickelten Pearson & Weaver (1976) die Count-to-ten-Kick-Chart (▶Abb. 3.11), in die die werdende Mutter ab der 28. SSW täglich die Dauer bis zur zehnten, von ihr wahrgenommenen Kindsbewegung eintragen sollte. Nimmt die Zeitspanne für zehn Bewegungen zu, beginnt die fetale Versorgung abzunehmen. Die Kick-Chart ist ein geeignetes, niedrigschwelliges Instrument, das einer Schwangeren an die Hand gegeben werden kann.
 Schwangere berichten ab der 20. SSW über ihre sichere Wahrnehmung von fetalen Bewegungen mit einem Gipfel zwischen der 28. und 34. SSW. Mehrgebärende spüren die Bewegungen durchschnittlich zwischen der 16. und 20. SSW, Erstgebärende etwas später zwi-

schen der 20. und 22. SSW. Ab der 28. SSW gelten fetale Bewegungen als sicherer Ausdruck von kindlichem Wohlbefinden und folgen einem eigenen, individuellen zirkadianen Rhythmus. (Unterscheider et al. 2009; Peat et al. 2012)

In einer gesunden Schwangerschaft dauert es im Schnitt zehn Minuten, bis eine Schwangere zehn Bewegungen wahrgenommen hat. Nahe dem Entbindungstermin erhöht sich der Zeitraum um knapp zwei Minuten auf zwölf Minuten. (Winje et al. 2011)

Physiologisch reduziert der Fetus zuerst die Dauer seiner Bewegung, dann die Häufigkeit über den Tag (Schneider & Gnirs 2006).

Die Ursachen für nachlassende oder ausbleibende fetale Bewegungen reichen von Schlaf, einer für fetale Bewegungen zu abgelenkte Mutter bis hin zu verschiedenen Formen der fetalen Mangelversorgung und IUFT sowie kongenitalen Fehlbildungen. Auf chronische Hypoxie reagiert der Fetus mit einer Bewegungs-Reduktion. Beobachtet wurde, dass ein intrauteriner Fruchttod dem Versiegen von Bewegungen häufig in weniger als 24 Stunden folgt. (Unterscheider et al. 2009)

Nach Saastad et al. (2010) ist die mütterliche Kompetenz, die Bewegungen ihres eigenen Kindes zu spüren und zu zählen, das beste Frühwarnsystem für eine beginnende fetale Versorgungseinschränkung.

Die standardisierte Informierung von Schwangeren über die physiologische Häufigkeit von Kindsbewegungen und dem zeitnahen Aufsuchen von Hilfe bei deren Nachlassen führt zu einer Verbesserung des mütterlichen Selbstscreenings auf fetales Befinden. Dies trifft besonders für Erstgebärende zu. Es ist nicht assoziiert mit einer Zunahme an Sorgen um die Schwangerschaft und das Kind. (Saastad et al. 2010)

Schwangere Frauen mit Migrationshintergrund oder einem Alter über 34 Jahre sowie Raucherinnen hatten trotz einer entsprechenden Aufklärung keinen Benefit für ihre Schwangerschaft (Tveit 2010).

Kick-Chart:

Die Kick-Chart fordert schwangere Frauen auf, zu einem wiederkehrenden Zeitpunkt am Tag, an dem der Fetus rituell aufwacht, die Minuten zu zählen, bis der Fetus zehnmal getreten hat. Dies dient der sensitiven Kontrolle über den fetalen Versorgungszustand durch die Mutter. Begonnen werden soll am frühen Vormittag nach einem Frühstück mit der rituellen Wach- und Strampelphase des Feten. Gezählt werden Tritte, Rollen, Dehnungen und andere Bewegungen. Schluckauf und Reaktionen auf Kontraktionen hingegen wurden und werden noch immer nicht gewertet. Das Überschreiten von zwei Stunden für zehn Tritte soll die Schwangere veranlassen, sich umgehend geburtshilflich untersuchen zu lassen. (Saastad et al. 2010)

Die Berücksichtigung der Aussagen einer Kick-Chart mindert die verspätete Inanspruchnahme (später als 48 Stunden) von fachärztlicher Hilfe sowie die Anzahl von Totgeburten (Tveit 2010).

Schwangere, die wegen nachlassender oder dem Verlust von Kindsbewegungen geburtshilfliche Hilfe aufsuchen sind häufig Raucherinnen, übergewichtige Frauen oder Erstgebärende (Tveit 2010). Nachlassende fetale Bewegung ist in ca. einem Viertel der Schwangerschaften mit schlechtem fetalem Outcome assoziiert (Frühgeburtlichkeit, IUGR unter 10 %, Totgeburt) (Unterscheider et al. 2009; Tveit 2010; Peat et al. 2012).

Beratung:

- Braxton-Hicks-Kontraktionen können zu jedem Gestationsalter in Eröffnungswehen übergehen,
- CTG und Doppler-Untersuchungen kontrollieren die fetale Versorgung und den Verlauf,
- Kineto-CTG erhöht die Aussagekraft über den fetalen Zustand,

- eine Verlaufskontrolle von FHF-Parametern ist aussagekräftig im Hinblick auf Verlust von Oszillationsamplitude, Akzeleration sowie Anzahl der Nulldurchgänge,
- die Count-to-ten-Kick-Chart ist als eine nicht-invasive, zusätzliche Zustands- und Verlaufskontrolle des fetalen Wohlbefindens und kann ab der 28. SSW geführt werden.

Maßnahmen und Anleitung:

- Count-to-ten-Kick-Chart: Spätestens nach einer Stunde ohne Bewegungen soll ein Weckversuch vornehmen, nach zwei Stunden ohne Bewegung soll die Schwangere unverzüglich eine geburtshilfliche Einrichtung aufsuchen.

Beginn und Dauer: Kick-Chart ab der 28. SSW (▶ Abb. 3.11)

Vorgehen bei Regelwidrigkeiten:

- Ein schlafender Fetus hat keine Akzelerationen und merkliche Bewegungen, weitere ärztliche Untersuchungen sind nötig,
- Intrauteriner Fruchttod kann mit Wachstumsretardierung korrelieren (▶ Kap. 3.7.1),
- Intrauteriner Fruchttod korreliert in der Schwangerschaft mit Risiken wie hypertensiven Erkrankungen (▶ Kap. 3.13.2), gehobenem (biologischen) Alter der Mutter (▶ Kap. 3.1), Gestationsdiabetes (▶ Kap. 3.16) Kap. 3.16) sowie einem nachteiligen Lebensstil (z. B. Rauchen, Drogenkonsum) (▶ Kap. 5.1),
- das Versiegen von Bewegungen geht dem intrauterinen Fruchttod häufig weniger als 24 Stunden voraus und veranlasst zum sofortigen Aufsuchen einer geburtshilflichen Einrichtung (Unterscheider et al. 2009).

Kooperierende: Gynäkolog/-in, geburtshilfliche Einrichtung, Perinatalzentrum.

Schwangerschaftswoche:							
Messintervall (Minuten)	Tag 1	Tag 2	Tag 3	Tag 4	Tag 5	Tag 6	Tag 7
0-10							
11-20							
21-30							
31-40							
41-50							
51-60							
61-70							
71-80							
81-90							
91-100							
101-110							
111-120							

Beobachtungszeitraum: 2 Stunden

Abb. 3.11: Count-to-ten-Kick-Chart (Büthe 2017) nach Pearson & Weaver (1976)

3.10 Ödeme

Kirstin Büthe

> Ödementwicklung ist nur bei extrem rascher Entwicklung ein Vorwarnzeichen für eine drohende Eklampsie (Grospietsch & Möricke 2018).

Ziel:

Physiologischer Flüssigkeitshaushalt.

Inhalt: Ödeme sind Ansammlungen wässriger Flüssigkeit in den Gewebsspalten des interstitiellen Raumes. Sie resultieren aus einem erhöhten Zufluss aus den arteriellen Kapillaren in das Interstitium und/oder verminderten Abfluss in das venöse System (Pschyrembel 2014).
Ödembildung durch erhöhten Flüssigkeitszufluss bei vermindertem Abfluss aus dem Interstitium ist als physiologisch und charakteristisch für eine gesunde und vorangeschrittene Schwangerschaft zu bewerten (Mohaupt 2004; Schneider et al. 2010).
Dieser Prozess basiert auf einer erhöhten Aktivität des Renin-Aldosteron-Systems (Schneider et al. 2010).
Progesteronbedingt sind die venösen Gefäße permeabler für Flüssigkeit und ermöglichen einen Flüssigkeitstransfer in das interstitielle Gewebe. Die Zunahme von Blutplasma und Körperflüssigkeit erhöht den onkotischen Druck in den Blutgefäßen. Ein nutritiver Mangel an Salz und Albumin kann die Bildung von Ödemen begünstigen. (Baumgärtel et al. 2015)
Die schwangerschaftsassoziierte, venöse Insuffizienz leistet einer Entwicklung von Ödemen in den abhängigen Partien Vorschub (Schneider et al. 2010). Dies ist nach längerem Stehen oder Gehen zu beobachten. Morgens oder nach längerem Liegen können auch Gesicht und Lider geschwollen sein. (Baumgärtel et al. 2015)

Bereits mit Beginn der Ödembildung im II. Trimenon kann der Beschwerde mit der Kompressionstheorie begegnet werden (Mendoza 2013). Von individuell angepassten Kompressionsstrümpfen oder -Strumpfhosen profitieren insbesondere Risikoschwangere. Die Begrenzung der Unterschenkelzunahme wird als angenehm erlebt und die Kompressionstherapie gut toleriert. (Adamczyk et al. 2013)
Das Auftreten von massiven Gesichtsödemen oder einer erheblichen Gewichtszunahme in wenigen Tagen ist meist assoziiert mit einer hypertensiven Erkrankung in der Schwangerschaft. Es ist ein Warnzeichen für die Entgleisung des zugrundeliegenden Krankheitsbildes (Schneider et al. 2010; Mohaupt 2004). Das Vollbild des eklamptischen Anfalles tritt nicht selten bis zu sechs Tage postpartum auf (Schneider et al. 2010).

Beratung:

- eine angemessene Versorgung mit Nahrungsprotein sorgt für ausreichend Albumin im Serum, welches Flüssigkeit im Gefäßsystem bindet und hält (gi 2016),
- keine Restriktion von Salz, keine Reisdiäten o. ä.,
- regelmäßige Hand-, Fuß- und Beingymnastik zur Stärkung der Venenpumpe (Engelen & Grundmann 2017),
- Beinhochlagerung mit leicht gebeugten Knien und Becken oder abwinkelnde Hochlagerung der Beine um 20 cm bei leichter Beugung der Kniegelenke (Heller & Charriere 2015).

Maßnahmen und Anleitung:

- 0,9 g/kg/Körpergewicht im II. Trimenon und 1,1 g/kg Körpergewicht Protein im

III. Trimenon braucht eine schwangere Frau in der täglichen Nahrung (DGE 2018),

- die Diagnose von Ödemen erfolgt über Inspektion und Palpation durch Fingerdruck auf Haut von Schienbein oder Knöchel (Stiefel et al. 2013),
- mehrmals täglich die Beine für zwanzig bis dreißig Minuten hochlegen,
- Ausstreichen der Beine in Richtung Herz,
- bei Ödemen an den Händen sollten die Ringe frühzeitig abgenommen werden.

Beginn und Dauer: Mit Beginn der Betreuung bis zur Normalisierung des Flüssigkeitshaushaltes.

Vorgehen bei Regelwidrigkeit:

- Bei einer raschen und starken Ödembildung mit gleichzeitiger Gewichtszunahme ist eine (schwere) Präeklampsie in Betracht zu ziehen und die Schwangere in gynäkologische bzw. geburtshilfliche Betreuung weiterzuleiten (Baumgärtel et al. 2015),
- ein nutritiv erworbener Mangel an Protein kann sich am Ende der Schwangerschaft, nach einer Phase der schweren Proteinurie oder unter Heilung von chronischen Wunden und/oder Stillen (selten) etablieren und den Serum-Albumin-Gehalt sinken lassen,
- bei Persistieren von generalisierten Ödemen ist an die gynäkologische Betreuung zu verweisen.

Kooperierende: Hausärzt/-in oder Gynäkolog/-in, Physiotherapeut/-in, Sanitätsfachgeschäft.

3.11 Varizen

Kirstin Büthe

> Die Gefahr einer Thrombose ist in der Schwangerschaft besonders bei geringer Bewegung sehr hoch!

Definitionen
Primäre Varikosis: Ideopathische, genetisch bedingte Bindegewebsschwäche. Unterschieden nach Lage der Varikosis wird in Stamm-, Seitenast, retikuläre, Perforansvarikosis und Besenreiser. (Pschyrembel 2018)
Sekundäre Varikosis: Varikosis nach vorangegangener, tiefer Beinvenenthrombose, die zu einem venösen Umgehungskreislauf führt (Pschyrembel 2018).
Besenreiservarizen: Kleinste erweiterte Venen, die dicht unter der Haut nahezu parallel, meist an den Oberschenkeln verlaufen. Betroffen sind davon überwiegend Frauen. (Sterry 2018)
Retikuläre Varizen: Netzartig angeordnete Besenreiservarizen (Bolz et al. 2017).

Ziel:

Physiologische Tonisierung des venösen peripheren Gefäßsystems.

Inhalt: 80 % der Frauen mit Hämorrhoiden leiden gleichzeitig unter Varikosis (auch Varizen) (Grospietsch & Möricke 2018). Varizen sind ein Bestandteil der chronisch venösen Insuffizienz (Bolz et al. 2017) und stellen Aussackungen im oberflächlichen, venösen Teil des Gefäßsystems der unteren Extremität dar (Grünewald et al. 2017).

Charakteristische Merkmale sind schwere und »müde« Beine, Knöchelödeme, Unruhegefühl in den Beinen und nächtliche Wadenkrämpfe. Ca. 20 bis 30 % der Nullipara und 50 % der Multipara leiden an der Erkrankung.

In der Schwangerschaft können Varizen neben den Oberschenkeln auch das Becken (ovarielle Varizen) oder die Vulva betreffen oder suprapubisch auftreten. Durch Wachstum des Uterus werden die Beinvenen teilweise komprimiert und ihr innerer Druck steigt. Besonders linksseitig leistet dies der Entwicklung von Varizen Vorschub. (Grospietsch & Möricke 2018).

Die Dynamik ihrer Entstehung ist als Folge der schwangerschaftsbedingten Veränderung des Gefäßsystems unter Progesteron zu sehen. Ihre nachgeburtliche Rückbildung kann verhältnismäßig lange dauern und schließt nicht bei jeder Frau vollständig ab. Mit jeder weiteren Schwangerschaft zeigt sich ein ausgeprägteres Bild an Varizen, da die vorangegangene Rückbildung unvollständiger verläuft (Martius & Novotny 2004). Beinvarizen sind meist von Ödemen begleitet (Grospietsch & Möricke 2018). Eine physiologisch hohe Thrombozytenkonzentration und deren Aggregationsbereitschaft in der Schwangerschaft bereiten den mütterlichen Organismus auf die bevorstehende Blutstillung der Plazentahaftfläche nach Geburt vor (Mändle & Opitz-Kreuter 2015). Die schwangerschaftsbedingte Veränderung der Gerinnungsfaktoren hat eine Hyperkoagulabilität mit einem zehnfach erhöhten Thromboserisiko zur Folge (Weyerstahl & Stauber 2013).

Die Gefahr einer Thrombose ist in der Schwangerschaft ausgesprochen hoch (Vetter & Goeckenjan 2006). Aus Varizen können eine Thrombophlebitis, eine Thrombose oder eine Lungenembolie entstehen (Bolz et al. 2017).

Adipöse Frauen, Frauen mit Mehrlingsschwangerschaften, mit einem Alter über 35 Jahren oder mit Präeklampsie leiden in der Schwangerschaft häufiger an einer Thrombose. Meist ist die große Rosenader (Vena saphena magna) betroffen. (Bolz et al. 2017) Symptomatisch sind tast- und sichtbare Veränderungen, Müdigkeits- und Schweregefühl des betroffenen Beins sowie Beschwerdezunahme bei Wärme zu verzeichnen (Grünewald et al. 2017). In der Schwangerschaft muss jeder Verdacht auf Thrombose geklärt werden. Eine tiefe Beinvenenthrombose kann mit niedermolekularem Heparin behandelt werden.

Das Tragen individuell angepasster Stützstrümpfe sowie die Förderung des Rückstromes durch entsprechende Gymnastik kann lindernd wirken. Eine chirurgische Entfernung der Varizen ist nicht angezeigt. (Weyerstahl & Stauber 2013)

Beratung:

- Ausreichend trinken (zwei bis drei Liter täglich) (Grünewald et al. 2017),
- Risikoklientel soll tags- wie nachtsüber gut angepasste Kompressionsstrümpfe oder -Strumpfhose tragen (Bolz et al. 2017),
- Varizen im Bereich der Vulva können mittels einer Art Body, welcher mit über den Rücken geführten Schlingen fixiert wird (Gravibody®), effektiv komprimiert werden (Mendoza 2013),
- eine lokale Anwendung von Salben aus Pflanzenextrakten von Rosskastanie (Aesculus hippocastanum) oder Scharfgarbe (Achillea millefolium) kann ergänzend sinnvoll sein (Bolz et al. 2017),
- Beinmassage, heiße (Sonnen-)Bäder und lange Reisen meiden (Ebd.),
- die Beine sollten sitzend nicht übereinandergeschlagen werden und die Sitzposition soll häufig gewechselt werden (Grospietsch & Möricke),
- Bürstenmassagen an den Beinen leisten der Bildung von Besenreisern Vorschub (Ebd.).

Maßnahmen und Anleitung:

- Rauchentwöhnung vollziehen (Bolz et al. 2017) (▶ Kap. 5.5.3),

- regelmäßige Fuß- und Beingymnastik zur Stärkung der Venenpumpe (Ebd.),
- spätestens nach 60 Minuten Sitzen soll für fünf bis zehn Minuten eine Mobilitätspause eingelegt werden (Bolz et al. 2017),
- wiederkehrendes Hochlegen der Beine, nachts durchgehend um 15 cm (Grospietsch & Möricke 2018),
- es gibt keine Evidenz für einen Benefit von kühlenden Quarkauflagen (Beer 2005), von Kneipp-Anwendungen, Reflexzonenmassage oder von rutinhaltiger Phytomedizin (Bolz et al. 2017),
- bereits bei (Teil-)Immobilität soll eine gewichtsadaptierte Antikoagulationstherapie mit Heparin begonnen werden (Grünewald et al. 2017).

Beginn und Dauer: Bei Risikopatientinnen soll eine Inspektion der Beine auf Thrombosezeichen mit Beginn der Betreuung bis zum Ende des Frühwochenbetts durchgeführt werden. Die schwangere Frau sollte zu gymnastischen Übungen und zu ihrer selbstständigen Durchführung angeleitet werden.

Vorgehen bei Regelwidrigkeit:

- Bei Verdacht auf eine oberflächliche Thrombophlebitis ist hausärztliche oder gynäkologische Behandlung notwendig,
- hat sich die Thrombophlebitis im oberen Drittel des Oberschenkels oder im Beckenbereich entwickelt, ist die Patientin zur Sicherheit mit Liegendtransport ins Krankenhaus zu verlegen,
- bei Verdacht auf eine tiefe Beinvenenthrombose ist die Verlegung der Patientin ausschließlich durch Liegendtransport in ein Krankenhaus zu veranlassen.

Kooperierende: Hausärzt/-in, Gynäkolog/-in, Phlebolog/-in, Sanitätsfachgeschäft, Rettungsdienst.

3.11.1 Thromboseprophylaxe

Antje Krone

Definitionen
Virchow-Trias: Die Virchow-Trias beschreibt drei somatische Faktoren, die einer thrombotischen Erkrankung Vorschub leisten. Eine Gefäßwandschädigung, eine Verlangsamung der venösen Fließgeschwindiglkeit des Blutes vor allem in den unteren Extremitäten sowie eine gesteigerte Thrombozytenaggregationsbereitschaft. Alle drei Faktoren sind Merkmale einer physiologischen Anpassung an die Schwangerschaft. Progesteronbedingt ist die Gefäßintima einer Schwangeren aufgeraut. Durch Weitstellung der Gefäße ist der venöse Rückstrom aus den abhängigen Extremitäten verlangsamt und die Bildung von Varizen möglich. In Vorbereitung auf die Geburt der Plazenta ist die Thrombozytenanzahl, vor allem aber deren Aggregationsbereitschaft erhöht. (Stiefel et al. 2015; Engelen & Grundmann 2017)
Thrombose: Innerhalb eines Blutgefäßes bildet sich ein Thrombus (Blutgerinnsel), welches das Blutgefäß teilweise oder komplett verschließt. Es wird meist eine Thrombose der tiefen Beinvenen darunter verstanden. (Bartoszek et al. 2017, Engelen & Grundmann 2017)

> **Ziel:**
>
> Primärprävention einer Thrombose.

Inhalt: Eine Schwangerschaft leistet der Entwicklung von Varizen als prädisponierender Faktor für eine thrombotische Erkrankung Vorschub. Eine Schwangerschaft aktiviert die drei Faktoren der Virchow'schen Trias »Kreislauffaktor (verlangsamte Blutströmung)«, »Wandfaktor (Schäden der Gefäßwand)« sowie »Blutfaktor (Gerinnungsneigung)« in unterschiedlichem Maße. (Grospietsch & Möricke 2018; Keller & Menche 2017)

Der venöse Druck in den Extremitäten steigt, links ausgeprägter als rechts. Die Wandelelastizität der Venen nimmt unter dem Einfluss von Progesteron und ferner Östrogen zu. (Grospietsch & Möricke 2018)

Erkrankungen in und der Schwangerschaft nehmen teilweise einen aktivierenden Einfluss auf die Virchow´sche Trias. Eine Hyperemesis gravidarum wird von einem Flüssigkeitsmangel begleitet. Dieser wirkt sich nachteilig auf die Fließgeschwindigkeit (Kreislauffaktor) und auch auf die Viskosität des Blutes (Blutfaktor) aus. Im Rahmen einer tokolytischen Behandlung ist die Teil- bzw. Vollimmobilität der Schwangeren Teil der Behandlung. Die mangelnde Bewegung hat einen negativen Effekt auf die Fließgeschwindigkeit (Kreislauffaktor). Eine Infektion aktiviert den Blutfaktor (Gerinnungssteigerung). (Keller & Menche 2017; Engelen & Grundmann 2017)

Nicht selten ist eine Thrombose mit einer vorausgehenden Thrombophlebitis verbunden.

Die Thrombophlebitis superficialis ist eine oberflächliche Entzündung einer meist varikös veränderten Vene mit teil- oder vollständiger Verlegung des Lumens durch einen Thrombus (Grünewald et al. 2017). Das Gefäß zeigt sich als derber, druckempfindlicher Strang. Die Haut und umgebendes Gewebe sind gerötet und geschwollen. Die Entzündung ist nicht von Fieber oder Tachykardie begleitet. (Martius & Novotny 2006)

Eine tiefe Beinvenenthrombose (Phlebothrombose) stellt einen inkompletten oder kompletten Verschluss einer tiefen Vene durch einen Thrombus mit Behinderung des venösen Blutrückflusses dar (Grünewald et al 2017). Plötzliche Schmerzen und Schwellung oder langanhaltender »Muskelkater« des Beins sind charakteristische Symptome (Bolz et al. 2017). Bei einer Phlebothrombose sind die Thrombosezeichen Druckempfindlichkeit beidseits der Achillessehne, im Bereich der Wade und Fußsohle, Schwellung und livide Verfärbung der gesamten Extremität sowie glänzende Haut positiv. Schwere- und Spannungsgefühl sowie subfebrile Temperaturen

und erhöhter Puls treten begleitend auf. (Ebd.; Grünewald et al. 2017)

Die Lungenembolie ist ein teilweiser oder vollständiger thromboembolischer Verschluss der arteriellen Lungenstrombahn durch Eintrag eines Thrombus aus u. a. einer vorbestehenden Thrombophlebitis oder Beinvenenthrombose. Es besteht eine Lebensbedrohung. Die Prognose korreliert mit dem Ausmaß der Embolie. (Schindler 2018)

Es können auch unbemerkt kleine Lungenembolien aus einer Thrombophlebitis resultieren. Das Risiko für diese lebensbedrohlichen Komplikationen steigt mit den Tagen einer Immobilität. (Bolz et al. 2017)

Bei schwangeren Frauen nach einer Operation oder schweren Verletzungen findet man ebenfalls zwei Faktoren, die eine Thrombose begünstigen. So führt ein operativer Eingriff zu einer erhöhten Gerinnungsneigung (Blutfaktor). Da diese Frauen postoperativ nicht sofort wieder mobil sind, kommt es zu einer Verringerung der Blutströmungsgeschwindigkeit (Kreislauffaktor). (Ebd.)

Individuelle Risikofaktoren wie Rauchen, vorbestehende Varikosis, frühere Thrombose oder Adipositas begünstigen die Entwicklung einer Thrombose. (Engelen & Grundmann 2017)

Die primär- und sekundärpräventive Behandlung erfolgt durch Heparingabe. Die systemische Heparin-Anwendung in Schwangerschaft und Stillzeit ist gut untersucht und etabliert. (Grospietsch & Möricke 2018)

> **Beratung:**
>
> - Bei Symptomen wie durch Ödeme verursachte Schwellungen, lokale Schmerzen oder Spannungsgefühl, einer verstärkten Venenzeichnung oder auch lividen Verfärbung soll eine Thrombose in Erwägung gezogen werden.

Maßnahmen und Anleitung:

Medikamentöse Therapie:

- Die Gabe von Antikoagulantien gehört zur Prophylaxe und zur Therapie der Thrombose,
- das Mittel der Wahl ist Heparin, welches im Körper physiologisch in den Mastzellen und basophilen Granulozyten vorkommt,
- medikamentös stehen Präparate zur Verfügung, die sich in ihrer Molekülstruktur und Wirkweise unterscheiden,
- niedermolekulare Heparine hemmen den Gerinnungsfaktor Xa und werden subkutan injiziert,
- sie werden am häufigsten verwendet und ein- bis zweimal am Tag verabreicht,
- unfraktionierte Heparine haben demgegenüber eine größere Molekülstruktur, was sie zur zusätzlichen Thrombinhemmung befähigt,
- unfraktionierte Heparine werden mehrmals am Tag gegeben.

Low-dose-Heparinisierungals prophylaktische Gabe:

- Niedermolekulares Heparin (z. B. Certoparin, auch Mono-Embolex®) zur Hemmung des Gerinnungsfaktors Xa einmalig am Tag subkutan injiziert,
- unfraktioniertes Heparin kann bei eingeschränkter Indikation zur zusätzlichen Hemmung von Thrombin zwei- bis dreimal täglich subkutan injiziert,
- diese Behandlungsform wurde weitgehend von niedermolekularem Heparin abgelöst.

High-dose-Heparinisierung als therapeutische Gabe:

- Niedermolekulares Heparin wird zweimal täglich in gewichtsangepasster Dosierung gegeben,
- routinemäßige Gerinnungskontrollen sind nicht nötig,

- unfraktioniertes Heparin kann unter Umständen gegeben werden,
- die Gabe erfolgt kontinuierlich intravenös mittels Spritzenpumpe (Perfusor),
- mehrfach tägliche Gerinnungskontrollen werden zur Dosisanpassung durchgeführt.

Vorgehen bei Regelwidrigkeiten: Die o. g. Lungenembolie und das postthrombotische Syndrom sind die Komplikationen der Thrombose, die es unbedingt zu vermeiden gilt.

Kooperierende: Gynäkolog/-in, Internist/-in.

3.11.2 S. c.-Injektionen

Antje Krone

Ziel:

Aseptische Injektionstechnik.

Inhalt: Bei der subkutanen Injektion (s. c.-Injektion) erfolgt die Applikation eines dafür aufbereiteten Medikamentes in die Subkutis (Unterhautfettgewebe) mittels Kanüle (Hohlnadel). Beispiele für Medikamente, die s. c. verabreicht werden, sind: Heparine, Insuline und Schmerzmittel sowie auch Homöopathika und anthroposophische Medikamente. (Sitzmann 2017a)

Das subkutane Fettgewebe besteht fast ausschließlich aus Fettgewebe mit eingelagerten Blutgefäßen und Nerven. Die Wirkung des Arzneistoffes tritt verzögert ein, da die Kapillaren der Subkutis das Medikament relativ langsam resorbieren. Je nach Kanülenart und -länge variiert der Einstichwinkel. Die Resorptionszeit und der Wirkungseintritt hängen von Faktoren wie Injektionsort, Alter des Patientien, Hauttemperatur und Art des Medikaments ab. Die Resorption des Medikamentes in die Bauchdecke ist in der Regel schneller als an den Extremitäten. Geeignet für eine subkutane Injektion sind wässrige und isotonische Lösungen. Ölige Substanzen würden zu einer nekrotischen Gewebeschädigung führen. (Keller & Menche 2017; Sitzmann 2017a)

Bei regelmäßigen, täglichen oder mehrtägigen Injektionen ist ein Injektionsschema sinnvoll. Dies gewährleistet, dass der Injektionsort regelmäßig gewechselt wird und die Haut zwischen den Injektionen genügend Zeit hat, sich zu regenerieren. Bei häufigen Injektionen im selben Hautbereich kann es zu Verhärtungen kommen. Die Resorption des Medikamentes kann in Folge verzögert sein. Es gibt die Möglichkeit, die Injektionsstellen nach Wochentagen oder bei mehrtägigen Injektionen am Tag abzuwechseln. An den potentiellen Injektionsorten der Extremitäten ist auf eine ausreichende Dicke des Unterhautfettgewebes zur Vermeidung von intramuskulären Injektionen zu achten. Der Einstichwinkel bei einer Kanülenlänge von 19 bis 26 mm beträgt 30–45° zur Hautoberfläche, bei einer Kanülenlänge von 12 bis 16 mm beträgt der Einstichwinkel 90°. (Keller & Menche 2017)

Geeignete Injektionsorte sind Bauchdecke, der Oberschenkel oder die Außenseite der Arme. Eine halbmondförmige Fläche unterhalb der Bauchdecke mit einem Abstand von zwei Zentimetern zum Bauchnabel eignet sich wegen der lokalen Fettverteilung. Die geeignete Region auf dem Oberschenkel liegt an seiner Vorder- und Außenseite bis zu einer Handbreit Abstand oberhalb des Knies. Bei entsprechender Dicke des subkutanen Fettgewebes ist auch die Außenseite des Oberarmes eine geeignete Stelle, auch zur Entlastung der sonst üblichen Injektionsorte. (Ebd.)

Um eine optimale Resorption des Medikamentes zu gewährleisten, ist die Prüfung der Injektionsstelle auf folgende Faktoren durchzuführen: Narbengewebe, Hämatome, Muttermale, Haarwurzeln, Hauterkrankungen (Rötungen, schuppige Haut), Ödeme sowie Infektionen. Eine Injektion ist in diesen Fällen kontraindiziert.

Bei einem Schockzustand einer Person mit Zentralisation des Blutvolumens ist eine subkutane Injektion aufgrund der mit der längeren Resorptionszeit verbundenen geringen Steuerbarkeit kontraindiziert. Aus dem gleichen Grund ist die Aufnahme eines Medikamentes im Rahmen der Schockbehandlung in die Blutbahn als unzureichend anzunehmen.

Beratung:

- Hinweise zum Verantwortungsbereich für die Wirkung und Folgen der Injektion (▶ Kap. 3.6.4 I. m.-Injektionen),
- Medikament und Resorptionszeit bestimmen u. a. den Applikationsort,
- geeignet sind grundsätzlich Körperstellen, an denen ausreichend subkutanes Fettgewebe vorhanden ist,
- die s. c.-Injektion kann nach einer entsprechenden Kurzschulung auch von der Patientin selber durchgeführt werden,
- für die s. c.-Injektion von Heparin stehen häufig Fertigspritzen zur Verfügung,
- bei geringer Dicke der Subkutis ist ein alternativer Applikationsort zu wählen oder der Einstichwinkel abzuflachen.

Maßnahmen und Anleitung:

Subkutane Injektion
Vorbereitung: Zusammenstellen des Materials in Form von Desinfektionsmittel für Haut und Hände sowie die Fläche (Spritzentablett), angeordnetes Medikament, mehrere sterilisierte Tupfer, sterile Kanüle zum Aufziehen des Medikamentes, Injektionskanüle mit Kanülensicherungsvorrichtung, sterile Spritze in entsprechender Größe, durchstichsicherer Kanülenabwurf, Spritzentablett, Einmalhandschuhe, Etikett mit Patientinnendaten und Medikamentenbezeichnung.
Durchführung: Der Injektionsort wird mit der Patientin abgesprochen. Das Material wird griffbereit vorbereitet und eine hygienische Händedesinfektion durchgeführt. Danach werden die Einmalhandschuhe zum Schutz der ausführenden Person angezogen. Die injektionsstelle wird unter Einhaltung

der Einwirkzeit desinfiziert. Im stationären Bereich wird eine Hautdesinfektion durchgeführt. Hierzu soll der hauseigene Standard der Klinik berücksichtig werden. Im ambulanten Bereich ist bei der subkutanen Injektion eine Hautdesinfektion nicht erforderlich. Mit Daumen und Zeigefinger hebt man eine Hautfalte ab und hält diese bis zum Ende der Injektion. Der Einstich soll zügig im vorher bestimmten Winkel geschehen. Das Verabreichen des Medikamentes geschieht langsam, damit sich das Medikament im Fettgewebe verteilen kann. Danach wird die Kanüle herausgezogen und sofort gesichert. Nun kann die Hautfalte loslassen und die Einstichstelle mit einem sterilisierten Tupfer komprimiert werden. Bei Bedarf wird ein Pflaster aufgeklebt. Dies ist meistens nicht notwendig. Die fachgerechte Entsorgung des Materials beendet die Maßnahme.

Aspiration bei s. c.-Injektionen: Bei der Gabe von Antikoagulantien begünstigt ein Aspirieren während der Injektion die Bildung von Hämatomen und sollte unterbleiben. Bei anderen Medikamenten soll nach Angaben des Herstellers vorgegangen werden.

Nachsorge: Die Dokumentation der Maßnahme wird im Patientenbogen vorgenommen. Die Einstichstelle wird bei Patientenkontakt inspiziert auf Entzündungszeichen und allergische Reaktionen. (Keller & Menche 2017)

Heparinisierung mit Perfusor-Pumpe
Muss eine therapeutische Heparinisierung mit hochmolekularem Heparin erfolgen, wird das Heparin kontinuierlich über eine Spritzenpumpe intravenös gegeben. Hierbei wird das Heparin aus einer 5-ml-Ampulle mit 25 000 IE entnommen. 1 ml Heparin entspricht dementsprechend 5 000 IE.

Vorbereitung: Das Zusammenstellen der Materialien umfasst die Spritzenpumpe, 50-ml-Spritze mit Infusionsleitung, 5-ml-Ampulle mit Heparin, 50 ml NaCl 0,9-%-Lösung, Minispike, 2 Aufziehkanülen, 5-ml-Spritze,

Händedesinfektionsmittel, keimarme Handschuhe, sterilisierte Tupfer, alkoholisches Desinfektionsmittel.

Durchführung: Zuerst die angeordneten Heparineinheiten in die 5-ml-Spritze (z. B. 20 000 IE entsprechen 4 ml) aufziehen. In die 50 ml-Spritze so viel NaCl 0,9 % aufziehen, dass die Gesamtmenge von Heparin und NaCl 0,9 % zusammen 50 ml entspricht. (z. B. 4 ml Heparin + 46 ml NaCl 0,9 % = 50 ml Gesamtmenge). Den Stempel der 50-ml-Spritze so weit zurückziehen, dass die aufgezogene Menge Heparin zugespritzt werden kann. Danach die Flüssigkeiten schwenken, damit sie sich vermischen. Danach wird die 50-ml-Spritze mit der Infusionsleitung verbunden und entlüftet. Die fertige Spritze in die Pumpe einlegen, die Infusionsleitung mit dem venösen Zugang verbinden und Spritzenpumpe mit angeordneter Menge (z. B. 8 ml/Std.) einstellen. Zuletzt wird die Pumpe gestartet.

Vorgehen bei Regelwidrigkeiten:

• Nicht durch die Kleidung injizieren,
• in der Regel sind bei der Gabe einer subkutanen Injektion keine Komplikationen zu erwarten,
• selten kommt es zu Juckreiz im Bereich der Injektion,
• häufig entstehen im Zusammenhang mit der s. c.-Gabe von Heparin kleine, harmlose Hämatome rund um die Einstichstelle, welche sich nach wenigen Tagen zurückbilden,
• vereinzelt kann es zur Ausbildung größerer Hämatome kommen, welche die Notwendigkeit eines Wechsels des Injektionsortes zu Gunsten eines mit mehr Unterhautfettgewebe einleiten,
• als Spätkomplikation kann in sehr seltenen Fällen ein Spritzenabszess entstehen, der auf unhygienische Arbeitsweise zurückzuführen ist.

Kooperierende: Gynäkolog/-in, Hausarzt/ärztin.

3.12 Gewicht & Gewichtsentwicklung

Kirstin Büthe

3.12.1 Mütterliche Gewichtsentwicklung

> Weniger ist meist mehr!

Definition
Physical activity level (PAL): Der PAL beschreibt die täglich vorherrschende, körperliche Aktivität (DGE 2015). Dieser Wert wird mit dem Grundumsatz multipliziert und ergibt so den geschätzten Leistungsumsatz.

Inhalt:

BMI:
Das Körpergewicht eines Menschen besonders in Bezug zu seiner Größe hat einen Einfluss auf seine Gesundheit. Eine einfache Beurteilung des Körpergewichts in Hinblick auf die Beeinflussung der Gesundheit ist der Body-Mass-Index (BMI). Es ist ein Maß zur Einteilung des Körpergewichtes in die Klassen Normal-, Über- oder Untergewicht (Warmbrunn 2018). Der BMI ist eine einfache und verbreitete Methode zur Einschätzung des Körpergewichtes aus dem Verhältnis von Körpergewicht zu Körpergröße (Leddy et al 2008). Ermittelt wird der BMI aus Körpergewicht geteilt durch die Körperlänge im Quadrat [kg KG/m^2]. Die Einteilung ist alters- und geschlechtsabhängig. (Warmbrunn 2018)
Der BMI verliert für insbesondere regelmäßig kraftsporttreibende Sportlerinnen an Aussagekraft (Leddy et al. 2008).
Das Normalgewicht ist das anzustrebende Körpergewicht eines Menschen. Die Definitionen sind nicht einheitlich, meist wird der BMI herangezogen. Durchschnittlich haben erwachsene Menschen ein Normalgewicht

entsprechend eines BMI zwischen 18,5 und < 25. (Schöller 2018)

Grundumsatz (GU):
Der GU ist der Energiebedarf (/-verbrauch) zur Erhaltung minimal erforderlicher Organfunktionen (Ruhestoffwechsel der Gewebe, Herzarbeit, Atmungstätigkeit, Leistung der Drüsen und glatten Muskulatur, Aufrechterhaltung der Körpertemperatur) (Nicolai 2017). Er ist abhängig von Geschlecht, Alter, Gewicht, Körpergröße (Jochum et al. 2009). Frauen haben einen niedrigeren Grundumsatz als Männer, ältere einen niedrigeren als jüngere Menschen. Der GU wird in kcal/kgKG/Tag angeben.
Er erhöht sich beispielsweise in der Schwangerschaft, bei fieberhaften Erkrankungen, Tumoren sowie bei Hyperthyreose. Bei akuter Gewichtsabnahme vermindert sich hingegen der Grundumsatz. (Nicolai 2017)

Leistungsumsatz (LU):
Der LU oder auch Arbeits- oder Aktivitätsumsatz ist die tägliche, über den Grundumsatz hinausgehende Energiemenge, die für körperliche Aktivität und Temperaturregulation benötigt wird (Bobbert 2017). Der Leistungsumsatz ist ein Vielfaches des Grundsatzes und wird durch den »Physical activity level« (PAL) einer Person charakterisiert (DGE 2015). (▶ Tab. 3.5)
Determinanten von Grund- und Leistungsumsatz legen den individuellen, täglichen Bedarf an Kalorien fest. Eine stetige Abweichung der Kalorienzufuhr führt zu Über- oder Untergewicht.
Eine gesundheitliche Beeinflussung der Schwangerschaft und des Feten erfolgt durch das Ausgangsgewicht sowie die Gewichtsentwicklung in der Schwangerschaft. In den ersten 20 Schwangerschaftswochen beträgt

Tab. 3.5: PAL-Einheiten pro Tag für Jugendliche und Erwachsene (DGE 2019)

PAL-Einheit pro Tag	Tätigkeit
1,2–1,3	Ausschließlich sitzende oder liegende Lebensweise.
1,4–1,5	Ausschließlich sitzende Tätigkeit mit passiver bzw. wenig anstrengender Freizeitaktivität sowie die Nutzung motorisierter Transportmittel.
1,6–1,7	Sitzende Tätigkeit, zeitweise auch zusätzlicher Energieaufwand für gehende und stehende Tätigkeit bei wenig oder keiner anstrengenden Freizeitaktivität.
1,8–1,9	Überwiegend gehende und stehende Tätigkeit.
2,0–2,4	Körperlich anstrengende berufliche Arbeit oder sehr aktive Freizeittätigkeit.
Zusätzlich 0,3	Bei anstrengender Freizeittätigkeit (30–60 Minuten, 4- bis 5-mal je Woche).

der maternale Gewichtszuwachs durchschnittlich 4,5 kg, in den folgenden 20 SSW insgesamt durchschnittlich 9 kg (Newton 2007).

Die empfohlene Gewichtszunahme für die Zeit der Schwangerschaft orientiert sich an dem bestehenden BMI bei Eintritt der Schwangerschaft (▶ Kasten 3.4). Normalgewichtige Schwangere mit einem BMI zwischen 18,5 und 24,9 kg/m^2 nehmen idealerweise zwischen 11,3 und 15,9 kg zu. Übergewichtige Frauen mit einem BMI zwischen 25 und 29,9 kg/m^2 sollten in dem Gewichtsbereich von 6,8 bis 11,3 kg zunehmen. Fettleibige Frauen mit einem BMI von 30 oder höher nehmen idealerweise zwischen 5,0 und 9,1 kg zu. (AOCG 2013)

Kasten 3.4: Empfohlen Gewichtszunahme in der Schwangerschaft in Abhängigkeit vom präkonzeptionellen BMI

Präkonzeptioneller BMI: < 18,5 kg/m^2 (Untergewicht)

Gewichtszunahme gesamt: 12,7–18,1 kg
Gewichtszunahme im II. und III. Trimenon: 0,453–0,590kg

Präkonzeptioneller BMI: 18,5–24,9 kg/m^2 (Normalgewicht)

Gewichtszunahme gesamt: 11,3–15,9 kg
Gewichtszunahme im II. und III. Trimenon: 0,363–0,453kg

Präkonzeptioneller BMI: 25–29,9 kg/m^2 (Übergewicht)

Gewichtszunahme gesamt: 6,8–11,3 kg
Gewichtszunahme im II. und III. Trimenon: 0,226–0,316kg

Präkonzeptioneller BMI: ≥ 30 kg/m^2 (Adipositas)

Gewichtszunahme gesamt: 5,0–9,1 kg
Gewichtszunahme im II. und III. Trimenon: 0,181–0,239 kg

(vgl. ACOG 2013)

Beratung:

- Der BMI einer Schwangeren sollte idealerweise zwischen 18,5 und unter $25\,\text{kg/m}^2$ liegen und im Verlauf der Schwangerschaft bleiben,
- bei einer normalgewichtigen Frau tritt in der Schwangerschaft erst spät ein geringer Mehrbedarf an Kalorien auf, welcher ausschließlich durch eine zusätzliche Portion an Eiweiß gedeckt werden soll,
- in der ersten Hälfte der Schwangerschaft ist der weibliche Organismus in einer anabolen Stoffwechsellage mit Aufbau von (Depotfett-)Gewebe, in der zweiten Hälfte der Schwangerschaft dominiert eine katabole Stoffwechsellage unter vorgesehenem Abbau der Fettdepots.

Maßnahmen und Anleitung:

- Vgl. Kap. 3.12.2: Frauen mit Untergewicht; Kap. 3.12.3: Frauen mit Übergewicht & Adipositas; Vgl. Kap. 5.4: Bewegung & Sport.

Gute Erfahrung mit:

- Die Zwischenmahlzeiten können unkompliziert hinsichtlich der Kalorien angehoben oder reduziert werden,
- eine Faustregel schätzt den Kalorienbedarf des Grundumsatzes wie folgt: 1 kcal/kg KG/Stunde oder 24 kcal/kg KG pro Tag. Multipliziert mit dem PAL ergibt sich der Leistungsumsatz.

3.12.2 Frauen mit Untergewicht

Frauen mit Essstörungen leiden häufiger auch an einer Hyperemesis gravidarum!

Inhalt: Eine mangelhafte Kalorienzufuhr wird durch den Abbau von mütterlichem Körpergewebe lange abgepuffert. Nach Erschöpfen dieses Energiedepots verliert die Plazenta bei anhaltendem Energiedefizit an Gewicht und zuletzt der Fetus. Wird die Kalorienzufuhr wieder gesteigert, profitiert erst das mütterliche Gewebe, dann die Plazenta und zuletzt der Fetus davon. Besonders untergewichtige schwangere Frauen verfügen über wenig Reserveenergie mit einem negativen Einfluss auf die Gewichtentwicklung von Fetus und Plazenta. (Newton 2007)

Ein *Untergewicht* liegt vor, wenn ein Erwachsener einen BMI $< 18,5\,\text{kg/m}^2$ hat. Es besteht das Risiko von Muskelatrophie, Wundheilungsstörung, Infektanfälligkeit, Anämie, Hypoproteinämie, Amenorrhö, Infertilität und Osteoporose. (Hübl 2004)

Schweres Untergewicht ist durch einen BMI von unter $17,5\,\text{kg/m}^2$ gekennzeichnet. Es ist ein Leitsymptom der Anorexia nervosa. (Grüters-Kieslich 2017)

Untergewichtige Frauen mit einem BMI < 20 haben das niedrigste Risiko für eine Präeklampsie in der Schwangerschaft. Sie gebären häufiger Kinder mit einem Geburtsgewicht von unter 2 500 g. (Bhattacharya et al. 2007)

Je untergewichtiger die werdende Mutter zu Beginn der Schwangerschaft ist, umso höher muss ihr Gewichtszuwachs in der Schwangerschaft sein, um ein Benefit für den Feten bzw. sein Geburtsgewicht zu erzielen (Newton 2007).

Untergewichtige Frauen mit geringer Gewichtszunahme haben das höchste Risiko für perinatale Mortalität, Frühgeburtlichkeit und wachstumsretardierte Kinder. Eine Kalorienrestriktion im I. Trimenon bei untergewichtigen Schwangeren hat einen besonders nachteiligen Effekt auf die Gewichtsentwicklung des Feten. Zu den Risikogruppen von nutritiv bedingtem, nachteiligem fetalen outcome zählen junge Schwangere (Eintritt der Schwangerschaft weniger als zwei Jahre nach Menarche), Frauen mit höhergradiger Parität (mehr als vier Geburten), Frauen mit niedrigem sozioökonomischen Status, Frauen die bereits SGA-, LGA-Kinder oder Frühgeburten geboren haben, solche mit chronischen Darmerkrankungen (Colitis ulcerosa, Morbus chron), Diabetes mellitus, chronischer Hypertonie, TBC, HIV sowie Substanzmittelmissbrauch und Essstörungen u. a. (Newton 2007)

Inappetenz, Nahrungsverweigerung und Erkrankungen wie Anorexia nervosa, Bulimia nervosa oder auch Orthorexia nervosa u. a. können zu Mangelernährung und Untergewicht führen.

Eine Inappetenz (Anorexie) ist charakteristisch für den Verlust von Freude und Lust am Essen. Der Wunsch nach außergewöhnlichen Essenswünschen bei gleichzeitig mangelhaftem Verzehr genau dieser Gerichte sind charakteristisch. Die Ursachen sind in der Regel krankheitsbedingt. Die Nahrungsverweigerung ist die aktive Form der Appetitlosigkeit. Es kann ein unausgesprochenes Protestsignal oder auch eine Todessehnsucht beteiligt sein. (Hoehl et al. 2017b)

Die Erkrankung *Anorexia nervosa* oder Magersucht ist durch ein krankhaftes Bedürfnis, das eigene Gewicht zu vermindern gekennzeichnet. Eine lebensbedrohliche Unterernährung, Amenorrhöe, schwerwiegende gesundheitlichen Probleme bis hin zum verfrühten Tod können die Erkrankung begleiten. Die Betroffenen leiden unter einer verzerrten Körperwahrnehmung, einem sogenannten »verzerrten Spiegelbild«. Sie verfügen über eine Leistungsorientierung und enorme Willenskraft. Die eigenen Körpersignale werden nicht wahrgenommen oder umgedeutet. Es besteht eine gedankliche Fixierung aufs Kalorienzählen. Die Verweigerung von gemeinsamen Mahlzeiten führt zu sozialer Isolierung. (ANAD e. V. 2012)

Bulimia nervosa zeigt sich durch unkontrollierbare Essattacken nach freiwilligen Perioden des Fastens, gefolgt von gewichtsreduzierenden Maßnahmen wie selbstinduziertes Erbrechen, abführende Maßnahmen. Die Erkrankung bringt die krankhafte Furcht zuzunehmen zum Ausdruck. (Hoehl et al. 2017b; ANAD e. V. 2012).

Zu diesem Essverhalten kommt es durchschnittlich zwei Mal pro Woche über einen Zeitraum von mindestens drei Monaten (Ebd.). Es besteht eine ständige Beschäftigung mit Nahrungsmittelbeschaffung, -zubereitung und -verzehr bei gleichzeitigem Verlust von Hunger und Sättigungsgefühl. Figur und Körpergewicht beeinflussen übermäßig die Selbstbewertung. Gewichtsschwankungen, Essattacken und Erbrechen sind ebenso kennzeichnend wie Gefühle der Isolation, Langeweile, inneren Leere, Scham, Schuld, permanenten Niederlage. Das Selbstwertgefühl der Betroffenen ist niedrig. Charakteristisch sind Gewichtsschwankungen um ein ungefähres Normalgewicht. (Hoehl et al. 2017b; ANAD e. V. 2012)

Extreme Fastenkuren kommen ebenso zum Einsatz wie übertriebener Sport (Sport-Bulimie). Eine depressive Verstimmung oder Substanzmittelmissbrauch begleiten häufig das Krankheitsbild. (Ebd.)

Auch die *Orthorexia nervosa* ist eine krankheitsbedingte Abweichung des Essverhaltens. Betroffene haben einen krankhaftern Zwang, sich gesund zu ernähren. Die Qualität des Essens ist bedeutsamer als eine ausreichende Quantität oder der Genuss. Die subjektiv als ungesund eingestufte Nahrung wird strikt gemieden unter Inkaufnahme einer begrenzten Nahrungsauswahl und ggf. sozialer Isolation. Es besteht die Gefahr von Untergewicht und Mangelerscheinungen (Eiweißmangel, Anämie, Vitamin B6-, B12-, Vitamin D-Mangel). (ANAD e. V. 2012)

Eine seltene Form der Essstörung ist das »Nicht organische Pica bei Erwachsenen«. Die übermäßige Aufnahme einzelner, nicht genießbarer Nahrungsmittel (rohe Kartoffel, ungekochter Reis etc.), natürlich vorkommender Substanzen (Erde, Lehm, Kohle, Gras etc.) sowie von Industrieprodukten (Wattebäusche, Zeitungen, Mörtel etc.). Dieses Essverhalten tritt u. a. begleitend zu psychischen Erkrankungen wie geistige Behinderung, tiefgreifende Entwicklungsstörungen, Schizophrenie u. a. auf. Therapeutisches Anliegen ist es, die Ernährungsdefizite zu beheben, den

Patienten zu schulen und eine psychiatrisch-psychotherapeutische Behandlung anzubieten. (Stein & Jauch 2013)

Die damit einhergehende Mangelernährung betrifft Nährstoffe, Vitamine und Mineralstoffe, die unterhalb des vom Körper benötigten Bedarfs aufgenommen werden (Hoehl et al. 2017b). Eine über 48 Stunden oder länger andauernde Hungerphase eines Menschen geht mit einer Lipolyse einher. Diese ist im Urin durch vermehrte Ketonausscheidung nachweisbar. Die Messung erfolgt idealerweise an frischem Urin. (Hübl 2004)

Hungerphasen stimulieren das Wachstum der Haarfolikel und führen zu vermehrter Behaarung am Körperstamm (Forni et al. 2017).

Ziel:

Selbstwirksame Steuerung einer gesunden, schwangerschaftsprotektiven Ernährung und Gewichtsentwicklung von Mutter und Kind.

Beratung:

- Eine mütterliche Gewichtszunahme auf Normgewicht ist für die persönliche Gesundheit und eine erfolgreiche anschließende Stillbeziehung von Vorteil (Langer & Wimmer-Puchinger 2009),
- Frauen mit niedrigem BMI sollten in den ersten Monaten der Schwangerschaft verlässlich Gewicht in Form von Depotfett aufbauen,
- anhaltendes Untergewicht begünstigt eine frühe Manifestation von Osteoporose ab dem 30. Lebensjahr und beeinflusst die Fertilität nachteilig (Ebd.),
- ca. die Hälfte aller Frauen mit Essstörungen sind von postpartalen Depressionen betroffen, sie haben mehr Probleme beim Stillen, Stillen früher ab und haben häufiger Kinder mit Fütterungsstörungen (Ebd.),

- Essstörungen korrelieren mit Herzrhythmusstörungen, Erkrankungen des Magen-Darm-Traktes (Zahnschäden, Speiseröhrenirritation und -Risse) u. a. (Ebd.).

Maßnahmen und Anleitung:

- Ausgeprägter Haarflaum auf Oberarm und Bein deutet auf ein lang anhaltendes Kaloriendefizit hin (Forni et al. 2017),
- Ketonurie deutet auf ein bereits zwei Tage anhaltendes Fatburning hin (Hübl 2004),
- wird bei vordergründig hoher Kooperationsbereitschaft kein Beratungsangebot angenommen, umgesetzt oder persönlich für nicht umsetzbar erklärt, ist eine Essstörung in Betracht zu ziehen,
- wiegt die Frau sich oft selbst, fastet sie häufig, ist sie unzufrieden mit ihrem Gewicht, isst sie heimlich, missbraucht sie Laxantien oder Diuretika oder treibt sie übertrieben Sport, dann ist eine Essstörung in Betracht zu ziehen (Bülchmann et al. 2001),
- bei Hinweisen auf eine Essstörung ist der Betroffenen die Inanspruchnahme von professioneller, therapeutischer Hilfe nahezulegen (Langer & Wimmer-Puchinger 2009),
- die Überleitung in die hausärztliche, gynäkologische oder neurologische Betreuung ist dafür angezeigt.

Beginn und Dauer: Mit Beginn der Schwangerschaft bzw. Übernahme der Betreuung.

Gute Erfahrung mit:

- Frauen mit niedrigem BMI sollten engmaschig Mahlzeiten zu sich nehmen, spät abends die letzte und frühmorgens die erste Mahlzeit,
- die abendliche Mahlzeit sollte kohlenhydrat- und fettreich sein,
- gesunde, hochkalorische Zwischenmahlzeiten sind hoch fruktosehaltige Früchte

mit hochwertigen Fetten (Nussmus, Avocado, ggf. Rahm etc.),

- Speisen mit einer Kombination aus Kohlenhydraten und Fetten leisten einer Gewichtszunahme Vorschub.
- Selbsttest auf Essstörung: https://www.anad.de/essstoerungen/selbsttest/

Vorgehen bei Regelwidrigkeiten:

- Beweglichkeitsförderung (Yoga etc.) oder langsame Spaziergänge sollten anstelle von energieverbrauchenden, sportlichen Anstrengungen (Joggen etc.) durchgeführt werden,
- von Essstörungen betroffene Menschen profitieren von professioneller Hilfe und Therapie additiv zur Hebammenbetreuung,
- bei Verdacht auf eine bestehende Essstörung sollte die betroffene Frau entsprechend fachärztlich behandelt werden.

Kooperierende: Hausärzt/-in, Gynäkolog/-in, Psycholog/-in, Neurolog/-in.

3.12.3 Frauen mit Übergewicht & Adipositas

> Adipositas senkt die Lebenserwartung und erhöht die Jahre in chronischer Krankheit vor Tod (Jensen et al. 2014).

Definitionen
Emotionaler Hunger: Sowohl personale als auch emotionale Merkmale bestimmen das emotionsbedingte Hungerempfinden und Essverhalten eines Menschen. Sogenannte gezügelte Esserinnen kontrollieren kognitiv zeitlich anhaltend die Kalorienzufuhr mit dem Ziel einer Gewichtsreduktion oder -konstanz und übersteuern dabei Hunger- und Appetitsignale. Besonders negative, aber auch ungewöhnlich positive Emotionen führen zu einer emotionalen Enthemmung mit Essattacken. Der intensive Verzehr von Koh-

lenhydraten leistet dabei einer emotionalen Aufhellung durch Anhebung des Serotoninpegels im Gehirn Vorschub. (Macht 2005)
Diät: Diät ist der Oberbegriff für Ernährungsformen, die sich von der üblichen Ernährung durch die Zubereitung, Menge und/oder Zusammensetzung ausgewählter Lebensmittel unterscheiden. Diäten dienen üblicherweise der Gewichtsreduktion oder dem Vorbeugen oder Behandeln von Krankheiten. Langfristig können spezifische Mangelerscheinungen auftreten. (Lebensmittellexikon 2014)

> **Ziel:**
>
> Selbstwirksame Gewichtskontrolle und Steuerung eines schwangerschaftsprotektiven Essverhaltens.

Inhalt: Weltweit ist eine Zunahme an Übergewicht und Fettleibigkeit zu verzeichnen und ein steigendes Angebot von billigen und gleichzeitig hochkalorischen Nahrungsmitteln. Demgegenüber nimmt die körperliche Bewegung in der Gesamtbevölkerung ab. (Leddy et al. 2008)
Adipositas oder Fettleibigkeit dokumentiert eine Vermehrung des Körperfetts über das Normalmaß hinaus mit einem BMI $\geq 30\,kg/m^2$. Adipositas gilt als Risikofaktor für metabolische und kardiovaskuläre Komplikationen, insbesondere bei abdominaler Adipositas. (Pschyrembel 2018).
Adipositas per magna, die schwere Fettleibigkeit, ist durch einen BMI $\geq 40\,kg/m^2$ gekennzeichnet.
Von *Präadipositas oder Übergewicht* spricht man bei Erwachsenen bei einem BMI von ≥ 25 bis $< 30\,kg/m^2$. Mit entsprechender Disposition kann mit Übergang zur Adiposität eine Entwicklung von Begleiterkrankungen (Hypercholesterinämie, arterielle Hypertonie, Diabetes mellitus Typ 2) folgen. (Bobbert & Mai 2017)
Die Ursachen für Adipositas sind vielschichtig. Auch ein Ungleichgewicht zwischen dem

Sättigungs- und dem Hungergefühl zu Gunsten des Letzteren kann zu einer Gewichtszunahme und damit zu Adipositas führen.

Appetit und Hunger steuern die Nahrungsaufnahme. Appetit gleicht einer Lust oder einem Verlangen nach Nahrung ausgelöst durch Sinnesreize wie Geruch, Geschmack oder Aussehen von Speisen. Hunger dagegen ist das physiologische Verlangen nach Nahrung ausgelöst durch eine Abnahme der Blutglukosekonzentration, ferner auch durch Körpertemperatur und Wärmeenergieverluste. Akorie (Heißhunger) wird als plötzlich einsetzender, extremer Drang nach sofortiger Nahrungsaufnahme mit teilweise körperlichen Symptomen wie Zittern etc. beschrieben. Heißhunger kann nach langer Nahrungskarenz oder als Begleitsymptom von Diabetes mellitus auftreten. (Hoehl et al. 2017b)

Eine zeitnahe Sättigung erfolgt durch Magenwanddehnung sowie durch Anstieg der Blutglukosekonzentration und der Körperkerntemperatur (Ebd.). Sättigung und Hunger werden durch die Neurone AgRP bzw. POMC gesteuert und befinden sich ist im gesunden Zustand im Gleichgewicht. Einer Störung der Synthese des Transkriptionsfaktors Tbx3 kommt eine wesentliche Rolle für ein gestörtes Gleichgewicht von AgRP und POMC zu. Die Funktion und Aufrechterhaltung der Sättigungsnerven im Gehirn kann eine Störung erfahren. (Quarta et al. 2019) Das Sättigungssignal an das Gehirn kann krankheitsbedingt verzögert sein. (Hoehl et al. 2017b)

Weitere Ursachen einer prägraviden Adipositas sind vielfältig (genetische Disposition, Bewegungsarmut, energiedichte Lebensmittel, Schlafmangel, Stress etc.) (AWMF 2019).

In der Bundesrepublik Deutschland galt 2014 ca. ein Viertel der Bevölkerung als adipös (Bechtold 2014). Nachteilige Aspekte des modernen Lebensstils wie Bewegungsmangel auch durch passive Freizeitgestaltung, Fehlernährung, einen hohen Verzehr energiedichter Lebensmittel und Getränke (zuckerhaltige Softdrinks, alkoholische Getränke etc.) und Stress leisten der Zunahme an Gewicht Vorschub. Übergewicht und besonders Adipositas sind von einer facettenreichen Komorbidität begleitet (Korczak & Kister 2013). So steigert ein BMI von über 30 die Rate der primären und sekundären Sectiones bei Primipara erheblich (Pettersen-Dahl et al. 2018).

Auch eine Reihe von krankheitsbedingten Essstörungen geht mit ausgeprägter Adipositas einher.

Binge-eating bezeichnet Essattacken mit Kontrollverlust. Es herrscht ein völliger Verlust des körperlichen Sättigungsgefühls vor. Die Nahrungsaufnahme ist gekennzeichnet von wiederkehrenden Essanfällen meist fett- und kohlenhydratreicher Nahrungsmittel ohne kompensatorische, gewichtsreduzierende Verhaltensweisen. Die Essattacken treten über einen Zeitraum von mindestens sechs Monaten ca. zwei Mal wöchentlich auf. Es ist häufig vergesellschaftet mit Übergewicht, dem Gefühl von Kontrollverlust und großen Ekel-, Scham- und Schuldgefühlen nach Essattacken. (ANAD e. V. 2012)

Night-Eating-Syndrom (NES) ist eine Sonderform des Binge-Eating. Ein wiederholt nächtlicher Verzehr von bis zur Hälfte der täglichen Gesamtkalorienzufuhr durch meist kohlenhydratreiche und proteinarme Nahrungsmittel. Betroffene können ohne diese Mahlzeit nicht weiterschlafen. (Sonnmoser 2009)

Hält eine positive Kalorienbilanz über eine längere Zeit an, kommt es zur Gewichtszunahme in Form von Fettgewebe. Fettgewebe ist ein essentielles Gewebe mit einer Reihe von speziellen Aufgaben. Fettzellen sind in speziellen Depots angelegt. Adipozyten sind Zellen des Fettgewebes (Leddy et al. 2018), deren Anzahl bis zum zwanzigsten Lebensjahr steigen kann. Danach bleibt die Anzahl ungefähr konstant. Je nach Gewicht steigt das Volumen der Adipozyten durch Füllung mit energiespeichernden Fettkügelchen. Bei Gewichtsverlust wird dieser Speicher abgebaut. (Nonnenmacher 2016)

Nahrungsmittel- und Körperfett ist gesundheitsförderlich, so lange es in Maßen aufgenommen wird und angelegt ist (Leddy et al. 2016).

Fettgewebe produziert eine Reihe von Hormonen – und dies bei Fettleibigkeit in vermehrter Form. Die Hormone Östrogen, Insulin, Leptin, Adiponektin und Resistin u. a. sind erhöht. (Nonnenmacher 2016; Leddy et al. 2008)

Als Folge der erhöhten Hormonkonzentrationen neigt der adipöse Organismus zu einer schlechteren Dämpfbarkeit von Hunger und einer gesteigerten Insulinresistenz. Eine pathologische Zunahme von Fettgewebe kann einer endokrinen Fehlfunktion im Sinne einer Hyperplasie gleichgesetzt werden. (Nonnenmacher 2016)

In den letzten Jahren ist eine BMI-Zunahme bei Schwangeren und in der Schwangerschaft zu beobachten. Gekoppelt an das zunehmende Gewicht schwangerer Frauen ist das Risiko zahlreicher Erkrankungen erhöht (▶ Tab. 3.6). Die mütterliche Gesundheit hat einen Einfluss auf die uterine Umgebung und spätere Gesundheit des Kindes. Starke Gewichtszunahme in der Schwangerschaft und Gewichtserhalt danach gilt als Einstieg in eine lebenslange, mütterliche Adipositas. Die uterine bzw. plazentare Entwicklung zu niedrigem und auch höherem Geburtsgewicht des Kindes hat einen nachteiligen Einfluss auf die gesundheitliche Entwicklung (Herzerkrankungen, Bluthochdruck, Diabetes mellitus Typ II) im späteren Leben. (Leddy et al. 2008, Felitti et al. 1989)

Bei bereits erhöhtem oder hohem BMI der Mutter zu Beginn der Schwangerschaft, nimmt das Kindsgewicht umso mehr zu, je höher die Gewichtszunahme der Mutter ist. Ein mütterlicher BMI von > 24,9 korreliert mit einem höheren Risiko für einen intrauterinen Fruchttod. (Newton 2007)

Nach der SSW 22+0 besteht kein Zusammenhang mehr zwischen dem BMI und dem Risiko, eine Fehlgeburt zu erleiden (Johannson et al. 2017).

Schwere Fettleibigkeit geht einher mit erheblichen Risiken für Mutter und Kind einher. Die Möglichkeit des fetalen Monitoring durch Ultraschall und in diesem Sinne auch CTG kann nur eingeschränkt durchgeführt werden. (Bhattacharya et al. 2007; AOCG 2013)

Es ist sinnvoll, die Frau über dieses Risiko der mangelnden Genauigkeit aufzuklären (Bäur & Bernasconi 2015)

Eine dem BMI entsprechend angepasste Gewichtszunahme reduziert das Risiko für ein schlechtes Outcome (Crane et al. 2009). Im Falle von bestehender Fettleibigkeit ist eine geringere Gewichtszunahme als oben angegeben vorteilhaft. Von einer aktiven Gewichtsabnahme ist abzusehen. Eine Diagnostik auf Gestationsdiabetes ist durchzuführen. (AOCG 2013)

Es sollte, wenn immer möglich, eine Spontangeburt angestrebt werden (Baur & Bernasconi 2015).

Eine Sectio ist in Hinblick auf perioperative Risiken riskanter für Frauen mit Übergewicht und Fettleibigkeit als für normalgewichtige Frauen. Zugleich ist das Risiko höher, eine Sectio zu haben. (AOCG 2013).

Gewichtskontrolle
Mit einer sogenannten »Erinnerungsmethode« wird ein Mensch aufgefordert, sich an alle über einen bestimmten Zeitraum (24 Stunden o. ä.) verzehrten Nahrungsmittel zu erinnern und diese niederzuschreiben. Diese Methode verdeutlicht die Menge an Kalorien, deren Quelle und Verteilung auf die Mahlzeiten sowie die Portionsgrößen, die über einen Tag verzehrt wurden. Auch Anlässe oder Ereignisse, die zu unbeabsichtigtem Verzehr von zusätzlichen Mahlzeiten oder größeren Portionen geführt haben, können vermerkt werden. Werden zu viele Abweichungen vom alltäglichen Essen bemerkt, kann die Erinnerungsmethode zeitlich erweitert werden. Bei der »Drei-Tage-« oder »Eine-Woche-Erinnerungsmethode« wird alles, über den jeweiligen Zeitraum verzehrte, notiert. Es schließt sich eine individuelle, an den BMI angelehnte

Tab. 3.6: BMI und gesundheitliche Risiken für Mutter und Kind (Bhattacharya et al. 2007; Newton 2007; Leddy et al. 2008; Crane et al. 2009; Langer & Wimmer-Puchinger 2009; AOCG 2013; Barquiel et al. 2018; Pettersen-Dahl et al. 2018)

Präkonzeptioneller BMI (kg/m^2)	Empfohlene Gewichtszunahme (kg)	Risiko für Mutter und Kind
< 18,5	12,7–18,1 (AOCG 2013)	Mutter: Osteoporose, Infertilität, postpartale Depression (Langer & Wimmer-Puchinger 2009) Kind: Wachstumsretardierung, Frühgeburt, perinatale Mortalität (Newton 2007)
< 20		Mutter: sinkende Rate an Präeklampsien (Bhattacharya et al. 2007) Kind: steigende Rate an Neugeborenen < 2500g Geburtsgewicht (Ebd.)
18,5–24,9	11,3–15,9 (AOCG 2013)	Geringstes peripartales und perinatales Risiko
25–29,9	6,8–11,3 (AOCG 2013)	Mutter: steigende Insulinresistenz (Nonnenmacher 2016), steigende Rate an hypertensiven Erkrankungen, Präeklampsien, eklamptischen Anfällen, Gestationsdiabetes, Narkosezwischenfälle, tiefen Beinvenenthrombosen, Wundheilungsstörungen (AOCG 2013), steigende postpartale Hämorrhagie (AOCG 2013; Bhattacharya et al. 2007), steigendes Risiko von lebenslanger Adipositas (Leddy et al. 2008) Kind: steigendes Risiko für Herzerkrankungen, Bluthochdruck, DM Typ II (Leddy et al. 2008)
30–< 40	4,0–9,1 (AOCG 2013)	Mutter: Steigendes Risiko für primäre u. sekundäre Sectiones bei Primipara (Pettersen-Dahl et al. 2018) Kind: steigendes Geburtsgewicht, IUFT (Newton 2007)
≥ 40	< 6,7 (Crane et al. 2009) < 5 bei Frauen mit Gestationsdiabetes (Barquiel et al. 2018)	Kind: steigende Rate an fetalen Herzfehlern, Neuronalrohrdefekten, Makrosomien, Frühgeburtlichkeit, Totgeburten (Bhattacharya et al. 2009; AOCG 2013)

Beratung über individualisierte Mengenempfehlungen von Proteinen, Kohlenhydraten und Fetten, Verteilung der Haupt- und Zwischenmahlzeiten über den Tag, Vorstellung von qualitativ höherwertigen oder sättigenderen Nahrungsmitteln und günstigeren Zubereitungsarten sowie der Vorstellung von alltagsgeeigneten, hoch- und niedrigkalorischen Zwischenmahlzeiten an. (Newton 2007)

Menschen mit niedrigerem sozialen Status haben aufgrund der niedrigeren Preise für Nahrungsmittel mit hoher Energiedichte ein höheres Risiko für Adipositas. Nahrungsmittel von niedriger Energiedichte unterstützen die Sättigung und Gewichtsabnahme und sind in der BRD teurer als solche von hoher Energiedichte. (Bechtold 2014)

In diesem Sinne ist eine Gewichtsnormalisierung für arme Menschen einerseits erschwert, andererseits eine Maßnahme zur Überwindung von gesellschaftlichen Hindernissen (Korczak & Kister 2013).

Nach SGB V § 43 steht den Betroffenen im Rahmen der »ergänzenden Leistung zur Rehabilitation« unter bestimmten Voraussetzungen die Kostenübernahme für Ernährungsberatung sowie nach § 20 im Kontext von »Primärer Prävention und Gesundheitsförderung« die Teilnahme an Präventionskursen (z. B. im Fitnessstudio oder Physiotherapie-Praxen) zu. Eine verhaltenstherapeutische Intervention zur Gewichtsreduktion dient der Modifikation von Essgewohnheiten, der Steigerung der körperlichen Aktivität der betroffenen Person sowie der Stärkung der Bewältigungskompetenz in persönlichen, kritischen Situationen und sollte postpartum bei Übergewicht und Adipositas wahrgenommen werden (Korcak & Kister 2013).

Schwangere Frauen mit Übergewicht sollten sich täglich dreißig Minuten im Rahmen ihrer individuellen Möglichkeiten bewegen. Um dies zu erreichen, sollten sie mit fünf Minuten am Tag beginnen und die Bewegung täglich um fünf Minuten steigern, bis sie dreißig Minuten durchhalten. Ideal zu Beginn sind zügiges Gehen und Schwimmen. Besonders bei Komplikationen in der vorangegangenen Schwangerschaft kann es angezeigt sein, vor der nächsten Schwangerschaft Gewicht zu verlieren. (AOCG 2013)

Eine Behandlung der Adipositas durch Ernährungs-, Bewegungs- und Verhaltenstherapie nach der Geburt wird empfohlen. Eine ergänzende medikamentöse Therapie nur mit dem Wirkstoff Orlistat® im Rahmen einer (haus)ärztlichen Behandlung ist möglich. Ab einem BMI von $\geq 28\,\mathrm{kg/m^2}$ (bei zusätzlichen Risikofaktoren) bzw. $\geq 30\,\mathrm{kg/m^2}$ möglich. Die chirurgische Therapie kann bei Risikofaktoren bzw. extremer Adipositas bei Therapieresistenz der vorangegangenen Therapien in Erwägung gezogen werden. (AWMF 2019)

Beratung:

- Ernährungsberatung (▶ Kap. 5.2),
- werden die in der Schwangerschaft gebildeten Fettdepots nicht in der zweiten Hälfte der Schwangerschaft sowie in der Stillzeit wieder abgebaut, leisten diese einer lebenslangen Adipositas Vorschub,
- Frauen mit einem höheren BMI brauchen über die gesamte Schwangerschaft keine zusätzlichen Kalorien,
- eine Ernährungsberatung soll über den individuellen Kalorienbedarf, qualitativ hochwertige Nahrungsmittel, Zubereitungsarten, Mahlzeitenverteilung sowie niedrigkalorische Zwischenmahlzeiten aufklären (Abete 2008, Champagne 2011, White 2010),
- es sollen keine gewichtsreduzierenden Diäten in der Schwangerschaft durchgeführt werden,
- energiefreie und ungesüßte Getränke sollten bevorzugt werden (Bechtold 2014),
- exzessives Hunger- oder Durstgefühl sollte vermieden werden (Cochrum 2014),
- Empfehlungen zu alltäglicher Bewegung (▶ Kap. 5.4),
- eine gesundheitsförderliche und gelenkschonende Bewegungssteigerung lehnt sich idealerweise an alltagsübliche Bewegungen an
- alternativ zu mindestens dreißig Minuten können mehrmalig in den Tag zehnminütige Sportsequenzen eingebaut werden (Ebd.).

Maßnahmen und Anleitung:

- »Erinnerungsmethode« (s. o.) durchführen lassen (Newton 2007),
- zur Bewegung anleiten (▶ Kap. 5.4: Bewegung & Sport).

Beginn und Dauer: Von Beginn der Schwangerschaft bis Ende der Betreuung.

Gute Erfahrung mit:

- Der Kalorienbedarf resultiert aus Geschlecht, Alter, vorherrschendem Gewebetyp (Fettgewebe oder Muskeln) und körperlichem Aktivitätslevel (PAL) (▶ Tab. 3.5) des Tages,
- eine daraus errechnete Kalorienzahl für den Tag ist eher eine Annäherung an den Bedarf als ein exakter Wert,
- der PAL soll der überwiegenden Aktivität des Tages entsprechen und wird leicht überschätzt,
- eine stufenweise Reduktion von Nahrungsmitteln mit hoher Energiedichte zugunsten solcher mit niedriger Energiedichte,
- die Kenntnis und Berücksichtigung der Tageszeit von besonderem Hunger im Speiseplan,
- die Mitnahme von Getränk und einer »Pausenmahlzeit« bei auswärtigen Aktivitäten (Einkauf, Spaziergang etc.) erhöht die Kooperation bezüglich der Nahrungsumstellung,

- (Milch-)Eiweißreiche und fettarme Produkte (Quark, Joghurt) sättigen bei geringer Kalorienlast,
- kurzgebratenes tierisches Eiweiß sättigt bei geringer Kalorienlast,
- kalorienfreie Zuckerersatzstoffe können bei geschicktem Einsatz den Speiseplan durch niedrigkalorische Zwischenmahlzeiten ergänzen,
- bei postprandial rasch wiederkehrendem Hunger ist die Zusammensetzung der Mahlzeit auf Gesamtenergiemenge, den hyperglykämischen Effekt der Nahrungsmittel sowie den Anteil an sättigendem Eiweiß zu prüfen,
- eine Verteilung von fünf bis sechs Mahlzeiten über den Tag bei Verkleinerung des Mahlzeitenabstandes ist eine Möglichkeit zur Regulierung des Hungerempfindens.

Kooperierende: Ökotropholog/-in, Ernährungsberatung, Physiotherapie-Praxis, Fitness-Studio.

3.13 Blutdruck & Herz-Kreislauf-System

Kirstin Büthe

3.13.1 Blutdruck

Definitionen
Normotonie: Von normaler Spannung, normalem Blutdruck (Andresen 2017). Der systolische Wert liegt zwischen 90 und 135 mmHg, der diastolische zwischen 60 und 85 mmHg.
Hypotonie: Herabgesetzte Ruhespannung eines Muskels oder der gesamten Muskulatur. Der Begriff wird ebenfalls verwendet für die arterielle Hypotonie. Der systolische Wert liegt ≤ 85 mmHg, der diastolische ≤ 55 mmHg. (Wied 2017)

Hypertonie: Auch Hypertension. Spannungs- oder Druckerhöhung über den physiologischen Wert hinaus, hier des Drucks in Blutgefäßen. Dieser bezeichnet im Klinikalltag den erhöhten arteriellen Blutdruck im Körperkreislauf. Der systolische Wert liegt ≥ 140 mmHg, der diastolische Wert ≥ 90 mmHg.
Mittlerer arterieller Druck (MAD): MAD $=$ 1/3 × (systolischer Blutdruck - diastolischer Blutdruck) + diastolische Blutdruck. Er fällt in der Schwangerschaft zunächst ab, um ab der 32. SSW langsam um maximal 5 mmHg wieder anzusteigen. Ein MAD von ≥ 95 mmHg im zweiten Trimenon ist ein früher Hinweis

auf eine hypertensive Erkrankung. Werte von ≥ 105 mmHg sind als Hypertonie zu werten. (Dietrich et al. 2009)

Ziel:

Frühzeitige Feststellung und Überwachung einer hyper- und hypotensiven Erkrankung in der Schwangerschaft.

Inhalt:

Blutdruck:
Die Veränderung des Herz-Kreislauf-Systems des mütterlichen Organismus beginnt bereits im I. Trimenon (Dietrich et al. 2009). Das Herz nimmt um ca. 26 g zu, sein Volumen steigt um 70 bis 100 ml (Grospietsch & Möricke 2018). Das Herzminutenvolumen steigt in der achten Schwangerschaftswoche um 20 %. Bis zur 24. Schwangerschaftswoche steigt das Herzminutenvolumen um 45 % gegenüber dem vor der Schwangerschaft. Das kardiale Schlagvolumen ist um 40 % angehoben. Unter Relaxin und Östrogen kommt es zur Senkung des Gefäßtonus. (Kohlhepp et al. 2018)
Der durchschnittliche Blutdruck sinkt mit Eintritt der Schwangerschaft um ca. 10 mmHg (Kohlhepp et al. 2018), der diastolische sinkt um 5 bis 15 mmHg (Grospietsch & Möricke 2018). Ab dem zweiten Trimenon beginnen die Blutdruckwerte wieder leicht zu steigen, um am Ende der Schwangerschaft die Ausgangswerte zu erreichen. Die physiologische Venendilatation kann zu einer Venenklappeninsuffizienz führen. Orthostatische Dysregulationen mit Schwindel und Ohnmacht treten bevorzugt im ersten Trimenon auf. (Weyerstahl & Stauber 2013)
Zwischen der 28. und 34. SSW besteht die höchste Belastung des mütterlichen Herz-Kreislauf-Systems (Grospietsch & Möricke 2018). Spätestens ab dem III. Trimenon ist in mütterlicher Rückenlage ein Vena-cava-Kompressionssyndrom zu erwarten (Kohlhepp et al. 2018).

Ein Vena-Cava-Okklusionssyndrom oder auch Vena-Cava-Kompressionssyndrom kann in Rückenlage einer Schwangeren auftreten. Die Vena cava inferior und die Beckenvenen werden durch das Gewicht des aufliegenden graviden Uterus komprimiert. Der venöse Rückstrom und das Herzzeitvolumen sind um bis zu ein Viertel reduziert. (Kohlhepp et al. 2018)
Es kommt zu einer den Fetus gefährdenden, mütterlichen Bradykardie und Hypotension. Durch Linksdrehung der schwangeren Frau wird die rechts von der Aorta gelegene Vena cava inferior wieder freigegeben. In milder Form kann dieser Effekt auch im Stehen auftreten. (Dietrich et al. 2009)
Die hormonelle Umstellung des mütterlichen Organismus in der Schwangerschaft leistet der Bildung von Gefäßektasien in der Gesichtshaut und im Nagelbett sowie Varizen am Genitale und den unteren Extremitäten Vorschub. Das Wachstum des Uterus führt zum Zwerchfellhochstand und somit zur Querlagerung des Herzens. (Weyerstahl & Stauber 2013)
Der mütterliche Puls steigt um zehn bis 20 Schläge pro Minute (Kohlhepp et al. 2018). Eine Herzfrequenz bis 80 SpM ist normal (Weyerstahl & Stauber 2013).

Blut:
Das Blutvolumen steigt von der 8. bis 12. SSW bis zur 36. SSW um 30 bis 40 %, vorrangig durch die Zunahme von Blutplasma um 1 000 bis 1 500 ml (Kohlhepp et al. 2018; Weyerstahl & Stauber 2013; Grospietsch & Möricke 2018). Danach fällt das Volumen langsam wieder ab. Bei Mehrlingsschwangeren ist die Zunahme des Blutvolumens ausgeprägter und hält bis zur Entbindung an. (Dietrich et al. 2009).
Die Erythrozyten steigen um zehn bis 20 % (Kohlhepp et al. 2018) bis 25 % (Weyerstahl & Stauber 2013). Im Rahmen der Hämodilution kommt es häufig zu einer physiologischen Schwangerschaftsanämie (Ebd.; Kohlhepp et al. 2018). Die damit verbundene Erniedri-

gung der Viskosität des Blutes begünstigt seine Fließeigenschaften (Grospietsch & Möricke 2018).

Auch unter Substitution mit Eisen kann der Hämoglobingehalt in der Schwangerschaft auf unter 11 g/dl (bzw. 6,83 mmol/l) absinken und sich eine Eisenmangelanämie etablieren (Weyerstahl & Stauber 2013).

Physiologisch steigen die Leukozyten auf Werte zwischen 6000 (Dietrich et al. 2007) bzw. 10000 (Ebd.) bis15000/mm^3 an (Dietrich et al. 2009; Weyerstahl & Stauber 2013). Die Gerinnungsfaktoren II, VII, VIII und X werden vermehrt produziert (Ebd.) und die Fibrinogenkonzentration steigt um 50 % (Dietrich et al. 2009) an. Die fibrinolytische Aktivität ist vermindert (Kohlhepp et al. 2018).

Die Zahl der Thrombozyten ist mäßig erhöht (Dietrich et al. 2009) und sinkt im III. Trimenon ohne Verlust an Aggregationsbereitschaft im Rahmen der Gestationsthrombozytopenie ab (Kohlhepp et al. 2018).

Beratung:

- Physiologisch sinkt der Blutdruck einer Schwangeren mit Beginn der Schwangerschaft und steigt gegen Ende wieder an,
- es korreliert ein Abfall und späterer, leichter Anstieg der serösen Hämoglobin- und Erythrozytenkonzentration.

Maßnahmen und Anleitung:

- Gewichtskontrolle (▶ Kap. 3.12.3: Frauen mit Übergewicht & Adipositas)
- Ernährungsberatung und Erläuterung der Glykämischen Last von Nahrungsmitteln (▶ Kap. 5.2),
- Bewegungförderung (▶ Kap. 5.4: Bewegung & Sport),
- protektiver Lebensstil (▶ Kap. 5.1),
- Stressabbau.

Beginn und Dauer: Mit Beginn der Betreuung mindestens bis fünf Tage postpartum

Kooperierende: Gynäkolog/-in, geburtshilfliche Einrichtung.

3.13.2 Hypertensive Erkrankungen in der Schwangerschaft

Kirstin Büthe

Eine rasche und gleichzeitig ausgeprägte Ödembildung geht mit einer Eskalation einer hypertensiven Erkrankung einher (Grospietsch & Möricke 2018).

Definitionen

Chronische Hypertonie: Präkonzeptionell oder in der ersten Schwangerschaftshälfte (vor der 20. SSW) diagnostizierte Hypertonie ≥ 140/90 mmHg (AWMF 2013). Diese Form der Hypertonie hält länger als 12 Wochen nach der Geburt an (Grospietsch & Möricke 2018).

Präexistente Hypertonie: Auch chronisch vorbestehende Hypertonie (Grospietsch & Mörike 2018).

Transistorische Hypertonie: Eine durch die Schwangerschaft demaskierte, ab der 36. SSW ohne Proteinurie oder Ödeme auftretende Hypertonie. Sie normalisiert sich nach wenigen Stunden postpartum. Meist tritt sie in späteren Lebensjahren chronifiziert als essentielle Hypertonie zu Tage. (Grospietsch & Mörike 2018)

Ziel:

Frühzeitige Identifikation einer hypertensiven Erkrankung und adäquate Behandlung.

Inhalt: Hypertone Erkrankungen gehören zu den häufigsten Erkrankungen in der Schwangerschaft. Wahrscheinlich wegen eines Ausbleibens der plazentaren Gefäßerweiterung im Rahmen einer mütterlichen Immunantwort auf paternale Zytotrophoblasten zwischen der 12. und 18. SSW kommt es zu einer generalisierten Dysfunktion des Gefäßendothels. Es folgt ein Ungleichgewicht von vasodilatatorischem Prostazyklin zu Gunsten des vasokonstriktiven Thromboxan mit allgemeinem Arteriolenspasmus und Hämokonzentration. In schweren Formen bildet sich eine manifeste disseminierte intravaskuläre Gerinnung aus. (Grospietsch & Mörike 2018)

Eine Hämokonzentration im Sinne einer Konzentration der Blutbestandteile (Hämatokrit) aufgrund relativer Abnahme von intravasaler Flüssigkeit. hat eine höhere Viskosität des Blutes und damit verbunden ungünstige Fließeigenschaft zur Folge.

Im Tagesverlauf werden die höchsten Blutdruckwerte nachts zwischen null und acht Uhr registriert im Sinne einer Umkehr des zirkadianen Rhythmus. Dies ist bei Medikation und fetalem Monitoring zu berücksichtigen. (Ebd.)

Auch schwangerschaftsinduzierter Hypertonus oder Gestationshypertonie tritt nach der abgeschlossenen 20. SSW auf. Blutdruckwerte von $\geq 140/90$ mmHg ohne Proteinurie bei einer zuvor normotensiven Schwangeren sind charakteristisch (AWMF 2013). Die Blutdruckwerte normalisieren sich binnen 12 Wochen postpartum. Ein Übergang zu einer Präeklampsie in der Schwangerschaft ist möglich. (Grospietsch & Mörike 2018).

Eine Proteinurie bezeichnet eine erhöhte Ausscheidung von über 150 mg Protein/Tag über den Harn. Proteinurie bzw. Beimengung von Protein im Urin weist auf eine mögliche Schädigung der glomerulären Kapillarwände hin. Ein U-Stix zeigt eine Erhöhung ab 300 mg/l farbig an. Gesunde Personen scheiden täglich 40 bis 120 mg/l Eiweiß über den Urin aus. (Grospietsch & Mörike 2018; Menche 2016)

Die Schwangerschaftproteinurie ist eine physiologische erhöhte Proteinausscheidung. Werte unter 300 ml/L in 24 gelten als physiologisch. Ein Anstieg auf 300 bis 500 mg/l in 24 Stunden bzw. über 500 mg/l in 24 Stunden gelten als leicht bzw. stark pathologisch erhöht. Pathologisch erhöhte Proteinurie in der Schwangerschaft ist nach Ausschluss einer Nierenfunktionserkrankung ein charakteristisches Symptom einer hypertensiven Komplikation in der Schwangerschaft. Mit einer Proteinurie steigt die mütterliche Gefahr für eine Eklampsie. (Grospietsch & Möricke 2018)

Generalisierte Ödeme begleiten ca. 15 % der physiologischen Schwangerschaften und gelten als harmlos. Hingegen eine rasche Ödementwicklung über wenige Tage oder Stunden ist auch bei Fehlen von Hypertonie oder Proteinurie ein frühzeitiges Warnzeichen einer schweren hypertonen Verlaufsform. (Großpietsch & Möricke 2018)

Ödeme zeigen sich durch eine nicht gerötete Schwellung infolge abnormer Flüssigkeitsansammlung, z. B. in Subkutis oder Schleimhäuten. Sie treten als Begleitsymptom von Bluthochdruck auf. Der seröse Anteil des Blutes wird aufgrund des persistent hohen Druckes durch die Gefäßwand in umliegendes Gewebe gepresst. (Pschyrembel 2017)

Eine Präeklampsie ist durch eine Vergesellschaftung von Gestationshypertonie und Proteinurie (≥ 300 mg/24h nachgewiesen im 24-h-Sammelurin oder > 30mg/mmol Protein-Kreatinin-Ratio im Spontanurin) gekennzeichnet, die erstmalig nach der abgeschlossenen 20. SSW aufgetreten sind (AWMF 2013). Eine Präeklampsie birgt die Gefahr der Eklampsie mit hoher, maternaler Mortalität (Hirnblutungen). Eine Normalisierung erfolgt binnen 6 Wochen nach Geburt (Grospietsch & Möricke 2018).

Bei einer sich entwickelnden Präeklampsie sinkt die glomeruläre Filtrationsrate bei konstant erhöhter tubulärer Rückresorption von Natrium und Wasser. Dies führt zur intensiven Bildung von Ödemen. Das bevorstehende Nierenversagen bei einer Präeklampsie wird durch einen Anstieg der Serumharnsäure im III. Trimenon angezeigt. (Grospietsch & Möricke 2018; Bikas et al. 2016) Harnsäure ist ein Endprodukt des Nukleinsäureabbaus. Sein Anstieg im Blut kann Hinweis sein auf eine Nierenfunktionseinschränkung. (Walther 2017)

Eine Propfpräeklampsie kann sich aus einer präexistenten Hypertonie entwickeln. Chronische Hypertonie und neu aufgetretene oder sich verschlechternde Proteinurie nach der 20. SSW oder Auftreten klinischer oder laborchemischer Merkmale der schweren Präeklampsie sind Vorwarnzeichen einer Eklampsie. (AWMF 2013).

Eine schwere Präeklampsie liegt vor, wenn der Blutdruck $\geq 170/110$ mmHg liegt, eine Nierenfunktionseinschränkung (Kreatinin $\geq 79,6$ µmol/l oder Oligurie < 500 ml/24 h) vorliegt, eine Leberbeteiligung (Transaminasenanstieg, persistierende Oberbauchschmerzen), ein Lungenödem, hämatologische Störungen (Thrombozytopenie < 100 Gpt/l, Hämolyse), neurologische Symptome (starke Kopfschmerzen, Sehstörungen) oder eine fetale Wachstumsrestriktion (fetales Schätzgewicht < 5. Perzentile und/oder pathologischer Doppler der A. umbilicalis) nachweisbar sind. Ein eklamptischer Anfall ist möglich. (AWMF 2013).

Im Rahmen einer Präeklampsie auftretende tonisch-klonische Krampfanfälle entsprechen einem eklamptischen Anfall, insofern sie keiner anderen Ursache zugeordnet werden können (AWMF 2013). In 10 bis 15 % der Fälle waren die Blutdruckwerte zuvor normal, in 5 bis 15 % fehlte eine Proteinurie. (Grospietsch & Möricke 2018)

Ein Präeklampsie-Test (Elecsys® PlGF®) gibt Aufschluss über das Risiko einer bevorstehenden Präeklampsie durch die Bestimmung von zwei Eiweißstoffen im Blut der Schwangeren (PAPP-A und PLGF).

Das HELLP-Syndrom ist eine Form der hypertensiven Komplikation in der Schwangerschaft. Die Trias aus (H)hemolysis = Hämolyse, (EL) elevated liver enzymes = pathologisch erhöhte Leberenzyme, (LP) low platelets = Thrombozytopenie (< 100 Gpt/l) kennzeichnen die lebensbedrohliche Erkrankung (Goerke 2018). In 12 bis 18 % der Fälle sind die Blutdruckwerte zuvor normal, in 5 bis 15 % fehlt eine Proteinurie. (Grospietsch & Möricke 2018)

Einer hypertensiven Erkrankung in der Schwangerschaft kann eine andere, schwerwiegende Krankheit zu Grunde liegen. Besonders bei atypischen oder schwer zu therapierenden Verläufen muss dies berücksichtigt werden. (Grospietsch & Mörike 2018)

Beratung:

- Hypertonie und Proteinurie sind irreversible Komplikationen in der Schwangerschaft,
- ein früher Hinweis auf eine bevorstehende hypertensive Komplikation ist ein mangelnder Abfall des Blutdruckes, insbesondere des diastolischen Wertes in der Frühschwangerschaft und ein mangelnder Abfall des Hämoglobins (Grospietsch & Mörike 2018),
- eine rasche Ödembildung und Gewichtszunahme zeigt eine bevorstehende hypertensive Eskalation an (Ebd.).

Maßnahmen und Anleitung:

- Die Höhe der Blutdruckmanchette korreliert mit dem Oberarmdurchmesser für einen aussagefähigen Messwert (Grospietsch & Möricke 2018),
- die Messung erfolgt nach einer Ruhephase von zwei bis drei Minuten manuell am Oberarm (Ebd.),
- automatische Messgeräte ermitteln häufig um 10 mmHg zu niedrige Werte (Ebd.),
- eine abwendbare Beeinflussbarkeit durch Änderung des Lebensstils ist in der betreffenden Schwangerschaft nicht möglich.

Beginn und Dauer: Mit Beginn der Betreuung mindestens bis fünf Tage postpartum.

Vorgehen bei Regelwidrigkeiten:

- Hyperreflexie, motorischer Unruhe, Kopfschmerzen, Augenflimmern, Übelkeit oder Erbrechen sowie Oberbauchschmerzen sind prodromale Zeichen eines bevorstehenden Krampfes – hier soll die Schwangere umgehend in eine geburtshilfliche Einrichtung verlegt werden,

- sie ist vor akustischen, taktilen und optischen Reizen zu schützen.

Kooperierende: Gynäkolog/-in, geburtshilfliche Einrichtung, Perinatalzentrum.

3.13.3 Pflege von Frauen mit hypertensiven Erkrankungen in der Schwangerschaft

Kirstin Büthe

Wird eine schwangere Frau zur medikamentösen Einstellung oder weiterführenden Maßnahmen ihrer hypertensiven Komplikation stationär aufgenommen, wird sie mit einer Reihe von ungewohnten Empfehlungen (z. B. körperliche Schonung) konfrontiert. Anstelle eines frei zu gestaltenden Tages muss sie sich ohne Übergang in den straff organisierten Stationsalltag einfügen. Die mit der Medikation erzielte Blutdrucksenkung führt zu einer ungewohnten und teilweise unerwünschten Beeinträchtigung der eigenen Leistungskraft. Sowohl die Bedrohung der Schwangerschaft ohne signifikante ursächliche Beteiligung durch den eigenen Lebensstil als auch die als widersprüchlich wahrgenommenen Aussagen können zu einer starken Verunsicherung im Sinne eines Verlustes der Selbstwirksamkeitswahrnehmung führen. Ein empathischer Umgang, ein Gefühl von Sicherheit sowie identische Aussagen über bevorstehende Maßnahmen fördern das Wohlbefinden der werdenden Mutter und stärken die Zuversicht bezüglich der Schwangerschaft. Die Behandlungsstrategien und Pflegemaßnahmen werden in Tab. 3.7 aufgeführt.

Die medikamentöse Einstellung der Schwangeren dient dem Erhalt von mütterlichem und fetalem Wohlbefinden bzw. der Blutdruckverhältnisse. Ein dichtes Monitoring ist begleitend zu der Einstellung des Blutdrucks unerlässlich. In Anlehnung an die krankheitsbedingte Umkehr des zirkadianen Rhythmus ist das Zeitfenster für die durch maternale Blutdruckspitzen verursachte hohe Gefährdung des Feten in den Nacht- bzw. frühen Morgenstunden. Durch eine spätabendliche und frühmorgendliche Medikation sowie Blutdruckmessung und CTG kann der Zeitraum höherer Gefährdung verkleinert und überwacht werden. Laborparameter identifizieren die Krankheit und sind ein Verlaufsparameter. (Grospietsch & Mörike 2018)

Ruhe und Reizabschirmung sowie Ernährungsempfehlungen (Pfob & Steinfartz 2017; Lauster et al. 2014; Beyer et al. 2017) dienen zur kurzfristigen Stabilisierung der Erkrankung.

Tab. 3.7: Behandlung und Pflege von Frauen mit Präeklampsie (Grospietsch & Mörike 2018; Beyer et al. 2017; Pfob & Steinfartz 2017; Lauster et al. 2014; Skibbe & Löseke 2013)

	Merkmal	Vorgehen
Therapie	Antihypertonika; schonende Blutdrucksenkung nicht unter 140/90 mmHg	Methyldopa (Presinol®) 3–4/Tag bis zu 2 g/Tag p. o.
		Betablocker Metoprolol (Beloc-Zok mite®) p. o.
		Magnesiumphosphat p. o.
		Dihydralazin: mittlerweile obsolet
		α-Adrenozeptor-Antagonisten: Urapidil

Tab. 3.7: Behandlung und Pflege von Frauen mit Präeklampsie (Grospietsch & Mörike 2018; Beyer et al. 2017; Pfob & Steinfartz 2017; Lauster et al. 2014; Skibbe & Löseke 2013) – Fortsetzung

	Merkmal	Vorgehen
Therapie	RDS-Prophylaxe bis 34./35. SSW	Glukokortikoid Beta- o. Dexamethason, NW: Flüssigkeitseinlagerung
		12 mg Betametason (Celestan®) i. v., WHL nach 24 Stunden
		6 mg Dexametason i. m., WHL nach 12 Stunden
	Stressreduktion	Belastungen und körperliche Anstrengung meiden, ggf. relative Bettruhe
Laborkontrolle	sFlt-1/PlGF-Quotient	> 85: Entwicklung einer Präeklampsie
	Nierenfunktion	Harnstoff ↑, Harnsäure ↑ > 5,9 mg/dl ab 32. SSW, Kreatinin ↑ > 0,9 mg/dl
	Leberfunktion	indirektes Bilirubin ↑ > 1,2 mg/dl
	HELLP-Syndrom	Haptoglobin ↓, Fragmentozytenausstrich ↓, Gesamtbilirubin ↓, Transaminasen ↑↑, GOT (AST) ↑, GPT (ALT)↑, LDH ↑, Fibrinogen ↓ < 150 mg/dl
	Gerinnung	Quick ↓, PTT ↑, Fibrinogen ↓
		D-Dimere ↑, Antithrombin-III ↓: schwere Verlaufsform der Präeklampsie
	Blutbild	Hämatokrit ↑ > 38 %, Hämoglobin ↑ > 13 g/dl, Thrombozyten ↓ < 100 000/μl
	Hämolyse	LDH ↑
	24-Std.-Sammelurin	Proteinurie: < 0,3 g: normal; 0,3–3 g: leicht; > 3 g: schwer
Patientinbeobachtung	Blutdruck	regelmäßige, engmaschige Kontrolle (1/4-stdl. bis 6-stdl.), auch spätabends und frühmorgens, ggf. 24-Stunden-Blutdruckmessung
	Puls	regelmäßige Kontrolle
	Atemfrequenz	regelmäßige Kontrolle
	Gewicht	tägliche Kontrolle vor dem Frühstück
	Ödeme	engmaschige Kontrolle
	Proteinurie	24-Stunden-Messung, Hypoalbuminämie verhindern, Hämaturie kontrollieren
	Flüssigkeitsbilanzierung	Kontrolle Ausscheidung, präzise Bilanzierung; Urinauscheidung darf 30 ml/Std nicht unterschreiten
	CTG	regelmäßiges CTG, ggf. Dauer-CTG, Versorgungseinschränkung des Kindes erfassen
	Reizabschirmung	ruhiges Einzelzimmer, Stress- und Reizreduktion; grelles Licht und Lärm vermeiden
	Psyche	ruhige Atmosphäre, Geduld und Rücksicht auf Befindlichkeiten, körperliche Schonung, auch durch Besucher

Tab. 3.7: Behandlung und Pflege von Frauen mit Präeklampsie (Grospietsch & Mörike 2018; Beyer et al. 2017; Pfob & Steinfartz 2017; Lauster et al. 2014; Skibbe & Löseke 2013) – Fortsetzung

	Merkmal	Vorgehen
Pflege	Körperpflege	je nach Schwere der Präeklampsie teil- oder vollständige Übernahme der Körperpflege zur Entlastung, auch von Bezugspersonen durchführbar
	Ernährung	ausreichend Flüssigkeit
		hoch eiweißhaltige und ballaststoffreiche Kost
	Prophylaxen	Thrombose: Antitrombosestrümpfe (ATS) und Heparin s. c.
		Obstipation: Pressen im Sinne einer Steigerung des intraabdominellen Druckes beim Stuhlgang vermeiden

3.13.4 Anämie & Hämoglobin

Kirstin Büthe

> Nach Stabilisierung des Hämogloblingehaltes soll die Eisensubstitution noch anhalten! (Breymann & Dudenhausen 2017)

Definitionen
Schwere Anämie: Eine schwere Anämie durch einen Hämoglobin-Gehalt im Serum < 9 g/dl (entspricht 5,59 mmol/l) (Pschyrembel 2018).
Schwangerschaftsanämie: Auch Schwangerschaftshydrämie, Dilutionsanämie. Ein Abfall des Hämoglobin-Wertes bis auf 11,0 mg/dl (bzw. 6,83 mmol/l) (Weyerstahl & Stauber 2013).
Eisenmangelanämie: Häufigste Form der Anämie in Europa durch Eisenmangel bedingt (Schöller 2018)

Ziel:

Physiologischer Hämoglobin-Gehalt im Serum über 11,0 g/dl (bzw. 6,96 mmol/l) im I. und III. Trimenon und über 10,5°g/dl (bzw. 6,52 mmol/l) im II. Trimenon.

Inhalt: Eisen ist ein essenzieller Faktor der Erythropoese des menschlichen Stoffwechsels

(Schrezenmeier 2011). Der menschliche Organismus besteht zu drei bzw. vier bis fünf Gramm aus Eisen. 60 bis 75 Prozent sind in Form von Hämoglobin an die Erythrozyten gebunden. Leber und Knochenmark enthalten ca. ein Gramm Reserveeisen. Ein Liter Blut enthält 500 mg Eisen. Der menschliche Organismus verfügt über die Fähigkeit, auch körpereigenes Eisen im Magen-Darm-Trakt rückzugewinnen (Brunner-Agten et al. 2012; Flemmer 2004). Der menschliche Organismus absorbiert täglich ein bis zwei mg Eisen aus einem in der Nahrung bestehendem Angebot von 15 bis 20 mg Eisen. Bei gesteigertem Bedarf an Eisen, wie in der Schwangerschaft oder im Wochenbett, wird die Absorptionsrate gesteigert von 10 % auf bis zu 25 %. (Christoph 2012; Brunner-Agten et al. 2012)

Von täglich 15 mg für nicht-schwangere Frauen erhöht sich der Bedarf bei Schwangeren auf 30 mg/Tag. In der Stillzeit sollte eine tägliche Zufuhr von 20 mg/Tag nicht unterschritten werden (DGE 2019; Brunner et al. 2012).

Ein Mangel an Eisen führt unweigerlich zu einer Anämie, welche durch einen Hämoglobin-Gehalt im Serum von < 11 g/dl (entspricht 6,83 mmol/l) im I. und III. Trimenon und einem Wert von < 10,5 g/dl (entspricht 6,52 mmol/l) im II. Trimenon definiert ist. (Breymann & Dudenhausen 2017)

Die Anhebung des Hämoglobinwertes um 2 g/dl (entspricht 0,62 mmol/l) folgt einer Substitution von 80 bis 160 mg Eisen täglich nach drei Wochen. (Breymann & Dudenhausen 2017)

Auch nach Stabilisierung und Normalisierung des Hämoglobinwertes soll die Substitution weitere drei (AWMF 2016e) bzw. vier bis sechs Monate (Breymann & Dudenhausen 2017) fortgeführt werden.

In diesem Zuge kommt es zu einer eisenabhängigen Zunahme des Blutvolumens. Die ca. achtzehn- bis dreißigprozentige Erhöhung gegenüber dem Ausgangsvolumen entsprechen einer Zunahme von 240 bis 400 ml Gesamtblutvolumen. Selbst bei optimaler Ernährung und Deckung der maximalen Eisenresorption von 2 bis 3 mg/Tag kann eine Schwangerschaft dennoch zuweilen mit einer negativen Eisenbilanz einhergeht. Eine negative Eisenbilanz wird durch fallende Serumferritinspiegel und Transferritinsättigungen identifiziert (▶ Tab. 3.8). (Breymann & Dudenhausen 2017; Breymann 2006).

Tab. 3.8: Serum-Ferritinwerte und Fülle des Eisenspeichers (Breymann & Dudenhausen 2017; Quell-Liedke 2016; Christoph 2012)

Serum-Ferritin [µg/l]	Fülle des Eisenspeichers	Bemerkungen
> 50	entspricht einer genügenden Eisenreserve	Zielwert auch bei Substitution
50–30	ein funktioneller Eisenmangel ist noch möglich	leichter Eisenmangel; orale Substitution
30–15	knapper bis leerer Eisenspeicher	moderater Eisenmangel; orale Substitution
< 30		bei Hämoglobin < 11g/dl bzw. 10,5 g/dl orale Substitution
< 20	leerer Eisenspeicher nach Breymann & Dudenhausen (2017)	Eisenmangel
< 15	leerer Eisenspeicher	Serum-Ferritin < 12 µg/l und Hämoglobin < 9 g/dl parenterale Fe-Gabe von Eisen-III-Präparaten

Eine Eisenmangelanämie ist durch die Leerung der Eisenspeicher charakterisiert. Entlang dieses Prozesses unterscheidet man einen latenten Eisenmangel mit noch im Gang befindlicher Entleerung des Eisenspeichers von einem manifesten Eisenmangel mit abgeschlossener Entleerung sowie einer Anämie. (Christoph 2012)

Beratung:

- Auch bei einer ausgewogenen Ernährung steigt die Hämoglobinkonzentration langsam (Breymann & Dudenhausen 2017),
- eine orale Therapie erfolgt mit Eisen-II-Sulfat in Höhe von 80-100 mg täglich, maximal 150-160 mg täglich, idealerweise ein bis zwei Stunden vor der Mahlzeit eingenommen (Ruisinger & Kainer 2017; Quell-Lietke 2016),
- bereits eine tägliche Substitution von 20 mg Eisen-II-Sulfat wirkt dem Eisendefizit entgegen (Breymann & Dudenhausen 2017),

- mit einer Normalisierung des Hämoglobinwertes ist auch bei Supplementierung erst nach zehn bis vierzehn Tagen oder drei Wochen zu rechnen (Ruisinger & Kainer 2017.; Breymann & Dudenhausen 2017),
- mit höherer Dosis steigen die unerwünschten Nebenwirkungen (Ebd.).

Maßnahmen und Anleitung:

- Eisensubstitution bei einem Hb-Wert unter 11,0 g/dl bzw. 10,5 g/dl (bzw. 5,90 und 6,83 mmol/l) (Krafft 2004),
- Nebenwirkungen pharmazeutischer Eisensupplemente können Übelkeit, Erbrechen oder anhaltende Obstipation sein (Ebd.).

Beginn und Dauer: Mit Beginn der Betreuung und bei Anzeichen von Anämie.

Vorgehen bei Regelwidrigkeiten:

- Eine Eisensubstitution in der Schwangerschaft ist bei Werten unter 9,5 bis 8,5 g/dl (bzw. 5,90 bis 5,28 mmol/l) durch eine i.v.-Gabe von 200 mg Eisensaccarat angezeigt.

Kooperierende: Hausärzt/-in, Gynäkolog/-in.

3.14 Niere, ableitendes Harnsystem und Urin

Kirstin Büthe

Ziel:

Physiologische Diurese, schmerzfreie Miktion.

Inhalt:

Diurese:

Die beiden Nieren dienen dem menschlichen Körper zur Ausscheidung von Stoffwechselendprodukten (Harnstoff etc.), Elektrolyten und Wasser. Die Hormon- und Urinproduktion sowie der Blutdruck sind in diesem Zusammenhang in einem Regelwerk miteinander verzahnt. Unter Blutdruck wird aus den Gefäßschlingen des Nierenkörperchens ca. 120 ml/Minute Primärharn abgepresst. Der größte Teil dieser Flüssigkeit wird in dem Bereich der Tubuli und Sammelrohre rückresorbiert und dem Kreislauf zurückgeführt. Nur ca. 1,5 Liter Sekundär- oder Endharn

werden ausgeschieden. (Menche 2016; Jochum et al. 2009)

Primärharn bezeichnet in diesem Prozess noch nicht konzentrierten Harn, der in den Glomeruli der Nieren aus dem Blutplasma filtriert wird. Er entspricht in seiner Zusammensetzung weitgehend eiweißfreiem Blutplasma und enthält Polypeptide sowie niedermolekulare Proteine, die während der Tubuluspassage durch Enzyme hydrolysiert und als Aminosäuren resorbiert werden. (Linzer 2017)

Urin oder auch Harn, End- oder Sekundärharn benennt die durch die Niere und ableitende Harnwege ausgeschiedene Flüssigkeit. Sie enthält obligatorisch über die Nieren auszuscheidende, sog. harnpflichtige Substanzen (Kalzium-Ionen, Chlorid, Kreatinin, Harnsäure und Harnstoff etc.). (Menche 2016; Pschyrembel 2017)

Urin besteht zu 95 % aus Wasser, des Weiteren aus Harnstoff, Harnsäure und Kreatinin. Die

Gelbfärbung wird durch Beimengung von Urochromen erreicht (Menche 2016). Die physiologische Ausscheidung von Harn beträgt 0,5 bis 1,0 ml/min (Nicolai 2017).

Je nach Durst und individueller Trinkmenge werden täglich zwischen ein bis eineinhalb Liter Harn produziert. Die minimale tägliche Ausscheidung von Flüssigkeit über Harn beträgt 300 bis 500 Milliliter zur Gewährleistung der Ausscheidung von Natrium, Kalium und Harnstoff. (AWMF 2017)

Urin dient zur Regulation des Wasser-, Elektrolyt- und Säure-Basen-Haushalts eines Menschen. Bei einem gesunden Menschen ist er klar, bernsteingelb und steril. Frischer Harn reagiert leicht sauer (pH-Wert 5–7) und wird durch bakterielle Harnstoffspaltung stechend riechend und alkalisch. Unter Beteiligung von Bakterien kommt es zum Anstieg von Ammonium und Bikarbonat im Urin. Die damit verbundene Anhebung des pH-Wertes über 7,0 leistet der Bildung von Harnsteinen Vorschub. (Ebd.)

Durst und Trinkverhalten haben Einfluss auf die Ausscheidung. Der appetitive Mechanismus reguliert die Flüssigkeitsaufnahme entsprechend dem Wasserbedarf des Organismus. Durstgefühl wird ausgelöst zum einen durch Reizung von Osmosensoren im Hypothalamus bei Zunahme der Salzkonzentration im Blutplasma, zum anderen durch Volumen-Sensoren in herznahen Gefäßen, Vorhöfen und Nieren bei Blutvolumenmangel. (Pries 2017) In der Schwangerschaft ist der Durst gesteigert (Stiefel et al. 2015). Wird nicht ausreichend Flüssigkeit aufgenommen, stellt sich nach Ausschöpfen von Flüssigkeitsverschiebungen im Organismus eine Dehydratation ein.

Diese Abnahme des Körperwassers entsteht durch gesteigerte renale, gastrointestinale, pulmonale bzw. perkutane Wasserabgabe ohne entsprechende Zufuhr oder durch iatrogene Verursachung bzw. Nebenwirkung (Nicolai 2017). Trockene Schleimhäute, rissige Zunge und stehende Hautfalten sind Hinweise eines Volumendefizits (Menche 2016).

Schwangerschaft

In der Schwangerschaft kommt es ab der 10. SSW zu einer progesteronbedingten Weitstellung der Nierenkelche, des Nierenbeckens und der Harnleiter (Weyerstahl & Stauber 2013) um 50 bis 70 % (Grospietsch & Möricke 2018). Betroffen sind davon 80 % der Schwangeren. Die rechts gelegene Niere und Harnleiter sind davon stärker betroffen als die anatomisch links gelegenen Anteile. (Bikas et al. 2006)

Die Nierendurchblutung sowie das glomeruläre Filtrat erhöhen sich im ersten Trimenon der Schwangerschaft um 30 bis 40 % (AWMF 2017) bzw. 50 % (Grospietsch & Möricke 2018) und erreichen ihr Maximum in der ca. 32. SSW. Das sich im harnableitenden System befindliche Volumen an Harn verdreifacht sich von 50 auf 150 ml und fließt langsamer ab (AWMF 2017).

In der Schwangerschaft ist die tubuläre Rückresorption von Proteinen herabgesetzt. Steigt der Proteinanteil im 24-Stunden-Sammelurin auf bis zu 150 mg/l spricht man von einer physiologischen Schwangerschaftsproteinurie. Werte über 300 mg/l in 24 Stunden sind pathologisch und ein Frühsymptom für eine Präeklampsie. (Weyerstahl & Stauber 2013)

Eine leichte Schwangerschaftsproteinurie und -glukosurie sind physiologische Begleiterscheinungen (Ebd.) (▸ Kasten 3.5). Die mit einer Schwangerschaft assoziierte, physiologisch unvollständige Rückresorptionsfähigkeit der Tubuli führt zu einem Verlust von Aminosäuren. Die Serumharnsäure sinkt im I. und II. Trimenon und steigt zum III. Trimenon wieder an. (Bikas et al. 2006)

Entgegen der physiologischen Glukosurie von Nichtschwangeren mit 70 bis 100 mg Glukose pro Liter Urin, charakterisiert die Schwangerschaftsglukosurie höhere Werte. Im Normbereich sind Werte unter 150 mg/24 Stunden. Die renale Glukosurie folgt der physiologisch vermehrten glomerulären Filtrationsrate und erhöht die filtrierte Glukosemenge bei gleichbleibender Glukosereabsorption.

Wiederholte Glukosurie ist als unphysiologisch anzusehen und kann ein Symptom für einen Diabetes mellitus sein. (Ebd.)
Glukosebeimengung im Urin über einen physiologischen Wert ist gekoppelt an einen hohen Blutzuckerwert über 180 mg/dl (Jochum et al. 2009).

Kasten 3.5: Glukosebeimengung im Urin in 24 Stunden: Grad der Glukosurie (Grospietsch & Möricke 2018)

- Glukosemenge < 150 mg/24h: Normbereich, U-Stix färbt sich gelb
- Glukosemenge zwischen 150 und 600 mg/24 h: mäßig erhöhte Glukosurie, U-Stix färbt sich grün ab 500 mg Glukose/l
- Glukosemenge > 600 mg/24 h: stark erhöhte Glukosurie, U-Stix färbt sich grün ab 500 mg Glukose/l

Der pH-Wert des Urins in der Schwangerschaft ist leicht zum alkalischen Bereich verschoben. Diese physiologische Entwicklung senkt die Abwehr pathogener Keime im Urin. (Grospietsch & Möricke 2018)
Im letzten Drittel der Schwangerschaft entwickelt sich eine infektfreie, physiologische Pollakisurie durch eine Kompression der Blase durch den Uterus (Ebd.; Weyerstahl & Stauber 2013).
Die schwangerschaftsbedingte Verdünnung des Urins führt zu einer Reduktion infektionshemmender Substanzen im Urin (AWMF 2017).

Die Untersuchung des Urinsediments im Hinblick auf einen Nutzen bei einer symptomatischen Bakteriurie ist nicht belegt. Ebenso ist der Nutzen einer antibiotischen Behandlung der asymptomatischen Bakteriurie, wenn sie durch eine Untersuchung von Mittelstrahlurin festgestellt wurde, nicht belegt. (GbA 2015)

Beratung:

- In diesem Kontext sollen Frauen täglich ca. 2 200 ml Flüssigkeit in flüssiger und fester Form zu sich nehmen (Jochum et al. 2009),
- die diuretische Wirkung von Kaffee oder Tee ist bei Gewöhnung zu vernachlässigen (Ebd.),
- Pollakisurie, der Drang zum mehr als sechsmaligen Wasserlassen bei kleinen Mengen über 24 Stunden ist in der Schwangerschaft physiologisch (Dietrich 2017; Grospietsch & Möricke 2018),
- Nykturie, die vermehrte nächtliche Miktion (Escher 2018), begleitet eine Schwangerschaft bereits ab dem I. Trimenon,
- Nykturie ist an die nächtliche Ödem-Ausschwemmung gekoppelt und hat keinen Krankheitswert (Grospietsch & Möricke 2018).

Maßnahmen und Anleitung:

- Trinkmenge an den erhöhten Bedarf in der Schwangerschaft anpassen bzw. erhöhen,
- Kompressionsstrümpfe schützen vor ausgeprägter täglicher Wassereinlagerung in den unterern Extremitäten als (Mit-)Ursache der Nyturie,
- mehrmals am Tag die Gelegenheit zum Hochlegen der Beine ohne Kompression nutzen.

Beginn und Dauer: Mit Übernahme der Betreuung.

Gute Erfahrung mit:

- Bei entsprechender Infektanfälligkeit sollten öffentliche Feuchträume (Dampfsauna, Schwimmbad, Babybecken etc.) und hochfrequentierte Toilettenräume mit Vorsicht genutzt werden,

- potente Oberflächen-Desinfektionstücher verwenden,
- infektiöse Erkrankungen des Urogenitalsystems auskurieren.

Kooperierende: Gynäkolog/-in, Urolog/-in.

3.14.1 Asymptomatische Bakteriurie & Zystitis

> Auch eine asymptomatische Bakteriurie soll in der Schwangerschaft antibiotisch behandelt werden! (AWMF 2017)

Inhalt: Die Weitstellung des harnableitenden Systems, die verminderte Kontraktilität und verlängerte Entleerungszeit leisten der Entwicklung einer asymptomatischen Bakteriurie, einem akuten Harnwegsinfekt und Pyelitis gravidarum Vorschub (Grospietsch & Möricke 2018; Bikas et al. 2006). Die Aszension der Erreger wird durch den verminderten urethralen Tonus sowie durch mechanische Obstruktion begünstigt. Die Erweiterung des Harnleiters oberhalb des kleinen Beckens verzögert den Rückfluss im Bereich der oberen Harnwege. Infolgedessen können sich vorzeitige Wehen entwickeln. Pyelonephritiden werden durch die erleichterte Erregeraszension gehäufter beobachtet. Zu den individuellen Risikofaktoren zählen Harnwegsinfektionen in der Anamnese, niedriger Sozial- und Ausbildungsstatus, Chlamydien-Infektion in der Anamnese, Sichelzellanämie und Adipositas. (AWMF 2017)

Bei Verdacht auch auf eine akute unkomplizierte Harnwegsinfektion sollte neben Anamnese auch eine Untersuchung des Urins einschließlich einer Urinkultur erfolgen. Auch eine asymptomatische Bakteriurie kann antibiotisch behandelt werden, um eine Entwicklung zur Pyelitis gravidarum abzuwenden.

Die asymptomatische Bakteriurie beschreibt einen bakteriell bedingten Harnwegsinfekt ohne Symptome. In der Schwangerschaft muss diese Erkrankung erfolgreich behandelt werden (AWMF 2017). Eine Zystitis (Harnwegsinfekt) ist eine Entzündung der Blasenschleimhaut oder der ganzen Blasenwand mit Dysurie und Pollakisurie, v. a. bei Frauen. In der Regel handelt es sich um eine aszendierende Infektion über die Harnröhre, seltener deszendierend von den Nieren und oberen Harnwegen. Rezidive sind häufig. (Miernik 2017)

Typische Symptome einer Zystitis sind Dysurie, Pollakisurie sowie eine Keimzahl von $> 10^5$/ml Mittelstrahlurin. 80 bis 90 % der Harnwegsentzündungen werden von Escherichia-coli-Bakterien verursacht. Rezidive durch den gleichen Erreger sind wahrscheinlich, auch nach Jahren. (Jochum et al. 2009)

Der Nachweis einer infektiösen Zystitis erfolgt über Leukozyten und Nitrit im Urin-Teststreifen (Grospietsch & Möricke 2018).

Eine Hämaturie ist die Blutbeimengung im Urin durch Nieren- oder Harnwegsblutung, welche durch eine schmutzig-braune oder rötliche Farbe des Urins sichtbar ist (Jochum et al. 2009).

Die Erythrozyturie wird durch den entsprechenden Nachweis von roten Blutkörperchen im Urin diagnostiziert Es ist ein Hinweis auf eine (infektiöse)Erkrankung oder Verletzung der Niere oder Blase. Größere Beimengungen von Leukozyten im Urin (Leukozytorie) sind ein Hinweis für eine Infektion von Niere oder der ableitenden Harnwege. (Ebd.; Grospietsch & Möricke 2018)

Eine meist durch eine bakterielle Infektion verursachte, meist einseitige, akute Entzündung des Nierenbeckens (Pyelonephritis) kann einer Zystitis folgen (Escher 2018).

Die serologischen Entzündungsparameter CRP und Leukozyten sowie die Blutsenkung ist in diesem Fall pathologisch erhöht (Grospietsch & Möricke 2018).

Die akute oder chronische Nierenbeckenentzündung in der Schwangerschaft (Pyelitis gravidarum) ist durch Symptome wie Flankenschmerz, Dysurie, Pollakisurie sowie intermittierende Fieberschübe gekennzeichnet. Bei zwei Dritteln der chronischen Verlaufsform fehlen die klassischen Symptome. Es treten Kopfschmerzen und Abgeschlagenheit auf. (Grospietsch & Möricke 2018)

> **Beratung:**
>
> - Persönliche Hygiene beim Sex sowie beim Toilettengang (Ghoudri et al. 2018) insbesondere außerhalb der eigenen Wohnung beachten,
> - persönliche Hygiene beim Sex beachten, nach oralem oder analem Verkehr sollte anschließender vaginaler Verkehr möglichst mit Schutz fortgesetzt werden (Großpietsch & Möricke 2018),
> - infektiöse Erkrankungen der ableitenden Harnwege unbedingt auskurieren.

Maßnahmen und Anleitung:

- Das Phythoterapeutikum Cranberrysaft (Vaccinium macrocarpon) reduziert eine Bakteriurie und Harnwegsinfekte in der Schwangerschaft (Wing et al. 2008),
- Präparate auf Basis von Cranberrys sind nur protektiv gegenüber Infektionen durch Escherichia coli,

- U-Stix vom Mittelstrahlurin gibt u. a. Aufschluss über Harnwegsinfekt (Leukozyten, Mikrohämaturie, ggf. Nitrit, Proteinurie), Diabetes mellitus (wiederkehrend und höhergradige Glukosurie, ggf. Ketone), präeklampsieassoziierte Proteinurie (nur höhergradige Proteinurie), anhaltender Hunger (Keton) u. a.

Beginn und Dauer: Mit Übernahme der Betreuung.

Vorgehen bei Regelwidrigkeit:

- Nierenstau: Eine in der Schwangerschaft durch Harnwegs-Obstruktion durch den Uterus pathologisch veränderte Niere (Harnstauungsniere, Hydronephrose). Ein Nierenstau ist in der Regel vergesellschaftet mit einer Entzündung der ableitenden Harnwege und kolikartigen Schmerzen. Unbehandelt droht in beiden Fällen die terminale Niereninsuffizienz mit Dialysepflicht. (Escher 2018)

Kooperierende: Gynäkolog/-in, Urolog/-in.

3.15 Zervix

3.15.1 Vaginale Untersuchung

Kirstin Büthe

(Vorzeitige) Zervixreifung korreliert mit einem pH-Wert-Anstieg des Vaginalsekretes über 4,5! (Gross et al. 2018; Berger & Melamed 2014; Zondzika et al. 2011)

Definition
Schwangerschaftszeichen: Die schwangerschaftbedingten Veränderungen des maternalen Organismus führen auch an den Genitalen zu Gewebe- und Konsistenzveränderungen. Diese historischen Schwangerschaftzeichen werden bei der Inspektion der Vulva und bei der vaginalen Untersuchung erkannt.

Inhalt:

Zervix:
Die Zervix stellt das untere Drittel des Uterus dar und dient als Verschluss des Corpus uteri. Sie ist von derber und fester Konsistenz. Sie

wird mit einer Länge von (2,5 bis) 4 bis 4,5 cm angegeben. Sie hat eine Haltefunktion und bietet Schutz vor Infektionen. (Pildner von Steinburg & Lengyel 2006; Bley et al. 2015)

Der Canalis cervicis uteri (Zervixkanal) ist die Verbindung zwischen dem Cavum uteri (Gebärmutterhöhle) und der Vagina. Zahlreiche Drüsen bilden einen grauweißen, zähen, alkalischen Schleim(-propf). Der sogenannte Kristellsche Schleimpropf verschließt den Zervixkanal nach oben vor aufsteigenden Keimen. Es ist ein festes Gebilde aus verdichtetem Zervixschleim. (Brehm 1995)

Die Portio vaginalis uteri (Portio) ist der Anteil der Zervix, der in den Scheidenkanal hineinreicht (Brehm 1995). In diesem Bereich verläuft eine Grenze vom Plattenepithel der äußeren Zervix (Portio) zum Zylinderepithel der inneren Zervix (Brehm 1995). Der äußere Muttermund (Ostium uteri externum) stellt die äußere Öffnung der Portio dar. Diese untere Engstelle des Zervixkanals wird bei der Spekulumeinstellung sichtbar. Sie ist von grübchenartiger Form bei Nullipara und von lippenartiger Gestalt bei Frauen nach vaginaler Geburt. Die Portio supra vaginalis cervicis stellt dabei den Abschnitt der Zervix dar, der in bindegeweblicher. Verbindung mit der Harnblase über dem Scheidendach liegt (Brehm 1995).

Die ca. sechs Milimeter lange Uterusenge zwischen Corpus und Cervix uteri (Isthmus uteri) (Vaupel et al. 2015) bildet die obere Engstelle des Zervixkanals (= innerer Muttermund) und stellt die Öffnung zum Corpus uteri dar (Faller & Schünke 2008). Je nach Funktionszustand des Uterus in der Schwangerschaft zählt der Isthmus sowohl zum Verschluss als auch zum Geburtsweg. (Ebd.)

Die Cervix uteri erfährt eine Erweichung und livide Färbung, meist bereits einen Monat nach Eintritt der Schwangerschaft. Hypertrophie und Hyperplasie der zervikalen Drüsen sowie intensivierte Vaskularisierung erfolgen. Die Elastizität der kollagenen Fasern steigt zum errechneten Termin um das Zwölffache an. Die Zervixschleimhaut hypertrophiert und ist als Schwangerschaftsektropium besonders verletzlich. Es tritt die Zervikalschleimhaut aufgrund der Hypertrophierung bis auf die Portiooberfläche hervor. (Bikas et al. 2006).

Zervixlänge:

Bei einer Einlingsschwangerschaft ist die durchschnittliche, vaginalsonographisch ermittelte Zervixlänge vor der SSW 22 über 40 mm, zwischen SSW 22 und 32 ca. 40 mm und nach SSW 32 bei ca. 35 mm. Dabei ist die Länge der Zervix zwischen der SSW 14 und 28 in der Regel vergleichsweise stabil. (DGGG et al. 2019)

Im Vergleich von Ultraschall-Messung der Zervix und digitaler Messung der Portio weichen die Längenangaben voneinander ab. Am Termin beträgt das Ergebnis der digitalen Messung der Portio etwa die Hälfte der per Ultraschall gemessenen Zervixlänge (18,6 versus 31,3 mm). Bei vorzeitiger Entbindung zwischen der 14. und 30. Schwangerschaftswoche nähert sich der digitale ermittelte Wert der Zervix dem der per Ultraschall gemessenen Zervixlänge an (16,1 versus 20,6 mm). (Berghella et al. 1996)

Rechtzeitige Zervixreifung:

Der Zervix kommt in der Schwangerschaft eine protektive Funktion als Halteapparat und Keimabwehr zur. Jedes ihrer vier Stadien (Haltefunktion, Reifung, Öffnung und Rückbildung und Reparation) unterliegt einer eigenen hormonellen Steuerung. Die Umwandlung von zervikalem Bindegewebe im Rahmen der Zervixreifung zum Termin, ihre Öffnung und die postpartale Wiederherstellung im Sinne der Reparatur verlaufen überlappend. Die Reifung der Zervix dauert einige Wochen. (Word et al. 2007)

Die Zervixreifung beginnt als wehenunabhängiger Prozess. Die Dilatation wird durch Kontraktionen erreicht. Die Zervix besteht aus bindegeweblichem Kollagen, Elastin und Proteoglykanen, welche in der Schwangerschaft kontinuierlichen Umbauprozessen unterworfen sind. Hormonelle Botenstoffe wie Prostaglandine, Östrogene und Stickstoffmonooxid aktivieren Proteasen, die Kollagenmaterial spalten und die der Wassereinlagerung in die Zervix den Weg ebnen. Es folgt eine Reorganisation der Kollagenfibrillen. Abakterielle oder bakterielle Entzündungsreaktionen stimulieren diesen Prozess. Die Einwanderung von Entzündungszellen setzt Zytokine, Stickstoffmonooxid und Proteasen frei, die an der Auflockerung der Zervix beteiligt sind. (Pildner von Steinburg & Lengyel 2006)

Durch die starke Auflockerung der Zervix zum Termin bzw. zur Geburt hin, wird diese weniger konturiert und weicher. Gegen Ende der Schwangerschaft (38. bis 40. SSW) wird die Zervix kürzer und zentriert sich von sakral in Richtung zentral. Der äußere Muttermund beginnt sich zu öffnen auf ein bis zwei Zentimeter Weite. Bei Erstgebärenden verkürzt sich die Zervix aus Richtung des inneren Muttermundes. Der äußere Muttermund öffnet sich erst, wenn die Zervix weitestgehend aufgebraucht ist. Bei Mehrgebärenden öffnent sich der innere und äußere Muttermund gleichzeitig. Die Portio ist in der frühen Eröffnungsperiode noch als wulstiger Rand zu tasten. (Romahn & Opitz-Kreuter 2015; Berghella et al. 1996)

Die Verflüssigung des Schleimpropfes ist ein Zeichen der bevorstehenden Geburt (Bikas et al. 2006). Die anschließende, mechanische Kraft der Wehen führt zur Dilatation der Zervix (Pildner von Steinburg & Lengyel 2006). Die uterinen Kontraktionen sind als spätes Ereignis der Geburt zu sehen (Word et al. 2007).

Vagina:
Die Vagina ist ein sechs bis acht Zentimeter langer, elastischer Schlauch aus Bindegewebe und Muskeln (Bley et al. 2015). Das Scheidendach umgibt die Portio ringförmig. Das Vaginalepithel besteht aus mehrschichtig-unverhorntem und drüsenfreiem Plattenepithel.

Das aus abgeschilferten Zellen des Epithels reichlich freigesetzte Glykogen wird unter Beteiligung von Lactobacillus acidophilus (Döderlein-Stäbchenbakterien) zu Laktat vergoren und führt zur charakteristischen pH-Wertabsenkung des Scheidenmilieus auf einen pH-Wert von (3,8 bis) 4 bis 4,5. (Vaupel et al. 2015; Bley et al. 2015)

Die Vagina erfährt in diesem Zuge eine Violettfärbung (Chadwick-Zeichen) und eine samtartige Aufrauhung ihrer Oberfläche. Das Scheidensekret nimmt zu. (Bikas et al. 2006)

PH-Wert-Messung der Scheidenflora:
Die milchsaure Vergärung von in Scheidenwandzellen eingelagertem Glykogen durch Laktobazillen führt zur pH-Wert-Senkung in den sauren Bereich. Der niedrige Wert gewährleistet eine Keimabwehr für Pilze und pathogene Keime (bspw. Bakterien, Viren). (Gross et al. 2018; Berger & Melamed 2014; Zondzika et al. 2011)

Schwangerschaftszeichen der vaginalen Untersuchung:
Zu den Schwangerschaftzeichen des Uterus zählen das Wachstum des Uterus bzw. Fundus, der Konsistenzwechsel am Corpus uteri von minimalen Muskelzuckungen zu Alvarez-Wellen sowie die Auflockerung des gesamten Uterus zu weicherer und fassbarer Konsistenz.

• Das *Holzapfelzeichen* oder Perimetriumzeichen beschreibt eine durch Aufrauhung beider Gewebe verursachte Veränderung der Verschiebbarkeit von Peritoneum zu Uterus bei der digitalen Untersuchung (Romahn & Opitz-Kreuter 2015).
• Das *Hegar-Schwangerschaftszeichen* des unteren Uterinsegmentes bezeichnet die leichte Zusammendrückbarkeit des teigig anmutenden unteren Uterinsegmentes bei der bimanuellen Untersuchung in der Frühschwangerschaft. Das Muskelgewebe erfährt eine Auflockerung. Das Bindegewebe der Zervix ist eher rigide, innen fest und außen weicher zu tasten. (Höfer 2013)
• Wassereinlagerung in das kollagene Gewebe der Zervix führt zu dieser Auflockerung

(Pildner von Steinburg & Lengyel 2006; Bley et al. 2015).

- Die *Gauß'sche Wackelportio* deutet begrifflich bereits an, dass sich die Portio bei der bimanuellen Untersuchung in alle Richtungen leicht durch den untersuchenden Finger verschieben lässt, während der Fundus unbeweglich bleibt. (Höfer 2013)
- Das *Stock-Tuch-Zeichen* beschreibt die Konsistenz der Portio im zweiten bis vierten Monat der Schwangerschaft bei Zusammendrücken mit zwei Fingern wie ein derber Zylinder, der scheinbar von einem Tuch umwickelt ist. (Ebd.)
- Das *Osiander-Arterienzeichen* bedeutet das Tasten der Pulsation von dem ab- bzw. aufsteigenden Ast der Arteria uterina an den Kanten der Zervix. (Ebd.)
- Das *Peanard'sche Zeichen*, auch »Springen-Lassen der Frucht« ist ab der 16. SSW tastbar. Bei vaginaler Untersuchung an der Zervix vorbei am vorderen Scheidengewölbe durch »Anstupsen« des Fetus kann dieser für einen kurzen Moment in seiner Eihöhle zum schweben gebracht werden. (Ebd.)

Vulva:
Die Durchblutung von Haut und Muskulatur im Bereich von Perineum und Vulva nimmt zu. Pigmenteinlagerung in der Analregion, Ausbildung der Linea fusca und auch Brustwarzenpigmentierung sind frühe subjektive Zeichen einer Schwangerschaft. Bei entsprechenden Dispositionen können sich unter zunehmendem venösem Rückstrom Varizen bilden. (Bikas et al. 2006)

Beratung:

- Besondere Aufmerksamkeit bei Frauen mit Zustand nach Frühgeburt oder assistierter Reproduktion sowie Frauen mit Migrationshintergrund (Bäurle 2017),
- Zahnpflege als Schutz vor inflammatorischer Streuung entlang von »Keimstraßen« im Körper und Infektion von Eihäuten und Uterus (▶ Kap. 5.3.1 Zahnpflege),
- protektiver Lebensstil (▶ Kap. 5.1),
- emotionalen Stress vermeiden (Goeckenjan 2012),
- ggf. Haushaltshilfe,
- Rauchentwöhnung (Rayburn 2007) (▶ Kap. 5.5.3),
- keine Drogen konsumieren (Ebd.) (▶ Kap. 5.5.4),
- regelmäßige Wahrnehmung der Schwangerenvorsorge.

Maßnahmen und Anleitung:

- Eine Vaginose kann durch eine pH-Messung des Scheidensekrets mittels eines pH-Testhandschuhs früh erkannt und einer Behandlung unterworfen werden,
- eine perivaginale Infektion soll rasch und sensitiv behandelt werden (Berger & Melamed 2014),
- asymptomatische Bateriurie & Zystitis behandeln (▶ Kap. 3.14.1),
- eine Gewichtskontrolle, nicht Gewichtsreduktion, im Sinne von Ziel-BMI von 18,5 bis 25 (AOCG 2013) zum Schutz vor Frühgeburtlichkeit (▶ Kap. 3.12.1).

Beginn und Dauer: Mit Übernahme der Betreuung.

Vorgehen bei Regelwidrigkeit:

- Verlegung der Schwangeren in ein Perinatalzentrum,
- bei drohender Frühgeburt erfolgt eine Lungenreifeinduktion (AWMF 2019).
- bei Geburt eines Kindes mit einem Geburtsgewicht von unter 1 000 g korreliert seine Prognose mit seinen Co-Risiken (Infektion, IUGR etc.) (AWMF 2014).

Kooperierende: Gynäkolog/-in, Perinatalzentrum.

3.15.2 Frühgeburts- bestrebungen

Kirstin Büthe

Definitionen
Späte Frühgeburt: Auch terminnahe, marginale, moderate, minimale oder milde Frühgeburt. Ein Neugeborenes, das zwischen SSW 34+0 bis 36+6 geboren wird. (Helmer 2007)
Frühe Frühgeburt: Ein zwischen SSW 28+0 bis 33+6 geborenes Neugeborenes (Ebd.).
Sehr frühe Frühgeburt: Ein Neugeborenes, das zwischen SSW 24+0 bis 27+6 geboren wird (Ebd.).
Extrem frühe Frühgeburt: Ein Neugeborenes, das vor 24+0 Schwangerschaftswochen geboren wird (Ebd.).

Inhalt: Ca. 10 % der Lebendgeburten in westlichen Industrienationen kommen mit einem Gestationsalter kleiner als 37+0 SSW als Frühgeburt auf die Welt (Singer 2017).

Frühgeburtlichkeit ist definiert als Geburt vor der abgeschlossenen 37. SSW (Norwitz & Snegovskikh 2007). Ein Neugeborenes, das von Beginn der letzten Menstruationsblutung gerechnet nach weniger als 260 Tagen bzw. 37 Schwangerschaftswochen geboren wird. Nach WHO gelten Neugeborene mit einem Geburtsgewicht unter 2 500 g als Frühgeburt. (Helmer 2007)

Häufig wird Frühgeburtlichkeit durch unabwendbare, aufsteigende vaginale Infektionen verursacht. Bei drohender Frühgeburt wird mit Antibiotika und tokolytischen Medikamenten behandelt. (Goerke 2017)

2016 kamen 8,6 % der in Deutschland geborenen Kinder als Frühgeburten auf die Welt (Bäurle 2017). Die Fähigkeit des Fetus, außerhalb des Uterus zu überleben, ist unter intensiv-medizinischer Behandlung und Pflege sowie unter Inkaufnahme einer hohen Mortalität und Morbidität ab der 22. Schwangerschaftswoche möglich (Moore & Persaud 2007). Besonders vital limitierend ist die fehlende kindliche Lungenreife. Über die antenatale Behandlung der Mutter bis zur 34. bis 35. SSW mit einer Gabe von Kortikosteroiden wird eine Lungenreifung des Feten induziert. (Mändle & Opitz-Kreuter 2015)

Eine medikamentöse Induktion der Lungenreife des Feten kann am Ende der kanalikulären Phase (16. bis 26. SSW) durch Bildung von primitiven Alveolen bei gleichzeitig guter Vaskularisierung bedingt möglich sein. Die Produktion von Surfactant (surface active agent), einem Gemisch aus Phospholipiden und Proteinen, beginnt um die 20. SSW. Erst in der späten Fetalzeit mit einem Optimum in den letzten zwei Wochen vor dem errechneten Termin wird es in ausreichendem Maße gebildet. (Moore & Persaud 2007)

In der BRD betrug die Rate an Frühgeburten 2017 8,36 % (DGGG et al. 2019). Ca. 1 % der Lebendgeburten sind sogenannte Very-low-birth-weight-Frühgeburten mit einem Geburtsgewicht unter 1 500 g (Singer 2017).

Das aus der kindlichen Unreife resultierende gesundheitliche Risiko bleibt langfristig bestehen. Die perinatale Mortalität von Kindern, die vor der 28. SSW geboren wurden, betrug 2017 33,43 %. Extreme Frühgeburtlichkeit vor der 28. SSW bewirkt teilweise schwere Beeinträchtigungen (z. B. durch zerebrale Schädigungen, respiratorische Störungen, Visus- und Hörverluste) (DGGG et al. 2019). Die Komplikationsrate der Frühgeborenen korreliert mit dem Grad der Unreife. (Singer 2017)

Zwei Drittel aller Frühgeburten sind die Folge vorzeitiger Wehentätigkeit mit oder ohne vorzeitigen Blasensprung. Die Ursachen sind multifaktoriell. Eine Aktivierung des Myometriums im Ruhezustand fördert den komplexen Abbauprozess von Progesteron und leistet damit der Wehentätigkeit Vorschub. Bakteriell induzierte Entzündungsprozesse, eine gestörte maternal-fetale Immuntoleranz, maternaler Stress sowie deziduale Alterung entfalten eine ähnliche Wirkung. (DGGG et al. 2019)

Risikofaktoren für Frühgeburtlichkeit sind Geminigravidität, vaginale Blutungen insbesondere in der zweiten Hälfte der Schwangerschaft, eine rasche Schwangerschaftsabfolge, Z. n. spontaner Frühgeburt oder Abort sowie ungünstige sozioökonomische Lebensbedingungen (DGGG et al. 2019).

Besonders perivaginale Infektionen leisten vorzeitigen Geburtsbestrebungen Vorschub. Bei einer Vaginose ist mit einer veränderten Keimzahl von anaeroben Keimen in der Vagina zu Ungunsten der Döderlein-Flora zu rechnen. Der Fluor ist grau-weißlich, nass und verströmt einen charakteristischen Fischgeruch. Meist führt das beteiligte Gardnerella vaginalis als Succinatproduzent zu einer starken Vermehrung der Keime. (Wolf 2009)

Eine Candidose oder Vaginalmykose ist eine Infektion der Vagina mit dem Pilz Candida albicans. Brennen, Juckreiz, weißkrümeligenr und geruchloser Fluor zeigen die Erkrankung an. Die Labien können begleitend geschwollen sein. Der Pilz ist Bestandteil der physiologischen Haut und Schleimhaut. Veränderungen der Blutglukose im Sinne eines Anstieges leisten der Kolonisation Vorschub. Weitere Kontaktmöglichkeiten sind der eigene Gastrointestinaltrakt oder der des Partners sowie sein Sperma. (Ebd.)

Eine entzündliche Erkrankung der Vagina, häufig mit Beteiligung der Vulva (Vulvovaginitis) geht mit charakteristisch unangenehm riechendem Fluor, Juckreiz und brennenden Schmerzen einher. Asymptomatische sowie chronifizierte Verläufe sind möglich. (Pschyrembel 2018)

Kein Biomarker ist bei asymptomatischer Schwangerschaft und nicht verkürzter Zervix für die Vorhersage einer Frühgeburt geeignet (DGGG et al. 2019).

Der Fibronektin-Test (fFN-Test) gibt einen Hinweis auf (Früh-)Geburtsbestrebungen (Haas et al. 2015). Der Fibronektin-Test hat bei verkürztem Muttermund kleiner 30 mm, intakter Fruchtblase, keiner Blutung, idealerweise in Zusammenhang mit vaginal-sonographischen Ergebnissen bei symptomatischen Schwangeren einen Vorhersagewert für 7 bis ca. vierzehn Tage (DGGG et al. 2019; Haas et al. 2015).

Fetales Fibronektin ist ein Stoff, der bei intakter Schwangerschaft den Uterus mit dem Amnion verbindet. Bei Geburtsbeginn löst er sich und ist in der Vagina nachweisbar. (Haas et al. 2015)
Sein Schwellenwert liegt bei 50 ng/ml bei einer Muttermundsweite von unter 3 cm (DGGG et al. 2019).

Mit vorzeitige Wehentätigkeit, dass heißt zervixwirksamer, regelmäßiger Wehentätigkeit vor der SSW 37+0 mit Muttermunderöffnung steigt das Risiko für Frühgeburtlichkeit.

Auch eine Zervixinsuffizienz durch eine verfrühte Dissoziation der Kollagenstruktur führt zum Unvermögen der Zervix, dem erhöhten intrauterinen Druck stand zu halten (Pildner von Steinburg & Lengyel 2006; Bley et al. 2015). Die schmerzlose Eröffnung des Muttermundes charakteristischerweise im zweiten Triminon geht mit einer Zervixlänge unter 25 mm und ggf. einer Muttermundseröffnung einher. (Dulay 2017)

Je niedriger das Geburtsgewicht des Kindes, umso einflussreicher sind Co-Risiken (Infektion, intrauterine Wachstumsretardierung) auf die gesundheitliche Entwicklung des frühgeborenen Kindes (AWMF 2014). In der 24. SSW geborene Kinder überleben mit einer Wahrscheinlichkeit von ca. 80 % und sind in 1/4 bis 1/3 der Fälle schwer körperlich behindert (Singer 2017).

Ein frühgeborenes Kind verbringt in Hinblick auf seine Entwicklung wesentliche Zeit in einem ungünstigen Setting außerhalb des Uterus. Unter intensiv-medizinischer Behandlung müsste sich das Frühgeborene im Medium Luft gegen die Schwerkraft bewegen. Es verspürt Schmerz, einen haltenden Griff, Berührung durch wechselnde Personen in wechselnder Umgebungstemperatur. Die Lichteinflüsse sind grell und der Geräuschpegel permanent hoch. Es spürt Hunger sowie Durst und schmeckt Medikamente. Es riecht Desinfektionsmittel, Parfüm und ggf. auch Nikotin.

Intrauterin kann der Fetus in warmem Fruchtwasser frei schwimmen. Die Uterusinnenwand ist demgegenüber Begrenzung und mütterliche Bezugsperson zugleich. Seine Umgebung ist nahezu dunkel. Akustische Reize stammen von seiner Mutter in Form ihres Herzschlages und niederfrequenter Geräusche. Der Fetus hat weder Hunger noch Durst und wird durch das Geschmacks- und Geruchsspektrum der Mutter geprägt. (Linderkamp et al. 2005)

Zervix:

Mit ihrer Reifung verliert die Zervix unwiederbringlich ihre Haltefunktion (Pildner von Steinburg & Lengyel 2006). Es ist davon auszugehen, dass sich bei Frühgeburtsbestrebungen der innere Muttermund (Portio supravaginalis cervicis) zuerst öffnet und die Verkürzung der Portio ein spätes Symptom einer Frühgeburtsbestrebung ist. Die unphysiologische Reifung erscheint meist in Form von vorzeitiger Wehentätigkeit und Eröffnung. Das Risiko einer vorzeitigen Entbindung steigt mit abnehmender Zervixlänge. (Iams et al. 1996)

Eine Zervixlänge unter 40 mm vor der 22. SSW korreliert mit einem erhöhten Frühgeburtsrisiko. Zwischen der 22. und 32. SSW sollte die Zervixlänge mindestens 40 mm und nach der 35. SSW mindestens 35 mm betragen. Vor der SSW 34+0 gilt eine sonographisch ermittelte Zervixlänge von ≤ 25 mm als verkürzt. (DGGG et al. 2019)

Vaginal-pH-Wert:

Als pathologisch erhöht gelten vaginale pH-Werte ≥ 4,5 und diese bezeugen eine perivaginale Infektion (Vaginitis oder Vaginose) oder die Anwesenheit von Sperma. Charakteristisch für einen solchen pH-Wert ist eine Infektion mit Pilzen, die wiederum den Boden für eine bakterielle Infektion mit pH-Wert-Anstieg auf 5 bis 6,5 bildet. Die Infektion ist rasch medizinisch behandlungsbedürftig. (Gross et al. 2018; Berger & Melamed 2014; Zondzika et al. 2011)

Beratung:

- Ein vaginaler pH-Wert von über 4,5 korreliert mit einer Zunahme an Frühgeburtlichkeit (Gross et al. 2017).

Bei Frühgeburtsbestrebungen mit Notwendigkeit der stationären Aufnahme:

- Ist das Zervixgewebe vor der SSW 37+0 weniger konturiert und weicher, die Portio wird kürzer und zentriert sich vorzeitig (Schleußner 2013),
- der Muttermund ist auf > 1 cm geöffnet, die Fruchtblase ist prall und tastbar,
- der Schleimpfropf löst sich begleitet von einer frischroten, weniger bis regelstarken Blutung,
- es geht Fruchtwasser vor der SSW 37+0 ab,
- der Urin-Stix ist auffällig (Nitrit, Protein, Leukozyten positiv),
- Wehen sind schmerzhaft, palpabel, > 30 Sek., > 3/30 Min. (Schleußner 2013).

Maßnahmen und Anleitung:

- Die pH-Wert-Kontrolle mittels eines speziellen Testhandschuhes ermöglicht eine frühe Intervention (Schleußner 2013; Zondzika et al. 2011),
- Tokographie bzw. CTG-Kontrolle durchführen,
- Schonung anstreben, ggf. weniger arbeiten (Park et al. 2017) und zusätzliche Arbeitsbelastung vermeiden (Croteau 2016) (▶ Kap. 5.6 Arbeiten & Mutterschutzgesetz),
- bei bestehender Arbeitsbelastung (Stehen länger als sechs Stunden täglich) trägt eine Reduktion der Belastung zu einer gewissen Senkung der Frühgeburtlichkeit bei (DGGG et al. 2019),
- Geschlechtsverkehr mit Kohabitation vermeiden,

- bei entsprechenden Voraussetzungen ggf. Fibronektin-Test durchführen (DGGG et al. 2019),
- eine Wehenhemmung (Tokolyse) erfolgt über 48 Stunden bei gleichzeitiger erfolgreicher, antibiotischer Behandlung der bakteriellen Vaginose (DGGG et al. 2019),
- Progesterongabe (17-α-hydroxyprogesterone caproate) unterstützt die Wirksamkeit der Wehenhemmung (Ebd.),
- die Anlage einer Zerklage wird bei niedrigerem Gestationsalter < 24 SSW und einer Zervixlänge ≤ 25 mm sowie bei Abort oder Frühgeburt in der Anamnese empfohlen, (Ebd.).

Kooperierende: Gynäkolog/-in, Perinatalzentrum.

3.15.3 Pflege von Frauen mit vorzeitiger Wehentätigkeit & Zervixinsuffizienz

Die Diagnose einer Bereitschaft des eigenen Körpers zu einer früh- und vorzeitigen Entbindung und dies im Falle einer Zervixinsuffizienz ohne deutlich spürbare Zeichen können zu einer tiefen Verunsicherung der schwangeren Frau führen. Die sich zeitnah anschließende, komplexe Behandlung bestehend aus intravenösen, intramuskulären und subkutanen Injektionen sowie oraler und ggf. vaginaler Medikation verbunden mit einer erheblichen Einschränkung (▸ Tab. 3.9) bis zu vollständigem Verlust (z. B. strenge Bettruhe mit Beckenhochlagerung) des gewohnten Lebensstils und Hoffnung auf einen unkomplizierten Schwangerschaftsausgang kann als krisenhaftes Ereignis erlebt werden. Die Anerkennung der Geduld, der Bereitschaft zu schmerzhaften und einschränkenden Maßnahmen ohne eine sichere Perspektive im Kontext eines empathischen Umgangs kann das belastende Erleben der eigenen Situation mildern. Die angenehme Gestaltung des Mikrokosmos aus Patientinnenbett und Nachtschrank, die Gewährleistung von Erreichbarkeit von alltäglich wichtigen Utensilien und sowie ein Mindestmaß an Privatsphäre können einen positiven Effekt auf die psychomentale Verfassung der Schwangeren entfalten. Die Berücksichtigung spezieller Wünsche besonders im Rahmen von Körper- und Intimpflege sowie Ernährung dienen ebenso dem o. e. Ziel.

Tab. 3.9: Pflege von Frauen mit vorzeitiger Wehentätigkeit und Zervixinsuffizienz (DGGG et al. 2019; Grospietsch & Mörike 2018; Beyer & Cercus-Roßmeißl 2017; Pfob & Steinfartz 2017; Romero et al. 2016; Lauster et al. 2014; Berger 2014; Schleußner 2013; Skibbe & Löseke 2013; Surbek 2013)

	Merkmal	Vorgehen
Therapie	Zervixinsuffizienz	wie vorzeitige Wehen, vollständiger Muttermundverschluss, selten Zerklage
	i. v. Tokolytika mit Perfusor; nicht länger als 48 Std. bis 34. SSW	ß2-Sympathomimetikum: Fenoterol (Partusisten®), NW: Tachykardie, Handtremor
		Kalziumantagonist: Nifedipin (Adalat®)
		Oxytocin-Antagonist: Atosiban (Tractocile®), NW: Übelkeit, Kopfschmerzen, Schwindel, orthostatische Dysregulationen
		vor 32. SSW Prostaglandinsynthesehemmer: Indometacin (Amuno®)
	Unterstützend zur Tokolyse	≤ 34. SSW Progesteron-Suppositorien oder p. o. 200 bis 400 mg morgens
		Magnesium wirkt Kardioprotektiv

Tab. 3.9: Pflege von Frauen mit vorzeitiger Wehentätigkeit und Zervixinsuffizienz (DGGG et al. 2019; Grospietsch & Mörike 2018; Beyer & Cercus-Roßmeißl 2017; Pfob & Steinfartz 2017; Romero et al. 2016; Lauster et al. 2014; Berger 2014; Schleußner 2013; Skibbe & Löseke 2013; Surbek 2013) – Fortsetzung

	Merkmal	Vorgehen
Therapie	RDS-Prophylaxe bis 34/35. SSW	Glukokortikoid Beta- o. Dexamethason, NW: Flüssigkeitseinlagerung
		zweimalige Gabe von 12 mg Betamethasonim Abstand von 24 Stunden oder viermalige Gabe von 6 mg Dexamethason im Abstand von zwölf Stunden
		6 mg Dexametason i. m., WHL nach 12 Stunden
	Infektionsbekämpfung	orale Antibiose für 7 Tage: Clindamycin 300 mg oral 2 x tgl.; Metronidazol 500 mg oral 2 x tgl. oder 250 mg oral 3 x tgl.
		lokale Behandlung einer Scheideninfektion
	Ggf. körperliche Entlastung, Bettruhe	zunächst strenge Bettruhe, relative Bettruhe
		Muttermundentlastende Lagerung durch Becken- und Beinhochlagerung
	Beteiligung der Psyche	ruhige Atmosphäre, Geduld und Rücksicht auf Befindlichkeiten, auch durch Besucher
Patientinbeobachtung	EKG	in den ersten drei Tagen, dann wöchentlich
	Blutdruck	anfänglich 1–2-stündlich bis Kreislaufstabilisierung,
	Puls	anfänglich 1–2-stündlich bis Kreislaufstabilisierung, Kontrolle, auf Sepsissymptome achten
	Körpertemperatur	auf Sepsissymptome: therapieresistenter Temperaturanstieg und -abfall achten
	Atemfrequenz	auf Sepsissymptom Tachy- und Dyspnoe, Lungenödemsymptom und Dyspnoe achten
	Hautkolorit	auf Sepsissymptom achten: aschgraues Hautkolorit
	Entzündungsparameter	Blutbild und CRP engmaschig kontrollieren
	Wehen	CTG bzw. Tokographie 3–5/täglich
	Geburtsbeginn	Patientin soll sich bei Rhythmik von Kontraktionen, Blasensprung, Blutung, Druckgefühl sofort melden
	Psyche	für eine ruhige Atmosphäre sorgen, Umgebung angenehm gestalten, Erreichbarkeit von Alltagsutensilien ermöglichen, auf Gesprächswünsche eingehen
	Warnzeichen	zunehmende Kopfschmerzen, Schwindel, Übelkeit, Erbrechen, epigastrische Schmerzen, Ohrensausen, schlechteres Sehvermögen, Augenflimmern

Tab. 3.9: Pflege von Frauen mit vorzeitiger Wehentätigkeit und Zervixinsuffizienz (DGGG et al. 2019; Grospietsch & Mörike 2018; Beyer & Cercus-Roßmeißl 2017; Pfob & Steinfartz 2017; Romero et al. 2016; Lauster et al. 2014; Berger 2014; Schleußner 2013; Skibbe & Löseke 2013; Surbek 2013) – Fortsetzung

	Merkmal	Vorgehen
Pflege	Körperpflege	je nach Einschränkung der Mobilität teilweise oder vollständige Übernahme der Körperpflege
		Haarwäsche
		Mundpflege
		nach jeder Ausscheidung die sorgfältige Reinigung und Abtrocknung des Gesäßes ermöglichen
		bei Tremor ggf. bei Nahrungsvorbereitung und -aufnahme unterstützen
	Ernährung	anfänglich begleitet die Tokolyse ggf. ein Mangel an Appetit oder Übelkeit
	Prophylaxen	Thrombose: ATS und Heparin s. c.
		Obstipation: Pressen im Sinne einer Steigerung des intraabdominellen Druckes beim Stuhlgang vermeiden
		Pneumonie: Atemtraining, Mundhygiene, Inhalation, wenn möglich refluxreduzierende Oberkörperhochlagerung
	Ernährung	anfänglich begleitet die Tokolyse ggf. ein Mangel an Appetit oder Übelkeit
Sonstiges		Rauchentwöhnung

3.16 Gestationsdiabetes

Kirstin Büthe

Definitionen

Abnorme Nüchternglukose (impaired fasting glucose (IFG)): Bei einer abnormen Nüchternglukose liegen die Nüchtern-Plasmaglukosewerte zwischen 100 bis 125 mg/dl (5,6 bis 6,9 mmol/l) (DDG et al. 2011).

Gestörte Glukosetoleranz (impaired glucose tolerance (IGT)): Die 2-Std.-Plasmaglukosewerte des oGTT liegen im Bereich 140 bis 199 mg/dl (7,8 bis 11,0 mmol/l), die Nüchtern-Plasmaglukosewerte liegen unter 126 mg/dl (< 7,0 mmol/l). (DDG et al. 2011)

Kohlenhydrat-Einheit (KE): Eine KE entspricht 10 g Kohlenhydraten eines Lebensmittels. Die Angabe von KE einer Mahlzeit kann als Berechnungsgrundlage für die zum Verzehr zur Verfügung stehenden Nahrungsmittel sowie für das erforderliche Insulin verwendet werden. Der Begriff »Broteinheit« dient dem gleichen Zweck und entspricht 12 g Kohlenhydraten. (Fischer et al. 2017).

Inhalt: Diabetes mellitus ist eine Glukosestoffwechselstörung mit absolutem oder relativem Insulinmangel. Es ist die häufigste endokrine Erkrankung. Ca. 12 % der Menschen in der BRD sind betroffen, ihr Anteil steigt. Das periphere Muskel- und Fettgewebe hat eine krankheitsbedingte verminderte Glukoseaufnahme. Die Diagnose erfolgt über einen oralen Glukose-Toleranz-Test, die Kontrolle der Blutzucker-Einstellung wird durch Blutzuckerkontrollen, Urin-Stix und durch Ermittlung des serösen HbA1c durchgeführt. (Bobbert & Mai 2018)

Leitsymptom ist eine chronische Hyperglykämie (Fischer et al. 2017). Der Blutzucker kann durch eine venöse Blutentnahme oder durch die unkomplizierte Kapillarblutentnahme im Rahmen einer Eigenmessung mittels Blutzuckermessgerät erfolgen (Hien & Böhm 2007).

Liegt eine Nüchtern-Plasmaglukose von ≥ 126 mg/dl ($\geq 7,0$ mmol/l) oder ein 75-g-oGTT-2-Std.-Wert im venösen Plasma ≥ 200 mg/dl ($\geq 11,1$ mmol/dl) vor, kann von einem manifesten Diabetes ausgegangen werden (DDG et al. 2011).

Das Charakteristikum diabetischer Erkrankungen ist eine Störung im Kohlenhydratstoffwechsel mit tendenzieller Hyperglykämie (AWMF 2017). Hyperglykämien (Überzuckerung) werden in zwei Formen unterschieden. Das ketoazidotische Koma kann bei Diabetes Typ I, das hyperosmolare Koma kann bei Diabetes Typ II auftreten. Glukosurie und Herzrhythmusstörungen sowie Müdigkeit, Schläfrigkeit, verwaschene Sprache, mangelnde Reflexauslösbarkeit weisen auf ein hyperosmolares Koma hin. (Fischer et al. 2017)

Die häufigsten Diabetestypen sind Diabetes mellitus Typ I, Diabetes mellitus Typ II sowie Gestationsdiabetes. 2010 litten 3,7 % aller Schwangeren an einem Gestationsdiabetes. Der Anstieg von Betroffenen korreliert mit der Zunahme von Adipositas (AWMF 2017). Diabetes mellitus Typ I ist ein zunehmender, absoluter Insulinmangel durch Zerstörung der B-Zellen des Pankreas. Ein immunologischer Einfluss bei der Genese und eine absolute Insulinabhängigkeit bestehen. Die Manifestation erfolgt spätestens im frühen Erwachsenenalter. (Bobbert & Mai 2018)

Diabetes mellitus Typ II ist eine Glukosestoffwechselstörung infolge von Insulinresistenz und Insulinsekretionsstörung mit Erhöhung der Blutglukose über eine definierte Grenze auf. Ein Übergang zum absoluten Insulinmangel ist möglich. Eine Manifestation erfolgt meist im höheren Lebensalter. Adipositas (BMI ≥ 30 kg/m^2) sowie Bewegungsmangel leisten einer Manifestation der Erkrankung erheblichen Vorschub. (Bobbert & Mai 2018)

Eine Insulinresistenz ist eine mangelnde Ansprechbarkeit der Zellen auf das Hormon Insulin mit anhaltendem, höheren Blutzucker, Hyperinsulinämie sowie geringer Glukoseverfügbarkeit und Energieproduktion in den Zellen. Diese Stoffwechseleigenschaft diente in Zeiten von erheblichem Mangel an kohlenhydratreichen Nahrungsmitteln zu Gunsten von Fett und Eiweißen als Überlebensvorteil, da es die anabole Wirkung von Insulin anhebt und eine bessere Verwertung der Nahrungsmittel ermöglicht. Bei dem aktuell hohen Angebot von kohlenhydratreichen Nahrungsmitteln mit hohem glykämischen Index führt eine Insulinresistenz zu einer chronischen Hyperglykämie, Hyperinsulinämie, Adipositas und einem Risiko für Diabetes Typ II sowie zur endokrinen Erschöpfung der Sekretionsleistung des Pankreas. (Biesalski 2015)

Gemäß der S3-Leitlinie Gestationsdiabetes mellitus (AWMF 2018) und den deutschen Mutterschaftsrichtlinien (G-BA 2016, S. 7 ff.) soll jeder Schwangeren, die keinen manifesten Diabetes hat, ein Screening auf Schwangerschaftsdiabetes angeboten werden. (AWMF 2017; G-BA 2016)

Ein Gestationsdiabetes (GDM) oder Schwangerschaftsdiabetes tritt erstmals in der Schwangerschaft als Glukosetoleranzstörung auf. In der Regel manifestiert sich die Stoffwechselstörung ab der 20. SSW. Sie kann ohne oder mit Insulinpflicht bestehen. Der Krankheitsmechanismus ähnelt dem des Diabetes mellitus Typ II sehr. (AWMF 2017)

Essentielle Risikofaktoren sind Übergewicht gepaart mit einem Bewegungsmangel. Die an sich physiologische Tendenz zur Insulinresistenz in der zweiten Hälfte der Schwangerschaft führt bei unzureichender Steigerung des Insulinbedarfs zu Hyperglykämien. Die Diagnose erfolgt durch einen zweistufigen Blutzuckertest. Liegt ein entsprechendes Risiko bei der Schwangeren vor, erfolgt vor der 24. SSW die Messung eines Gelegenheits- oder Nüchternglukosewertes. Zwischen der 24. und 28. SSW wird allen Schwangeren ein 75-g-Glukosetoleranztest empfohlen. (AWMF 2017)

Liegen zu Beginn der Schwangerschaft Risikofaktoren wie Übergewicht, anamnestischer Diabetes in der Familie, Z. n. Erkrankung in vorangegangenen Schwangerschaften – Gestationsdiabetes, makrosomes Kind, eine Totgeburt, schwere kongenitale Fehlbildungen oder eine habituelle Abortneigung – vor, soll nach den Mutterschaftsrichtlinien ein diagnostischer oraler Glukosetoleranztest (oGTT) vorgenommen werden. (AWMF 2017)

Zwischen der SSW 24+0 und 27+0 soll der Blutzucker aus dem Plasma nach Einnahme von 50 g Glukoselösung unabhängig von einer vorherigen Mahlzeit gemessen werden. (AWMF 2017; G-BA 2016)

Der Glucose-Challenge-Test (GCT) oder 50-g-Suchtest, 50-g-Screening-Test dient als kurzer Glukose-Vortest zur Risikoermittlung für einen Diabetes oder einen Gestationsdiabetes. Er kann zu jeder Tageszeit gemacht werden. Eine Stunde nach oraler Aufnahme von in 250 bis 300 ml Wasser gelöster Glukose (50 g) wird der Blutzucker gemessen. Wenn der Messwert ≥ 135 mg/dl (≥ 7,5 mmol/l) und ≤ 200 mg/dl (≤ 11,1 mmol/l), wird ein zeitnaher 75-g-oGTT empfohlen. Liegt dieser Messwert bereits über 201 mg/dl, gilt dies bereits als Gestationsdiabetes (▶ Kasten 3.6). (Pschyrembel 2014)

Kasten 3.6: Ergebnisse des Glucose-Challenge-Tests (50 g) nach 60 Minuten (Pschyrembel 2018)

- Physiologischer Kohlenhydratstoffwechsel: < 135 mg/dl Blutzucker bzw. < 7,5 mmol/l
- Zeitnaher 75g-oGTT bei Blutzuckerwerten ≥ 135 mg/dl bis ≤ 200 mg/dl (entspricht ≥ 7,5 mmol/l bis ≤ 11,1 mmol/l).
- Befund Gestationsdiabetes bei Blutzuckerwerten > 200 mg/dl (> 11,1 mmol/l)

Schwangere mit einem Blutzuckerwert von ≥ 135 mg/dl (≥ 7,5 mmol/l) und ≤ 200 mg/dl (≤ 11,1 mmol/l) erhalten zeitnah einen 75-g-oGTT nach einer Nahrungskarenz von mindestens acht Stunden.

Dieser 75-g-oGTT oder 75-g-Glukosetoleranztest erfolgt über zwei Stunden. Aus venösem Blut wird dreimalig (nüchtern, eine und zwei Stunden postprandial nach oraler Aufnahme von 75 g Glukose) der Blutzucker gemessen (Schindler 2018). Die Nüchterngrenzwerte sind ≥ 92 mg/dl (≥ 5,1 mmol/l), eine Stunde postprandial ≥ 180 mg/dl (≥ 10,0 mmol/l) und zwei Stunden postprandial ≥ 153 mg/dl (≥ 8,5 mmol/l). Liegt ein Messwert entsprechend darüber, liegt ein Gestationsdiabetes vor. Ist der Nüchtern-Blutzucker ≥ 126 mg/dl (≥ 7,0 mmol/l) und der zwei Stunden postprandiale Wert ≥ 200 mg/dl (≥ 11,1 mmol/l), liegt ein manifester Diabetes mellitus vor (▶ Tab. 3.10). Die Bestimmung des HbA1c ist angezeigt. (G-BA 2016)

HbA1c ist ein glykiertes Hämoglobin A1 (HbA1). Der Prozess der Glykolisierung ist nach einigen Stunden nicht mehr reversibel. Im Rahmen des fortwährenden Erythrozytenabbaus verändert sich der Anteil von HbA1c-Hämoglobin gegenüber HbA1 bei einer diabetogenen Stoffwechsellage im Sinne eines Anstiegs. Der Anteil von HbA1c am Gesamthämoglobin ist bei einem Diabetes mellitus auf über 7,5 % erhöht. (Fischer et al. 2017; Pschyrembel 2015)

Tab. 3.10: Ergebnisse des 75-g-oGGT (DDG et al. 2011; G-BA 2016)

Messzeitpunkt	Nüchtern		1 Std. postprandial		2 Std. postprandial		Befund
Einheit	[mg/dl]	[mmol/l]	[mg/dl]	[mmol/l]	[mg/dl]	[mmol/l]	-
Blutzucker serös	< 126	< 7,0			140 bis 199	7,8 bis 11,0	Gestörte Glukosetoleranz
Blutzucker serös	≥ 92	≥ 5,1	≥ 180	≥ 10,0	≥ 153	≥ 8,5	Gestationsdiabetes
Blutzucker serös	≥ 126	≥ 7,0			≥ 200	≥ 11,1	Manifester Diabetes → HbA1c-Kontrolle

Je nach Ergebnis erfolgt bei einem Gestationsdiabetes eine diätetische oder bereits insulinäre Einstellung des Blutzuckers. (Kleinwechter et al. 2011)

Die Messergebnisse des 50-g-Tests variieren dezent in Abhängigkeit der Tageszeit und des zeitlichen Abstands zur vorherigen Mahlzeit. Ein Diabetes-Screening bereits im ersten Trimenon durch einen 75 g-oGTT oder die Bestimmung des HBA1c können wegen des zunehmenden Alters und der Prävalenz von Übergewicht und Adipositas in der Schwangerschaft eine sinnvolle Präzisierung der Screening-Maßnahme sein. (Schäfer-Graf 2018)

Diabetikerinnen haben ein erheblich höheres Risiko für Fehlbildungen (Neuralrohrdefekte, Ventrikel-Septum-Defekte u. a.) ihrer Kinder als gesunde Frauen. Wichtigste Ursache ist hierbei die schlechte Stoffwechseleinstellung sowie eine präexistente Nephropathie bei der Konzeption. Bei Planung einer Schwangerschaft sollte der Blutzuckerspiegel gut eingestellt sein. (Bell et al. 2012)

Die fetale Überwachung von schwangeren Frauen mit einem Gestationsdiabetes ist abhängig von zusätzlichen Risikofaktoren und dem Schweregrad der mütterlichen Hyperglykämie. CTG-Kontrollen sind bei Frauen mit GDM und diätetischer Einstellung ohne zusätzliche Komplikationen erst ab Erreichen des Entbindungstermins erforderlich. Besteht eine Insulinpflicht bei GDM oder auch Diabetes Typ I wird eine CTG-Kontrolle ab der 32. SSW auf die individuelle Situation angepasst empfohlen. Nüchternblutzuckerwerte > 105 mg/dl korrelieren mit einem erhöhten Risiko für einen IUFT in den letzten vier bis acht Wochen vor Geburt. Die Gabe von Glukokortikoiden zur einmaligen Induktion der kindlichen Lungenreife leistet einer kurzfristigen Dekompensation der mütterlichen Blutzuckerwerte Vorschub. Schwangere mit diätetisch eingestelltem GDM sollten in einer Klinik mit diabetologischer Erfahrung und angeschlossener Neonatologie entbinden. Solche mit insulinpflichtigem GDM sollten unbedingt in einer geburtshilflichen Einrichtung mit Level 1 oder 2 (▶ Kap. 5.11.2: Geburtsort & Betreuungsform) gebären. Der Blutglukose-Wert sollte sub partu zwischen 80 und 130 mg/dl bei insulinpflichtigen Frauen liegen. Insofern angezeigt, sollte ein kurzwirksames Insulin zum Einsatz kommen. (Kleinwechter et al. 2012)

Obwohl die in der Schwangerschaft erworbene Glukosetoleranzstörung in den meisten Fällen postpartum reversibel ist, besteht ein prognostisch höheres Risiko für die Entwicklung eines manifesten Diabetes mellitus (Kleinwechter et al. 2012).

Ca. die Hälfte aller Frauen mit Gestationsdiabetes erkranken an Typ-II-Diabetes prognostisch binnen zehn Jahren. Mehr als die Hälfte der insulinpflichtigen Gestationsdiabetikerinnen entwickeln binnen drei Jahren postpartum einen Diabetes Typ II. (Huppert et al. 2012)

35 bis 60 % der Frauen nach GDM entwickeln binnen zehn Jahren eine Glukosetoleranzstörung. Risikofaktoren wie ein BMI von > 30 kg/m², eine Gewichtszunahme von mehr als drei Kilogramm, die Diagnosestellung vor der 24. SSW, Insulinpflicht sowie eine höhere Anzahl von Schwangerschaften verkürzen den Abstand bis zur Glukosetoleranzstörung nach GDM. (Kleinwechter et al. 2012)

Eine Lebensstiländerung leistet der Abwendung einer Manifestation einer diabetischen Erkrankung Vorschub. Frauen mit Gestationsdiabetes, insbesondere adipöse Frauen, sollten aufgrund der imanenten Gewichtsreduktion intensiv zum Stillen motiviert werden. (AWMF 2017).

Der glykämische Index (GI) gibt die blutzuckersteigernde Wirkung der Kohlenhydrate von Lebensmitteln an. Referenzwert mit 100 ist die Blutglukosewirksamkeit von 50 g Traubenzucker (Glukose). Je niedriger der GI eines kohlenhydrathaltigen Lebensmittels ist, umso geringer ist seine blutzuckersteigernde Wirkung im Vergleich zu Glukose und die daraus resultierende Insulinausschüttung. Die Art der Kohlenhydrate, die Portionsgröße sowie Zubereitung des Trägernahrungsmittels bestimmen den GI. Als ungünstig werden Nahrungsmittel mit einem GI von > 70 und als günstig Nahrungsmittel von unter 50 bewertet. (Diabetes Austria 2006)

Es ist die Hoffnung an eine entsprechend diätetische Ernährungsform geknüpft, dass bei dominantem Verzehr von niedrig-glykämischen Nahrungsmitteln durch eine längere Sättigung eine Kalorien- und Gewichtsreduktion möglich ist.

Die glykämische Last (GL) ist ein Maß für die glykämische Antwort einer Lebensmittelportion im Sinne des induzierten Insulinbedarfes. Die Zusammensetzung der Stärke, die Art von Ver- und Bearbeitung, Enzyminhibitoren sowie der Gehalt an weiteren, energieliefernden Nährstoffen in dem Nahrungsmittel bestimmen die GL. (Strohm 2013)

Feingemahlenes Weizenvollkornmehl besitzt einen GI von ca 75 und eine GL von 9. 150 g Jasmin-Reis hat einen GI von ca. 110 sowie einen GL von 46. Die gleiche Menge gekochte Kartoffeln verfügt über einen GI von ca. 85 und eine GL von 9–25 je nach Zubereitungsart. (Atkinson 2008)

> **Beratung:**
>
> - Allen Nicht-Diabetikerinnen soll ein Screening auf die Stoffwechselerkrankung in der Schwangerschaft angeraten werden (AWMF 2017),
> - das Zeitfenster für frühe aussagekräftige Messergebnisse liegt zwischen SSW 24+0 und 27+0,
> - Risikoklientel soll bereits der 75-g-oGTT angeraten werden (Ebd.),
> - die Interpretationsfähigkeit eines oGTT wird gemindert durch vorherige, akute Erkrankungen, durch Verzehr von Kaffee und Nahrung, durch Sport oder Nikotin innerhalb von zwölf Stunden vor Test, durch Verzehr von kohlenhydrathaltiger Kost in den Tagen davor sowie durch Einnahme von u. a. Hormonen (Fischer et al. 2017),
> - die Überwachung der Schwangerschaft hängt von Co-Risikofaktoren und dem Schweregrad der Hyperglykämien ab,
> - die Entbindung bei einem GDM soll in einer geburtshilflichen Einrichtung mit angeschlossener Neonatologie stattfinden,
> - Lebensstiländerung mindert das mittelfristige Risiko für die Manifestation eines Diabetes mellitus Typ II.

Maßnahmen und Anleitung:

- Blutzuckermessung (▶ Kap. 3.16.2),
- Ernährungsberatung (▶ Kap. 5.2)
- Erläuterung der »Glykämischen Last« von Nahrungsmitteln (▶ Kap. 5.2.1: Makronährstoffe),

- Gewichtskontrolle (▶ Kap. 3.12.3: Frauen mit Übergewicht & Adipositas),
- Bewegungsförderung (▶ Kap. 5.4: Bewegung & Sport).

Vorgehen bei Regelwidrigkeiten:

- Bei Hypoglykämie mit Blutzuckerwerten unter 50 mg/dl und Symptomen wie Zittern, Schwitzen, Blässe, Unruhe, Herzklopfen, Heißhunger, Schwäche, Pelzigkeitsempfinden um den Mund, Seh- und Sprachstörungen und Gleichgewichtstörungen oder Schwindel, muss die Betroffene umgehend ein glukosehaltiges Getränk oder ein Glukosegel gereicht bekommen (Fischer et al. 2017),
- Aggressivität, weinerliches Verhalten, Bewusstseinsverlust oder ein Krampfanfall können ebenso eine Hypoglykämie bezeugen (Ebd.),
- bei Bewusstlosigkeit bringt man die Frau in die stabile Seitenlage und alarmiert den Notdienst (Ebd.),
- bei Hyperglykämie ist eine stationäre Aufnahme und Überwachung der Stoffwechselentgleisung angezeigt (Ebd.),
- eine Tachykardie, Hypotonie sowie Schwindel oder Bewußtseinseintrübung bezeugen die massive Hyperglykämie bei insulinresistenten Diabetikerinnen, diese baut sich schleichend über Tage auf (Ebd.).

Kooperierende: Gynäkolog/-in, Diabetolog/-in, Ökotropholog/-in, Ernährungsberater/-in, Physiotherapie-Praxis, Fitness-Studio, lokaler Sportverein.

3.16.1 Blutzuckermessung von Kapillarblut

Material:
Händedesinfektionsmittel, unsterile Handschuhe, Hautdesinfektionsmittel, sterilisierte Tupfer, Einmallanzette oder tiefenverstellbare Stechhilfe, Mess-Stix, Blutzuckermessgerät, Pflaster.

Durchführung:
Geeignete Punktionsstellen beim Erwachsenen sind das wenig schmerzhafte Ohrläppchen oder die Seite einer Fingerbeere. Beim Neugeborenen bietet sich die Ferse zur Blutgewinnung an. Nach Händedesinfektion werden Schutzhandschuhe angezogen. Nach Desinfektion der Haut soll diese vor Imprägnation trocknen. Mit der Lanzette ausreichend tief und senkrecht zur Haut schnell einstechen und den ersten, meist serumverwässerten Blutstropfen abwischen. Durch maximal leichtes Zusammendrücken des Gewebes kann der Blutaustritt unterstützt werden. Das Blut wird auf das vorgesehene Feld des Mess-Stix getropft und der Stix in das Messgerät geschoben. Die Imprägnationsstelle mit Pflaster bedecken. Den Arbeitsplatz säubern und den Messwert dokumentieren. (Fischer et al. 2017)

Beratung:

Die Interpretationsfähigkeit eines oGTT wird gemindert durch vorherige, akute Erkrankungen, durch Verzehr von Kaffee und Nahrung, durch Sport oder Nikotin innerhalb von zwölf Stunden vor Test, durch Verzehr von kohlenhydrathaltiger Kost in den Tagen davor sowie durch Einnahme von u. a. Hormonen (Kontrazeptiva) (Fischer et al. 2017)

Maßnahmen und Anleitung:

- Abnahme des Blutes in ein Röhrchen mit Citratpuffer vermeidet die Glykolyse, ein volles Röhrchen schützt vor Verdünnung des Probenmaterials (Schäfer-Graf 2018).

Vorgehen bei Regelwidrigkeiten:

- Bei Hypoglykämie bzw. Hyperglykämie s. o.,

Kooperierende: Gynäkolog/-in, Diabetolog/-in, Ökotropholog/-in, Ernährungsberater/-in, Physiotherapie-Praxis, Fitness-Studio, lokaler Sportverein.

3.17 Fazit Schwangerenvorsorge

Eine systematische Schwangerenvorsorge dient der frühen Erkennung und Behandlung von schwangerschaftsbedingten Erkrankungen mit nachteiliger gesundheitlicher Wirkung auf die mütterliche und kindliche Gesundheit. Die Identifikation eines nachteiligen Einflusses auf den gesundheitlichen Status der schwangeren Frau oder ihres Feten sowie eines Risikos für die bevorstehende Geburt ermöglichen eine frühzeitige Fachberatung und die Intensivierung einer fachärztlichen Vorsorge, ggf. eine stationäre Behandlung sowie eine vorzeitige Entbindung.

Terminlich festgelegte Untersuchungsmethoden und zu erwartende Ergebnisse ermöglichen der »vorsorgenden« Hebamme einerseits eine verlässliche Aussage über die Intaktheit der Schwangerschaft zu geben und andererseits eine zeitgerechte Hinzuziehung oder Abgabe an eine gynäkologische Betreuung zu leisten.

4 Beratungskompetenz

Cornelia Schwenger-Fink

4.1 Inklusionssensible Schwangerenbegleitung

> Unter Inklusion wird das Recht aller Menschen auf Teilhabe, Antidiskriminierung, Gerechtigkeit und Anerkennung verstanden (Moser & Egger 2017).

Laut UN-Behindertenrechtskonvention von 2006 zielt Inklusion als Menschenrecht auf die gleichberechtigte Teilhabe der Menschen am gesellschaftlichen Leben ab und umfasst beispielsweise die Teilnahme am kulturellen, politischen und öffentlichen Leben oder das Recht auf unabhängige Lebensführung, körperliche Unversehrtheit und Gesundheitssorge (UN-Behindertenrechtskonvention 2006).

Je nach Kontext und Disziplin erfährt der Inklusionsbegriff unterschiedliche Prägungen. In der Erziehungswissenschaft und Erwachsenenpädagogik wird die Chancengerechtigkeit im Bildungssystem und das Ideal eines gemeinsamen Lebens aller Menschen mit und ohne Behinderung sowie die Realisierung von gleichberechtigter Partizipation und sozialer Zugehörigkeit für unterschiedliche Akteur/-innen mit differenten Interessen und Bedürfnissen fokussiert. (Deutsche Gesellschaft für Erziehungswissenschaft 2017; Plate 2016)

Für die Hebammenhilfe und Schwangerenbegleitung lässt sich hiervon der Anspruch ableiten, allen Schwangeren die bedarfs- und bedürfnisorientierte sowie individualisierte Unterstützung zukommen zu lassen, die sie in Hinsicht auf ihre Diversitäts-/Heterogenitätsmerkmale benötigen.

Dabei erfasst der Inklusionsbegriff unterschiedliche (innere, äußere und organisationale) Dimensionen von Diversität und Vielfalt, z. B. in Bezug auf das Alter, das Geschlecht, die Konfession, den Gesundheitsstatus, die Nationalität oder die Weltanschauung. Letztere werden zur inneren Dimension von Diversität gezählt, da sie nahezu unveränderbar die Person umgeben (▶ Kasten 4.1). Zur äußeren Dimension gehören beispielsweise die Gewohnheiten, die Berufserfahrung, der Familienstand oder Elternschaft. Zur organisationalen Dimension werden der Arbeitsort, Arbeitsinhalte oder die Einteilung in Abteilungen/Gruppen gezählt. (Charta der Vielfalt e. V. 2019)

Kasten 4.1: Innere Dimension von Diversität und Vielfalt nach der Charta der Vielfalt (2019)

> Persönliche Vielfalt:
>
> - Alter
> - Geschlecht & geschlechtliche Identität
> - Religion & Weltanschauung
> - Behinderung
> - Ethnische Herkunft & Nationalität

4.2 Kommunikation und Beratungskompetenz

Definition

Kommunikation: Unter Kommunikation wird die Vermittlung von Wahrnehmungen, Wissen, Erkenntnissen und Erfahrungen verstanden. Kommunikation ist ein dynamischer Prozess und kann auf verschiedenen Arten und Kanälen erfolgen (Merten 1977). Bei der Beratung handelt es sich um einen von der Fachkraft gestalteten kommunikativen Prozess, durch den die Klient/-innen in die Lage versetzt werden, eine Situation besser zu meistern. Die Kommunikation mit und Beratung von Schwangeren und ihren Angehörigen sind wesentlicher Bestandteil der Schwangerenbegleitung.

Ziel:

Inklusionssensible, bedarfs- und bedürfnisorientierte, individualisierte Kommunikation mit und Beratung der Schwangeren und ihrer Angehörigen.

Inhalt:

Der Psychologe und Kommunikationswissenschaftler Schulz von Thun beschreibt in seinem bekannten »Vier-Ohren Modell« (auch Kommunikations- oder Nachrichten-Quadrat genannt) vier Ebenen der Kommunikation: Diese umfassen die Sachinformation, die Selbstkundgabe, den Appell sowie den Beziehungshinweis (▶ Kasten 4.2). Demnach enthält jede Äußerung eines Menschen stets vier Botschaften, die bei den Kommunikationspartner/-innen/Empfänger/-innen wiederum auf vier Ohren treffen. (Schulz von Thun 1981) Auf der Ebene der *Sachinformation* geht es um einen sachlichen Aspekt, über den informiert wird (z. B. Daten, Fakten, Zahlen). Mit der *Selbstkundgabe* gibt der Sender/die Senderin etwas über sich selbst preis (z. B. über eigene Gefühle, Werte und Bedürfnisse). Auf der *Appell-Ebene* wird transportiert, wozu veranlasst werden soll (z. B. Handlungsanweisungen

Kasten 4.2: Die vier Seiten einer Botschaft nach Schulz von Thun (Schulz von Thun 1981)

Eine Botschaft hat immer folgende vier Seiten:

1. Appell
2. Sachinformation
3. Beziehungshinweis
4. Selbstkundgabe

und Ratschläge). Was Sender/-in von Empänger/-in hält und wie diese zueinander stehen, findet Ausdruck auf der *Beziehungsseite* (z. B. die eigene Meinung über die/den Gesprächspartner/-in). Die Beziehungshinweise werden zudem durch die nonverbale Kommunikation vermittelt, beispielsweise durch den Tonfall, die Mimik oder Gestik. Prinzipiell sind alle vier Ebenen gleichberechtigt, wenngleich je nach Situation einzelne Aspekte im Vordergrund stehen können. (Schulz von Thun 1989)

Sowohl Sender/-innen als auch Empfänger/-innen von Botschaften sind für die Qualität der Kommunikation verantwortlich. In der Praxis gestaltet sich dies häufig schwierig, da die Empfänger/-innen (innerlich) auf die vier Ebenen der Botschaft reagieren müssen. Oftmals besteht dabei die Tendenz, in die unklaren Seiten einer Botschaft etwas hineinzuinterpretieren. Missverständnisse können zudem entstehen, weil einzelne Ebenen überbetont werden (z. B. in der Arbeitswelt die Sachebene), weil Unklarheiten bestehen (z. B. »Was will sie/er mir damit eigentlich sagen?«) oder weil Vorurteile ein Gespräch negativ beeinflussen. Kommunikation als Dreh- und Angelpunkt der sozialen Interaktion ist demnach störanfällig. Unmissverständliche Kommunikation ist nicht die Regel, sondern der Idealfall. (Schulz von Thun 1998; Schulz von Thun et al. 2012)

111

Durch aktuelle berufs- und bildungspoltische Entwicklungen, die Globalisierung, den demographischen Wandel sowie Flucht- und Migrationsbewegungen haben sich die Anforderungen an die Hebammenbetreuung in den vergangen Jahren stark verändert (Kehrbach 2011). Hebammen sind u. a. mehr denn je gefordert, unter Berücksichtigung verschiedener Diversitätslinien, mit Schwangeren und ihren Parter/-innen inklusionssensibel zu kommunizieren und sie professionell zu begleiten und beraten.

Beratung:

Die professionelle inklusionssensible Schwangerenberatung zeichnet sich durch eine strukturierte Gesprächsführung, ressourcenorientierte und individualisierte Botschaften sowie unvoreingenommene, wertschätzende und antidiskriminierende Kommunikation aus.

Von Diskriminierung wird gesprochen, wenn eine Person aufgrund eines bestimmten Merkmals in einer vergleichbaren Situation schlechter behandelt wird als andere Personen, bei denen dieses Merkmal nicht vorliegt, ohne dass es dafür einen sachlichen Grund gibt (Antidiskriminierungsstelle des Bundes 2018).

- Sachhinweis: Sachverhalte klar und für diese Schwangere/Angehörigen verständlich mitteilen.
- Selbstkundgabe: Authentische, offene und vorurteilsfreie Gesprächsinteraktion. Verständnis für die Situation und Bewegründe der (werdenden) Eltern aufbringen.
- Appell: Evidenzbasierte Beratung – individualisierte Ratschläge und Handlungsempfehlungen auf Grundlage aktueller Forschungserkenntnisse und der eigenen Fachexpertise geben, ohne zu bevormunden oder zu beeinflussen.
- Beziehungshinweis: Botschaften transportieren (auch nonverbal über die Mimik, Gestik und Haltung) Anerkennung und Akzeptanz: Gespräch auf Augenhöhe führen. Eigene Formulierungen in Hinsicht auf Bevormundung, Herabsetzung und Nicht-Ernstnehmen des Gegenübers kritisch überprüfen.

Zur Strukturierung eines inklusionssensiblen Gesprächs, bei dem Diversitätsmerkmale berücksichtigt und als Ressource genutzt werden, kann der Index für Inklusion (Booth & Ainscow 2000) zugrunde gelegt werden. In diesem Index wird Inklusion als ein Prozess definiert, der sich auf alle Menschen bezieht. Er verfolgt das Ziel, z. B. in (Bildungs- oder kommunalen) Einrichtungen, die Teilhabe und Entwicklung aller Menschen zu unterstützen und wendet sich gegen jede Form der Marginalisierung und Diskriminierung. (Boban & Plate 2014)

Da der Index darauf angelegt ist, lokal initiierte Entwicklungen zu unterstützen und individuelle Bedarfe von Personen zu identifizieren, ohne standardisierte Konzepte vorzugeben, eignet er sich als ergänzendes Instrument im Sinne eines weiten Gesundheitsverständnisses auch für die strukturierte Schwangerenberatung. Dabei ermöglicht er den Dialog zwischen allen Beteiligten über erlebte Barrieren, Ressourcen und darüber, wie die nächsten Entwicklungsziele erreicht werden können. In Abb. 4.1 wird in Bezug auf den Index für Inklusion ein exemplarischer Gesprächsleitfaden aufgezeigt, der für Beratungsgespräche wiederkehrend genutzt und angepasst werden kann.

Name der Frau: *Frau Muster*   **Datum:** *X.X.XXXX*

Anmerkungen: *z. B. erste Schwangerschaft; Frau Muster beschreibt sich als Organisationstalent; kennt sich gut im Umgang mit Internet und digitalen Medien aus; ihr Partner hat im Ort ein gut gehendes Café übernommen*

Welche Dimensionen von Diversität und Heterogenität (z. B. Familienstand, Nationalität, Alter, soziale Absicherung, Einstellungen) werden greifbar?

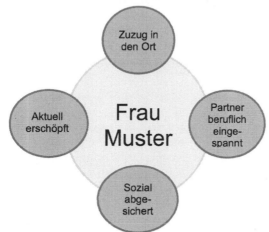

Leitfragen:

Wie ist die aktuelle Situation?

z. B. beengte Wohnsituation, nur fernmündliche Anbindung an Herkunftsfamilie

Fühlt sich die Schwangere willkommen und wertgeschätzt?

z. B. ja, in der Partnerschaft; im sozialen Umfeld bislang noch keine Kontakte vorhanden

Fühlt sich die Schwangere in ihrer aktuellen Situation unterstützt?

z. B. nur durch ihren Partner

Welche Bedarfe und Bedürfnisse bestehen?

z. B. größere Wohnung, Wunsch nach Netzwerk/Beziehungen

Welche Ziele werden angestrebt? Wie könnte die Umsetzung gelingen?

z. B. größere Wohnung im direkten Umfeld; Kontakte knüpfen: Wohnungssuche, in einem Vorbereitungskurs anmelden

Welches sind mögliche Herausforderungen und Hürden bei der Zielverwirklichung?

z. B. Erschöpfung der Schwangeren nach Umzug, geringe Verfügbarkeit von geeigneten Kursen

Welche Ressourcen können für die Zielpriorisierung/-verwirklichung genutzt werden?

z. B. Wohnungssuche nach einer Erholungsphase beginnen, angepasste digitale Kursformate für weitere Informationsbeschaffung nutzen;
Räume des eigenen Cafés des Partners nutzen und Nachbar/-innen zum Kaffee einladen (Aufbau Netzwerk)

Abb. 4.1: Gesprächsleitfaden zur inklusionssensiblen Beratung auf Grundlage des Index für Inklusion

Maßnahmen und Anleitung:

- »Bestandsaufnahme« in Bezug auf Diversitätsmerkmale (z. B. Behinderung), erlebte Barrieren (z. B. unzugängliche Kurs-/Räume) und Ressourcen (z. B. Unterstützung durch Angehörige zu bestimmten Tageszeiten) durchführen,
- durch strukturierte Beratungen, z. B. in Anlehnung an einen Gesprächsleitfaden (▶ Abb. 4.1), individuelle Bedarfe und Bedürfnisse (»Was braucht diese Schwangere/werdende Familie?«) ermitteln sowie
- Unterstützung bei Entwicklung und Priorisierung von Zielvorstellungen, Lösungswege ableiten bzw. evaluieren; Ressourcen der Schwangeren und ihrer Angehörigen dazu nutzen und einbeziehen,
- kritisch überprüfen, welche selbstgeschaffenen Barrieren und Hürden abgebaut werden könnten und dafür kreative Lösungswege gehen (z. B. Kurszeiten verschieben, Kurstreffen im häuslichen Umfeld einer behinderten Schwangeren, digitale Beratungsmöglichkeiten wie Skype nutzen),
- Kommunikation und Beratung stets hinsichtlich Inklusionssensibilität reflektieren

(klare, offene, individualisierte und anerkennende Botschaften gemäß Kommunikationsquadrat).

Beginn und Dauer: Bei Erstkontakt/Anamnese/in Hebammensprechstunde starten, dann in wiederkehrenden Abständen/bei Bedarf die Gespräche entsprechend strukturieren und durchführen.

Gute Erfahrung mit: In einem geschützten Raum und in vertrauensvoller, wertschätzender Atmosphäre gelingt es Menschen relativ gut, auf interessierte Fragen hin erlebte Barrieren (z. B. Sprachbarrieren) und eigene Ressourcen (z. B. Aufgeschlossenheit, Neugier) zu benennen: Offenes und transparentes Nachfragen lädt ein, von (nicht) inklusiven Erlebnissen (z. B. sich Nicht-/Willkommen-Fühlen in einem Kurs) zu berichten und diese damit für den weiteren individuellen Entwicklungsweg nutzbar zu machen.

Bereits Kinder in Kindertagesstätten tauschen sich über persönliche inklusive oder exklusive Erlebnisse aus (siehe Index für Inklusion für Tageseinrichtungen für Kinder, Booth et al. 2006).

Kooperierende: Familienhebamme, Psychotherapeut/-in, Sozialarbeiter/-in.

4.3 Vorbereitung auf die Mutter- und Elternrolle

Definition
Rolle: Aus Sicht der Soziologie beschreibt der Begriff der Rolle die Summe der Ansprüche und Erwartungen, die an das soziale Verhalten und das Erscheinungsbild einer Person, die eine bestimmte Funktion in einer Gruppe hat, herangetragen werden. Verschiedene soziale Situationen ermöglichen die Übernahme verschiedener Rollen. Rollenkonflikte können entstehen, wenn zu viele, unterschiedliche oder widersprüchliche Erwartungen an eine Person gestellt werden. (Lexikon

der Psychologie Stand 2019; Zimbardo & Gerrig 1999)

Ziel:

Schwangere und (werdende) Eltern auf ihre (neue) Rolle als Mütter oder Väter vorbereiten, sie in ihrer Rollenfindung unterstützen und Rollenkonflikten vorbeugen.

Inhalt: Auch wenn Elternschaft zu den natürlichen Aufgaben des menschlichen Lebens zählt, können sich werdende Eltern durch die anstehende Herausforderung der Übernahme der Mutter-/Vaterrolle überfordert fühlen. Als Gründe hierfür können persönliche, berufliche und gesellschaftliche Entwicklungen eines multifaktoriellen Kontextes benannt werden: Erlebte Rollenambiguitäten entstehen beispielsweise, wenn hohe berufliche und familiäre Erwartungen an die werdenden Eltern gestellt werden oder wenn wegen einer neuen Arbeitsstelle und durch einen Umzug zeitnah und direkt verfügbare Netzwerk-Beziehungen zu den eigenen Eltern oder Freunden wegbrechen. In der Folge können sich werdende Eltern in der neuen Rolle belastet und gestresst fühlen, was sie in ihrer Funktionsfähigkeit beeinträchtigen sowie zu wechselseitigen negativen Auswirkungen in der Partnerschaft und in der Beziehung zum Kind führen kann. (Sharlin & Kratz 1996; Lavee & Webster-Stratton 1990; Crnic & Greenberg 1990)

Ein hohes Ausmaß an elterlichem Stress und erlebter Belastung müssen als Risikofaktoren für die kindliche Entwicklung betrachtet werden (Laucht et al. 2000): Es konnte aufgezeigt werden, dass frühkindlicher Stress Einfluss auf die spätere Entwicklung des Kindes haben kann. So kann durch die Verringerung schwerer perinataler Belastungen das Risiko für das Auftreten von Entzündungserkrankungen im späteren Erwachsenenalter verringert werden. (Felitti et al. 1998)

Als weitere Risikofaktoren werden beispielsweise familiäre Konflikte, Probleme in der Partnerschaft oder psychische Erkrankungen der (werdenden) Eltern genannt. Als protektive Faktoren gelten u. a. soziale Unterstützung, Selbstwirksamkeit, Optimismus, ein gutes Familienklima und elterliche Unterstützung. (Ravens-Sieberer et al. 2007)

Im Kontext einer stabilen Elternrolle und einer gesunden kindlichen Entwicklung sind vermittelnde und begleitende Unterstützungs- und Präventionsangebote (durch die Hebamme) angezeigt. (Bitzer et al. 2009; Nationales Zentrum für frühe Hilfen 2008; Schubert & Exemberger-Vanham 2014)

Beratung:

Den (werdenden) Eltern die möglichen Herausforderungen in der neuen Rolle transparent machen. In Anlehnung an einen inklusionssensiblen Beratungsansatz (▶ Kap. 4.1) die Schwangeren und ihre Partner/-innen in ihren Kompetenzen bestärken und sie bei dem Erwerb neuer (elterlicher) Kompetenzen unterstützen.

Elterliche Kompetenz umfasst die Fähig- und Fertigkeiten, die Mütter und Väter in ihrer Rolle dazu befähigen, ihre Kinder großzuziehen (Solzbacher 2013).

Da elterliche Kompetenzen nicht nur formal erlernt werden, sondern ganzheitlich verankert sind und u. a. aus den Erfahrungen mit der eigenen Herkunftsfamilie, dem sozialen sowie gesellschaftlichen Umfeld stammen, sollte auch die Förderung des Kompetenzerwerbes zur Stabilisierung eines unbelasteten Familienklimas im Sinne eines ganzheitlichen Kompetenzverständnisses erfolgen. Im Beratungsgespräch sollten daher alle Bereiche von Kompetenz thematisiert und berücksichtigt werden: Fach-, Methoden-, Sozial- und Selbstkompetenz (Letztere im Sinne einer Basiskompetenz, Solzbacher 2013):

- *Fachkompetenz*: Fähig-/Fertigkeit, sachbezogenes und -übergreifendes Wissen zu verknüpfen, zu vertiefen, kritisch zu prüfen und in Handlungskontexte zu stellen. Auf Grundlage der fachlichen Fertigkeiten und des fachlichen Wissens können Aufgaben und Probleme sachgerecht bewältigt werden (Hensge et al. 2009 – Förderung durch z. B. Vermittlung von Kenntnissen der Kriterien für einen sicheren Kinderschlaf/-platz in einem Beratungsgespräch).

- *Methodenkompetenz*: Fähigkeit und Bereitschaft, bei der Bearbeitung von Aufgaben und Problemen zielgerichtet, planmäßig und selbständig vorzugehen. Dazu müssen erforderliche Informationen recherchiert, strukturiert, ausgewertet, dargestellt sowie Verfahrensweisen angewandt werden (Becker et al. 2018 – Bestärkung durch z. B. anfängliche Hilfestellung bei Beschaffung und Auswertung von Informationen zum Thema Kinderschlaf).
- *Sozialkompetenz*: Fähigkeit, in bestimmten sozialen Situationen definierte Ziele zu verwirklichen. Soziale Kompetenz zeigt sich u. a. auf der Ebene der Selbstwahrnehmung/-reflexion, Gesprächsführung, Teamfähigkeit, Organisationskompetenz und im Umgang mit neuen Medien (Scala 2010 – Unterstützung z. B. durch Motivation der Kursteilnehmer/-innen, sich in einer Gruppe zu einem Thema informativ austauschen).
- *Selbstkompetenz*: Fähigkeit, sich in verändernde Kontexte motiviert und aktiv handelnd und gestaltend einzubringen. Als Basiskompetenz kommt ihr eine besondere Bedeutung zu (Solzbacher 2013 – Förderung durch z. B. Zuspruch, Ermutigung und Anregungen der werdenden Eltern, einen Kinderschlafplatz sicher einrichten zu können).

Maßnahmen und Anleitung:
- In Bezug auf Bestandsanalyse (aktuelle Situation, Bedarfe/Bedürfnisse, Ziele, mögliche Hürden und Ressourcen, ▸ Kap. 4.1) Beratung zur (Übernahme der) Eltern-Rolle (z. B. Fachinformationen, Expert/-innenrat),
- mögliche Herausforderungen und Rollenambiguitäten thematisieren (z. B. bedingt durch unterschiedliche Erwartungen),
- (familiäre) Risikokonstellationen identifizieren und subjektives Belastungserleben der werdenden Eltern erfragen: Output für die weitere Vorbereitung auf die neuen Rollen berücksichtigen,
- gemeinsam individualisierte Möglichkeiten der elterlichen Stressprävention ableiten (z. B. Fokus auf gemeinsam festgelegte Prioritäten richten, überhöhte Anspruchshaltungen vermeiden),
- Förderung der elterlichen Kompetenz im ganzheitlichen Sinne (z. B. Vermittlung von Fachinformationen zur Interaktion mit dem Kind sowie Methoden/Möglichkeiten zum Bonding; Bestärkung der vorhandenen Fähigkeiten wie Organisationstalent; Zuspruch, einen Vorbereitungskurs zu belegen/Netzwerke zu knüpfen),
- über ergänzende Möglichkeiten der regionalen Netzwerke/Unterstützungsangebote/ Frühe Hilfen (z. B. Elterntreffs, Elterntrainings, Beratungsangebote) informieren.

Beginn und Dauer: Bei Betreuungsbeginn starten, im weiteren Verlauf wiederkehrend die Vorbereitung auf die neue Rolle individualisiert, bedarfs- und bedürfnisorientiert thematisieren.

Gute Erfahrung mit: Im Sinne des Leitgedankens von Inklusion durch Inklusion (Plate 2016) – Teilhabe durch Teilhabe, Ganzheitlichkeit durch Ganzheitlichkeit etc. – fühlen sich Personen einbezogen und partizipierend, wenn sie als Mitglied eines Kurses oder einer Gruppe in einem sozialen und ganzheitlichen Austausch stehen. Der Austausch über die Herausforderung in der (neuen) Elternrolle kann mit anderen, auch bereits erfahrenen, Schwangeren (und ihren Partner/-innen) entsprechend als bereichernd erlebt werden. Ein ganzheitlicher elterlicher Kompetenzerwerb kann unterstützt werden. Mögliche Formate wären beispielsweise in Anlehnung an Konzepte wie Schwangerenvorsorge in der Gruppe, Eltern-Gruppenberatung oder -Trainings.

Kooperierende: Familienhebamme, Psychotherapeut/-in, Sozialarbeiter/-in, Netzwerk-Partner/-innen der Frühen Hilfen.

5 Beratungsthemen

5.1 Protektiver Lebensstil & Umwelt

Kirstin Büthe

> Ein protektiver Lebensstil wirkt sich positiv auf die Schwangerschaft aus (Goeckenjan 2012).

Definitionen

Lebensstil: Auch Lifestyle. Verhaltensweisen, Interaktionen, Meinungen, Wissensbestände und bewertende Einstellungen des Menschen, die regelmäßig und wiederkehrend im Zusammenhang von einer Person gelebt werden (Hradil 2005, S. 545).

Segregation: Im soziologischen Kontext entspricht eine Segregation einer Entmischung von Menschen i. w. S. nach spezifischen Merkmalen (z. B. Bildung, Mobilität, Einkommen, Alter etc.). Segregation ist einerseits die Folge übergeordneter Prozesse (Bildungsdiversität) und andererseits ein Motor für eine weitere Polarisierung (Einkommen, Gesundheit oder Wohnqualität etc.). Staatliche Lenkung kann das Ziel haben, entsprechend polarisierende Prozesse zu unterstützen oder zu dämpfen.

Ziel:

Förderung eines protektiven Lebensstils der Schwangeren.

Inhalt: Der Lebensstil kann als selbstgewählte und geformte Lebensart gelten. Diese Lebensgestaltung wird auch – in nicht unerheblichem Maße – durch äußere, soziokulturelle und ökonomische Umstände geprägt: Besonders in der Familiengründungs- und Berufsphase ist eine ökonomische Segregation (Definition) von Familien erkennbar.

Familien mit einer höheren Anzahl von Kindern sowie frühem Zeitpunkt der Familiengründung bei noch geringem Ausbildungs- und Einkommensstatus gleiten mitunter schleichend in eine Situation schwieriger ökonomischer Verhältnisse. Familien, deren Familiengründung nach erfolgreicher ökonomischer Etablierung beider stattfindet, heben in diesem Kontext ihren sozialen Status an. Die Familienbiographien der (werdenden) Eltern können sich hinsichtlich der prägenden Faktoren des Lebensstils erheblich unterscheiden. (Goeckenjan 2012)

Kennzeichen eines gesunden Lebensstils sind gesundheitsbezogene, soziale sowie berufs- und freizeitbezogene protektive Faktoren (Goeckenjan 2012).

Ein risikobehafteter Lebensstil ist durch ungesunde Verhaltensweisen, belastenden Stress sowie ggf. soziale Erschwernisse gekennzeichnet (▶ Tab. 5.1). Eine soziale Benachteiligung manifestiert sich durch unzureichende Inanspruchnahme von Gesundheitsvorsorgeuntersuchungen. Obwohl Schwangerschaftskomplikationen häufig nicht ursächlich erklärbar sind (Gauger 2012), leistet ein nachteiliger Lebensstil der Prävalenz von Frühgeburtlichkeit Vorschub (Joseph et al. 2007).

Werdende Teenagermütter nehmen die Vorsorge weniger wahr. Das Geburtsgewicht ist niedriger, Fehlbildungen beim Kind sind häufiger als bei erwachsenen Müttern. Die Rate von Frühgeburtlichkeit ist erhöht. (Kang et al. 2015)

Frauen mit sexuellen oder körperlichen Gewalterfahrungen haben ein signifikant höheres Risiko für Wachstumsretardierungen u. a. (Wijma et al. 2007).

Tab. 5.1: Lebensstilfaktoren und ihre Wirkung auf die Schwangerschaft (Wanigarate et al. 2016; Kang et al. 2015; Goeckenjan 2012; Wijma et al 2007)

Merkmal	Protektiv	Risikohaft
Gesundheitsverhalten	angemessener BMI, ausgewogene Ernährung, seelische Ausgeglichenheit, Teilhabe und Teilnahme an präventiven Gesundheitsprogrammen	rauchen, höherer BMI
Sozialfaktoren	intakte Familienstruktur, geringe oder fehlende soziale Belastung, ausreichende Unterstützung, Kohärenzgefühl bereits bei Eintritt der Schwangerschaft, geplantes Kind, Zufriedenheit mit der Partnerschaft, Unterstützung durch den Kindsvater/in der Partnerschaft	alleinerziehende Schwangere, wenig soziale Hilfe, mehr als zwei Kinder, Migrationsstatus, Teenagerschwangere, Frauen mit (sexueller) Gewalterfahrung
Beruf- und Freizeitfaktoren	Zufriedenheit am Arbeitsplatz, Zukunftsperspektiven, Freizeitaktivitäten, positive Wohnsituation	Arbeitslosigkeit, hohe berufliche Belastung, Unzufriedenheit am Arbeitsplatz

Migrantinnen haben ein höheres Risiko für eine verkürzte Schwangerschaftsdauer (Wanigarate et al. 2016).

Ein signifikant erhöhter subjektiver Stresslevel und -empfinden ist vermutlich Auslöser einer psychosozialen Belastung. Im Einzelnen können Merkmale wie ungünstiger Zeitpunkt der Schwangerschaft, hohe Arbeitsbelastung, geringe soziale Unterstützung und Selbstwirksamkeit, Geburtsängste oder auch negative Einstellungen gegenüber der Schwangerschaft das Eintreten von Schwangerschaftskomplikationen realistisch erscheinen lassen. Protektive Beratung und Maßnahmen können hingegen als protektiv in Hinsicht auf den Schwangerschaftsverlauf betrachtet werden. (Gauger 2012)

Protektiv bezüglich psychischer Gesundheit im Sinne von Depression wirkt ein bereits bei Eintritt der Schwangerschaft bestehendes Kohärenzgefühl. Ein geplantes, erwünschtes Kind und Zufriedenheit mit der Partnerschaft und dem Leben allgemein schützt vor Depressionen. (Weidner et al. 2013)

Inklusionssensible Hebammenarbeit, die sich nach den Bedürfnissen und dem Bedarf der Frau und der werdenden Eltern richtet, kann ein Einvernehmen zwischen Realität und Gegebenheiten sowie Wunsch anregen.

Neben der eigenen genetischen Disposition sind es Lebensweise und äußere Bedingungen, die festlegen, welche gesundheitlichen Risiken ein Mensch als Erwachsener zu tragen hat. Besonders die ersten Lebensjahre scheinen einen wegweisenden Einfluss auf die Entwicklung der späteren Gesundheit zu haben. (Zepp 2017)

So leistet beispielsweise eine erhöhte Feinstaubexposition der Mutter im III. Trimenon einem erhöhten Blutdruck des Kindes im Kleinkindalter Vorschub. (Zhang et al. 2018).

Umwelteinflüsse haben in der Schwangerschaft einen Einfluss auf die Entwicklung der

Organsysteme des Feten. Es kann zu dauerhaften Störungen der Organmorphologie kommen (Alcazar et al. 2016). Eine hohe mikrobielle Exposition (landwirtschaftliche Betriebe bzw. Regionen) scheinen einen protektiven Effekt auf die Entwicklung von Asthma und Allergien zu haben: Landkinder erkranken sechs Mal seltener als Stadtkinder. (Von Mutius 2017)

In Abhängigkeit vom sozioökonomischen Status ist der Einfluss von möglichen schädigenden Umweltfaktoren (Luftqualität etc.) höher (Goeckenjan 2012).

Beratung:

- Eine frauen- und familienzentrierte Beratung, Betreuung und Geburtshilfe ermöglichen es, den Rahmen für eine unkomplizierte Schwangerschaft bzw. das fetale und maternale Outcome zu schaffen (Goeckenjan 2012),
- eine positive Beratung des Lebensstils und weitestgehende Umsetzung von präventiven Maßnahmen im Rahmen der eigenen Möglichkeiten.

Maßnahmen und Anleitung:

- Ein protektiver Lebensstil requiriert sich aus folgenden selbstbestimmbaren Faktoren:
  - Gewichtskontrolle und mittelfristige Gewichtsnormalisierung (▶ Kap. 3.12),
  - gesunde Ernährung (▶ Kap. 5.2),
  - regelmäßige körperliche Aktivität (▶ Kap. 5.4),
  - Rauchentwöhnung (▶ Kap. 5.5.3) und Suchtprävention (▶ Kap. 5.5.4),
  - Stressreduktion und verbesserte Situation am Arbeitsplatz (▶ Kap. 5.6: Arbeiten & Mutterschutzgesetz). (Goeckenjan 2012)

Beginn und Dauer: zu Beginn der Schwangerschaft/mit Betreuungsbeginn
Gute Erfahrung mit: Beginn der Beratung und Anleitung nach stabilem Vertrauensaufbau der Frau, ressourcenorientierte Beratung (▶ Kap. 4.2) und Einbeziehung des Umfeldes (Partner/-in, Familie).
Kooperierende: Gynäkolog/-in, Hausarzt/Hausärztin, Ernährungsberater/-in, Fitness-Studio.

5.2 Ernährung

5.2.1 Makronährstoffe

Kohlenhydrat- und Fettstoffwechsel sichern den Energiehaushalt für Mutter und Kind, der Eiweißstoffwechsel sichert das Wachstum des Feten!

Definitionen
Ernährung: Ernährung ist die Aufnahme von Nährstoffen, die für den Aufbau, Erhalt und die Funktion von Körpergewebe sowie die Fortpflanzung von Lebewesen notwendig sind. Ernährung bedeutet, dem Körper eine ausreichende Menge an Energie, Nährstoffen, Vitaminen und Mineralien bereit zu stellen. Alter, Geschlecht und Bewegung bestimmen maßgeblich die erforderliche Menge an Nährstoffen. (Lebensmittellexikon 2018b)
Nährstoffe: Substrate, die dem Organismus zur Energiegewinnung (Kohlenhydrate und Fette) und als Funktionsstoff (Proteine) in Zellen und Geweben dienen. Der physiologische Brennwert entspricht der freiwerdenden Energie bei Spaltung von einem Gramm Makronährstoff. Der Referenzwert eines Nähr-

stoffes ist eine für einen gesunden Menschen als ausreichend erachtete Menge eines Nährstoffes für die Sicherstellung seiner lebenswichtigen Funktionen (Biesalski 2015).

▌ Ziel:

▌ Versorgung des mütterlichen Organismus mit allen für die Schwangerschaft notwendigen Nährstoffen.

Inhalt: Stoffwechselprozesse dienen der Aufrechterhaltung der Homöostase des Organismus. Anabole und katabole Prozesse sind dabei idealerweise im Gleichgewicht. Der anabole Stoffwechsel oder auch Aufbaustoffwechsel bezeichnet die Reaktionen des Stoffwechsels, die dem Aufbau und der Speicherung von Stoffen dienen, im engeren Sinn dem Aufbau von Proteinen. (Walther 2018a)

Kataboler Stoffwechsel oder Abbaustoffwechsel bezeichnet den Abbau von Stoffwechselprodukten, im engeren Sinn den Abbau von Proteinen (Walther 2018c). Eine angemessene Versorgung vor allem mit essentiellen Nahrungsbestandteilen ist Voraussetzung für eine stabile Stoffwechselaktivität.

Makronährstoffe sind Fette, Kohlenhydrate und Eiweiße. Die Nährstoffdichte ergibt sich aus dem Quotient aus Nährstoffgehalt in Gewichtseinheiten und dem Brennwert. (Biesalski 2015)

Proteine dienen als Aminosäurelieferanten und diese Stickstoffverbindungen ermöglichen dem Organismus den Aufbau von körpereigenen Proteinen. Die Anwesenheit essentieller, vom Körper nicht synthetisierbarer Aminosäuren, bestimmt die Qualität der Proteine. Die biologische Wertigkeit von Proteinen beschreibt den Anteil von Aminosäuren eines Lebensmittels, der für die Synthese von körpereigenem Gewebeprotein zur Verfügung stehen.

Lipide dienen als Energielieferant und Träger fettlöslicher Vitamine sowie Geschmacksstoff. Nach Art ihrer Bindung werden gesättigte von einfach oder mehrfach ungesättigten Fettsäuren unterschieden. Je fester ein Fett ist, umso höher ist sein Anteil an gesättigten Fettsäuren. Essentielle Fettsäuren sind α-Linolensäure (Fisch, Raps- und Leinöl u. a.) und α-Linolsäure (nahezu in allen pflanzlichen Ölen). Die Nahrungsfette sollen 30 bis 35 % der Gesamtenergie liefern. (Ebd.)

Die Hauptnahrungsquelle Kohlenhydrate wird maßgeblich aus meist pflanzlichen Quellen aufgenommen. Unterschieden werden nach Grad der Molekülkomplexität Mono-, Di- und Polysaccharide. Die Verfügbarkeit von Kohlenhydraten für den Stoffwechsel beschreibt der Glykämische Index. Ist die Stärke eines Lebensmittels natürlich eingeschlossen (bspw. Wurzeln, Samen, Getreidekörnern), dann erfolgt seine Glukosefreisetzung verzögert bei der Verdauung. (Ebd.)

Insulin wird nach der Kohlenhydrataufnahme reaktiv ausgeschüttet. Das Proteohormon wird in den B-Zellen der Langerhans-Inseln des Pankreas gebildet. Es wirkt blutzuckersenkend. (Pschyrembel 2018)

Zuckerersatzstoffe oder auch Süßstoffe sind eine Gruppe von natürlichen und synthetischen Verbindungen von Süßungsmitteln wie Aspartam, Cyclamat oder Saccharin. Süßstoffe weisen meist eine hohe Süßkraft auf. Ihr Einfluss auf die körpereigene Darmflora wird diskutiert. Der Verzehr sollte die empfohlene Tageshöchstdosis nicht überschreiten. Demgegenüber sind Zuckeraustauschstoffe insulinunabhängige Zuckeralkohole oder entsprechende Gemische, die geschmacklich der Saccharose ähneln. Zuckeraustauschstoffe wie Erythrit, Sorbitol oder Xylitol verfügen über eine meist geringere Süßkraft als die von Saccharose. Ein überhöhter Konsum von z. B. Isomalt oder Mannitol kann zu Diarrhoe führen. (Smollich & Blumenschein 2015)

Ballaststoffe sind nicht spaltbare Polysaccharide (NSP) aus Zellwänden von unverarbeiteten pflanzlichen Lebensmitteln (Biesalski 2015).

Vollwertkost:
Vollwertkost oder Vollkost ist eine entsprechende Ernährung, die einen hohen gesund-

heitlichen Wert hat. Vollwertkost basiert auf speziellen Grundsätzen (DGE e. V. 2017):

- So sollten Lebensmittel überwiegend aus pflanzlichen Quellen stammen,
- insgesamt sollten drei Portionen Gemüse und zwei Portionen Obst am Tag verzehrt werden,
- Vollkorngetreide und ihre Produkte sollten gegenüber Weißmehlerzeugnissen bevorzugt werden,
- Milch, Milchprodukte und Fisch sollten regelmäßig verzehrt werden,
- Fisch bereichert idealerweise ein bis zwei Mal in der Woche die Nahrung,
- die Zubereitung von Speisen erfolgt mit pflanzlichen Ölen,
- Fleisch sollte höchstens in Höhe von 300 bis 600 g pro Woche verzehrt werden,
- Salz und Zucker sollen zurückhaltend konsumiert werden,
- es sollten mindestens 1,5 Liter Wasser o. ä. getrunken werden,
- die Nahrungsmittel sollten schonend und kurz zubereitet werden, es sollte mit Achtsamkeit gegessen werden,
- regelmäßige Bewegung und Gewichtskontrollen ergänzen den gesundheitsförderlichen Aspekt der Vollwertkost.

Unterschiedliche Gründe und Entwicklungen haben die vegetarische und vegane Kost zu einer Alternative zur Vollkost werden lassen. Vegetarische Kost beschreibt eine Kostform, bei der auf tierische Produkte wie Fleisch, Wurstwaren, Fisch und Fischprodukte verzichtet wird. Die Motivation zu dieser Kostform ist vielschichtig und individuell. Bei der ovo-lakto-vegetabilen Ernährung werden neben pflanzlichen Lebensmitteln auch Milch, Milchprodukte und Eier verzehrt. Bei der lakto-vegetabilen Ernährung wird dagegen zusätzlich auch auf Eier verzichtet. (Lebensmittellexikon 2018d)

Ovolaktovegetarische Kost ist in der Schwangerschaft und Stillzeit eine Alternative zu omnivorer Kost (Plank 2018). Die vegane Kost oder Ernährung enthält keinerlei tierische Bestandteile bzw. Produkte. Sie verzichtet auf Fleisch, Milch, Milchprodukte, Eier, Honig, Fisch, Hefe und Honig. (DGE 2011)

Nach derzeitigem Kenntnisstand ist eine vegane Ernährung in der Schwangerschaft auch unter ärztlich begleiteter Supplementierung nicht zu empfehlen. Vitamin B_{12} ist am ehesten im Mangel. (Plank 2018)

Ein protektiver Effekt von Ernährung auf Erkrankungen wie Hypertonus, Diabetes mellitus und Hypercholesterinämie entsteht durch die Prävention von Adipositas über eine bedarfsgerechte, tägliche Energiezufuhr. Ein kontinuierlich hoher Fruktosekonsum (Säfte, Süßgetränke etc.) leistet erhöhten Blutfett- und Harnsäurewerten sowie reduzierter Insulinempfindlichkeit Vorschub. (Faeh & Matzke 2012)

Eiweißstoffwechsel:
Das Wachstum des Feten wird durch eine ausreichende Zufuhr von Nahrungsproteinen gewährleistet. Chronischem intrauterinen Proteinmangel folgt eine anhaltende, gesundheitliche Einschränkung des Kindes (Diabetes mellitus Typ 2, Hypertonie etc.). In der Schwangerschaft wird in erheblichen Mengen Serumprotein aufgebaut. Durch die Zunahme des absoluten Blutvolumens sinkt die Konzentration des Gesamteiweißes im Blut. (Bikas et al. 2006) (► Tab. 5.2)

Protein sollte hochwertig sein und in einer Menge von ca. 0,9 g/kg KG ab dem II. Trimenon bzw. 1,1 g/kg KG ab dem III. Trimenon verzehrt werden. (DGE 2018b)

Fettstoffwechsel:
Die plazentaren Hormone HPL, Östrogen und Kortisol beeinflussen den Blutlipidspiegel in Richtung eines Anstieges der freien Fettsäuren (Triglyzeride und Cholesterin). In der ersten Schwangerschaftshälfte werden 2 bis 3 kg Fettgewebe neu gebildet, welche zum Ende der Schwangerschaft unter intensivierter Lipolyse teilweise zur Bereitstellung ener-

gietragender, plazentagängiger Ketonkörper abgebaut werden. (Bikas et al. 2006)

Quellen einfach ungesättigter Fettsäuren sind Raps-, Oliven-, Erdnuss-, Haselnuss- oder Mandelöl. Maiskeim-, Sonnenblumen, Lein- oder Distelöl stellen mehrfach ungesättigte Fettsäuren zur Verfügung (DGE 2018a). (▶ Tab. 5.2)

Omega-3-Fettsäuren:
Milch von natürlich weidenden Kühen wird in Anlehnung an einige Untersuchungsergebnisse ein höherer Gehalt an ungesättigten Fettsäuren unterstellt als der von nicht weidenden Kühen (Thomet et al. 2011). Der Verzehr oder die Supplementierung von N-3-Fettsäuren in der Schwangerschaft wirkt protektiv bezüglich einer Allergieentwicklung im Kleinkindalter (Gunaratne et al. 2015). N-3-Fettsäuren wirken zudem protektiv bezüglich der Frühgeburtlichkeit (Olsen et al. 2018). Die Einnahme von N-3-Fettsäuren in Form von Nahrungsergänzungsmitteln hat keinen Benefit für das Kind (Sprache, Lernfähigkeit, Verstandsfunktionen) (Gould et al. 2016). (▶ Tab. 5.2)

Kohlenhydratstoffwechsel:
Eine Reihe von Adaptionsmechanismen des mütterlichen Organismus gewährleisten die Versorgung von Mutter und Kind in der Schwangerschaft. Der Kohlenhydratstoffwechsel zeichnet sich durch eine Phase erhöhter Insulinempfindlichkeit in der Frühschwangerschaft gefolgt von einer zunehmenden Resistenz in der Spätschwangerschaft aus. Insulinantagonisten entfalten zunehmend ihre Wirkung. Die Frühschwangerschaft ist begleitet von einem physiologisch erniedrigten Blutzucker. Mit voranschreitender Schwangerschaft korreliert der Blutzucker des Feten mit dem der Mutter. Ihre Insulinausschüttung steigt erheblich an, gleichzeitig wird ihr peripheres Gewebe weniger empfindsam für das Hormon. Eine tendenzielle diabetogene Stoffwechselsituation in der Schwangerschaft ist physiologisch. Mutter und Kind profitieren in der Schwangerschaft gesundheitlich von einer ausgeglichenen Blutglukosekonzentration (Bikas et al. 2006) (▶ Tab. 5.2).

Benefit durch gute Ernährung:
Unter der Voraussetzung von ausgewogener Mischkost und ungestörter Resorption sind keine Mangelerscheinungen des mütterlichen Organismus zu erwarten. Individuelle Ernährungsformen (vegane Ernährung, Diät mit entsprechenden Produkten etc.) können einen Mangel hervorrufen, besonders wenn die Ernährungsform schon lange praktiziert wird. (Plank 2018)

Die Ernährungssituation von Frauen in westlichen Industriestaaten ist heterogen. Frauen, die von häuslicher Gewalt, mangelhafter sozialer Unterstützung und Drogenkonsum betroffen sind, haben teilweise einen vergleichbar schlechten Ernährungszustand – mit infolgedessen einem höheren Risiko für Kinder mit niedrigem Geburtsgewicht – wie Frauen zu Zeiten des zweiten Weltkrieges. (Newton 2007)

Die Anforderungen an eine gesunde Ernährung in der Schwangerschaft richten sich mehr an eine qualitativ hochwertige als energiereiche Ernährung. Der Eintritt einer Schwangerschaft stellt einen geeigneten Zeitpunkt dar, seine bisherigen Ernährungsgewohnheiten auf den Prüfstand zu stellen.

Die Höhe der Energiezufuhr wird durch das Ausgangsgewicht bestimmt. Energiequellen können komplexe Kohlenhydrate (Kartoffeln, Hülsenfrüchte, Vollkorngetreideprodukte etc.) und pflanzliche Träger ungesättigter Fettsäuren sein. (Faeh & Matzke 2012)

Der Einsatz von Zuckeraustauschstoffen zur Energierestriktion der Nahrung ist möglich und sinnvoll zur Gewichtskontrolle (Smollich & Blumengarten 2015).

Fetales Wachstum und programming:
Der mütterliche Ernährungszustand, ihre Körpergröße und Gewebezusammensetzung sowie ihr Stoffwechsel bestimmen die fetale Entwicklung sowie die Gesundheit in Kindheit und Adoleszenz (Martin-Gronert & Ozanne 2006).

Tab. 5.2: Makronährstoffe und deren Bedarf in der Schwangerschaft (Protz 2018; DGE 2018a; Faeh & Matzke 2012)

Nährstoff	Quellen	Bedeutung	täglicher Bedarf	Bemerkungen
Kohlen-hydrate	Kartoffeln, Hülsenfrüchte, Vollkorngetreide	Energiegeber	50–55 % des täglichen Ener-giebedarfs	komplexe Kohlenhydrate mit niedriger glykämischer Last bevorzugen
Ballast-stoffe	rohe pflanzliche Nahrungsmittel	wasserlösliche Quellstoffe för-dern eine regel-mäßige Defäkati-on, Prebiotika	30–50 g	wasserlösliche (Pektin, Oligofruktose) und unlösli-che (Zellulose) Ballaststoffe, positiver Effekt auf den Cholesterinspiegel
Proteine	Hülsenfrüchte (Soja, Linsen, Erbsen), Getreide, Fleisch, Fisch, Milchprodukte, Ei	Baustoff; Wachs-tum Gewebe von Brust, Genitale inklusive Plazenta und Kind	15–20 % des täglichen Ener-giebedarfs (im II. Trim.: 0,9 g/ kgKG; im III. Trim.: 1,1 g/ kgKG)	regelmäßige Zufuhr ge-währleisten, biologische Wertigkeit bei Auswahl der Proteinquellen berücksichti-gen
Fette Linolsäure (N-6-Fett-säure)	fast alle pflanzli-chen Öle	Energiespeicher, Wärmeisolation, Stützgewebe, Aufbau von Zell-wänden	30–35 % des täglichen Ener-giebedarfs	Linolsäure: 25 % der tägli-chen Energie, Linolensäure: 5 %der tägli-chen Energie; Depotfähig, Träger fettlösli-cher Vitamine A, E, D und K
Fette Linolen-säure (N-3-Fettsäure)	Seefisch, Raps-, Leinöl			

Verschiedene maternale und fetale Faktoren beeinflussen das Geburtsgewicht des Neuge-borenen (Newton 2007).

Unter adäquater Nährstoffversorgung der Mutter in der Schwangerschaft kann ein Fetus sein Wachstumspotential zu einem eutrophen Neugeborenen ausschöpfen. Die mütterliche Versorgung des Feten im Sinne seiner intrau-terinen Umgebung wirkt wie eine Art Vor-hersage für die Ernährungssituation seiner nachgeburtlichen Zeit und seiner vermutli-chen chronischen Erkrankungen im späteren Leben. (Martin-Gronert & Ozanne 2006)

Das Wachstum des Feten ist bis zur 35. SSW kontinuierlich mit einem Zuwachs von 200 bis 225 g/Woche. Danach ist ein Wachstum von 135 g pro Woche zu erwarten. Zwillingsfeten verzeichnen eine geringere Wachstumsrate mit einem Maximum in der 34. bis 35. SSW. Monochoriotische Feten neh-men durchschnittlich 140 bis 160 g/Woche zu, dichoreotische Feten nehmen ca. 180 bis 200 g pro Woche zu. (Newton 2007)

Auch ein Überangebot an Nährstoffen ist durch Förderung eines makrosomem Wuchses schädlich. Ursache hierfür kann ein gesteigerter plazentarer Transport von Glukose und ande-ren Nährstoffen im Falle einer diabetischen Mutter sein. (Martin-Gronert & Ozanne 2006)

Ein übersteigertes oder vermindertes Nähr-stoffangebot im Sinne einer Veränderung der intrauterinen Versorgung in einer kritischen Phase des fetalen Organ- und Gewebeaufbaus stellt einen Reiz oder eine Schädigung für den Feten dar. Ein Mangel an Nährstoffen durch maternale Mangelernährung, mangelhafte plazentare Versorgung oder gesteigertem Be-darf bei fetalem Wachstumsschub führt beim

Fetus zu einer Mangelversorgung. (Martin-Gronert & Ozanne 2006)

Eine fetale Anpassung in Form einer Stoffwechsel-(um-)Programmierung kann folgen. Auf ein reduziertes Nährstoffangebot reagiert der Fetus mit einer Reduktion seines katabolen Stoffwechsels. Hält die Mangelversorgung an, verändert er seine Hormonproduktion und die Ansprechbarkeit des Gewebes auf diese Hormone, z. B. hinsichtlich Insulin. Der fetale Blutfluss begünstigt die Entwicklung des Gehirns zu Ungunsten der Entwicklung von Muskeln, Niere und Pankreas, was in Folge zur Verlangsamung des fetalen Wachstums führen kann. Eine Langzeitwirkung bis Chronifizierung der Änderung von Körperfunktionen kann sich anschließen.

Nach der Barker-Hypothese kann es beim Feten, u. a. ausgelöst durch ernährungsbedingte Versorgungseinschränkungen, in einer kritischen Phase von Organ- und Gewebeaufbau zu einer protektionistischen, fetal programmierten Stoffwechselveränderung kommen. Diese metabolische Anpassung kann im späteren Leben zu einem erhöhten Risiko für metabolische Erkrankungen führen. (Kwon & Kim 2017)

Insofern die insuffiziente Ernährungssituation postpartal anhält, profitieren das Neugeborene und der Säugling weiter von den fetal entwickelten Anpassungsmechanismen. Erst wenn sich seine Versorgung zu einem ausreichenden bis überversorgenden Nährstoffangebot verbessert (Catch-up-Wachstum), beginnen seine gesundheitlichen Probleme. Die irreversible Veränderung von Insulin- und Glukosemetabolismus leistet der Entwicklung von Diabetes Typ 2, Adipositas und der Entwicklung eines metabolischen Syndroms Vorschub. (Martin-Gronert &Ozanne 2006)

Je nach Autor sollte eine schwangere Frau täglich mindesten 2 Liter (Plank 2018) bis 2,2 Liter (Jochum et al. 2009) ungesüßte Flüssigkeit zu sich nehmen. Der Kaffeekonsum sollte sich auf maximal zwei bis drei Tassen beschränken. Chininhaltige Getränke sind zu meiden. Der Salzkonsum ist auf unter fünf Gramm täglich zu beschränken. (Faeh & Matzke 2012)

Beratung:

- Jeder Tag soll mit einem Frühstück begonnen werden,
- die tägliche Nahrung sollte auf fünf Mahlzeiten (drei Haupt und zwei Zwischenmahlzeiten) verteilt werden,
- stärkehaltige Nahrungsmittel sollten durch Kartoffeln, Vollkornbrot und Vollkornnudeln und ggf. Reis begründet werden,
- ballaststoffreiche Lebensmittel (z. B. Gemüse, Hafer und Getreide, Hülsenfrüchte) sollten Bestandteil der Ernährung sein,
- frittiertes sowie süße Getränke und Speisen sind zu vermeiden,
- der Konsum an Koffein ist auf zwei Tassen Kaffee zu beschränken,
- bei einer normalgewichtigen Frau tritt in der Schwangerschaft erst spät ein geringer Mehrbedarf an Kalorien auf, welcher ausschließlich durch eine zusätzliche Portion an eiweißreichen Nahrungsmitteln gedeckt werden soll.

Maßnahmen und Anleitung:

- Evaluation der Grundkenntnisse einer Schwangeren über Ernährung und Lebensmittelzubereitung in der Frühschwangerschaft,
- ggf. Tagebuch über täglich verzehrte Speisen im Sinne der »Erinnerungsmethode« (►Kap. 3.12.3),
- individualisierte Ernährungsberatung in Hinblick auf tägliche Mahlzeitenverteilung und Trinkgewohnheiten,
- Identifikation von Bedarfslücken und Aufzeigen von Ergänzungsmöglichkeiten,
- Verwendung von »Fragebogen« zu Informationen: Ernährung und Bewegung als Diskussions- und Beratungsgrundlage (►Abb. 5.1).

Name: _____ Alter: _____ Gewicht/Größe (m): _____/_____

BMI = Körpergewicht = O Untergewicht O Normalgewicht

       Körpergröße (m)² O Übergewicht O Adipositas per magna

Grundumsatz (kcal): _____ PAL-Faktor: _____ Leistungsumsatz (kcal): _____

Davon esse und trinke ich täglich:

(A) Gesundes: _____ (B) viel: _____

(C) bevorzugt: _____ (D) bei Stress: _____ (E) ungern: _____

Ich bewege mich gerne: _____ Schmerzen bei: _____

Schwitze nach: _____ Min.   Bin erschöpft nach: _____ Min.   O bei Steigung

Abb. 5.1: Fragebogen zu Items aus Ernährungs- und Bewegungsgewohnheiten und Kondition (nach Büthe)

Beginn und Dauer: Mit Übernahme der Betreuung bzw. mit Beginn der Schwangerschaft.

Gute Erfahrung mit:

- Geduldiges Heranführung an gesunde Ernährung,
- individualisierte Beratung unter Berücksichtigung auch der familiären Situation.

Vorgehen bei Regelwidrigkeiten:

- In der Schwangerschaft sollen keine gewichtsreduzierenden Diäten durchgeführt werden.

Kooperierende: Ernährungsberater/-in, Ökotropholog/-in.

5.2.2 Vitamine

Inhalt: Vitamine sind eine chemisch heterogene Stoffgruppe, die nach ihrer Eigenschaft der Verstoffwechselung in fettlösliche (Vitamine A, D, E und K) und wasserlösliche Vitamine (Gruppe der B-Vitamine und Vitamin C) unterschieden werden (Lebensmittellexikon 2018). (▶ Tab. 5.3 und 5.4)

Vitamine sind vom Körper essentiell benötigte, organische Verbindungen, die regelmäßig mit der Nahrung zugeführt werden müssen. Die fettlöslichen Vitamine können in eingeschränktem Maß gespeichert werden. (Walter 2018)

Fettlösliche Vitamine:

Fettlösliche Vitamine setzen die Anwesenheit von Lipiden oder Lipidtröpfchen entweder in dem Nahrungsmittel oder im Magen Voraus. Die Gewinnung von Vitamin A (Retinol) aus tierischen Quellen ist der aus pflanzlichen Quellen bei einem Großteil der Menschen erheblich überlegen. Bei Überdosierung, z. B. Im Rahmen einer Akne-Behandlung (z. B. Isotretinin), kann sich eine teratogene Wirkung entfalten. Vitamin A reguliert ebenso wie Vitamin D die Genexpression. Vitamin D (Kalzitriol) reguliert den Kalzium- und Phosphathaushalt im Rahmen von Wachstumsprozessen und stärkt das Immunsystem. Die Variationen Vitamin K1 (Phyllochinon) und K2 (Menachinone oder Menachinon) sind an der Aufrechterhaltung des Gerinnungssystems sowie der Low-density-lipoprotein (LDL)-Oxidation beteiligt und haben eine Schutzfunktion als Antioxidanz. (Biesalski 2015)

Vitamin E verfügt über eine ausgesprochene antioxidative Wirkung. Es übernimmt wesentliche Aufgaben in der Steuerung der Keimdrüsen.

Tab. 5.3: Fettlösliche Vitamine und deren Bedarf in der Schwangerschaft (Protz 2018; DGE 2012a; Biesalski 2015)

Vitamin	Quelle	Wirkung	täglicher Bedarf
A (Retinol)	Fleisch, Leber; ß-Karotin-haltige pflanzliche Nahrungsmittel	Antioxidans, Zell-, Gewebebildung	1,1 mg Äquivalent ab 12./16. SSW oder mit Beginn II. Trimenon
D (Kalzitriol)	fettreicher Seefisch, Milch, Avocados, Eigelb, Fleisch	Regulation des Kalzium- und Phosphathaushalts unter Wachstumsprozessen, stärkt Immunsystem, Muskelkraft	20 µg
E (Tocopherol)	hochwertige Pflanzenöle (Weizenkeim-, Maiskeim-, Oliven- sowie Nußöl), vor Licht schützen	Antioxidanz, Zellmembranaufbau,	13 mg Äquivalent
K1 (Phyllochinon), K2 (Menachinone oder Menachinon)	grünes Gemüse (Kohl), Milch und Milchprodukte sowie Muskelfleisch	bedeutsam für die Bildung von Prothrombin, Gerinnung, als Antioxidans, für die Oxidation von LDL	60 µg

Wasserlösliche Vitamine:
Wasserlösliche Vitamine (► Tab. 5.4) sind essentiell für die verschiedensten Aufgaben des menschlichen Stoffwechsels und des Gewebeaufbaus. Vitamin C (Ascorbinsäure) wird aus pflanzlichen Quellen aufgenommen. Die Absorption beginnt über die Mundschleimhaut. Es entfaltet eine antioxidante Wirkung. Vitamin C erhöht die Absorption von Eisen. Vitamin B1 (Thiamin) zerfällt rasch unter Wärme, in Luft und Wasser. Vitamin B2 (Riboflavin) und Vitamin B6 (Pyridoxin) sind in vielen Lebensmitteln enthalten: Vitamin B2 entfaltet eine antioxidative Wirkung. Sein Bedarf ist bei sportlicher Aktivität erhöht. Es ist lichtempfindlich. Unter veganer Ernährung ist es ein potentielles Mangelvitamin. Vitamin B6 entfaltet einen Benefit für Nausea und Emesis bei Supplementierung. Vitamin B12 (Kobalamin) wird über tierische Nahrungsmittel aufgenommen. Es unterstützt die Folsäurewirkung und den Eisenstoffwechsel. Vitamin B12 ist ein potentielles Mangelvitamin bei veganer Ernährung. Biotin (ehemals Vitamin B7) wird in proteingebundener Form aufgenommen. Sein Bedarf ist in der Schwangerschaft unverändert. Pantothensäure (ehemals Vitamin B5) und Niacin (Vitamin B3) werden über verschiedenste Quellen zugeführt. Pantothensäure unterstützt die Gewebeneubildung. Sein Bedarf ist in der Schwangerschaft unverändert. Niacin (ehemals Vitamin B3) ist am Energiestoffwechsel beteiligt. Der Gehalt an Niacin ist über einen hohen, industriellen Verarbeitungsprozess von pflanzlichen Nahrungsquellen gemindert. (Biesalski 2015)

Folsäure:
Folsäure (ehemals Vitamin B9) wird über unverarbeitete, pflanzliche Nahrungsmittel aufgenommen. Es reduziert das Risiko von Neuralrohrfehlbildungen. Folsäure ist ein Co-Enzym und ehemaliges Vitamin der B-Gruppe, welches an der Stoffwechselaktivität von sich schnell teilenden Zellen und rasch wachsendem Gewebe beteiligt ist. In diesem Kontext ist der Bedarf an Folsäure in der Frühschwangerschaft sehr hoch. Folsäure vermag einen Enzymdefekt im Homocysteinstoffwechsel zu antagonisieren. (Newton 2007; Bitzer 2012)

In der Embryogenese kommt es 28 bis 29 Tage post conceptionem zum Verschluss des Neuralrohres (Bitzer 2012). Ein Mangel an Folsäure steht in einem Zusammenhang mit schweren kongenitalen strukturellen Gehirnfehlbildungen, Erkrankungen der Wirbelsäule (Meroanenzephalie, Spina bifida, Myelodysplasie, Myelomeningozele u. a.), Spaltbildung von Lippe, Gaumen sowie Neuralrohr des Embryos und Feten. Die Häufigkeit beträgt ca. 0,5–2/1 000 Schwangerschaften. (Newton 2007; Bitzer 2012).

Da Folsäure vorrangig über frische, pflanzliche Quellen, entsprechend angereicherte Lebensmittel sowie (rohes) Eigelb aufgenommen wird, ist ein potentieller Mangel bei einem Großteil der Bevölkerung anzunehmen. Die Einnahme antiepileptischer Medikamente wie Valproinsäure und Carbamazepin, ein präkonzeptioneller Diabetes und Hyperglykämien im ersten Trimenon leisten insbesondere bei Schwangeren einem Mangel an Folsäure Vorschub. Rauchen, Alkoholkonsum oder Adipositas in der Schwangerschaft erhöhen die Wahrscheinlichkeit einer Unterversorgung und dem damit verbundenem Risiko für fetale Spaltbildungen. Ein genetischer Einfluss bei der Manifestation eines Gewebedefektes wird kontrovers diskutiert. (Newton 2007; Bitzer 2012)

Ein Gewebedefekt ist mittels Ultraschall-Untersuchung im ersten Trimenon diagnostizierbar. Eine perikonzeptionelle Einnahme von 400 µg Folsäure wird empfohlen (Bitzer 2012). Frauen mit bestehendem Kinderwunsch können bereits zwölf Wochen perikonzeptionell, mindestens jedoch einen Monat davor mit der Einnahme von 400 µg Folsäure täglich beginnen. Die Einnahme sollte bis zum dritten Schwangerschaftsmonat fortgesetzt werden. Frauen mit einem höheren Risiko wird eine höhere Dosis an Folsäure empfohlen: Dazu zählen solche mit belasteter Anamnese, die einen Partner mit entsprechender Erkrankung haben, die eine Medikation gegen Epilepsie einnehmen, die an Zöliakie oder Diabetes leiden, deren BMI 30 und

höher ist oder die unter Sichelzellenanämie leiden. (Newton 2007; Royal College of Obstretricians & Gynaecologists 2017)

Vitamin D:
UVB-Strahlung aus dem Sonnenlicht ist die Hauptquelle für die Bildung von Vitamin D aus der Konvertierung von 7-Dehydroxycholecalciferol zu 1,25-Hydroxycholecalciferol in der Haut des Organismus. Nördlich des 40. Breitengrades ist besonders im Winter und bei Bewölkung die notwendige Sonneneinstrahlung wegen des flachen Einstrahlungswinkels der Strahlen insuffizient. (Newton 2007)

Über die Ernährung wird ein geringerer Teil an Vitamin D aufgenommen. Es ist im fettigen Fisch (Hering, Lachs etc.) sowie in Eigelb signifikant enthalten. (DGE 2012a; DGE 2012b)

Eine Vitamin-D-Substitution in einer Höhe von zehn Mikrogramm ist Frauen zu empfehlen, die eine dunkle Hautfarbe haben, deren BMI 30 oder höher ist, die sich viel in Innenräumen aufhalten, die ihre Haut gewöhnlich bedecken oder Pflegeprodukte mit Sonnenschutz nutzen und Frauen, deren Essgewohnheiten wenig Vitamin-D-reiche Kost zulassen (Royal College of Obstretricians & Gynaecologists 2017).

Es besteht kein Zusammenhang zwischen mütterlicher Vitamin-D-Serumkonzentration und fetalem bzw. kindlichem Geburtsgewicht und Körpermaßen, Intelligenz, psychischer Gesundheit und dem kadiovaskulären System. Ein erhöhter mütterlicher Wert von über 75 nmol/l korreliert mit einem erhöhten Risiko für kindliches Hautekzem nach neun Monaten und Asthma nach neun Jahren. (Gale et al. 2008)

Die Synthese von Vitaminen setzt die Anwesenheit von Enzymen voraus: Enzyme sind hochmolekulare Proteine, die als Biokatalysatoren die Stoffwechselreaktionen im lebenden Organismus ermöglichen und beschleunigen, ohne ihre eigene Form zu verändern. Sie setzen die Aktivierungsenergie von Stoffwechselprozessen herab. (Biesalski 2015)

127

Tab. 5.4: Wasserlösliche Vitamine und deren Bedarf in der Schwangerschaft (Protz 2018; DGE 2018a; Biesalski 2015)

Vitamin	Quelle	Wirkung	Täglicher Bedarf
C (Ascorbinsäure)	Kartoffeln, Gemüse, Obst	antioxidative Wirkung, Immunsystemstärkend, Aufbau von Bindegewebe (Kollagenen)	105 mg ab 12./16. SSW
B1 (Thiamin)	Schweinefleisch, Vollkorngetreide	Erythrozytenaufbau, Kohlenhydratstoffwechsel, Reizweiterleitung des Nervensystems	II. Trim.: 1,2 mg; III. Trim.: 1,3 mg.
B2 (Riboflavin)	Käse, fetthaltiger Seefisch, Getreidekeimflocken, Milchprodukte	Antioxidans, Koenzym u. a. für andere B-Vitamine	II. Trim.: 1,3 mg; II. Trim.: 1,4 mg
ehemals B3 (Nicotinsäure, Nicotinamid)	tierische und pflanzliche Quellen	Koenzym, Energie-, Eiweiß- und Fettstoffwechsel, Zellteilung, Immunabwehr	II. Trim.: 14 mg; III. Trim.: 16 mg
ehemals B5 (Panthothensäure)	Fleisch, Getreide	Enzymbildner, Wundheilung	6 mg
B6 (Pyridoxin)	Getreide, Nüsse, Obst	Aminosäurestoffwechsel, Aufbau von Hämoglobin, Gefäßwandprotektiv	1,9 mg
ehemals B7 (Biotin)	Schweinefleisch, Milchprodukte, Ei	Epithelbildung	30–60 µg
ehemals B9 (Folsäure)	Kohl, Spinat, Blattsalat, Brokkoli, Spargel, getrocknete Erbsen und Bohnen	Gewebeneubildung, Wachstumsprozesse, Hämoglobin und Leukozyten	550 µg Äquivalent
B12 (Kobalamin)	Fisch, tierische Nahrungsmittel, Algen	Stoffwechsel, Blutbildung	3,5 µg

Beratung:

- Verschiedenes Gemüse und Obst sollte in fünf Portionen über den Tag verteilt sein,
- perikonzeptionelle Folsäuresubstitution bis zur 12. SSW schützt vor kindlichen Spaltbildungen,
- Multivitaminpräparate haben keinen Effekt auf die Schwangerschaft (Newton 2007).

Beginn und Dauer: Mit Beginn/Übernahme der Betreuung bzw. mit Beginn der Schwangerschaft.

Vorgehen bei Regelwidrigkeiten:

- Ein Vitamin-Mangel ist bei schwangeren Frauen verbreitet und weist einen negativen Effekt auf die Gesundheit der Schwangerschaft auf,
- Pyridoxin- und Kalzium-Mangel ist assoziiert mit einem Risiko für mütterliche Präeklampsie und fetale intrauterine Wachstumsretardierung (Hovdenak & Haram 2012),
- ein Mangel an Vitamin D im Kindes- und Jugendlichenalter leistet einer osteoporotischen Erkrankung im Alter Vorschub (Biesalski 2015),
- ein Mangel an Vitaminen kann sich als Nebenwirkung von Medikamenten o. ä.

etablieren: so senkt die Einnahme von Antiepileptika oder Tuberkulostatika den Vitamin-K-Pegel im Serum (Protz 2018).

Kooperierende: Ernährungsberater/-in, Ökotropholog/-in.

5.2.3 Mikronährstoffe

Inhalt: Mikronährstoffe umfassen Massen- und Spurenelemente (Biesalski 2015). Massenelemente oder auch Makroelemente sind Stoffe wie Kalzium, Magnesium, Natrium, Kalium, Chlor und Phosphor und sind weitestgehend breit in Nahrungsmitteln vorhanden. Sie sind im menschlichen Organismus über 50 mg/kg KG eingebaut und werden von ihm in hohen Mengen benötigt. (Dos Santos 2016)

Spurenelemente sind Stoffe, die vom Körper essentiell nur in geringen Mengen gebraucht werden. Sie sind Kofaktoren vieler Enzyme und entfalten eine antioxidative Wirkung. (Biesalski 2015)

Im menschlichen Organismus sind die Stoffe wie Eisen, Jod, Zink, Fluorid, Selen unter 50 mg/kg KG eingebaut (Bobbert & Mai 2016).

Schilddrüsenhormone:
Nach Synthese des Thyreoidea-stimulierenden Hormons (TSH) in der Hypophyse erfolgt in den Follikeln der Schilddrüse durch Aufnahme von Jod aus dem Blutplasma die Biosynthese der Schilddrüsenhormone Trijodthyronin (T3), Thyroxin (T4) und Thyreoidea-Aminosäure L-Tyroxin. Durch die an Thyreoglobin gebundene Jodierung von Tyrosylresten entstehen die Vorstufen 3-Monojodtyrosin und 3,5-Dijodtyrosin der Schilddrüsenhormone. Aus Kopplung der Vorstufen entstehen Trijodthyronin (T3) zu 20% und Thyroxin (T4) zu 80%. Die Speicherung erfolgt in an Thyreoglobulin gebundener und somit biologisch inaktiver Form in den Schilddrüsenfollikeln. Durch proteolytische Spal-

tung bei Bedarf erfolgt die Freisetzung und Abgabe in die Blutbahn. Ihre Synthese und Freisetzung wird durch das TSH gesteuert. (Wallaschofski 2016)

Eine Hypothyreose (Schilddrüsenunterfunktion) ist durch allgemeine Symptome wie Leistungsminderung, Müdigkeit, Schwäche u. a. charakterisiert. Ursache, Zeitraum und Ausprägung der Unterversorgung bestimmen das klinische Bild. Die Bestimmung des freien, nicht an Protein gebundenen T4 sowie des TSH führen zur Diagnose einer Hypothyreose. Die Behandlung erfolgt über die Einnahme von L-Thyroxin-Präparaten idealerweise 30 bis 60 Minuten vor dem Frühstück oder vor dem Schlafengehen. Der Genuss von Milch, Kaffee, Sojaprodukten sowie Papaya kann die Absorption mindern. (Ebd.)

Bei einer primären Hypothyreose liegt die Ursache für die Erkrankung in der Schilddrüse selbst. Unterschieden wir eine kongenitale (angeborene) von einer erworbenen Form. Letztere ist häufig durch die chronische Autoimmunthyreoiditis (Hashimoto) bedingt. Eine sekundäre Hypothyreose kennzeichnet eine Störung der Schilddrüsenfunktion, die aus einer verminderten hypophysären TSH-Sekretion resultiert. (Ebd.)

Ziel:

Euthyreote Stoffwechsellage der schwangeren Frau.

Inhalt: Bis zu einem Viertel aller schwangeren Frauen weist einen Vitamin- und Mineralstoffmangel mit negativem Effekt für die Gesundheit der Schwangerschaft auf. Mütterlicher Eisenmangel ist verbunden mit neonataler Anämie, Folsäuremangel mit Neuralrohrdefekten etc. (Hovdenak & Haram 2012).

In Knochen und Zähnen des mütterlichen und fetalen Organismus werden 99% des Kalziums und Magnesiums gespeichert. Schwangerschaft und Stillzeit sind gekennzeichnet durch einen hohen Knochenumsatz, um fetale als auch spätere kindliche Wachstumserfordernisse zu erfüllen.

Kalzium:
Der fetale Bedarf von Kalzium beträgt 50 mg täglich bis zur 20. SSW, 330 mg täglich ab der 35. SSW und 300 mg täglich während der Laktation. Im Falle einer chronischen maternalen Mangelsituation während einer Schwangerschaft oder Stillzeit würde der mütterliche Organismus Kalzium aus den Knochen auslagern und zum Feten bzw. Säugling transportieren. Eine hohe Kalziumaufnahme reduziert das Risiko einer Hypertension und wirkt muskelrelaxierend. Frauen mit präexistentem Hypertonus, Nierenerkrankungen mit Kalziumverlust, Schwangere mit Heparinpflicht oder mit einer hohen Disposition für eine Präeklampsie profitieren von einer Kalziumsubstitution. Die tägliche Einnahme von 2 000 mg Kalzium oder 5 000 mg Kalziumcarbonat p. o. sind ausreichend. (Newton 2007)

Sowohl Kalzium als auch Magnesium sind essentiell für die Wirkung der Nebenschilddrüse auf Darm, Knochen und Nieren. Der Fetus absorbiert 6 mg Magnesium pro Tag. (Newton 2007)

Quellen für Magnesium sind Nüsse und Samen (Kürbiskerne, Paranüsse, Sesam), Soja- und Vollkornprodukte, Gemüse und Obst.

Magnesium hat einen protektiven Effekt bezüglich Schwangerschaftskomplikationen (Zarean & Tarjan 2017).

Eisen:
Der weibliche Organismus enthält 38 mg/kgKG Eisen, davon 60 bis 75 % in Form von Hämoglobin und 30 % in Myoglobin gebunden. Die Absorption von Nahrungseisen erfolgt im Duodenum und oberen Abschnitt des Jejunums (AWMF 2016a). Die Höhe der Absorption hängt von der Form des Eisens ab. Zweiwertiges Eisen, welches über Fleischprodukte aufgenommen werden kann, ist vom menschlichen Körper leichter zu absorbieren. (Quell-Liedke 2016)

Ein zusätzlicher Eisenbedarf von schwangeren Frauen resultiert aus dem fetal-plazentaren Wachstum (350 mg), aus dem Anstieg an Erythrozyten für den schwangeren Blutausbau (450 mg), aus dem bevorstehenden Blutverlust nach der Geburt (250 mg) sowie aus einem basalen Blutverlust (250 mg) (Newton 2007) (▶ Kasten 5.1).

Der Bedarf an Eisen steigt mit dem Gestationsalter an (Christoph 2012).

Kasten 5.1: Der Eisenbedarf in der Schwangerschaft steigt kontinuierlich (Christoph 2012):

- I. Trimenon: 6 mg/Tag
- II. Trimenon: 19 mg/Tag
- III. Trimenon: 22 mg/Tag

Der Nutzen von Eisen liegt nicht nur in der Unterstützung der Blut- bzw. Hämoglobinbildung, sondern auch in funktionaler Hinsicht auf die Atmungskette, das Immunsystem und das Nervensystem. Im Falle eines Eisenmangels resultiert daraus eine geschwächte Immunantwort. (National Institutes of Health 2018)

Geeignete Lebensmittel mit hohem Eisengehalt sind rotes Fleisch (Rindfleisch) sowie Fisch (Ebd.; BfR 2018b). Vegane Eisenquellen sind Nüsse und Samen, Hülsenfrüchte (weiße Bohnen, Linsen), Spinat, Tofu u. a. Pflanzliche Nahrungsmittel sind aufgrund der geringen biologischen Verfügbarkeit des Non-Häm-Eisens gegenüber tierischen Quellen als nachteilig einzustufen. (National Institutes of Health 2018; Newton 2007)

Die Absorption von Eisen kann durch die gleichzeitige Aufnahme von täglich 200 mg Vitamin C erheblich gesteigert werden. Dies gilt sowohl für nutritive als auch für pharmazeutische Eisenquellen. In Anwesenheit von Milchsäure wird eine bessere Absorption von Eisen, insbesondere aus veganen Quellen angenommen (BfR 2018b; Lane et al. 2016, Newton 2007). Eisenabsorptionshemmende Nahrungsmittel wie Eigelb, Ballaststoffe, Kaffee (Koffein), Schwarztee (Tannine, phosphathaltige Getränke) sowie Alkohol (Rotwein), hoch kalziumhaltige Nahrungsmittel, Oxalsäuren (Spinat, Rhabarber) und pflanzliche Proteine (Sojaprodukte) meiden (BfR 2018b, Quell-Liedke 2016).

Eine Anämie in der Schwangerschaft korreliert mit einem nachteiligen Ausgang (► Tab. 5.5). Die Rate von anämischen schwangeren Frauen in Industrienationen beträgt ca. 2 % bzw. 5 bis 10 %. Arme Frauen leiden vermehrt unter Eisenmangelanämie, ebenso wie adoleszente oder multipare Schwangere. Vegetarische oder vegane Ernährungsformen können einer Anämie Vorschub leisten. Nach einer bariatrischen Operation, bei Mehrlingsschwangerschaften, chronischen Erkrankungen des Magen-Darmtraktes, chronischen Infektionen oder Aspirinabusus sowie bei persistierenden vaginalen oder rektalen Blutungen ist eine Anämie in der Schwangerschaft wahrscheinlicher. (Camaschella 2015; Newton 2007)

Betroffene leiden unter Müdigkeit, Schwäche, verminderter Belastbarkeit bei der Arbeit und Konzentrationsschwäche. Rhagaden in den Mundwinkeln und Blässe sind ein äußerer Hinweis. (AWMF 2016a; Bencaiova 2006)

Ein niedriger Hämoglobinwert der Frau korreliert mit einem nachteiligen Ausgang der Schwangerschaft und fetal outcome (Rukuni et al. 2016; Breymann 2015; Christoph 2012; Newton 2007; Bencaiova 2006; Levy et al. 2005)

Der Benefit von zusätzlichen Eisen-Supplementen besteht lediglich im Falle einer bestehenden Anämie oder bei einem dringenden Verdacht, eine solche zu entwickeln, wie beispielsweise im Falle einer Zwillingsschwangerschaft (Royal College of Obstetricians & Gynaecologists 2017).

Tab. 5.5: Hämoglobinwert in der Schwangerschaft und mögliche Komplikation

Hämoglobinwert [mg/dl]	Hämoglobinwert [mmol/l]	Risiko
< 10,4	< 6,46	korreliert mit niedrigem Geburtsgewicht, Frühgeburtlichkeit und ansteigender perinataler Mortalität (Newton 2007)
< 10	< 6,21	korreliert mit präpartaler Blutung, postpartaler Anämie, peripartaler Bluttransfusion und Totgeburt (Rukuni et al. 2016)
< 9	< 5,59	korreliert mit maternaler Infektion, Entbindung per Sectio, Bluttransfusion, Frühgeburt, IUGR, SGA-Kind und IUFT (Breymann 2015; Levy et al. 2005)
< 7	< 4,35	korreliert mit mütterlicher Mortalität (Christoph 2012)

Jod:
Eine physiologische Schilddrüsenfunktion setzt die Anwesenheit von ausreichend Jod in der Nahrung voraus. Jod dient dem Aufbau der Schilddrüsenhormone Thyroxin und Trijodthyronin, welche Wachstum, Knochenbildung, Entwicklung des Gehirns sowie den Energiestoffwechsel u. a. steuern. Jodquellen sind vorrangig jodiertes Speisesalz, Seefisch und Algen. Über einen regelmäßigen Verzehr jodhaltiger Nahrungsmittel werden durchschnittlich 125 µg aufgenommen. (Wallaschofski 2016)

Mit Beginn einer Schwangerschaft produziert der mütterliche Organismus die Schilddrüsenhormone für den Embryo und später für den Fetus mit (► Tab. 5.6). Der Bedarf an Schilddrüsenhormonen steigt um 50 % an.

131

Der Jodbedarf steigt in diesem Zuge auf 230 µg (DGE 2018a) täglich an. Unter Östrogeneinfluss steigt das Thyroxin-bindende-Globulin (TBG) an. Der Schilddrüsenmetabolismus, die renale Ausscheidung sowie die Jodabgabe an den Feten sind erhöht. (Ebd.)

Eine Schwangerschaft profitiert von einer perikonzeptionellen eutrophen Schilddrüsenfunktion Hansen & Kahaly 2018). Ein Mangel an Schilddrüsenhormonen requiriert sich u. a. aus einer nutritiven Unterversorgung an Jod. Frauen erkranken viermal häufiger an einer Jodmangelerkrankung als Männer. (Wallaschofski 2016)

3 % der Schwangeren sind von einem latenten Jodmangel; 0,4 % von einem manifesten Jodmangel betroffen (Führer 2011). Charakteristisch für eine Hypothyreose sind geistige und körperliche Antriebsarmut und depressive Verstimmung. Obstipation und hohe Kälteempfindlichkeit begleiten die Erkrankung. Unbehandelt ist das Risiko für Abort, Frühgeburt, Gestationsdiabetes sowie Hypertonie und Präeklampsie erhöht. (Hansen & Kakaly 2018)

Der Bedarf an Jod ist über die Ernährung nicht verlässlich zu gewähren. Eine tägliche Substitution würde die Bedarfslücke schließen. Der Benefit besteht besonders in den ersten zehn Wochen der embryonalen Entwicklung. Ein generelles TSH-Screening auf eine latente oder manifeste Hypothyreose wird von den entsprechenden Fachkreisen empfohlen. Eine Funktionskontrolle der mütterlichen Schilddrüse bietet sich in der Frühschwangerschaft an. (Führer 2017)

Laut Mutterschutzgesetz (2016) ist eine Supplementierung vorteilhaft und empfehlenswert. Eine automatische Verordnungsfähigkeit besteht nicht.

Tab. 5.6: Angaben zu Jodidmengen

Jod [µg/Tag]	Bemerkung
125	durchschnittliche tägliche Aufnahme über Nahrungsmittel (Wallaschofski 2016)
230	durchschnittlicher täglicher Bedarf in der Schwangerschaft (DGE 2018a)
150	Höhe der täglichen, die Bedarfslücke in der Schwangerschaft schließenden Supplementierung (Führer 2017)
100–200	Empfehlung der Supplementierung von Jodid nach Mutterschutzgesetz (2016)

Die Abstände der Kontrolluntersuchungen richten sich nach der Art der Schilddrüsenerkrankung (Zettining & Buchinger 2010). Eine Hypothyreose kann in der Schwangerschaft neu auftreten. Wird unter der Medikation eine euthyreotische Stoffwechsellage hergestellt, ist das Abortrisiko nicht erhöht (Zettining & Buchinger 2010). Ein Mangel an Schilddrüsenhormonen in der Schwangerschaft korreliert mit kindlichen Lernstörungen (Sprachentwicklung sowie Lesegenauigkeit und Leseverständnis) im Grundschulalter (Bath et al. 2013). Eine Hyperthyreose in der Schwangerschaft ist meist ß-HCG induziert.

Eine Autoimmunthyreoditis ist in der Schwangerschaft selten (Zettining & Buchinger 2010).

Beratung:

- Eisenquellen in der Ernährung sicherstellen, großzügig substituieren,
- Kalziumquellen sind u. a. Milch und Milchprodukte, idealerweise mit niedrigem Fettgehalt,
- Eine perikonzeptionelle Jod-Substitution ist bis zur 10. SSW empfehlenswert.

Beginn und Dauer: Mit Beginn der Betreuung bzw. mit Beginn der Schwangerschaft.

Kooperierende: Ernährungsberater/-in, Ökotropholog/-in.

5.2.4 Lebensmittelhygiene

Ziel:

Förderung des lebensmittelhygienischen Verhaltens und Vermeidung von lebensmittelbedingten Infektionen in der Schwangerschaft.

Inhalt: Über Nahrungsmittel werden neben essentiellen Inhaltsstoffen auch Krankheitserreger aufgenommen. Effiziente Strategien der menschlichen Immunabwehr (Magensaft mit saurem pH-Wert u. a.) dienen der täglichen Bekämpfung von den verschiedensten bakteriellen und viralen Keimen in der Nahrung.

Das Bakterium der Gattung *Salmonella enterica* kann zu einer häufigen, zoonotischen Salmonellose führen. Eine entsprechende Infektion des Menschen ist meldepflichtig. Salmonellen sind im Tierreich besonders bei Geflügel, Schwein und Rind weit verbreitet. Die Übertragung erfolgt über den Verzehr von kontaminierten Lebensmitteln, hier auch Milch- und Eiprodukten. Eine Teratogenität besteht nicht. (Pantchev et al. 2018)

Toxoplasma gondii sind zystenbildende Kokzidien, welche häufig von Hauskatzen als Oozyten ausgeschieden werden. Die Infektion Toxoplasmose kann durch ungeschützten Kontakt mit Katzenkot, entsprechend beschmutzter Erde oder durch den Verzehr von nicht ausreichend gereinigten Feldfrüchten sowie rohem/ungenügend gegartem Fleisch aufgenommen werden. Eine Gefahr besteht in der Schwangerschaft im Rahmen einer Primärinfektion. Die Infektion verläuft in der Regel symptomlos und wird diaplazentar auf den Feten übertragen. Eine postnatale Gefährdung besteht. Die klinische Manifestation beteiligt in der Regel die Augen. Es

besteht eine hohe Durchseuchung der Bevölkerung. (Ebd)

Durch *Listeria monocytogenes* wird die Infektionskrankheit und Zoonose Listeriose ausgelöst, deren Erreger durch kontaminierte Lebensmittel übertragen werden (Pschyrembel 2016). Folgende Lebensmittel bergen ein hohes Risiko für eine Kontamination mit Listerien: nicht pasteurisierte Milch und Produkte aus pasteurisierter Milch (Brändle & Domig 2016), Sea-Food, Sushi, Fertigsalate (roh) sowie Fleischzubereitungen, Lebensmittel, die vor Verzehr nicht gekocht oder zur Lagerung nicht eingefroren werden müssen sowie solche von langer Haltbarkeit (Mateus et al. 2013).

Die Infektion ist sehr selten, jedoch besonders für u. a. Schwangere von hoher Pathogenität (Brändle & Domig 2016). In der Schwangerschaft tritt die ansonsten symptomarme Erkrankung als aszendierender Harnwegsinfekt oder als Myometritis auf. Ein diaplazentarer Übertritt auf den Fetus während der letzten Schwangerschaftswochen ist möglich. Eine antibiotische Behandlung ist angezeigt. Es besteht ein hohes Risiko für Morbidität und Mortalität beim Kind. (Pschyrembel 2016)

Campylobacter-Enteritis ist eine Infektion mit hauptsächlich Campylobacter jejuni und C. coli. Als bakterielle Ursache von infektiösen Gastritiden ist die Erkrankung selten. Der Erreger kolonialisiert auf Wild-, Haus- und Nutztieren, hier insbesondere auf Katzenwelpen und Geflügel. Die Übertragung erfolgt über Streichelkontakt oder kontaminierte Lebensmittel. Postinfektiös wurden Arthritiden beobachtet. Die Infektion mit Campylobacter fetus leistet Abort, Sepsis und Meningitis Vorschub. Eine perinatale Infektion des Feten ist möglich. (RKI 2018)

Enterohämorrhagische Escherichia-coli-Bakterien (EHEC) können zu einer lebensbedrohlichen enterohämorrhagischen Enteritis führen. Der Krankheitserreger wird besonders von Wiederkäuern wie Rindern, Schafen oder Ziegen sowie deren nicht durchgegarten Fleischprodukte übertragen. Eine Kontamination über vegane Quellen (Salat, Sprossen, selbstgepresster Apfelsaft), Bade- und Trinkwasser oder Tierkontakt (bspw. Streichelzoo) ist möglich.

Schwangerschaftsbedingte Veränderungen wie eine Anhebung des pH-Wertes des Magensafts sowie eine gemilderte Immunantwort leisten gastrointestinalen Infektionserkrankungen Vorschub. In diesem Zuge ist eine Ausbreitung der Krankheitserreger und Transmission zum Embryo und Feten möglich. Die Einhaltung von besonderen Regeln im Umgang mit und der Zubereitung von bestimmten Nahrungsmitteln schützen den schwangeren Organismus vor unerwünschten Erkrankungen.

Zum Schutz vor Krankheitserregern wie Listeriose, Toxoplasmose, Salmonellen, Campylobacter, EHEC etc. ist der hygienische Umgang mit Lebensmitteln einschließlich Küchenutensilien in der Schwangerschaft von hoher Bedeutung (DGE 2013b).

Vor und nach der Speisenzubereitung– insbesondere von rohen tierischen Lebensmittel – ist eine Händehygiene angezeigt. Ebenso zwischen der Zubereitung von tierischen und anschließend veganen Lebensmitteln. Die Küchenutensilien sollen gründlich gereinigt werden. Erdbehaftete Lebensmittel (Kartoffeln, Karotten etc.) sollen getrennt von anderen Nahrungsmitteln aufbewahrt werden. (Ebd.)

Entrindete Teile von Hartkäse (Emmentaler, Greyerzer, Sbrinz etc.) sind unbedenklich zu konsumieren (Faeh & Matzke 2012). Im Umgang mit Rohkost ist eine intensive Reinigung und zeitnaher Verzehr angezeigt (DGE 2013b).

Beratung:

- Lebensmittel tierischen Ursprungs sollten nur durchgegart bei einer mindestens zehnminütigen Kerntemperatur von 70° C verzehrt werden (RKI 2018; DGE 2013b),
- Braten, Kochen und Pasteurisieren schützen vor einer Listeriose- und Toxoplasmoseinfektion (DGE 2013b),
- Räuchern schützt nicht vor einer Infektionsgefahr durch tierische Lebensmittel (Ebd.),
- das Haltbarkeitsdatum soll respektiert werden (Ebd.),
- Wild und Leber(-produkte) sollen nicht in den ersten zwölf Schwangerschaftswochen verzehrt werden (Faeh & Matzke 2012),
- Rohprodukte aus roher oder pasteurisierter Milch (Rohmilch, Rohmilchprodukte, Weich- oder Halbhartkäse), Fleisch (Rohwürste, Schinken, Tartar etc.), Geflügel (Eier- und Eierspeisen) und Fisch (roher oder gebeizter Fisch, Schalentiere etc.) sollten in der Schwangerschaft gemieden werden (Ebd.; DGE 2013b),
- Zur Vermeidung einer Listeriose-Infektion sollte Milch nur in pasteurisierter bzw. ultrahocherhitzer Form getrunken werden, Händehygiene bei der Zubereitung von Lebensmitteln durchgeführt werden, Schutzhandschuhe bei der Gartenarbeit getragen werden (Schweizer Eidgenossenschaft & BVL 2017, Royal College of Obstretricians & Gynaecologists 2017),
- zur Vermeidung von Toxoplasmose soll Feld- und Gartengemüse gründlich vor dem Verzehr gewaschen werden (Ebd.).

Beginn und Dauer: Mit Betreuungsübernahme bzw. mit Beginn der Schwangerschaft.

Kooperierende: Ernährungsberater/-in, Ökotropholog/-in.

5.2.5 Ernährung nach bariatrischer Operation

Ziel:

Angemessene und individualisierte Nährstoffabsorption in der Schwangerschaft.

Inhalt: Bariatrische Operationen zur Verkleinerung oder Umgehung des Magens sind eine effektive Strategie zur Überwindung einer ausgeprägten Adipositas. Durch eine Magenbypass-Operation wird ein Großteil der Magenblase, des Duodenums (Zwölffingerdarm) sowie Anteile des Jejunums (Leerdarm) von der Nahrungspassage ausgenommen. Sättigungssignale werden rascher und stärker ausgesendet. Essregeln im Sinne der Einhaltung von kleinen Portionsgrößen und zu bevorzugenden Nahrungsbestandteilen schützen vor abdominellen Beschwerden mit Kreislaufreaktion, dem sogenanntem »Dumping« nach der Mahlzeit. Im Rahmen einer Schlauchmagen-Resektion (Sleeve-Gatrostomie) wird ein Großteil des Magens entlang der kleinen Kurvatur entfernt. Auch dies reduziert den Appetit. Reflux begleitet diese OP-Form häufiger. Langfristig kann im Rahmen einer bariatrischen Operation eine Gewichtsreduktion durch die Beeinflussung von Antrieb zum Essen, Portionsgröße sowie Sättigungsempfinden um 25 bis 30 % erzielt werden. Die Appetitminderung wird durch die teilweise oder vollständige Inaktivierung des Magens auf neuroendokrinologischer Ebene erreicht. (Schultes 2018)

Frauen nach bariatrischer Chirurgie weisen Veränderungen in der Absorption von Nährstoffen auf. Je nach Art der Operation kann die Magensaftmenge reduziert und die Absorptionsleistung des oberen Dünndarms herabgesetzt sein. In Folge kann sich ein Mangel an Thiamin (Vitamin B1), Kobalamin (B12), Folsäure sowie Kalzium etablieren.

In Folge kann sich ein Mangel an Mikronährstoffen (Zink, Eisen, Kalzium) bei Umgehung des Duodenums etablieren. Fehlen-

der Magensaft mindert das resorptionsfördliche, saure Milieu, was besonders für die Aufnahme von Kobalamin (B12) ein Risiko darstellt. Auch Thiamin (Vitamin B1) und seltener Folsäure kann von einer mangelhaften Absorption betroffen sein. Frauen mit Kinderwunsch sollten bereits vor Eintritt der Schwangerschaft einen aufgefüllten Eisenspeicher anstreben. Die perikonzeptionelle Substitution von Folsäure kann ggf. gewichtsadaptiert auf 5 mg pro Tag angehoben werden. Die postkonzeptionelle Substition von Vitamin D kann ebenso angehoben werden wie die von Kobalamin und Thiamin. Die Einnahme von Kalzium sollte auf kleinere Portionen über den Tag verteilt werden. (Schultes 2018)

Die Höhe der oralen Substitution richtet sich nach der Einschränkung der Absorptionsleistung und erfolgt unter ärztlicher Anleitung. (Leiß 2016)

Frauen mit Magenbypass leiden seltener unter Gestationsdiabetes und Hypertonie. Sie gebären seltener Large-for-Gestational-Age- und makrosome Kinder. Sie sind vergleichsweise etwas häufiger betroffen von Small-for-Gestational-Age-Kindern und Totgeburten. Durch die positive Beeinflussung des mütterlichen Stoffwechsels, insbesondere des Kohlenhydrat- und Lipidstoffwechsels, wird eine nachteilige fetale Programmierung des Feten in Hinblick auf spätere, metabolische Erkrankungen umgangen. (Schultes 2018)

Beratung:

- Essregeln im Sinne kleiner Portionen beibehalten,
- Reflux vorbeugen oder behandeln (▶ Kap. 6.1.2),
- Neben den allgemeinen und individuellen Empfehlungen der Supplementierung hier zusätzlich Vitamin B1 und B12 sowie Mikronährstoffe nach ärztlicher Absprache substituieren.

Beginn und Dauer: Mit Betreuungsübernahme bzw. mit Beginn der Schwangerschaft.

Kooperierende: Gynäkolog/-in, Internist/-in, Ernährungsberater/-in, Ökotropholog/-in.

5.3 Zahn-, Haut- und Körperpflege

Kirstin Büthe

5.3.1 Zahnpflege

Definitionen
Gingivitis hypertrophicans: Eine lokale Reizung des Zahnfleisches (Gingiva), welche durch infizierte Gewebetaschen zu Schleimhauthypertrophie führen kann (Grotzer 2018a; Bikas et al. 2006).
Schwangerschaftsepulis: Gutartige Gewebehypertrophie mit Blutungen und Schmerzhaftigkeit zwischen den Zähnen (Grotzer 2018a).

> **Ziel:**
>
> Reduktion von oral-pathogenen Keimen und Entzündungsfreiheit in der mütterlichen Mundhöhle.

Inhalt: Zahngesundheit basiert auf zahngesunder Ernährung im Sinne abwechslungsreicher, bissharter Kost zur Anregung des Speichelflusses und Vermeidung von zucker- und säurehaltiger Nahrung. Gründliches und zweimaliges Zähneputzen und die Reinigung der Zahnzwischenräume, eine lokale Fluoridsubstitution sowie die Wahrnehmung zahnärztlicher Kontrollen sind kariesprotektive Pflegemaßnahmen. (DAZ 2015).

Mütterliche Zahngesundheit leistet wahrscheinlich einen positiven Betrag für eine unkomplizierte Schwangerschaft, eine Geburt am Termin und einen gesunden Zahnstatus des Kindes. Das mütterliche Mundkeimspektrum stellt das höchste Kariesrisiko für das Kind. (Iheozor-Ejiofor et al. 2017; Rahmann 2015; Günlay et al. 2007)

Zahnkaries entsteht durch Mikroorganismen und pathogene Faktoren (z. B. Saccharose, pathogene Mundflora), die das lokale Gleichgewicht zwischen entkalkenden und remineralisierenden Komponenten im Speichel stören. Es folgt eine Zerstörung der Zahnhartsubstanzen. (Grotzer 2018b)

Auch paradontalpathogene Keime (Mutans-Streptokokken) sind auf das Kind übertragbar (Ebd.).

Ein Großteil der Schwangeren leidet unter Zahnfleischentzündungen (Hinrichs & de Moura Sieber 2008). Eine Entzündung des Zahnbetts (Parodontitis) ist eine meist bakteriell bedingte Entzündung des Zahnhalteapparats (Parodontium) (Grotzer 2018c). Ohne geeignete Mundhygienemaßnahmen kann sich der Parodontitisprozess auf den Zahnhalteapparat ausdehnen. Ein Abbau von Bindegewebe und Knochen im Rahmen der Parodontitis ist irreversibel. Die Behandlung profitiert von oraler Zahnhygiene. Progesteronbedingt weiten sich die versorgenden Blutgefäße und werden permeabel für die von Plaquebakterien produzierten Toxine. Regelmäßige, zweimal tägliche Reinigung der Zähne mit ergänzender Nutzung von Mundspüllösungen sind anzuraten. (Hinrichs & de Moura Sieber 2008)

Regelmäßiges Lutschen von Pastillen mit Lactobacillus reuteri mindert die Prävalenz von Gingivitiden in der Schwangerschaft (Schlagenhauf et al. 2016).

Idealerweise sollte zweimalig eine zahnärztliche Vorsorge wahrgenommen werden.

Empfehlenswert ist ein Termin im I. und III. Trimenon der Schwangerschaft, der letzte idealerweise im achten Monat (Hinrichs & de Moura Sieber 2008).

Beratung:

- Bei Beschwerden wie Mundgeruch, Infektionszeichen am Zahnfleisch oder lockeren Zähnen eine Zahnärztin aufsuchen (March of Dimes 2013),
- die Zahnpasta sollte plaque- und entzündungshemmende und regenerationsfördernde Eigenschaften besitzen (Ebd.),
- alkoholfreie Mundspüllösungen sollen die tägliche Zahnpflege ergänzen (Ebd.) (▶ Kasten 5.2),
- professionelle Zahnreinigung mit Fluoridierung in Anspruch nehmen (Günay et al. 2017),
- kariogene Kohlenhydrate wie Saccharose, Glukose, Fruktose, Maltodextrin und Stärke in der Nahrung meiden (Ebd.),
- Zuckeraustauschstoffe oder -ersatzstoffe verwenden (Smollich & Blumenschein 2015),
- Xylitolhaltige Kaugummis wirken antikariogen,
- im I. Trimenon soll nicht geröntgt werden (Hinrichs & de Moura Sieber 2008),
- im III. Trimenon soll die schwangere Frau etwas linksseitlich gelagert untersucht werden (Ebd.),
- zur Analgesie im Notfall steht das nicht plazentagängige Articain zur Verfügung,
- nach der Geburt soll der Austausch von Speichel über Schnuller, Vorkosten, den gemeinsamen Gebrauch von Zahnbürsten oder Essbesteck zur Sicherheit vermieden werden (Günay et al. 2007).

Maßnahmen und Anleitung:

- Regelmäßige Maßnahmen zur Mundhygiene durchführen (Günay et al. 2007),

- Zähneputzen mit einer weichen Zahnbürste oder einem Bürstenkopf mit mikrofeinen Borstenenden durchführen (Hinrichs & de Moura Sieber 2008),
- Hinweise zur Zahngesundheit befolgen (DAZ 2015),
- täglich dreimal für mindestens zwei Minuten eine Zahnreinigung durchführen,
- Fluoridierung der Zähne mit höchstens 3,1 mg pro Tag (DAZ 2018),
- Zahnreinigung nach »Fege-Systematik« (DAZ 2018):
  - Zahnbürste schräg am Übergang von Zahn zu Zahnfleisch ansetzten,
  - vier bis fünf Mal von »Rot« nach »Weiß« wischen,
  - Zahnbürste um halbe Bürstenweite weiterbewegen und Vorgang wiederholen,
- idealerweise erfolgt die Zahnreinigung mit einer elektrischen Zahnbürste und wird durch Interdentalbürstchen oder Zahnseide ergänzt (Ebd.),
- bei einer schweren Gingivitis bietet sich zweimal täglich eine Chlorhexidin-Lösung (0,2 %) zur Kurzzeitanwendung an, idealerweise in einem Abstand von zwei Stunden zum Zähneputzen (Ebd.).

Kasten 5.2: Spülungen gegen Zahnfleischentzündungen (Beer & Adler 2011)

Tinkturmischung: 3,3 ml Tinktur von Salbei (Salvia officinalis) + 3,3 ml Tinktur von Myrrhe (Commiphoramyrrha) + 3,3 ml Tinktur von Ratanhiae (Kramerialappacea).
Anwendung: 10 Tropfen der Mischung in 1 Glas lauwarmes Wasser geben und mehrmals täglich gurgeln.

5.3.2 Haut- und Körperpflege

Definitionen
Striae rubae: Die akute Form der Striae mit Rotfärbung der längs gerichteten Risse (UdDin et al. 2016).

Striae albae: Die chronische Form der Striae. Die Risse sind von verblasster, gräulich-silbriger Struktur (Ebd.).

Ziel:

Beschwerdearmut und intakte Haut.

Inhalt:

Haut:
Unter dem Einfluss der hormonellen Veränderung in der Schwangerschaft treten Striae gravidarum, Hyperpigmentierung sowie Haar-, Nagel- und Gefäßveränderungen auf (Tunzi & Gray 2007) (▶ Tab. 5.7)

Eine Hyperpigmentierung betrifft nahezu alle schwangeren Frauen, je dunkler ihre ursprüngliche Hautfarbe, umso ausgeprägter ist dieser Effekt. Die vom Nachdunkeln betroffenen Areale umfassen vor allem lichtexponierte Partien wie Körperbeugen. (Holzgreve et al. 2007; Tunzi & Grey 2007)

Besonders das Gesicht kann von einem Chloasma uterinum betroffen sein. Im Rahmen einer Schwangerschaft tritt ein Chloasma uterinum, eine Hyperpigmentierung auf, welche sich in Form einer Linea fusca im unteren Teil des Abdomens und Dunkelfärbung der Brustwarzen zeigt. Unter Sonneneinstrahlung können die betroffenen nachdunkelnde Hyperpigmentierungen im Rahmen eines Chloasma auftreten. (Holzgreve et al. 2007)

Nach Geburt verblassen diese Hautverfärbungen je nach Hauttyp unterschiedlich schnell. Unter hormoneller Kontrazeption können sie erneut als Chloasma hormonale auftreten. (Schöller 2018e; Vetter & Goeckenjahn 2006)

Striae distensae:
Striae distensae oder auch Striae gravidarum sind Dehnungsstreifen von Haut durch Risse im bindegeweblichen Netz der Subkutis (Bikas et al. 2006; Vetter & Goeckenjan 2006).

Striae können unter einer steigenden Konzentration von mütterlichem Kortisol besonders an der Bauchhaut entstehen (Bikas et al.

2006; Vetter & Goeckenjan 2006). Die schwangerschaftsbedingten Veränderungen der Haut nehmen mit zunehmendem Alter der Gravida ab (Grospietsch & Möricke 2018) und haben keinen Krankheitswert (Korgavkar & Wang 2015).

Ein signifikanter Anteil der Schwangeren ist von Striae betroffen. Striae überdauern die Schwangerschaft und verfärben sich nach der Geburt silbrig-grau. (Holzgreve et al. 2007)

Junges Alter, familiäre Disposition, hohes Gewicht vor der Schwangerschaft und vor der Geburt sind die wesentlichen, ursächlichen Faktoren. Ein niedriger Gehalt an Serumrelaxin korreliert mit häufigerem Auftreten von Striae gravidarum, vermutlich aufgrund der geringeren Elastizität des Bindegewebes (Lurie et al. 2011).

Die wenig effektiven Vermeidungsstrategien und postpartalen Behandlungsmöglichkeiten von Dehnungsstreifen können eine Belastung der betroffenen Frauen darstellen. (Farahnik et al. 2011).

Die frei verfügbaren Wirkstoffe gegen die Entstehung und Verschlimmerung von Dehnungsstreifen postulieren einen positiven Einfluss auf die Kollagenproduktion. Die Evidenzlage für ihre Wirksamkeit ist nicht hoch. (Ud-Din et al. 2016)

Dem Extrakt des asiatischen Wasserschnabels (Centellaasiatica) oder der Hyalyronsäure wird eine unterstützende Wirkung der mechanischen Gewebefestigkeit, eine Stimulation von Fibroblasten und Kollagensynthese unterstellt. (Farahnik et al. 2011)

Haare:
Das Haarwachstum nimmt ebenso zu wie die Dicke des Haares. Ein harmloser und irreversibler Hirsutismus in Gesicht, Extremitäten und am Rücken kann auftreten. Es entwickelt sich eine verstärkte, dem männlichen Behaarungstyp entsprechende Scham-, Körper- und Gesichtsbehaarung bei Frauen durch androgeninduzierte Umwandlung des Zwischen- oder Flaumhaares in festes, adultes Haar. (Schöller 2018d)

Tab. 5.7: Hyperpigmentierung und Striae in der Schwangerschaft

Merkmal	Betroffene Körperpartien	Beginn der Manifestation
Chloasma uterinum (Schöller 2018e; Holzgreve et al. 2007)	Hyperpigmentierung Stirn, Schläfe, Wange, Nachdunkeln von Brustwarzen, Genitale, Narben	Ca. 10. SSW
Striae distensae (Holzgreve et al. 2007)	tiefrote bis bläuliche Streifen an Brust, Hüfte, Oberschenkelinnenseite	III. Trimenon

Frauen mit einer Tendenz zu androgenetischer Alopezie, einer Kahlheit als Folge eines vermehrten Haarausfalls, können von einem irreversiblen Zurückweichen des Haaransatzes im Stirnbereich betroffen sein. Eine Schwangerschaft kann von einem raschen Wachstum vermehrt brüchiger Nägel begleitet werden. (Schöller 2018a; Tunzi& Gray 2007)

In der Schwangerschaft sollte von Haarfärbung mit konventionellen Farben aufgrund unklarer Folgen Abstand gehalten werden. Eine Aufnahme von inhaltsstoffen über die Kopfhaut ist möglich. Alternativ kann eine Färbung mit pflanzlichen Farben nach dem I. Trimenon durchgeführt werden. (Bung 2012)

Das Tönen von Haaren ist wegen der großen Molekülgröße der Farbpartikel und damit geringen Eindringbarkeit in die Haut als unbedenklich anzusehen (Brügge 2016).

Im ersten Trimenon sollte keine Dauerwelle gemacht werden (Bung 2012).

Piercing und Tattoo:
In einer Schwangerschaft sollten Intimpiercings frühzeitig abgenommen werden, um Infektionen vorzubeugen. Alternativ sollten die Pflegemaßnahmen um den Schmuck herum intensiviert werden. Es gilt, Harnwegsinfekte und Kolpitiden zu vermeiden. (Bung 2012; Young et al. 2010)

Das Stechen von Tattoos ist für Menschen mit chronischen Hauterkrankungen, Immunsuprimierung, kongenitalen Herzerkrankungen, Antikoagulantieneinnahme sowie für schwangere Frauen kontraindiziert (Serup

et al. 2015). Auch die Schmerzhaftigkeit und der Stress beim Stechen eines Tattoos schließt diese Maßnahme in der Schwangerschaft aus. Die Wirkung der Farbe ist unklar (Bung 2012). Ein MRT ist auch mit Tattoo durchführbar. Die eisenhaltigen Pigmente können ein Zuggefühl und eine prickelnde Wärmeentwicklung auf der Haut verursachen, die sich spätestens nach 24 Stunden zurückbildet. Eine Verbrennung als Ausnahmefall kann nicht ausgeschlossen werden. (Callaghan et al. 2019)

Beratung:

- Solarium, starke Sonneneinstrahlung oder Sonnenbad ist wegen der höheren Gefahr von Sonnenbrand (Grospietsch & Möricke 2018) und Stimulierung von Hyperpigmentierung zu meiden (Tunzi& Grey 2007),
- zur Vermeidung von Striae Gewichtskontrolle durchführen und adäquater ernähren (▶ Kap. 3.12.3),
- Striae an den Brüsten haben einen hohen Vorhersagewert für die Entwicklung von Striae am Bauch (Kasielska-Trojan et al. 2015),
- Olivenöl und Kakaobutter zeigen keinen Effekt zur Vermeidung von Striae (Ebd., Korgavkar & Wang 2015),
- die Anwendung von Bittermandelöl wird in ihrem Benefit hinsichtlich der Vermeidung einer Striaebildung kontrovers diskutiert (Ebd., Korgavkar & Wang 2015).

Maßnahmen und Anleitung:

- Tagespflegecreme mit hohem Sonnschutzfaktor gegen UVA- und UVB-Strahlung zur Vermeidung von Cloasmabildung (Tunzi & Grey 2007),
- Sonnenschutzcreme mit hohem Lichtschutzfaktor auch noch nach der Geburt nutzen (Ebd.),
- tägliche Massage zeigt einen milden protektiven Effekt gegenüber Striae (Farahnik et al. 2017).

Beginn und Dauer:

- Sonnenschutz ab zwei Monaten nach Konzeption bis teilweise Jahre nach der Geburt,
- Hautmassage mit Beginn zunehmender Hautspannung am Bauch bis zur Geburt.

Vorgehen bei Regelwidrigkeiten:

- Kosmetische Hautbehandlung (Mikrodermabrasion) gegen Pigmentflecken nach Ausklang des Wochenbettes,
- nicht-ablative Laser-Therapie postpartum verspricht zur Anregung der Neokollagenose einen regenerativen Effekt (Farahnik et al. 2011).

Beginn und Dauer: Von Beginn der Schwangerschaft an.
Kooperierende: Gynäkolog/-in, Kosmetikerin.

5.3.3 Hautirritationen & Erkrankungen

Hauterkrankungen mit Pruritus in der Schwangerschaft sind häufig kontroll- und behandlungsbedürftig! (Grospietsch & Möricke 2018; Wedi 2018a)

Ziel:

Frühzeitiges Erkennen, Abwendung und ärztliche Behandlung von Hauterkrankungen.

Inhalt: Im I. und II. Trimenon können sich Hautveränderungen wie Spider nevus oder das harmlose Palmarerythem bilden. Spider nevus (auch Spider araneus oder nävi) ist eine spinnennetzartige Gefäßneubildung an Gesicht, Hals, Oberkörper oder Händen. Von einem zentralen, stecknadelkopfgroßen Gefäßknötchen strahlen radial feine Kapillaren ab. Eine Therapie ist in der Regel nicht notwendig. Oft kommt es nach der Schwangerschaft zu einer Spontanremission. (Jung 2018) (► Tab. 5.8)

Ein Palmarerythem ist eine Rötung der Handinnenfläche, die bei Erkrankungen wie Kollagenosen, rheumatoider Arthritis und erhöhtem Stoffwechsel (u. a. Schwangerschaft) auftritt. Es ist als sogenanntes Leberhautzeichen bei chronischer Hepatitis und Leberzirrhose zu beobachten. (Schulze-Schleithoff 2018)

Psoriasis ist eine schubhafte chronisch-entzündliche Hauterkrankung, meist mit scharf begrenzten roten Papeln und Plaques und silbrigweißer Schuppung. Eine Beteiligung von Nägeln, Lymphknoten und Gelenken ist möglich. Behandelt wird topisch, fototherapeutisch, klimatherapeutisch sowie in schweren Fällen systemisch. (Wedi 2018b)

Eine präexistente Psoriasis kann sowohl eine Verbesserung als auch Verschlechterung durch die Schwangerschaft erfahren. Schuppenflechte ist unter dem Einfluss von Schwangerschaftshormonen meist gemildert.

Eine oberflächliche oder systemische, durch Pilze verursachte Mykose entsteht begünstigt im feuchtwarmen Milieu von Hautbeugen oder -falten. Schwere Verläufe sind möglich und können ein Hinweis auf eine generalisierte Abwehrschwäche sein. (Pschyrembel 2018) Sie bedürfen in der Schwangerschaft eines längeren Behandlungszyklus.

Eine Reihe von spezifischen Hautleiden kann die Schwangerschaft begleiten. Pruritus in diesem Zusammenhang in der Schwangerschaft ist ein häufiges und unspezifisches Symptom. (Kühl 2013) Ca. 40 % der Schwangeren beklagen Pruritus. Meist manifestiert sich die Beschwerde zwischen der 25. und 35. SSW vornehmlich an Bauch und Brust, ferner an den Extremitäten. Frauen mit Mehrlingsschwangerschaften sind häufiger von Pruritus betroffen als solche mit Einlingsschwangerschaften. Hitze, Schweiß, trockene Luft, heißes Baden sowie Stress und Sport scheinen den Juckreiz zu verschlimmern. Belastete Tageszeiten sind der Nachmittag und Abend. (Szczęch et al. 2017)

Atopisches Ekzem in der Schwangerschaft:
Das atopische Ekzem ist der häufigste Grund für unangenehme Hautveränderungen an exponierten Stellen des Oberkörpers sowie an Beugen der Extremitäten (Kühl 2013). Ekzem beschreibt einen Formenkreis von Hauterkrankungen mit unterschiedlichen Ursachen und Bildern. Häufig vertreten sind Kontaktekzeme und das atopische Ekzem. Behandelt wird symptomatisch und durch Vermeiden bzw. Behandeln der Ursachen. (Wedi 2018a)

Rückfettende Hautpflege verschafft in den meisten Fällen Linderung. Bei einer schweren Erscheinungsform kann mit Antihistaminika und Glukokortikoide behandelt werden. (Kühl 2013) (▶ Tab. 5.8)

Schwangerschaftsprurigo oder Pruritus gravidarum:
Pruritus (Juckreiz) bezeichnet ein Hautjucken mit starkem und nicht unterdrückbarem Kratzreiz. Juckreiz wird durch verschiedene Hormone, Rezeptoren und Botenstoffe unter Beteiligung des vegetativen Nervensystems, der Psyche, des Gefäßsystems der Haut und der inneren Organe verursacht. (Sterry 2018b). Die Ursache dieses häufigen und bereits früh in der Schwangerschaft auftretenden, ausgeprägten Juckreizes ist unklar. (Szczęch et al. 2017; Tunzi & Gray 2007)

Bei einem Drittel der betroffenen Schwangeren treten begleitend knötchenförmige Hautveränderungen auf (Grospietsch & Möricke 2018). Nach der Geburt hält diese Hautbeschwerde noch Monate an. Die Behandlung ist symptomatisch (Szczęch et al. 2017; Tunzi & Gray 2007). (▶ Tab. 5.8)

Der Einsatz von topischen Glukokortikoiden ist nur in schweren Fällen nötig (Kühl 2013). Eine Gefährdung der Schwangerschaft besteht nicht (Tunzi & Gray 2007).

Tab. 5.8: Symptome und Beginn von Hautveränderungen und -erkrankungen in der Schwangerschaft

Merkmal	betroffene Körperpartien	Beginn der Manifestation
Atopisches Ekzem (Kühl 2013)	juckende Papeln im Gesicht, Dekolleté & Gelenkbeugen ohne Bezug zu Striae	I. bis II. Trimenon
Schwangerschaftsprurigo (Szczech et al. 2017)	Juckreiz an Bauch und Brust, auch generalisiert, auch knötchenförmige Hautveränderungen	Früh in der Schwangerschaft
Pruriginöse urtikarielle Schwangerschaftspapeln und -plaques (Szczech et al. 2017, Kühl 2013)	Juckreiz und Hautveränderungen am Abdomen innerhalb der Striae, an Oberschenkel, Oberarm und Gesäß ohne Bläschenbildung	III. Trimenon
Schwangerschaftspemphigoid (Grospietsch & Möricke 2018; Kühl 2013)	plötzlich beginnender Juckreiz und blasige Hautveränderungen in der Nabelgegend ohne Bezug zu Striae, Schleimhäuten oder Gesicht, kann von grippeähnlichen Symptomen begleitet werden	II. bis III. Trimenon

Tab. 5.8: Symptome und Beginn von Hautveränderungen und -erkrankungen in der Schwangerschaft – Fortsetzung

Merkmal	betroffene Körperpartien	Beginn der Manifestation
Intrahepatische Schwangerschaftscholestase (Grospietsch & Möricke 2018; Szczech et al. 2017; Kühl 2013)	schwerer Juckreiz und Hautverletzungen durch Zerkratzen von Hand- und Fußsohlen, gefolgt vom Körperstamm	III. Trimenon

Pruriginöse urtikarielle Schwangerschaftspapeln und -plaques (PUPP):
Diese auch Polymorphe Schwangerschafts-Dermatose (PSD) benannte Erkrankung beginnt spät in der Schwangerschaft, tritt insbesondere bei Nullipara und Mehrlingsschwangerschaften auf (Tunzi & Gray 2007) (▶ Tab. 5.8) und flammt zum Zeitpunkt der Entbindung auf (Grospietsch & Möricke 2018). Striae bedingte Schäden im kollagenen Netz führen zu einer Art allergischer Reaktion mit Juckreiz (Szczech et al. 2017)

Die Behandlung richtet sich nach der Schwere der Erkrankung und beinhaltet rückfettende Hautpflege, Antihistaminika und Kortikoide (Grospietsch & Möricke 2018; Kühl 2013; Tunzi & Gray 2007). Der Hautausschlag verschwindet meist ein bis zwei Wochen nach der Entbindung. Die Schwangerschaft ist durch diese Erkrankung nicht nachteilig betroffen. (Ebd.)

Schwangerschaftspemphigoid:
Irreführenderweise auch »Herpes gestationis« genannt. Eine seltene auftretende Autoimmunerkrankung (Tunzi & Gray 2007). Ein fetales Risiko besteht bei unüblich früher Manifestation (Kühl 2013). (▶ Tab. 5.8)

Fieber, Schmerzen, Kopfschmerzen sowie Erbrechen begleiten die Erkrankung (Grospietsch & Möricke 2018).

Die betroffenen Frauen haben ein höheres Risiko für andere Autoimmunerkrankungen. Eine topische Behandlung mit Antihistaminika und Kortikoiden kommt zum Einsatz. (Kühl 2013; Tunzi & Gray 2007)

Intrahepatische Schwangerschaftscholestase:
Ein gestörter Abfluss von Galle (Cholestase) in den Dünndarm mit Retention von Bilirubin und Gallensäuren, u. a. mit nachfolgender Cholämie. Klinisch zeigen sich Ikterus, Pruritus und Steatorrhö. Nach Diagnostik wird kausal therapiert. (Plauth 2018) (▶ Tab. 5.8)

Eine Cholestase führt zu einem folgeschweren Juckreiz. Ein Anstieg der Serum-Gallensäure, Autotaxin u. a. sowie eine Ablagerung von Gallensäure in der Haut sind damit verbunden. (Grospietsch & Möricke 2018; Szczech et al. 2017; Kühl 2013)

Betroffene Frauen haben ein höheres Risiko für Gallensteine oder Cholelithiasis. Eine durch Cholelithiasis (Gallensteine) hervorgerufene Erkrankung der Gallenblase und Gallengänge. Gallensteine werden im Kontext eines Lösungsungleichgewichts zwischen Cholesterin, Phospholipiden, Kalzium und Gallensäuren gebildet. Leitsymptom ist die schmerzhafte Gallenkolik und gräuliche Stuhlfarbe. Ein Großteil der Gallensteinträgerinnen ist asymptomatisch und beschwerdefrei. (Eisoldt 2018)

Sensitive Labormarker sind Gallensäure und alkalische Phosphatase. Die Schwangerschaftscholestase wirkt sich nachteilig auf die Schwangerschaft aus. Die Komplikationen korrelieren mit der Höhe der Serumgallensäure. Bei einem schweren Verlauf kann es zu einem sekundären Vitamin-K-Mangel der Mutter kommen. Eine engmaschige Kontrolle der Schwangeren und des fetalen Zustandes ist angezeigt. Die Behandlung ist symptomatisch und reicht von oralen Antihistaminika bis zu Ursodeoxycholsäure. Nach der Geburt geht der Juckreiz zurück. In den Folgeschwangerschaften tritt die Beschwerde meist erneut auf. (Grospietsch & Möricke 2018; Tunzi & Gray 2007)

Beratung:

- Eine intakte Haut ist ein Schutz vor Juckreiz und Infektionen der Haut,
- Hautpflege kann in der Schwangerschaft mit rückfettenden Pflegeprodukten durchgeführt werden,
- eine topische Behandlung von Juckreiz ist möglich und sinnvoll,
- für eine Schwangerschaft stehen erprobte und unbedenkliche Wirkstoffe zu Verfügung (Antihistaminika, Glukokortikoide),
- eine fachärztliche Diagnose zur Unterscheidung zwischen risikofreien und risikobehafteten Hauterkrankungen ist zwingend erforderlich.

Gute Erfahrung mit:

- Hautpflege in der Schwangerschaft mit rückfettenden Präparaten kann Hauttrockenheit mildern,
- besonders nach hautbelastenden Situationen (Baden, intensives Schwitzen etc.) kann eine entsprechende Hautpflege angezeigt sein.

Beginn und Dauer: Zu Beginn der Schwangerenbetreuung/mit Beginn der ersten Symptome.
Kooperierende: Gynäkolog/-in, Dermatolog/-in, Perinatalzentrum.

5.4 Bewegung & Sport

Kirstin Büthe

Sport beginnen mit fünf Minuten und täglich um fünf Minuten steigern bis mindestens dreißig Minuten (AOCG 2013)

Ziel:

Freude und Ausdauer an Bewegung und Entwicklung einer sportlichen Grundkonstitution.

Inhalt: Nach Weineck (2007) führt Training durch adäquate Beanspruchung der Muskulatur zu einer Leistungssteigerung der entsprechenden Muskelpartien. Das Nerven-Muskelsystem ermöglicht im Rahmen von Krafttraining die Ausführung einer maximal willkürlichen Kontraktion (Martin et al. 1993). Ziel von Krafttraining ist es, durch Stärkung der *fast-twitch*-Muskelfasern (schnell-kontrahierende Muskelfasern), äußeren Kräften und Widerständen entgegenzuwirken (Hartmann & Tünnemann 1988). Ausdauertraining hat die Aufgabe, die *slow-twitch*-Muskelfasern (langsam kontrahierende Muskelfasern) zu stärken (Grosser & Starischka 2008).

Benefit von Bewegung und Sport:
Der Bewegungsdrang von Schwangeren folgt dem Wunsch, das sportlich geprägte Lebens-

gefühl in diesem Lebensabschnitt nicht zu verlieren. Auch zuvor sportlich inaktive Frauen entwickeln in der Schwangerschaft ein ausgeprägtes Gesundheitsbewusstsein und sind für den Erwerb einer Grundfitness zu begeistern. (Korsten-Reck 2011): Dies eröffnet die Möglichkeit individualisierter Sportangebote. Fitness-, Pilates-, Yoga-Kurse etc. eignen sich gut für den Einstieg (► Tab. 5.9).

Sowohl das Gewicht der Schwangeren, die Rate an Spontangeburten als auch die postpartale Rekonvaleszenz scheint durch Bewegung und Training positiv beeinflusst zu werden (Price et al. 2012, Gavard & Artal 2008). In den ersten beiden Schwangerschaftsdritteln hat die körperliche Aktivität keinen Einfluss auf das Geburtsgewicht des Kindes (Korsten-Reck 2011). Der mit einer sportlichen Aktivität verbundene Anstieg der Basaltemperatur hat keinen teratogenen Effekt. (Korsten-Reck 2011)

Körperlich aktive Schwangere klagen seltener über Rückenschmerzen und leiden aufgrund der besseren Körperkontrolle seltener unter Verletzungen (Hutter 2013).

Die sportliche Bewegung wirkt der Insulinresistenz entgegen, wenn große Muskelpartien beteiligt sind (Korsten-Reck 2011). Besonders verlässlich ist dieser Effekt, wenn die Frauen bereits vor der Schwangerschaft sportlich aktiv waren. Bei Frauen, die erst in der Frühschwangerschaft mit sportlichen Aktivitäten begonnen haben, ist ebenso eine Risikoreduktion zu erkennen. (Tobias et al. 2011)

Das Risiko für Präeklampsie ist reduziert, wenn Frauen zwischen drei Monaten und einem Jahr vor oder während der Schwangerschaft sportlich aktiv waren. Je anstrengender der Sport, umso ausgeprägter der Benefit. Das Abortrisiko ist unter moderatem Sport unverändert (Korsten-Reck 2011).

Merkmale von körperlicher Überanstrengung sind Übelkeit, Schwindel und abrupter Leistungsabfall.

Eine Reduktion der uterinen Perfusion tritt bei sportlicher Anstrengung ein. Sie korreliert mit der Dauer der körperlichen Belastung. Es greifen in diesem Falle zahlreiche Kompensationsmechanismen wie fetale Tachykardie und Blutdruckanstieg. Die plazentare Durchblutung wird zu Ungunsten der myometrialen bevorzugt. (Straus et al. 2009)

Der Glukosestoffwechsel variiert unter körperlicher Anstrengung stärker als bei nicht schwangeren Frauen, was ein geringeres Glukoseangebot an den Fetus zur Folge hat (Straus et al. 2009). Regelmäßig, intensiv im Ausdauerbereich trainierende Frauen bekommen durchschnittlich leichtere eutrophe Kinder (Korsten-Reck 2011).

Eine kontinuierliche körperliche Aktivität hat bei regelrechter und gesunder Schwangerschaft keinen negativen Effekt auf die Schwangerschaft, Geburt oder auf das fetal outcome (Price et al. 2012, Gavard & Artal 2008). Die kardiovaskulären Anpassungsvorgänge des schwangeren Organismus entsprechen weitestgehend denen von Ausdauertraining (Korsten-Reck 2011).

Das Geburtsgewicht des Feten ist durch eine sportliche Aktivität der Mutter im Sinne eines Schutzes vor Makrosomie beeinflussbar. Das Geburtsgewicht des Neugeborenen ist ein wichtiger Prädiktor für eine mittel- und langfristige Gesundheitsprognose seines Lebens. (Ebd.)

Bis zu einem Alter von sechs Jahren manifestiert sich der zukünftige BMI des Kindes und Erwachsenen aus seinem Körpergewicht (tracking). Dies erfolgt ungebremst durch postnatale Mechanismen des kindlichen Organismus im Sinne von Catch-up (Aufholwachstum) oder Catch-down-Wachstum (Phase langsameren Wachstums). Bis zum Einschulalter können stoffwechselangetriebene Aufholmechanismen, eine Gewichtszunahme des Kindes und somit die Entwicklung von Adipositas stimuliert werden. Bei den in der Schwangerschaft auch weiterhin sportlich-aktiven Frauen wurde dieses nachteilige Catch-up-Wachstum beim Kind nicht beobachtet. (Ebd.)

Bereits trainierte Frauen bestimmen die körperliche Belastung und deren Grenze beim Sport nach ihrer persönlichen Einschätzung. Adipöse Frauen wählen idealerweise einen

Tab. 5.9: Benefit durch sportliche Aktivität in der Schwangerschaft

Merkmal	Benefit
Erstaktivierung in der Schwangerschaft	Entwicklung von Gesundheitsbewusstsein (Ebd.)
prägravitäre sportliche Aktivität	je anstrengender der Sport, desto reduzierter das Risiko für Präeklampsie (Korsten-Reck 2011)
Weiterführung von sportlicher Aktivität	Erhalt des positiven Lebensgefühls (Korsten-Reck 2011)
kontinuierliche sportliche Aktivität	physiologische Gewichtsentwicklung der Schwangeren, Wahrscheinlichkeit eines Spontanpartus, postpartale Rekonvaleszenz wird positiv beeinflusst (Price et al. 2012; Gavard & Artal 2008)
	kein negativer Effekt auf das Geburtsgewicht, den APGAR-Wert, auf Wehen- oder Schwangerschaftsdauer (Ebd.)
	seltener Rückenschmerzen und Verletzungen (Hutter 2013)
	Schutz vor fetaler Makrosomie (Korsten-Reck 2011)
Sport mit Beteiligung der großen Muskelpartien	wirkt Insulinresistenz entgegen (Korsten-Reck 2011)
Mehr als 6 Mal länger als 60 Minuten Ausdauertraining pro Woche länger als 10 Wochen	Geburtsgewicht zwischen der 10. und 50. Perzentile (Korsten-Reck 2011)

Zielpulsbereich von 110 bis 131 Schlägen pro Minute im Alter von zwanzig bis neunundzwanzig Jahren und von 108 bis 127 Schlägen pro Minute im Alter von dreißig bis neununddreißig Jahren. (Ferraro et al. 2012)

Wesentlich geeigneter als die Vorgabe eines Zielpulses und für alle Altersgruppen anwendbar ist die Einteilung der körperlich wahrgenommenen Anstrengung anhand der Borg-Skala. Die Einschätzung folgt dem Grad der Anstrengung und entspricht einer Zahl. Eine leichte Anstrengung (Borg-Skala 11–12) wird adipösen Frauen empfohlen, eine mäßige bis starke Anstrengung (Borg-Skala 13–16) schwangeren Frauen im Bereich des Normalgewichts. Eine sehr starke Anstrengung (Borg-Skala 17) ist grundsätzlich in der Schwangerschaft nicht empfehlenswert. (Artal & O´Toole 2003)

Insofern sich die Schwangere wohlfühlt, kann eine Trainingssteigerung angestrebt werden. Der Benefit des Sportes für den mütterlichen Organismus steigt dabei. (Hutter 2013)

Beratung:

- Ein positiver Effekt von Sport in der Schwangerschaft ist u. a. ein gestärktes Selbstvertrauen der Frau sowie ein geringeres Risiko für eine postpartale Stimmungsschwankung und Depression (Hutter 2013),
- eine sportliche Aktivität sollte sich entlang der individuellen Fitness und Neigung zu einer moderaten körperlichen Anstrengung entwickeln (Strauss et al. 2009),
- im Rahmen von täglicher sportlicher Bewegung sollen durch Steigerung von Dauer und Intensität der Übungen die Kraft und Ausdauer verbessert werden (Cochrum 2014),

- im zweiten und dritten Trimenon kann die sportliche Aktivität allmählich reduziert werden (Korsten-Reck 2011).
- adipöse Frauen profitieren in ihrer Energiebilanz von anstrengender körperlicher Aktivität besonders (Ebd.),
- regelmäßige sportliche Aktivität in der Schwangerschaft reduziert das Risiko für einen Diabetes mellitus und eine zu hohe Gewichtszunahme von Mutter und Neugeborenem (Korsten-Reck 2011),
- besonders das Training von großen Muskelgruppen wirkt der schwangerschaftsbedingten Insulinresistenz entgegen und senkt das Risiko für Diabetes mellitus (Ebd.).

Maßnahmen und Anleitung:

- Grundsätzlich sollte die gewählte Sportart drei Komponenten beinhalten: Gehen, Laufen und Einhalten einer bestimmten Position (Straus et al. 2009);
- Sportarten wie Schwimmen und Fahrradfahren bei einer maximalen maternalen Herzfrequenz von 140 Schlägen pro Minute gelten als ideale Bewegungsformen (Ebd.);
- rhythmische und gleichbleibende Bewegungsabläufe, wie Walken, Wandern, Laufen, Joggen, Radfahren, Schwimmen, Gymnastik, Tanzen etc. bieten sich zur Beanspruchung der großen Muskelgruppen an (Ebd.);
- auch Aqua-Fit ist in der unkomplizierten Schwangerschaft uneingeschränkt zu empfehlen (Hartmann et al. 2001);
- die Intensität der sportlichen Betätigung sollte 60 bis 90 % der maximalen Herzfrequenz bzw. 50 bis 85 % der maximalen aeroben Belastungsgrenze nicht überschreiten (Artal & O'Toole 2003, Strauss et al. 2009); dies ist gewährleistet, solange noch ein normales Gespräch geführt werden kann (Ebd.);
- bereits aktive Frauen können ihr Schema beibehalten oder sollten mindestens vier Einheiten über dreißig Minuten pro Woche mit mäßiger bis starker Intensität ausführen (Hutter 2013);
- Leistungssportlerinnen brauchen eine individuelle und professionelle Betreuung, um sich beim Training nicht zu überanstrengen (Ebd.);

- bisher in Sport ungeübte Frauen beginnen mit drei Einheiten leichter bis mäßiger Anstrengung über fünfzehn Minuten in der Woche und steigern sich langsam auf viermal über dreißig Minuten pro Woche (Ebd.)
- oder mit fünf Minuten Sport beginnen und täglich um fünf Minuten steigern bis mindestens dreißig Minuten durchgehalten werden (AOCG 2012);
- ungeübte schwangere Frauen sollten im Bereich von 60 bis 70 % des Maximalpulses trainieren (Artal & O'Toole 2003, Strauss et al. 2009);
- besonders für adipöse Schwangere ist Intervalltraining geeignet (Korsten-Reck 2011);
- viele professionelle Fitness-Studios bieten individuelle Trainingsbegleitung mit Gesundheitscheck, individuellem Trainingsplan und Ernährungsberatung an (ELAN-Fitness-Studios Hildesheim 2018).

Beginn und Dauer: Mit Eintritt einer Schwangerschaft.

Gute Erfahrung mit:

- Sportliches (Ausdauer-)Training profitiert von der Anpassung der Anstrengung an die eigene körperliche Leistungskompetenz, meist im Sinne einer Verlangsamung;
- Ziel ist eine sportliche Aktivität mindestens 30 Minuten lang leisten zu können;
- Intervalltraining nach dem eigenen Anstrengungsempfinden anpassen zwischen »leichter Anstrengung« und »starker Anstrengung«;

- Intervalltraining hebt den Kalorienverbrauch an und kann sowohl in den Alltag (bspw. beim Gehen) als auch in viele Ausdauersportarten eingebaut werden;
- die Vorgabe und Eigeneinschätzung der Anstrengung von neuen Bewegungsformen kann mittels der BORG-Skala erfolgen (Borg 2004);
- das »Leveln« bei der Anleitung von Bewegungsübungen im Rahmen von Kursen ermöglicht Teilnehmerinnen, ihre individuelle und maximale Anstrengung für die Durchführung der Trainingsabfolge zu wählen;
- die sportliche Betätigung soll nach individueller Neigung, möglichem Zeitfenster etc. gewählt werden.

Vorgehen bei Regelwidrigkeiten:

- Schwindel, Kopfschmerzen oder beginnende Atemnot sind Hinweise für eine notwendige Reduktion der Belastung (Hutter 2013);
- Frauen mit Einschränkung der kardiorespiratorischen Leistungsfähigkeit in der Schwangerschaft, solche mit schwerer Anämie, Mehrlingsschwangerschaften, Untergewicht, Adipositas per magna, nachweislicher fetaler Wachstumsretardierung sowie solche mit Erkrankung der Schwangerschaft mit Frühgeburtsbestrebungen sollten keine sportlichen Aktivitäten weiterführen oder beginnen (Straus et al. 2009, Hutter 2013);
- exzessiv betriebener Sport kann einen vergleichbar negativen Effekt der intrauterinen Wachstumsretardierung haben wie schwere körperliche Arbeit und sollte vermieden werden (Straus et al. 2009);
- potentiell gefährliche Sportarten sollten pausiert oder erheblich reduziert werden, Wettkämpfe sollen gemieden werden (Hutter 2013);
- dazu zählen Mannschaftssportarten, Wettkampf- und Kampfsportarten, Tauchen, Skifahren oder Reiten (Straus et al. 2009),
- sportliche Anstrengung mit starker Beschleunigung und Abbremsen sollte vermieden werden (Straus et al. 2009);
- ab der zweiten Hälfte der Schwangerschaft sollten keine Übungen in Rückenlage gemacht werden (Strauss et al 2009; Korsten-Reck 2011);
- überstreckende Bewegungen sind ebenso zu vermeiden wie eine hohe Umgebungstemperatur (z. B. Hot-Yoga) beim Sport (Hutter 2013);
- ein Aufenthalt oder sportliche Aktivität über 2 500 m Höhe ist nicht zu empfehlen (Ebd.).

Kooperierende: Gynäkolog/-in, Physiotherapie-Praxis, Fitness-Studio.

5.5 Teedrogen & Genussmittel

Kirstin Büthe

5.5.1 Teedrogen

Ziel:

Vermeidung von unsicheren und teratogenen Teedrogen.

Inhalt: Als Droge bezeichnet man Ausgangsstoffe von der ganzen Pflanze oder von Pflanzenteilen (wie Blüten, Blätter, Samen, Rinden, Wurzeln), die frisch oder als Aufguss bzw. Auskochung (Tee, Saft, Tinktur, Extrakt,

Pulver, ätherisches Öl etc.) (therapeutisch) angewendet werden.

Arzneidrogen:
Arzneidroge ist ein alter Begriff für getrocknete Arzneipflanzen oder deren Teile, die direkt oder in verschiedenen Zubereitungen zum Heilzweck verwendet, aus denen Tee und Extrakte hergestellt oder Wirkstoffe isoliert werden. Im weiteren Sinne bezeichnet Droge einen pflanzlichen oder tierischen Rohstoff. (Reichling & Ammon 2018)

Losgelöst von der psychotropen Wirkung kann eine Arzneidroge einen nachteiligen Effekt auf die Schwangerschaft im Sinne einer Förderung uteriner Aktivität oder Teratogenität entfalten (Volqvartz et al. 2018, Rouki-Boroujeni et al. 2017, Shinde et al. 2012)

Die Empfehlungen von pflanzlichen Heilmethoden in der Schwangerschaft bedarf der genauen Kenntnis über Nutzen, Hilfe und Nebenwirkung (Volqvartz et al. 2018) (► Tab. 5.10).

Ein pflanzliches Toxin muss die Plazenta in hohen Konzentrationen und zu einem vulnerablen Zeitpunkt passieren, um einen negativen Einfluss auf die fetale Entwicklung zu entfalten (Lather et al. 2011).

Als sicher in der Schwangerschaft gelten eine Reihe von Arzneidrogen, die auch als Lebensmittel oder Gewürz Bestandteil der Küche sind, z. B. Knoblauch, Datteln, Oliven oder Kokosöl (Ahmed et al. 2017).

Tab. 5.10: Sichere Arzneidrogen in der Schwangerschaft (Rouki-Boroujeni et al. 2018, Volqvartz et al. 2018, Ahmed et al. 2017, Räikkönen et al. 2017, BfR 2006, Larther et al. 2011)

Arzneidroge	Bemerkung
Frauenmantel (Alchemilla vulgaris)	bei normaler Dosierung in der Schwangerschaft sicher
Anisfrüchte (Fructus anisi)	bei Emesis und Nausea
Kamille (Matricaria chamomilla)	wundheilungsfördernd
Zitronenmelisse (Melissa officinalis)	gegen Kopfschmerzen
Quitte (Cydonia oblonga)	bei Nausea und Reflux
Weihrauch (Boswellia sacra)	bei chronischen Entzündungen
Ingwerwurzel (Zingiber officinalis)	bei Verzehr unter 1 g/Tag unbedenklich in Bezug auf abortive Wirkung
Grüner Tee (Viridis tea)	stimulierend
Pfefferminze (Mentha piperita)	Linderung von Erkältungsbeschwerden
Eukalyptus (Eukalyptus globulus)	

Für einen Großteil der traditionellen Heilpflanzen gibt es keinen Beleg für eine spezifische Wirksamkeit (Volqvartz et al. 2018) bzw. für die Wirkung in der Schwangerschaft (Ahmed et al. 2017) (► Tab. 5.11).

Eine Reihe von Arzneidrogen verfügen über einen nachteiligen Einfluss auf die Schwangerschaft und ggf. auch auf den Feten (Ahmed et al. 2017). Traditionelle Kräuter und Mischungen, die als Emmenagoga, das heißt zur Menstruationsauslösung eingesetzt werden, könnten auch eine uterusstimulierende Eigenschaft haben (Shinde et al. 2012). (► Tab. 5.12)

Tab. 5.11: Arzneidrogen ohne Beleg für Wirksamkeit in der Schwangerschaft (Rouki-Boroujeni et al. 2018, Volqvartz et al. 2018, Ahmed et al. 2017, Räikkönen et al. 2017, BfR 2006, Larther et al. 2011)

Arzneidroge	Bemerkung
Scharfgarbe (Achille amillefolium)	wirkt astringierend
Himbeerblätter (Rubus idaeus)	kein Beleg für Nachweis auf lockernden Gewebeeinfluss
Borretsch (Borago officinalis L.)	verschiedene Indikationen als Heilpflanze
Große Brennessel-Wurzel und Blatt (Urtica dioica)	z. T. widersprüchliche Angaben; uterine Kontraktionen möglich, steigert die Wirkung von Prostaglandinen, Ergometrin und Oxytocin
Bockshornkleesamen (Trigonella foenum-graecum)	in hohen Dosen abortiv

Tab. 5.12: Arzneidrogen mit möglichem nachteiligen Effekt in der Schwangerschaft (Rouki-Boroujeni et al. 2018, Volqvartz et al. 2018, Ahmed et al. 2017, Räikkönen et al. 2017, Shinde et al. 2012, Larther et al. 2011, BfR 2006)

Arzneidroge	Bemerkung
Rhizinusöl (Oleum Ricini communii L.)	im Einsatz zur Einleitung von Wehen aufgrund von Dosierungsungenauigkeiten nicht zu empfehlen
Breitwegerich (Plantago major)	entzündungshemmend, teilweise in Erkältungstee
Brustbeere (Ziziphus jujuba Mill.)	teilweise in traditionell mediterranen Erkältungsteemischungen
Oregano (Origanum vulgare)	in hohen Dosen abortiv und Wehen stimulierend
Yamswurzel (Dioscora nipponica)	steigert die Kontraktilität des Uterus, abortiv
Kaffee (Coffea arabica)	maximal 200 mg/Tag, über 800 mg Entzugssymptomatik beim Neugeborenen, abortiv
Schwarzer Tee (Tea sinesis)	bei Überdosierung abortiv

Süßholzwurzel hat eine blutdrucksteigernde Wirkung und bei steigendem Verzehr von Lakritze in der Schwangerschaft sinkt das Geburtsgewicht des Neugeborenen (Volqvartz et al. 2018). Der Intelligenzquotient von Kindern, deren Mütter in der Schwangerschaft täglich Lakritze (durchschnittlich 845 mg Glycyrrhizin) gegessen haben, war durchschnittlich sieben Punkte niedriger. Die Kinder verfügten über ein schlechteres Gedächtnis und hatten ein um mehr als dreimal so hohes Risiko für ADHS. (Räikkönen et al. 2017)

Inhaltsstoffe des Cassia-Zimts entfalten in hohen Dosen eine teratogene oder lebertoxische Wirkung auf den Fetus. Die herkömmlich im Haushalt verwendete Menge ist gesundheitlich unbedenklich. (BfR 2006; Larther et al. 2011) (▶ Tab. 5.13)

Tab. 5.13: Ungeeignete Arzneidrogen in der Schwangerschaft (Rouki-Boroujeni et al. 2018, Volqvartz et al. 2018, Ahmed et al. 2017, Räikkönen et al. 2017, BfR 2006, Shinde et al. 2012, Larther et al. 2011)

Arzneidroge	Bemerkung
Baldrian (Valeriana officinalis L.)	wirkt mental dämpfend
Ginkgo (Ginkgo biloba)	teratoge Wirkung
Beifuß (Artemisia vulgaris)	Emmenagogum, stimuliert Uterus, Anwendung als Moxazigarre sicher
Große Klette (Arcticum lappa)	stimuliert Oxytocin und uterine Aktivität
Schwarzkümmelsamen (Nigella sativa)	stimuliert Uteruskontraktionen, abortiv
Basilikum (Ocimum basilicum)	Basilikumöl wirkt uterusstimulierend
Gemeine Nachtkerze Samen (Oenothera bienni)	teratogen, wehenauslösend
Thymian (Thymus vulgaris)	sekretolytische Wirkung
Muskatellersalbei (Salvia sclarea)	abortiv, Wehen stimulierend
Fenchelsamen (Fructus foeniculi vulgari)	entblähend, Uterus stimulierende Wirkung
Große Knorpelmöhre (Ammi majus)	Giftpflanze
Petersilienblatt (Petroselinum crispi)	abortiv in hohen Mengen, teratogene Wirkung
Süßholzwurzel (Glycyrrhiza glabra)	wesentlicher Bestandteil von Lakritze, blutdrucksteigernd
Echtes Süßholz (Glycyrrhiza glabra)	Bestandteil von Lakritze, Glyccerin, blutdrucksteigernd, schleimlösend
Kreuzkümmel (Cuminum cyminum)	Küchengewürz, abortiv
Zimt (Cinnamomum verum)	teratogen und lebertoxische Wirkung auf den Feten; in haushaltüblichen Mengen unbedenklich
Kurkuma (Curcuma longa)	Gewürz, Magensaft anregend
Zickorienwurzel (Chicorinum intybus)	Kaffeeersatz; hemmt intrauterines Wachstum, steigert uterine Kontraktionen

Beratung:

- Informationen zum Vorgehen bei Intoxikation geben im 24-Stundendienst bundesweite Giftnotrufzentralen,
- Maßnahmen und Anleitung:
  - Es werden Auskünfte an Laien sowie an Fachkräfte z. B. bei versehentlicher oder intentionaler Einnahme (beabsichtigter Fetozid oder Suizidversuch), von pflanzlichen Zubereitungen, Arzneimitteln oder chemischen Produkten gegeben,

- Giftnotrufzentralen informieren über das nächstgelegene, geeignete Krankenhaus. Das Bundesamt für Verbraucherschutz und Lebensmittelsicherheit hat in seinem Webauftritt eine Liste der entsprechenden regionalen Kontakte (https://www.bvl.bund.de/DE/01_Lebensmittel/03_Verbraucher/09_InfektionenIntoxikationen/02_Giftnotrufzentralen/lm_LMVergiftung_giftnotrufzentralen_node.html; Stand 06.06.2019).

Vorgehen bei Regelwidrigkeit:
Die spezifische Behandlung von intoxikierten Menschen unterscheidet die primäre Giftentfernung vor Resorption des Stoffes (durch beispielsweise eine Magenspülung oder die Applikation medizinischer Kohle) von der sekundären Giftentfernung nach der Resorption des Stoffes durch den Körper (z. B. durch Urinalkalisierung, Hämodialyse u. a.). Die Gabe von Antidota (Gegengift) ist bei bestimmten Arzneistoffen notwendig. (Schaper & Groeneveld 2017)

5.5.2 Genussmittel

Ziel:

Abstinenz bzw. Suchtentwöhnung von gesundheitsschädlichen bzw. teratogenen Genussmitteln.

Inhalt: Eine Vielzahl von Stoffen entfaltet eine psychotrope Wirkung (Sucht) auf den menschlichen Organismus. Ein großer Anteil zählt zu den legalen, teilweise alltäglich genossenen Stoffen wie Koffein, Teein, Nikotin sowie Alkohol.

Ein Suchtpotential geht von Substanzen o. ä. aus, wenn an den Gebrauch, Verzehr oder Genuss eine Dopamin-Ausschüttung im Sinne einer Belohnung konditioniert wird. Der Begriff Genussmittel suggeriert fälschlicherweise einen bereichernden Effekt durch den Konsum von entsprechenden Getränken (stimulierende oder alkoholhaltige Getränke etc.), welcher nach aktuellem Kenntnisstand bei unsachgemäßem Genuss einen gesundheitlichen Schaden hervorrufen oder dazu beitragen kann.

Koffein:
Ca. zwei Drittel der Schwangeren trinken koffeinhaltige Getränke (Rebhan et al. 2009). Der Verzehr von maximal 200 mg Koffein täglich ist für die Schwangere und die Schwangerschaft unbedenklich. Dies entspricht gut zwei Tassen Filterkaffee. Weitere Quellen für Koffein sind Energydrinks (250 ml Getränk entspricht ca. 80 mg Koffein) sowie dunkle Schokolade (100 g entspricht 50 mg Koffein). (BfR 2015a)

Eine positive Abhängigkeit zwischen starkem Kaffeekonsum und Spontanaborten bzw. Totgeburten kann nicht belegt werden (Enekwe et al. 2015; Jahanfar & Jaafar 2015). Bei mehr als acht Tassen am Tag in der Schwangerschaft kann des Neugeborenen Entzugssymptome zeigen (Jahanfar & Jaafar 2015).

Koffeingenuss in der Schwangerschaft hat keinen begünstigenden Effekt auf die Entwicklung von ADHS beim Kind (Del Ponte et al. 2016

Digitalkonsum:
Der Medienwissenschaftler Gerald Lembke (2016) weist auf den nachteiligen Effekt eines bis zu 3,5 Stunden andauernden täglichen Medienkonsums hin. Die dauerhafte Ablenkung von anstrengenden Tätigkeiten wie Denken, Konzentrieren oder Arbeiten leistet einer Zerstreuung im Alltag Vorschub. Die digitale Kommunikation reduziert empathisches Verhalten und soziale Kompetenz. Besonders die Zerstreuung und das »fishing for compliments« birgt ein hohes Suchtpotential. In Hinblick auf den komplexen Prozess der Rollenübernahme von Mutter- und Elternschaft einerseits sowie der hohen Anstrengung und unerlässlichen Fokussierung auf das Befinden und die Bedürfnisse des Kindes im

Leben mit einem Neugeborenen und Säugling andererseits, kann die ablenkende Wirkung u. a. von Digitalsucht mit einer Minderung der elterlichen Kompetenz einhergehen.

5.5.3 Rauchentwöhnung

Die Entscheidung zur Rauchentwöhnung profitiert von der hohen und intrinsischen Motivation durch die Schwangerschaft!

Inhalt: Rauchen entfaltet einen komplexen nachteiligen Einfluss auf den Embryo, Feten und das Neugeborene.

In Deutschland rauchen ca. 12 % der Schwangeren (Viavisio 2015). Grundsätzlich sind ca. 70 bis 80 % aller Raucherinnen und Raucher nikotinabhängig. Nach dem Fagerström-Test sind 35 % deutlich nikotinabhängig. (DKFZ Stand 2018)

Knapp 10 bis 12 % der schwangeren Frauen geben an, jemals in der Schwangerschaft geraucht zu haben (DKFZ 2015; Rebhan et al. 2009).

Die Tabakabhängigkeit geht mit dem Verlust der Kontrolle über das eigene Konsumverhalten einher. Je früher der Rauchausstieg gelingt, umso geringer ist das Risiko für Tabakrauch bedingte Folgekrankheit. (DKFZ Stand 2018)

Nikotin entfaltet im Gehirn eine Wohlgefühl vermittelnde Dopaminausschüttung. Durch Gewöhnung im Rahmen von wiederholtem Konsum wird es zunehmend schwieriger, das Belohnungssystem zu aktivieren. Ca. vier bis sechs Stunden nach letztem Nikotinkonsum werden Stresshormone ausgeschüttet, die zu Reizbarkeit, Antriebslosigkeit, Bedrücktheit, innerer Unruhe und Angst im Rahmen des Entzugs führen. (Viarisio 2015)

Die psychische Abhängigkeit resultiert aus der Verknüpfung des positiven Gefühls mit Sinneswahrnehmungen oder auch Ritualen (z. B. Morgenkaffee; Viarisio 2015)

Sowohl intrauterine Wachstumsretardierung als auch Frühgeburtlichkeit und SIDS treten häufiger in Familien mit einer oder mehreren rauchenden Personen auf. Der Einfluss von Rauchen und Passivrauchen kann nur schwer auf die Schwangerschaft begrenzt werden. (Rebhan et al. 2009) Tabakrauch enthält mehr als 4 800 Chemikalien, 250 davon sind erwiesenermaßen gesundheitsschädlich, 50 davon gesichert kanzerogen (Fazekas et al. 2012).

Vorrangig sind die Neurotoxine Zyanide, Sulfide, Cadmium, CO_2, oxidative Produkte, Benzpyren, Kohlenmonoxid etc. Kohlenmonoxid bindet anstelle von Sauerstoff an maternales und fetales Hämoglobin. Die folgende Anämie führt zur Anhebung des maternalen Hämatokrits, zur Reduktion der plazentaren Perfusion durch Anstieg der Blutviskosität sowie eventuell zu einer leichten, chronisch-zellulären Hypoxie beim Feten. Dieser Vorgang wird als ursächlicher Faktor für Wachstumsretardierung diskutiert. Nikotin könnte zu verschiedenen Schwangerschaftszeitpunkten eine unerwünschte Stimulation von Neurotransmittern mit nachfolgenden Abweichungen im Wachstum und in der Entwicklung des fetalen Gehirns bewirken. Die schädliche Wirkung von Nikotin ist dosisabhängig. (Fazekas et al. 2012; Woods & Egarter 2008)

Die Spitzenkonzentration von Nikotin entsteht beim Feten fünfzehn bis dreißig Minuten nach dem Zigarettenkonsum. Das nach fetaler Ausscheidung in die Amnionflüssigkeit akkumulierte Nikotin erreicht höhere Konzentrationen als im mütterlichen Blut. (Fazekas et al. 2012)

Das Geburtsgewicht von Kindern rauchender Mütter ist durchschnittlich 200 g niedriger als das von Kindern nichtrauchender Mütter. Es besteht eine höhere Neigung zu vorzeitiger Wehentätigkeit, Plazenta praevia und vorzeitiger Lösung der Plazenta. (Rayburn 2009)

Die Lungenfunktion bei Neugeborenen ist nachteilig beeinflusst. Die Wahrscheinlichkeit für eine spätere Erkrankung an Diabetes mellitus Typ II ist erhöht. Das SIDS-Risiko ist um das 2,0- bis 3,0-fache erhöht. Kinder von Raucherinnen haben ein 90 %ig höheres Risiko, an ADHS zu erkranken. (Fazekas et al. 2018)

Rauchen in der Schwangerschaft entfaltet einen nachteiligen Einfluss auf das kindliche Auge. Einschränkungen der Sehfähigkeit sowie Strabismus (Schielen) begleiten Kinder rauchender Mütter häufiger. (Fernandez et al. 2015)

Rauchkonsum der schwangeren Mutter kann zu epigenetischen Veränderungen des Genoms bei ihrem Kind führen. Die Verstärkung eines Signalweges in der Zelle wird mit chronischen Lungenkrankheiten und Krebs in Verbindung gebracht. Da die meisten Kinder auch nach der Geburt weiter dem Tabakrauch exponiert sind, ist der Prozess nicht eindeutig auf die Noxe in der Schwangerschaft zurückzuführen. (Bäurle 2016)

Ca. 20 bis 40 % der rauchenden Schwangeren werden erfolgreich abstinent (Fazekas et al. 2012). Je länger eine Frau nach ihrer Rauchentwöhnung in der Schwangerschaft abstinent ist, umso länger hält dies über den Ausklang des Wochenbettes hinaus an (Disantis et al. 2010).

Ein Angebot zur Rauch- oder Tabakentwöhnung sollte wissenschaftlich fundiert sein.

Beratung:

- Aktuelle Informationen über Benefit, Vorgehen, Tipps und Unterstützungsmöglichkeiten zur Rauchentwöhnung gibt die Bundeszentrale für gesundheitliche Aufklärung (www.rauch-frei.info; Stand 01.10.2019) und das Deutsche Krebsforschungszentrum (https://www.DKFZ.de/de/tabakkontrolle/Aufhoeren_zu_Rauchen.html; Stand 01.10.2019);
- Rauchen und Passivrauchen ist embryo- und fetotoxisch (Rayburn 2009);
- die Wahrscheinlichkeit, eine Todgeburt zu erleiden, steigt mit zehn Zigaretten am Tag (Fazekas at al. 2018);
- rauchende Schwangere sollen ermutigt werden, eine Rauchentwöhnung in 30 Tagen durchzumachen (Rayburn 2009);
- der Einsatz von Nikotinersatzpräparaten wird nicht empfohlen (Fazekas at al. 2018);
- Rauchentwöhnung beginnt am einfachsten zu einem festgelegten Zeitpunkt (Lindinger 2008);
- in den ersten zehn Tagen erfordert die Entscheidung eine gewisse Leidensbereitschaft (Ebd.);
- regelmäßige Bewegung an frischer Luft, rauchfreie Kontakte, ggf. eine Reihe von ablenkenden Pflichtterminen können bei er Entwöhnung helfen (Ebd.);
- über die kostenfreie Hotline (0 800 8 31 31 31) können sich Interessierte über das Thema Rauchentwöhnung informieren.

Maßnahmen und Anleitung:

- Eine Einschätzung des Grades der Abhängigkeit kann nach dem Fagerström-Fragebogen zur Tabakabhängigkeit erfolgen (DKFZ 2018);
- Fragen nach der Anzahl der täglichen Zigaretten, der Unverzichtbarkeit, dem Rauchverhalten im Krankheitsfall und der Zeitspanne bis zur ersten Zigarette nach Erwachen sowie der Toleranz bezüglich einem Rauchverbot in öffentlichen Räumen werden je nach Antwort mit Punkten gewichtet (Fagerstrom & Schneider 1989);
- Alternativen zu rituellen Rauchsituationen können bereits im Vorfeld ausgewählt werden (Lindinger 2008), erleichtern je-

doch nicht die Rauchentwöhnung (Livingstone-Banks et al. 2019);

- eine professionelle Zahnreinigung löst Nikotinreste von den Zähnen und kann vor geschmacklich getriggertem Entzug schützen (Ebd.).

Vorgehen bei Regelwidrigkeiten: Bei starker Abhängigkeit ist eine ärztliche Begleitung des Entzuges ratsam.

Gute Erfahrungen mit:

- Die schwangerschaftsbedingte Nausea leistet einer Rauchentwöhnung Vorschub,
- Ohrakupunktur kann bei der Dämpfung des Suchtdruckes helfen.

Kooperierende: Gynäkolog/-in, Hausarzt/ Hausärztin.

5.5.4 Rauschmittel & Sucht

Kirstin Büthe

Ein Entzug in der Schwangerschaft ist unter ärztlicher Anleitung angezeigt!

Ziel:

Suchtfreiheit der Mutter und gesunde intrauterine Umgebung des Feten.

Inhalt: Unter Rauschmitteln wird eine Gruppe von psychotropen Substanzen zusammengefasst, deren Besitz nach dem Betäubungsmittelgesetz (BtMG) entweder verboten ist (z. B. Opioide, Cannabinoide oder Amphetamine) oder die in einer nicht bestimmungsgemäßen Form verwendet werden (z. B. Benzodiazepine). (Reichling 2016)

Sucht ist ein zwanghaftes, nicht steuerbares Verhalten zur ständigen Zufuhr eines nicht zu Nahrungsmitteln zählenden Stoffes. Bei Entzug entsteht ein durch Beeinträchtigung in wichtigen Lebensbereichen und Leidensdruck gekennzeichnetes Abhängigkeitssyndrom. (Pschyrembel 2018)

Die Entzugssymptomatik hängt von der Droge, der persönlichen psychischen und physischen Disposition sowie von der Schwere der Abhängigkeit ab. (Engelbrecht 2017)

Nach plötzlichem Absetzen (therapeutisch, selbstinitiiert oder umständehalber) treten bei Betroffenen Symptome wie psychovegetative Erregung, Kopfschmerz, Schweißausbruch, Schlafstörungen, Dysphorie, apathisch-depressive Verstimmung, evtl. Suizidneigung (z. B. bei Entziehung von Amphetaminen) oder eine akute Psychose auf. (Ebd.)

Illegale Drogen sind hoch psychotrope Substanzen, die dazu eine gesundheitsschädigende Wirkung auf den Organismus entfalten. Substanzen wirken stimulierend auf den Sympathikus (z. B. Kokain), halluzinogen (z. B. Cannabis) oder sedierend und somit stimulierend auf den Parasympathikus (z. B. Opiate). Psychotrope Substanzen entfalten auf das zentrale Nervensystem eine Beeinflussung im Sinne eines veränderten Denkens, Fühlens, Wahrnehmens und Verhaltens. Sie erzielen einen als angenehm empfundenen emotionalen Zustand oder vermeiden Unlustgefühle. (Pschyrembel 2018; Volqvartz et al. 2018; Poppenreuter & Gross 2000)

Suchterkrankungen liegen in der BRD in einer Höhe von ca. 4,5 % der Bevölkerung vor. Sie zählen zu den psychiatrischen Erkrankungen, welche von hoher Prävalenz sind. (Lenz & Wiegand-Grefe 2017)

Substanzmittelmissbrauch ist im reproduktiven Alter von 15 bis 44 Jahren am weitesten verbreitet. Alkohol, Marijuana und Nikotin sind die dabei die am häufigsten konsumierten Drogen. Junge Schwangere im Alter von 15 bis 25 Jahren konsumieren mehr illegale Drogen und Nikotin als solche im Alter von 26 bis 44 Jahren. Alkohol und Substanzen können ungewollt oder auch gewollt in toxischer Dosis aufgenommen werden. Verunreinigungen von Drogen sowie die Abhängigkeit und der Konsum von mehr als einer Droge erschwert die Rückführung fetaler Schäden auf eine stoffliche Ursache. (Rayburn 2009)

Menschen mit Suchterkrankungen sind nicht selten in ein Netz aus nachteiligen Lebensfaktoren wie Armut, geringe Bildung und Berufsausbildung, geringe erzieherische Kompetenzen und häusliche Gewalt sowie selbst erlebtem Kindesmissbrauch eingewoben. Häufiger wird ihr Leben von einer erheblich eingeschränkten Kommunikationskompetenz und psychiatrischen Erkrankungen (z. B. Depressionen, Angststörung, posttraumatische Belastungsstörung, Psychosen) begleitet. Die nachteiligen Lebensumstände von Menschen mit schweren Suchterkrankungen führen häufig zu mangelnder Compliance, Unmotiviertheit sowie einer ablehnenden Haltung gegenüber zuständigen Sozialarbeiter/-innen. (Ebd.)

Schwere psychiatrische Erkrankungen der Eltern erhöhen das Risiko für Kindesvernachlässigung, -misshandlung und sexuellen Missbrauch des Kindes (Clemens et al. 2018). Suchtkranke Eltern haben ein zwei- bis fünffach höheres Risiko für Gewaltanwendungen gegenüber ihrem Kind als gesunde Eltern. Die subjektiv erlebte Belastung durch das Kind ist ein Maß für die Wahrscheinlichkeit von Misshandlung. (Gehrmann & Sumago 2009)

Eltern mit Suchterkrankungen verfügen über vergleichsweise wenig kompensierende Ressourcen (Lenz 2019).

Sucht und Schwangerschaft:

Schwangere mit Substanzmittelmissbrauch sind gegenüber nicht konsumierenden Schwangeren häufiger von vorzeitiger Lösung der Plazenta, Nichterreichen einer Entbindungsklinik zum Zeitpunkt der Geburt sowie von kongenitalen Fehlbildungen und FAS betroffen. In diesem Zusammenhang haben sie häufiger eine/-n co-abhängige/-n Partner/-in, zeigen ein unangemessenes Benehmen, Unruhe, Unkonzentriertheit sowie Unzuverlässigkeit bei Absprachen. Sie können häufiger unter einer bakteriellen Endokarditis, Pankreatitis, TBC, Hepatitis B, C und HIV sowie sexuell übertragbaren Krankheiten und Entzugssymptomatik leiden. Die häufig mit Suchterkrankungen vergesellschafteten, psychiatrischen Erkrankungen sind fraglich Ursache oder Folge des Substanzmissbrauchs. (Ebd.)

Schwangere Frauen mit Drogensucht können motiviert werden, eine drogenfreie Umgebung für ihren Fetus herzustellen.

Alkohol:

Alkohol ist die Kurzbezeichnung für Ethanol (C_2H_5OH). Alkohol entfaltet im Organismus eine hoch psychotrope Wirkung. Nach oraler Aufnahme erfolgt die Resorption über Magen und Darm. Psychische Symptome im Rahmen von Alkoholgenuss reichen von gehobener Stimmung bis zur Euphorie, Entspannung, im Rausch Aggressivität, mangelnde Einsichts- und Steuerungsfähigkeit, in höheren Dosen auch Sedierung sowie ggf. Koma und Atemdepression. (Pschyrembel 2017 a)

Eine Alkoholeinheit entspricht 294 ml Bier oder 125 ml Rotwein. Im Jahre 2016 war Alkohol der führende Risikofaktor für frühzeitigen Tod bei den 15- bis 49-Jährigen. Auch kleine Mengen täglichen Alkohols sind ein Risiko für die Gesundheit. (Gakidou et al. 2018)

Ca. ein Viertel der Schwangeren in Europa trinkt in der Schwangerschaft Alkohol (Popova et al. 2017). Der Alkoholkonsum in der Schwangerschaft steigt mit der Höhe des sozioökonomischen Status. Frauen mit später Schwangerschaft und höheren Schulabschluss trinken häufiger in der Schwangerschaft Alkohol (Rebhan et al. 2009). Frauen mit Migrationshintergrund sind unterdurchschnittlich häufig Raucherinnen und Alkoholkonsumentinnen in der Schwangerschaft (Bergmann et al. 2007).

Bei maternalem Alkoholkonsum in der Schwangerschaft wird eine Alkoholembryopathie beim Kind verursacht. Folgen sind kraniofasziale, kardiale, renale, össäre und okulare Maldeformationen, Entwicklungsstörungen sowie Störungen der Kognition und im Verhalten. Eine globale Einschränkung im Alltag ist hochwahrscheinlich. (Pschyrembel 2017b; AWMF 2016c)

Die Gesamtheit der Schädigungen, die durch intrauterine Alkoholexposition hervorgerufen werden (Fetales Alkoholsyndrom, partielles fetales Alkoholsyndrom, Alkoholbedingte entwicklungsneurologische Störung und Alkoholbedingte angeborene Malformationen) werden unter dem Begriff Fetal alcoholspectrum disorders (FASD) zusammengefasst. Hierzu zählen unter Vorbehalt fließender Übergänge die folgenden vier Krankheitsbilder (AWMF 2016c):

• Fetales Alkoholsyndrom (FAS): auch fetal alcohol syndrome: das Vollbild der Störung (Ebd.),
• Partielles fetales Alkoholsyndrom (pFAS) auch partial fetal alcoholsyndrome (Ebd.),
• Alkoholbedingte entwicklungsneurologische Störung (ARND): Alcoholrelated neurodevelopmental disorder (Ebd.),
• Alkoholbedingte angeborene Malformationen (ARBD) auch Alcoholrelated birth defects (Ebd.).

Die Langzeitfolgen des mütterlichen Alkoholkonsums sind umso wahrscheinlicher, je länger eine schwangere Frau getrunken hat. Das fetale Alkohol Syndrom folgt schwerem Trinken mit mindestens ein bis zwei Einheiten Alkohol pro Tag. (Department of Health of UK 2016) Schätzungsweise 1 von 67 geborenen Kindern Alkohol konsumierender Mütter (Popova et al. 2017) und ca. 1 % aller Kinder in Deutschland sind von den FASD betroffen (AWMF 2016). 10 % davon leiden unter dem Vollbild FAS der Schädigung. Kongenitale Schädigungen und Erkrankungen durch mütterlichen Alkoholkonsum sind die häufigsten neonatalen Erkrankungen, ohne als solche erkannt oder berücksichtigt zu werden. (AWMF 2016c)

Ethanol passiert die Blut-Plazenta-Schranke und führt zu körperlichen und kognitiven Schäden sowie sozialen Defiziten. Alkohol diffundiert auch in die Muttermilch (Schwengler et al. 2012).

Alkohol kann mit hoher Wahrscheinlichkeit beim Kind zu Mikrozephalus, Wachstumsretardierung, ZNS-Dysfunktionen mit mentaler Retardierung und Verhaltensstörungen sowie zu kraniofaszialen Anomalien führen. Es werden gehäufter spontane Fehlgeburten festgestellt. (Rayburn 2009)

Die suchtmäßige Inhalation von Stoffen wie Benzin, Haarspray, Farbe und Kleber kann einen vergleichbaren Effekt haben wie der Konsum von Alkohol. Es werden fetale Wachstumsretardierung, ein erhöhtes Risiko für Leukämie sowie Frühgeburtlichkeit beobachtet. (Rebhan et al. 2009)

Cannabis & Marihuana:
Im Zuge eines habituellen Konsums von Cannabis und Marihuana kommt es zu niedrigerem Geburtsgewicht und subtilen Verhaltensstörungen beim Kind. Das Gestationsalter ist verkürzt. (Rayburn 2009)

Die spätere Gedächtnisleistung bei Kindern von in der Schwangerschaft Cannabis konsumierenden Müttern ist vermindert. Das Erlernen von Sprache ist für die betroffenen Kinder erschwert. (Hall 2014)

Upper, Downer & Halluzinogene:
Die das zentrale Nervensystem stimulierende Stoffe wie Kokain, Amphetamine, Methylphenidat oder Phenmetrazine leisten der Entwicklung von kongenitalen Fehlbildungen, eingeschränkter sozialer Interaktion, Defekten am Urogenitaltrakt, symmetrischer Wachstumsretardierung, vorzeitiger Lösung der Plazenta, fetalen Hirnschädigungen, intrauterinem Fruchttod, Spontanabort sowie neonataler nekrotischer Enterokolitis Vorschub. (Rayburn 2009)

Barbiturate, Diazepam, Flurazepam, Meprobamate oder Methaqualone führen bei Einnahme in der Schwangerschaft zu eingeschränkter sozialer Interaktionskompetenz beim Kind. Iatrogen werden diese Wirkstoffe zur Suchtentwöhnung von Alkohol und von anderen Substanzen (z. B. Kokain, Metamphetamine) im Sinne einer Dämpfung von Entzugssymptomen eingesetzt. (Ebd.)

Halluzinogenkonsum (z. B. LSD, Ketamin, Meskalin, Phencyclidin) in der Schwangerschaft kann zu fetaler Gesichtsdysmorphie, Verhaltensauffälligkeiten und Spontanabort führen (Ebd.).

Narkotika wie Codein, Heroin, Morphin u. a. führen bei Konsum zu fetaler Entzugssymptomatik mit verstärkter fetaler Aktivität, fetaler Wachstumsretardierung, neonataler Atemdepression, perinatal erhöhter Mortalität sowie Frühgeburtlichkeit, vorzeitigem Blasensprung und mekoniumhaltigem Fruchtwasser. (Ebd.)

Beratung:

- Suchtentwöhnung ist möglich, lohnenswert und sollte ärztlich begleitet werden;
- eine Entzugssymptomatik kann in diesem Sinne pharmakologisch gedämpft werden;
- mit Planung einer Schwangerschaft sollte auf Alkoholverzehr verzichtet werden (AWMF 2016);
- der Konsum von Kokain, Amphetaminen, Methylphenidat oder Phenmetrazine geht bei der Mutter einher mit erhöhtem Herzschlag und erhöhter Atemfrequenz, Agitiertheit und geweiteten Pupillen (auch in erleuchtetem Raum). (Rayburn 2009)

Maßnahmen und Anleitung:

- Die Entwöhnung von stofflicher Sucht ist ärztlich anzuordnen und zu begleiten;
- schwangere Frauen mit stofflicher Sucht profitieren von einer kombinierten Behandlung aus Psychotherapie und pharmakologischer Medikation;
- ein Entzug soll professionell unterstützt werden (Rayburn 2009) z. B. durch Case Management, Gruppentherapie, Training zur Veränderung des Lebensstils, Anbindung an Selbsthilfegruppe, Trainings zur Stärkung elterlicher Kompetenz wie z. B. Triple P);
- ab der 31. SSW sollten Frauen mit Drogensucht die fetalen Bewegungen mittels Kick-Chart (▶ Kap. 3.9) zählen und dokumentieren (Ebd.),
- die Substitution der Heroinsucht mit Methadon (L-Polamidon®) (40 bis 120 mg/Tag) reduziert das Risiko für einen Rückfall, stärkt die Kooperation gegenüber weiterführenden Behandlungen sowie Schwangerenvorsorge und verbessert das fetal outcome (Ebd.).

Gute Erfahrungen mit:

- Ohrakupunktur hilft bei der Dämpfung des Suchtdruckes;
- unterstützende Informationen auf www. suchtmittel.de (Stand 06.06.2019).

Beginn und Dauer: Mit Beginn der Schwangerschaft bis zur Stabilisierung bzw. bis zum erfolgreichen Entzug.
Kooperierende: Gynäkolog/-in, Hausarzt/Hausärztin, Neurolog/-in oder Psychiater/-in.

5.6 Arbeiten & Mutterschutzgesetz

Kirstin Büthe

Lärm, Hitze, Schadstoffe, physische und psychische Anforderungen der Arbeit sowie die Arbeitsorganisation und die Arbeitszeit sind wesentliche Belastungsgrößen (Item Industrietechnik 2015).

Ziel:

Schwangere und Stillende in Anlehnung an das aktuelle Mutterschutzgesetz über besonderen Schutzanspruch informieren!

Inhalt: Ein gesetzlicher Mutterschutz regelt die Reduktion der Arbeitsbelastung für u. a. schwangere Frauen. Frauen mit Schwangerschaftskomplikationen brauchen hinsichtlich der individuellen Arbeitsbelastung eine auf sie zugeschnittene Empfehlung. (Bonde et al. 2013)

Gesundheit und Wohlbefinden wird zu einem großen Anteil über die berufliche Arbeit vermittelt (Schaarschmidt & Fischer 2008). Ein Beschäftigungsverhältnis gewährleistet Frauen in der Regel persönliche Autonomie und Gesundheit. Mit Eintritt einer Schwangerschaft kann die mütterliche Gesundheit durch die von dem Arbeitsplatz ausgehenden Einflüsse und Anforderungen gefährdet sein.

Trotz geregelter Urlaubsansprüche, Mitarbeitervertretung etc. können heutige Beschäftigungsverhältnisse von Mitarbeiter/-innen viel Leistung und Einsatzbereitschaft fordern, mehr Druck und Verantwortung produzieren und mehr Selbstständigkeit und Flexibilität fordern.

In diesem Kontext zählt man unter Arbeitsbelastung jede Arbeitsanforderung oder Anforderungen, die auf den Körper oder die Psyche einer Person an ihrem Arbeitsplatz einwirken. Es werden sowohl wahrnehmbare als auch nicht wahrnehmbare Rahmenbedingungen und Einflüsse einbezogen. (Item Industrietechnik 2015)

Schall, Klima, Schadstoffe, physische und psychische Anforderungen der Arbeit sowie die Arbeitsorganisation und die Arbeitszeit sind wesentlich Belastungsgrößen oder Belastungsfaktoren. Fehlbelastungen führen zur Überforderung mit der Folge einer schnellen Ermüdung und langfristigen körperlichen Schäden. Eine Unterforderung kann ebenso auf Dauer Gesundheitsbeschwerden verursachen. Kurzfristige Folgen einer nicht adäquaten Belastung am Arbeitsplatz sind körperliche Symptome von Stress i. w. S. Langfristige Folge sind chronische Unzufriedenheit, Abusus, innere Kündigung oder psychosomatische Beschwerden. (Metz & Rothe 2017; Item Industrietechnik 2015)

Die Gesamtheit aller erfassbaren Einflüsse, die von außen auf den Menschen zukommen und psychisch auf ihn einwirken, stellt die psychische Arbeitsbelastung dar. Dabei sind Merkmale von Arbeitstätigkeiten eingeschlossen, die kognitive, informationsverarbeitende, motorische, soziale und emotionale Aktivitäten in der Auseinandersetzung der Arbeitenden mit ihrer spezifischen Arbeitssituation erfordern. Die Arbeitsbelastung wird durch den Arbeitsinhalt (Handlungsspielraum, vollständige Informationen zur Aufgabe, Qualifikation und Verantwortung u. a.) und die Arbeitsorganisation (Arbeitszeit, -ablauf, -intensität, Kooperation und Kommunikation mit Kolleg/-innen u. a.) geprägt. Eine psychische Belastung kann durch nachteilige, soziale Beziehungen am Arbeitsplatz entstehen. (Metz & Rothe 2017)

Die individuelle Arbeitsbeanspruchung beschreibt die Auswirkungen einer Arbeit auf den Ausführenden. Gleiche Belastungen sorgen bei verschiedenen Menschen zu einer unterschiedlich hohen Beanspruchung. (Item Industrietechnik 2015)

Die zusätzliche körperliche und mentale Anstrengung durch die Schwangerschaft und das möglicherweise erstmalige Erleben von einer kurzfristig nicht abwendbaren Leistungsminderung kann eine Schwangere an die Grenzen ihres beruflichen Selbstvertrauens bringen. Das Bedürfnis, den Arbeitsplatz zu erhalten und bei den Kolleginnen nicht in Vergessenheit zu geraten teilen insbesondere primigravide Frauen.

Bei Tätigkeiten ab mittlerem Energieverbrauch steigt die Rate an extremer Frühgeburtlichkeit und Small-for-gestational-age-Kindern. Ab einem hohen Energieverbrauch und Kraftaufwand steigt der Anteil von schwangeren Frauen mit Bluthochdruckerkrankungen. Ein kumulativer Anstieg auf zwei und mehr Arbeitsbelastungen korreliert mit einer Zunahme an Frühgeburtlichkeit, Bluthochdruckerkrankungen und ferner mit einem Anstieg an Small-for-gestational-age-Kindern. (Croteau 2016)

Diskriminierende oder als unfair erlebte Behandlungen am Arbeitsplatz werden nach einer irischen Untersuchung von Russel et al. (2018) von knapp einem Drittel der schwangeren Beschäftigten angegeben. Angegeben wurde der Verlust von Bonuszahlungen, die Zuweisung von unpassender oder unzumutbarer Arbeit, unpassende Bemerkungen von Kollegen und Vorgesetzten bis hin zu Entlassungen. Besonders im Einzel- und Großhandel, in Arbeitsstätten mit wenig flexiblen Arbeits(-zeit-)modellen und Absprachemöglichkeiten ohne Gleichstellungsrichtlinien war die Diskriminierung von schwangeren Frauen häufiger. In kleinen Arbeitsstätten mit ein bis neun Angestellten waren nachteilige Behandlungen seltener. (Ebd.)

Durch einen ständigen Hautkontakt mit chemischen Stoffen, wie er z. B. für die Tätigkeit als Friseurin charakteristisch ist, ist eine Aufnahme toxischer Stoffe durch die Haut möglich. Eine Kontamination des embryonalen bzw. fetalen Kreislaufes ist nicht auszuschließen. Die Arbeit mit Oxidationsfarben (z. B. Para-Phenylendiamin), wie sie bei dem Blondieren von Haaren eingesetzt werden, ist zu vermeiden. (Brügge 2016)

Gesundheits- und Krankenschwestern sind häufiger von Sectio caesarea, vorzeitiger Wehentätigkeit und Tokolyse-Behandlung betroffen (Yang et al. 2014).

Studienergebnisse aus außereuropäischen Ländern geben deutliche Hinweise darauf, dass die Schutzmaßnahmen des deutschen Mutterschutzgesetztes für schwangere Frauen im Arbeitsverhältnis ihre Berechtigung haben und unbedingt vollständig anzuwenden sind. Schwangere Frauen sollten grundsätzlich bestärkt werden, diesen Schutz anzunehmen und in keinem Fall zu umgehen. Selbstständig tätige, schwangere Frauen fallen nicht unter die Zuständigkeit des Mutterschutzgesetztes. Sie sind aufgefordert, die Belastung ihres Arbeitsplatzes auf ihre Schwangerschaft einzuschätzen und entsprechend zu mindern. Besonders die o. e. Folgen bei mittlerer bis körperlicher Anstrengung sowie bei kumulativen Arbeitsbelastungen sind dabei zu vermeiden.

Beratung:

- Ohne strenge Auflagen und überwachte Einhaltung eines gesetzlichen Mutterschutzes haben erwerbstätige im Vergleich zu nicht erwerbstätigen Frauen eine höhere Rate von Fehl- und Frühgeburten sowie intrauteriner Wachstumsretardierung ihres Kindes (Park et al. 2017);
- bei moderater körperlicher Aktivität im Beruf ist kein nachteiliger Effekt auf die Schwangerschaft festzustellen (Croteau 2016);

- OP-Fachkräfte haben keine Gefährdung durch ihren Arbeitspatz zu erwarten (Schild 2015);
- bei der Arbeit soll Kontakt mit Körperausscheidungen anderer Menschen oder Tiere vermieden werden;
- bei der Arbeit soll kein Kontakt mit Menschen bestehen, die einen Mangel an Impulskontrolle (z. B. dementiell Erkrankte, Menschen mit geistiger Behinderung) haben;
- ohne entsprechenden Schutz-Titer soll kein Kontakt mit potentiellen Träger/-innen von Kinderkrankheiten erfolgen;
- eine schwangere Frau soll nicht in der (tierischen) Geburtshilfe oder ähnlichen Bereichen arbeiten;
- Die Regelung von Arbeitsrahmenbedingungen für schwangere und stillende Frauen erfolgt über das Mutterschutzgesetz (https://www.gesetze-im-internet.de/muschg_2018/index.html; Stand 02.10.2019);
- die Regelungen des Mutterschutzes gelten auch für Schülerinnen, Studentinnen, Auszubildende und Praktikantinnen;
- die nachgeburtliche Schutzfrist für Auszubildende sieht Ausnahmen für Pflichttermine im Sinne von Ausbildungs- oder Studienleistungen und -Prüfungen vor, die freiwillig wahrgenommen werden können;
- Arbeitszeiten zwischen 20:00 und 22:00 Uhr sind mit Zustimmung der Frau, medizinischer Unbedenklichkeit und Anwesenheit einer zweiten Arbeitskraft (keine Alleinarbeit) möglich;
- bei Arbeit an Sonn- und Feiertagen bedarf es der ausdrücklichen Zustimmung der Schwangeren und der Anwesenheit einer weiteren Arbeitskraft (keine Alleinarbeit);
- jeder Arbeitsplatz muss nach § 5 ArbSchG auf unverantwortbare Gefährdungen für Schwangere und Stillende überprüft werden, unabhängig davon, ob die aktuell Beschäftigten derzeit schwanger sind oder stillen.

Maßnahmen und Anleitung:

- Frühestmögliche Kontaktaufnahme mit dem betriebsärztlichen Dienst,
- schwangere Frauen können unter dem Erleben von subjektiv und individuell höherer Arbeitsbelastung in der Schwangerschaft sich besser kennenlernen und eigene Schwächen und Stärken annehmen (Alstveit et al. 2015),
- Besuche der schwangeren, ehemaligen Kollegin am Arbeitsplatz können dazu beitragen, das Zugehörigkeitsgefühl zu erhalten und zu stärken (Ebd.).

Beginn und Dauer: Mit Eintritt der Schwangerschaft bis zum Mutterschutz

Gute Erfahrung mit:

- Der Kontakt zu anderen Müttern kann vor Einsamkeitsgefühlen in der Elternzeit schützen;
- Urlaubsansprüche auf die noch zu arbeitende Zeit verteilen, um Kraftressourcen zu schonen und zu mobilisieren, nicht en bloc vor dem Mutterschutz planen;
- Anstrengungen am Arbeitsplatz und damit die Gefährdung der Gesundheit und der Schwangerschaft sind individuell.

Vorgehen bei Regelwidrigkeiten:

- Bei Eintritt einer Schwangerschaft spätestens wird der Arbeitsplatz auf unverantwortbare Gefährdungen für die Schwangere (oder die stillende Frau) durch das Gewerbeaufsichtsamt bewertet;

- Gefahren gehen von hoher Verantwortung und Stress, Tätigkeit im Gesundheitswesen (z. B. Arbeitszeiten und Keimbelastung), Reinigungs-, Garten- und Landschaftsbau sowie Laborarbeit (z. B. durch Exposition gegenüber Chemikalien, Pestiziden, Lösungsmitteln, Bakterien sowie ionisierender Strahlung) aus (Park et al. 2017);
- Nachtarbeit kann der Entwicklung einer Fehlgeburt Vorschub leisten (Moelenberg Begtrup et al. 2018);
- Arbeiten im Drei-Schicht-System, Arbeitszeiten über 40 Stunden pro Woche, stehende Tätigkeit über sechs Stunden am Tag und körperliche Arbeitsbelastung gehen mit einem geringen Zuwachs an Fehlgeburten einher (Bonde et al. 2013);
- besonders bei Beschäftigten in der Pflege besteht die Frage, ob diese »mit Biostoffen der Risikogruppe 2 bis 4 (§ 3, Abs. 1 der BioStoffV) in einem Maß in Kontakt kommen können, das eine unverantwortbare Gefährdung für die Schwangere oder ihr Kind darstellt« (§ 10 Mutterschutzgesetz und § 5 Arbeitsschutzgesetz) (Nds. Gewerbeaufsichtsamt, Ratgeber: Gefährdungsbeurteilung - Beurteilung der Arbeitsbedingungen, Schutzmaßnahmen; Stand 08/2018)
- Frauen haben nach einem Abort jenseits der zwölften Schwangerschaftswoche einen viermonatigen Kündigungsschutz,
- bei ärztlicher Diagnose einer Behinderung des Kindes binnen acht Wochen postpartum hat die Mutter ebenfalls Anspruch auf verlängerte, nachgeburtliche Schutzfrist von zwölf Wochen (§ 2, Abs. 1, Satz 1, 9. SGB).

Kooperierende: betriebsärztlicher Dienst, betrieblicher Arbeitsschutz, Gynäkolog/-in, Hausarzt/Hausärztin, Gewerbeaufsichtsamt des Arbeitsortes.

5.7 Urlaub & Reisen

Kirstin Büthe

Das Reiseziel der Schwangeren und der Schwangerschaft anpassen!

Definitionen

Spaltimpfstoffe: Besondere Zubereitung von Totimpfstoffen, bei denen das Virus durch chemische Prozesse in Virusteile gespalten wurde (Jassoy & Schwarzenbach 2013).

Toxoidimpfstoffe: Impfstoffe aus chemisch inaktivierten Bakteriengiften (Toxinen). Sie kommen zum Schutz vor toxinbedingten Erkrankungen zum Einsatz (z. B. Tetanus, Diphterie). (Ebd.)

Proteinimpfstoffe: Ein synthetisierter Impfstoff u. a. von gentechnisch veränderten Hefepilzen. Hefen produzieren ein entsprechendes Virusprotein, das als Impfserum eingesetzt werden kann. (Ebd.)

Mehrfachimpfstoffe: Impfstoffkombination gegen mehrere Krankheitserreger, z. B. Diphterie-Tetanus-Keuchhusten- oder Masern-Mumps-Röten-Impfung. (Ebd.)

Adjuvantien: Hilfsstoffe, die der Unterstützung und Steigerung der immunerzeugenden Wirkung von Tot-, Spalt- und Proteinimpfstoffen dienen. Sie sind häufig die Ursache für eine aktive und lokale Reaktion an der Injektionsstelle. (Ebd.)

Simultanimpfungen: Eine synchrone Gabe eines Impfstoffes und entsprechender Antikörper. Eine Simultanimpfung erfolgt durch zeitgleiche Injektionen in zwei unterschiedliche Körperstellen. (z. B. Hepatitis-B-Impfung des Neugeborenen einer seropositiven Mutter). (Ebd.).

»Herdenimmunität«: Auch Kollektivschutz. Krankheitserreger können sich im Körper von geimpften Personen nicht mehr vermehren. Ist nur noch jede zwanzigste Person nicht geimpft und potentiell infizierbar, kann sich ein Krankheitserreger nicht mehr ausbreiten. Seine Erkrankung stirbt aus. Das ungeschützte Individuum erkrankt nicht durch den Schutz des geimpften Umfeldes, der »Herde«. Der eigene Impfschutz trägt zum Schutz der Gemeinschaft bei. (Jassoy & Schwarzenbach 2013)

Eine weltweite Herdenimmunität ist Voraussetzung für die Elimination von Krankheitserregern und setzt eine hohe Durchimpfungsrate voraus (Hengel & von Kries 2009).

Cocoon-Strategie: Auch Cocoon-Impfen. Zum Schutz von einem (noch) nicht immunkompetenten Menschen (z. B. Neugeborenes, Frühgeborenes), wird die Impfung aller Kontaktpersonen (Familie, Geschwister etc.) empfohlen, um eine »Herdenimmunität« zu gewährleisten.

»Impfversager«: Auch Non-responder. Menschen, bei denen eine Schutzimpfung unwirksam ist, sowohl hinsichtlich der Wirkung als auch der Nebenwirkungen (Jassoy & Schwarzenbach 2013).

Ein Impfversager kann nach einer Impfung an einer entsprechenden Infektion erkranken, der Krankheitsverlauf ist meist erheblich milder oder verläuft unbemerkt (RKI 2015).

Adverse Events Following Immunization (AEFI): Auch Impfreaktion, Impfnebenwirkung. Jedes unerwünschte gesundheitliche Ereignis nach einer Impfung, unabhängig von einem kausalen Zusammenhang. Krankheitssymptome, veränderte Laborwerte oder das Auftreten einer Erkrankung zählen dazu. (Pschyrembel 2017)

Beispielsweise Fieber, Fieberkrampf, Impfmasern, Urtikaria oder Hautausschlag, unstillbares Schreien, Bauchschmerzen, orthostati-

sche Schwäche und Gelenkschwellung gelten als AEFI. (Poethko-Müller et al. 2011)

Serious Adverse Event (SAE): Auch schweres/-r unerwünschtes/-r Ereignis oder Impfzwischenfall. Es handelt sich um ein gesundheitliches Ereignis im Kontext einer Impfgabe, welches zum Tode oder zu einem lebensbedrohlichen Zustand führt, eine Hospitalisierung verlängern kann, zu bleibender bzw. signifikanter Behinderung oder zu kongenitalem Defekt führen kann. (Pschyrembel 2017)

Nach einer Impfung kann es in seltenen Fällen zu einer schweren Erkrankung wie Hirn- oder Hirnhautentzündung kommen. (Jassoy & Schwarzenbach 2013)

Ziel:

Informierung der Schwangeren über risikofreie Reisemöglichkeiten, infektionsfreier Aufenthalt sowie aktuelle Informationsquellen.

Inhalt: Nach den Mutterschutzrichtlinien ist die Beratung bzw. eine Aufklärung bezüglich der Möglichkeiten und Risiken von Reisen in der Schwangerschaft vorgesehen. Ein entsprechender Vermerk findet sich dazu im Mutterpass.

Für viele Menschen sind Ausflüge und Reisen ein begehrtes Urlaubsvorhaben. Gesundheitliche Risiken für eine Schwangere oder Schwangerschaft können sich aus der Art der (An- und Ab-)Reise, der medizinischen Versorgung vor Ort, dem Zugang zum Gesundheitssystem sowie aus speziellen Risiken des Reisegebietes (endemische Infektionserreger, Essgewohnheiten etc.) ergeben. Unter Berücksichtigung einiger Prophylaxen sind für eine schwangere Frau nahezu alle Ziele bereisbar. Das II. Trimenon scheint die beste Zeit für eine Reise zu sein. Eine Reise scheint das Risiko für eine Extrauteringravidität oder einen Abort nicht zu erhöhen. Bei Vorliegen von maternaler Anämie, bestehender Hypertonie, Diabetes mellitus, bestehender Thrombose oder bei Z. n. Embolie sowie Frühgeburtsbestrebungen sollten die Reisepläne ggf. auf die Zeit nach der Geburt verschoben werden. (Mylonas & Friese 2013)

Autoreise:
Reisen mit dem Auto gilt als ungefährlich. Es sollten regelmäßig Pausen gemacht werden. (Ebd.)
Ein Dreipunktsicherheitsgurt soll zwischen den Brüsten und unterhalb des Bauches verlaufen. Es ist zu vermeiden, dass der Gurt quer über den schwangeren Bauch angelegt und getragen wird. (Kramp 2007)
Bei steil gestellter Rückenlehne sollte der Sitz soweit wie möglich zurückgeschoben werden. Zum Schutz vor Verletzungen durch einen Airbag sollte der Bauch einen Abstand von 25 bis 30 Zentimetern zum Lenkradkranz haben. Aus diesem Grund sollte auch eine schwangere Beifahrerin den Sitz so weit wie möglich nach hinten stellen. (ADAC Stand 2018)
Auf Reisen mit dem Motorrad ist zu verzichten. Bei einem Verkehrsunfall ist grundsätzlich auf die Notwendigkeit der Einweisung der schwangeren Frau in ein Perinatalzentrum hinzuweisen, um die Intaktheit der Schwangerschaft sicherzustellen. (Mylonas & Friese 2013)

Flugreisen:
Im Flugzeug ist der Kabinendruck niedriger als auf Meereshöhe. Die Sauerstoffsättigung sinkt im Blut korrelierend mit dem Sauerstoffpartialdruck des Blutes auf unter 10 %. Für eine gesunde Schwangere stellt dies keine gesundheitliche Gefahr dar. Aufgrund der fetalen Bluteigenschaften (höhere Konzentration von Hämoglobin und höhere Sauerstoffbindungseigenschaft) verändert sich die fetale Sauerstoffsättigung nur gering. Die niedrige Luftfeuchte in der Kabine von ca. 15 % leistet der Austrocknung von Schleimhäuten Vorschub. Unwohlsein und Reiseübelkeit kann die Flugreise einer Schwangeren begleiten. Mit zunehmender Dauer des Fluges über vier

Stunden führt die Immobilität zu Ödembildung und der Gefahr einer tiefen Beinvenenthrombose. Dies vor allem bei persönlichen Begleitrisiken wie Z. n. Beinvenenthrombose und Adipositas. Die bei Interkontinentalflügen längere und höhere Exposition gegenüber kosmischer Strahlung hat keinen Effekt auf Mutter oder Fetus. Flugbegleiterinnen haben für den Fall einer Schwangerschaft eine Limitierung des kumulativen Effektes der Strahlenexposition. Die bei dem Durchschreiten eines Bodyscanners auf den Körper einwirkende Strahlung hat keinen nachteiligen Effekt auf die Schwangerschaft oder den Fetus. Es gibt keinen ernstzunehmenden Hinweis auf eine höhere Gefahr für Frühgeburtlichkeit, vorzeitigen Blasensprung oder Fehlgeburt durch Fliegen (Royal College of Obstetricians & Gynaecologists 2013).
Viele Fluglinien lehnen den Transport von Schwangeren über der 37. SSW und den Transport von Frauen mit einer Mehrlingsschwangerschaft ab der 32. SSW. ab. Sie argumentieren, dass ein spontaner Wehen- und Geburtsbeginn möglich sei und dass Zwischenlandungen oder eine Rückkehr des Flugzeuges vermieden werden sollen. Einige Fluglinien bitten ab der 28. SSW um eine attestierte gesunde Schwangerschaft ohne einen Hinweis auf Frühgeburtsbestrebungen. (Ebd.)
Kontraindikationen für Flugreisen sind schwere Anämie (hier Hb-Wert unter 7,5 g/dl), jüngste Blutungen, Entzündungen von Mittelohr oder Nasennebenhöhlen, schwerwiegende kardiologische oder Atemwegserkrankungen, jüngste Krise von Sichelzellenanämie, jüngste Gastrointestinal-OP sowie Laparoskopie. Frakturen, die erst wenige Tage durch einen Gipsverband fixiert sind, können im Rahmen der Druckunterschiede massiv anschwellen. (Royal College of Obstetricians & Gynaecologists 2013)
Die Kabinenluft wird stündlich mehrmals erneuert. Ein Infektionsrisiko im Flugzeug ist erhöht, wenn Kontakt zu Mitreisenden besteht, die unter infektionsbedingtem Niesen

163

oder Husten leiden. Besonders in großen Flugmaschinen und auf Interkontinentalflügen steigt die Keimbelastung auf häufig berührten Oberflächen (Klinken, Toilettenwaschbecken etc.). (Hertzberg et al. 2018)

Kreuzfahrten:
Mit einer ärztlich attestierten, unkomplizierten Schwangerschaft ist eine Kreuzfahrt bis zum Ende der 24. SSW möglich (Schild 2015).

Infektionen:
Je nach Ausflugsziel und Reiseland besteht eine Gefahr für die Infektion mit endemischen Krankheitserregern. Strenge Händehygiene vor Verzehr von Lebensmitteln und nach Toilettengang schützt bedingt vor Infektionserkrankungen mit Diarrhoe.

Alle pflanzlichen und tierischen Nahrungsmittel sollten zur Vermeidung von Infektionen durchgegart sein. Frische Säfte, rohes Gemüse oder abgepackte Rohkost sollten gemieden werden. (Mylonas & Friese 2013)

Das Meiden von Kontakt mit Wild-, Haus- und Streicheltieren wirkt protektiv. Auch Leitungswasser birgt in vielen außereuropäischen Ländern ein Infektionsrisiko. (Mylonas & Friese 2013)

Borreliose:
Zecken lassen sich von bis zu hüfthohen Sträuchern, Büschen und Gräsern auf Kleidung und die unbedeckte Haut des Menschen fallen. Bei Temperaturen ab 5° C und feuchtwarmer Witterung sind sie besonders aktiv. (RKI 2018 a, Lakos & Solyosi 2010, Maraspin & Strle 2009)

Die Borreliose verursachende Zecke ist in Europa, Nordamerika und Asien verbreitet. Zecken können 24 Stunden nach dem Biss eines Menschen durch Speichelübertragung das Bakterium Borrelia burgdorferi übertragen und eine Borreliose verursachen. Eine entfernte Zecke kann mittels Laboruntersuchung auf Borrelien untersucht werden. Ohne einen Zeckenbiss bemerkt zu haben, kann zeitverzögert ein Erythema migrans die Infektion anzeigen. (Maraspin & Strle 2009, Lakos & Solyosi 2010)

Ein Erythema migrans, auch Wanderröte, ist eine girlandenförmige lokal »wanderne« Hautrötung. Es bildet sich in vielen Fällen nach einer Inkubationszeit von 10 bis 30 Tagen nach einem Zeckenbiss und einer Infektion. (RKI 2018; Ibounigg 2018 a)

In der BRD ist die Verteilung von Zecken mit Borrelioseerregern heterogen. Eine entsprechende und stets aktualisierte Karte wird vom Robert Koch-Institut veröffentlicht. Ca. 5 bis 35 % der Zecken sind mit dem Borreliose-Erreger infiziert. Da die Tiere die Dunkelheit suchen, kriechen sie rasch in Hautfalten und -beugen oder unter den Haaransatz. Bei einem Fund sollte das Tier umgehend mit einer entsprechenden Pinzette entfernt werden. Dazu fasst man das Tier nah an der Wirtshaut und zieht es zügig heraus. Es ist unbedingt zu vermeiden, dass das Tier bei der Manipulation wie Quetschen o. ä. unter Stress den kontaminierten Speichel in den menschlichen Körper drückt. (RKI 2018a, Lakos & Solyosi 2010, Maraspin & Strle 2009)

Eine Übertragung des Erregers vom mütterlichen infizierten Organismus über die Plazenta auf den Feten ist möglich. In der Frühschwangerschaft ist dies wahrscheinlicher als zu einem späteren Zeitpunkt. Eine entzündliche Beteiligung der Plazenta wurde bereits beobachtet. Missbildungen wie Syndaktylie, Ventrikelseptumdefekt, Herzrhythmusstörungen sind seltene Komplikationen beim Feten. (Mylonas et al. 2005)

Nach einem Zeckenbiss und potentieller Übertragung des Erregers soll eine Schwangere eine prophylaktische und nach positivem Befund eine kurative Antibiotikagabe (Penicillin, Amoxicillin, Cefuroxim oder bei Unverträglichkeit Azithromycin) erhalten. Die Dauer der Therapie richtet sich nach dem Zeitpunkt des Beginns und reicht von zwei Wochen bei Erythema migrans bis vier Wochen bei Spätmanifestation. Die Therapie in der Frühphase der Infektion ist am erfolgreichsten. Eine engmaschige Überwachung der Schwangerschaft empfiehlt sich. Postpartal kann das Nabelschnurblut auf eine Infektion des Kindes hin untersucht werden. Bei Auffälligkeiten des Neugeborenen ergibt die Untersuchung der Plazenta aussagekräftige Ergebnisse. (Ebd.; RKI 2018a)

Brucellose:
Eine Infektion mit Brucellose im Mittelmeerraum (z. B. Türkei) und in der Golfregion (z. B. Syrien, Irak) ist wenig wahrscheinlich, aber möglich (Vilchez et al. 2015). Die Erkrankung kann über einen Kontakt mit infizierten Wiederkäuern (z. B. Ziege, Schaf, Rind) oder mit Schweinen bzw. deren Sekreten, mit kontaminierten Aerosolen oder durch den Verzehr von nicht durchgegarten Fleisch- oder Milchprodukten erfolgen. Eine Ansteckung über einen infizierten Sexualpartner ist ebenfalls möglich. (Brun de Rey et al. 2018)

Der Kontakt zu Wiederkäuern, deren Exkrementen oder Produkten sollte gemieden werden. Spontanaborte unklarer Genese sowie fetaler, neonataler oder maternaler Tod sind bei einer Infektion gehäuft zu beobachten. (Vilchez et al. 2015)

Eine Infektion mit Virushepatitis E ist in Indien über den Tierkontakt (z. B. Schwein, Affe, Schaf, Nager) möglich. In der Schwangerschaft kann die akute Infektionsform zum mütterlichen Tode durch Leberversagen führen. (Shao et al. 2017)

Query-Fieber:
In Neuseeland ist ein effektiver Schutz vor Zecken notwendig, um eine Erkrankung am Query-Fieber zu vermeiden (Mylonas et al. 2005). Query-Fieber wird durch eine Infektion mit dem hochinfektiösen Bakterium Coxiella burnetii über Zeckenspeichel ausgelöst. Eine Infektion durch Aerosole von Tierkot (z. B. Rindern, Schafen, Ziegen) in trockenwarmen Gebieten ist möglich. Gewebe von totgeborenen Tieren der genannten Tierarten ist ebenfalls hoch infektiös. Im Rahmen einer Infektion von schwangeren Frauen kommt es zu einer höheren Rate an Aborten, Frühgeburten

und wachstumsretardierten Neugeborenen. (Nielsen et al. 2013)

Malaria:
Das Risiko einer Malariainfektion ist in der Schwangerschaft aufgrund der höheren mütterlichen Körpertemperatur und nächtlich gehäuftem Wasserlassen erhöht (Mylonas et al. 2005). Malaria wird durch einen Stich der Anopheles-Stechmücke übertragen. Die Mücke überträgt die Erreger Plasmodium falciparum, vivax, ovale, malariae oder Plasmodium knowlesi. Eine mütterliche Infektion mit Malaria erhöht das Risiko für Frühgeburtlichkeit und fetale Wachstumsretardierung sowie mütterlichen Tod. (Moya-Alvarez et al. 2014)

Ein ganztägiger Schutz vor Stechmückenstichen ist unbedingt angezeigt, aber kein vollständiger Schutz existiert. Aus diesem Grund ist von Reisen in Malaria-Endemiegebiete abzuraten. (Kownatzki 2006)

Zikavirus:
Eine Infektion durch den Zikavirus ist in Reisezielen wie Süd- und Mittelamerika sowie in Asien möglich (Wilking et al. 2016). Eine Infektion durch den Zikavirus erfolgt über die asiatische Tigermücke (Aedes albopictus). Die Infektion verläuft weitestgehend symptomlos. Bei einer maternalen Infektion kann diaplazentar auch der Embryo und Fetus betroffen sein. Seine Infektion führt besonders im I. Trimenon zu schweren Hirnfehlbildungen (bspw. Mikrozephalie). (Wilking et al. 2016)

Es empfiehlt sich, vor Ort einen ganztägigen Schutz gegen Stechmücken einzuhalten. Das Infektionsrisiko durch Mücken ist in Deutschland gering, aber nicht ausgeschlossen. Eine sexuelle Übertragung des Virus durch infizierte Reiserückkehrende ist möglich: Daher sollte in Verdachtsfällen für einen Zeitraum von sechs Monaten mit Kondom eine Transmission des Virus verhindert werden. Vor Antritt der Reise sollte man sich über den aktuellen Stand der Infektionen im Zielland informieren. (Wilking et al. 2016)

165

Impfungen in der Schwangerschaft:
Impfungen dienen der Primärprävention von Infektionskrankheiten durch Gabe einer inaktivierten Keimmatritze und Aktivierung einer Krankheitsabwehr durch Antikörperbildung des Geimpften. Eine passive Impfung oder Immunisierung erfolgt durch eine direkte Verabreichung von spezifischen Antikörpern. Der Krankheitserreger wird sofort bekämpft, ohne dass der geimpfte Organismus die spezifischen Antikörper erst selbst bilden muss. Das Immunsystem wird nicht angeregt, selbst ein immunologisches Gedächtnis aufzubauen. Die Halbwertszeit beträgt drei Wochen. (Jassoy & Schwarzenbach 2013)

In der Regel hält eine solche passive Immunisierung aber nur wenige Wochen bis drei Monate an. Die passive Immunisierung dient dem akuten Schutz eines Menschen vor der Infektion. Es wird kein anhaltender Schutz erzielt. (Ebd., Mylonas et al. 2013).

Die aktive Impfung oder Immunisierung wird durch den Einsatz von Lebend-, Tot- oder Komplementimpfstoffen erzielt. Das Immunsystem wird dabei zur Bildung einer Immunkompetenz angeregt, ohne die Erkrankung dabei auszulösen. Eine aktive Impfung kann intramuskulär injiziert, oral oder nasal appliziert werden. (Mylonas et al. 2013)

Nach Impfung einer stark immungeschwächten Person mit einem Lebendimpfstoff besteht für diese ein bis zwei Wochen die Gefahr der Infektion (RKI 2015).

In der Schwangerschaft soll so wenig wie möglich geimpft werden, da für die meisten Impfstoffe keine aussagekräftigen Erfahrungen vorliegen (Mylonas et al. 2013). Im I. Trimenon sollte nur nach strenger Indikation geimpft werden (RKI 2015). Bei einer entsprechenden Indikationsstellung soll eine Immunisierung mit einem inaktivierten Erreger oder Bestandteil des Erregers durchgeführt werden (Mylonas et al. 2013).

Die Empfehlungen zu Impfungen richten sich nach der Prävalenz und Wahrscheinlichkeit von Infektionskrankheiten im Zielland und werden von der Ständigen Impfkommission des Robert Koch-Institutes (STIKO) aktuell ausgesprochen. (RKI 2017)

Totimpfstoffe sind keine Kontraindikation für eine Impfung in der Schwangerschaft und keine Indikation für eine anschließende Verhütung einer Schwangerschaft (RKI 2015). Ein Totimpfstoff ist ein inaktivierter Lebendimpfstoff oder inaktivierter Viren- und Bakterienimpfstoff (Jassoy & Schwarzenbach 2013). Eine Influenzaimpfung ist Schwangeren ab dem II. Trimenon dringen angeraten – bei Vorliegen von erhöhter Gefährdung einer Influenzainfektion bereits ab dem I. Trimenon. (RKI 2015).

Kontraindiziert in der Schwangerschaft sind parenterale Lebendimpfstoffe (z. B. Masern, Mumps, Röteln, Varizellen). Ein Lebendimpfstoff (Lebendvakzin) enthält vermehrungsfähige oder verwandte Krankheitserreger (Viren oder Mikroben), die bei dem Geimpften keine Erkrankung, aber eine spezielle und effektive Immunantwort erzeugen. Ein Lebendimpfstoff darf nicht bei Immunsupprimierten und nur in wenigen Ausnahmen in der Schwangerschaft verabreicht werden. (Jassoy & Schwarzenbach 2013)

Eine versehentliche Impfung ist keine Abbruchindikation für die Schwangerschaft (Mylonas et al. 2013).

Nach einer erfolgreichen Impfung bildet der mütterliche Organismus Antikörper gegen den Erreger oder das Toxin. Maternale Antikörper gelangen ab der 20. SSW diaplazentar zum Kind. Je nach Art der Antikörper hält der Impf-Infektionsschutz auch noch beim Neugeborenen und Säugling an.

Eine Kontraindikation von Impfungen ist eine bestehende Allergie gegen Inhaltsstoffe des Impfserums. Gegen eine Reihe von tropischen Krankheitserregern (z. B. Malaria, Gelbfieber, Cholera) wird von der Impfung in der Schwangerschaft abgeraten. Es wird empfohlen, die Reise auf einen späteren

Zeitpunkt zu verschieben. (Mylonas et al. 2013)

Kostenübernahme und Versicherung einer Schwangeren auf Reisen: Bevor eine Reise angetreten wird, sollte man sich über seinen Versicherungsschutz besonders für den Fall der Schwangerschaft informieren. Die Kosten für die Behandlung einer Erkrankung der Schwangerschaft (z. B. Frühgeburtsbestrebungen) oder für den Reiserücktransport sind nicht obligat in einer Reisezusatzversicherung enthalten.

Beratung:

- Eine Autoreisedauer von sechs Stunden sollte nicht überschritten werden (Mylonas & Friese 2013),
- nach 60 Minuten Sitzen sollte eine Mobilitätspause von fünf bis zehn Minuten eingelegt werden (Bolz et al. 2017),
- Acetylsalicylsäure ist kein adäquater Ersatz für eine Heparinisierung als Thromboseprophylaxe (Royal College of Obstetricians & Gynaecologists 2013),
- nach einem Spaziergang sollte der Körper – besonders Hautkehlen – auf Zecken untersucht werden,
- im Urlaub sollte der Kontakt mit dem Speichel und Fell von fremden Tieren sowie die Berührung mit verendenden oder toten Tieren streng vermieden werden,
- tierische Produkte (Fleisch-, Fisch- und Milchprodukte) sollten nur nach sicherem Durchgaren verzehrt werden.

Maßnahmen und Anleitung:

- Das Tragen eines Dreipunktsicherheitsgurtes im Fahrzeug vermindert auch bei Schwangeren die Streberate bei Unfällen (Kramp 2007),
- eine Einschätzung des individuellen Thromboserisikos sollte vorgenommen werden

(Royal College of Obstetricians & Gynaecologists 2013),

- Schwangere sollten bei Flugreisen einen Gangsitz einnehmen und sollten regelmäßig im Kabinengang umherlaufen; bei einem mindestens vier Stunden langen Mittel- oder Langstreckenflug alle 30 Minuten auf dem Sitz entsprechende Mobilisierungsübungen (Zehen krallen und strecken, Fuß heranziehen und abstrecken, Fuß kreisen etc.) machen und reichlich Flüssigkeit zu sich nehmen, davon wenig Kaffee (Ebd.),
- Aufenthalte in Höhenlagen sollten erst nach langsamer Akklimatisierung erfolgen (Mylonas & Friese 2013),
- das RKI (2017) informiert über die Impfempfehlungen; das Auswärtige Amt informiert über die Sicherheitslage im jeweiligen Reiseland.
- Informationsportale online nutzen (z. B. https://www.auswaertiges-amt.de/de/Reise UndSicherheit/reise-und-sicherheitshinwei se oder https://www.rki.de/DE/Content/ Kommissionen/STIKO/Reiseimpfung/reis eimpfung_node.html).

Beginn und Dauer: Überlegung, Planung und Vorbereitung zur Reise sollten frühzeitig in Abhängigkeit vom Reiseziel erfolgen: die Beratung der Schwangeren und ihrer Angehörigen zu einem frühen Zeitpunkt/bei Betreuungsübernahme offerieren.

Gute Erfahrungen mit:

Reiserücktrittversicherung vor Abschluss auf Gültigkeit bei Schwangerschaft gründlich prüfen.

Vorgehen bei Regelwidrigkeiten:

- Aufenthalte in Höhen über 3 500 Meter sollten gemieden werden, auch weil die medizinische Versorgung nicht gewährleitet ist (Mylonas & Friese 2013),
- sportliche Aktivitäten (Wanderungen etc.) sollten nicht auf Höhen über 2 500 m oder

bei hoher Umgebungstemperatur stattfinden (Hutter 2013),

- Kontraindikationen für Flugreisen sind infektiöse Erkrankungen der oberen Atemwege, Z. n. Blutungen, niedriger Hb-Wert, Frakturen mit Gipsverband etc. (AOCG 2013),

- Malariagebiete (Kownatzki 2006) und Gebiete mit Zika-Virus-Verbreitung (Wilking et al. 2016) sollten nicht bereist werden.

Kooperierende: Gynäkolog/-in, Hausarzt/ Hausärztin, Tropenmediziner/-in.

5.8 Haus- und Nutztiere

Kirstin Büthe

Eine schwangere Frau soll nicht in die Arbeit eines Tierzuchtbetriebs eingebunden sein!

Ziel:

Vermeidung einer zoonotischen Infektion durch individualisierte Information und Beratung der Schwangeren und ihrer Angehörigen.

Inhalt: Infektionen durch zoonotische Krankheitserreger spielen im Leben der Menschen eine bedeutsame Rolle. Mehr als die Hälfte der humanen Krankheitserreger hat einen nichthumanen Ursprung (Benninger 2011). Verändertes Freizeitverhalten, ausgedehnte Reisetätigkeit sowie Klimaveränderungen verändern das Spektrum der Zoonosen durch Nutz- oder Wildtiere. Einzelne Zoonosen waren bisher auf Tierreservoire beschränkt und haben die Artengrenze zum Menschen überschritten. Veränderungen in der Lebensmittelproduktion, Ernährungsgewohnheiten sowie ökologische Veränderungen leisten der Verbreitung von Zoonoseerregern Vorschub.

Neben Kleinkindern sind u. a. auch Schwangere von einer höheren Gefahr für zoonotischen Erkrankungen betroffen. Die Wahrscheinlichkeit und Schwere einer Infektion ist in einer Schwangerschaft höher. Die Behandlung und Behandelbarkeit von Erkrankungen und deren Teratogenität sollten den Umgang mit Tieren in der Schwangerschaft bestimmen.

Eine *Kontamination* im hygienisch-mikrobiologisch Sinne bezeichnet die Behaftung von Oberflächen, Lebensmitteln, Wasser, Luft, Boden oder Makroorganismen mit Mikroorganismen, ohne dass eine Vermehrung von Mikroorganismen stattfindet (Fiedler 2018 a).

Eine *Infektion* kennzeichnet das Eindringen von pathogenen Mikroorganismen in einen Organismus mit folgender Kontamination, Kolonisation und Immunantwort. Die Kolonisation beschreibt in diesem Zusammenhang die Besiedlung von Haut und Schleimhäuten mit Mikroorganismen, ohne klinische Zeichen einer Infektion sowie meist ohne Auslösung einer Immunantwort (Fiedler 2018 b). Infektionen können subklinisch, abortiv oder apparent (manifest) als voll ausgeprägte Infektionskrankheit verlaufen. Die Ausprägung hängt ab von der Pathogenität und Infektiosität des Erregers sowie der Abwehrlage des Wirts. (Pschyrembel 2018)

Eine *Zoonose* ist eine (Infektions-)Krankheit, die zwischen Tieren und Menschen in beide Richtungen übertragen werden kann (Ibounigg 2018b). Ein Vektor ist ein aktiver Überträger einer Infektionskrankheit – meist ein Tier. Der Vektor muss nicht obligat erkranken. (Pschyrembel 2018)

Haustiere:

Haustiere begleiten den Alltag des Menschen seit Jahrtausenden. Ihre Rolle hat sich allmählich vom Beschützenden zum Begleitenden gewandelt. Über 34 Millionen Haustiere haben 2017 den Alltag von Menschen in Deutschland bereichert. Besonders beliebt sind Hunde, Katzen, gefolgt von Heimnagern, Vögeln und Reptilien etc. (Statista 2018)

Haustierhaltung kann u. a. im Sinne einer tiefen psychischen, emotionalen und kognitiven Hinwendung zu Leben und Natur gedeutet werden, der man einen positiven Effekt für die Reifung und Entwicklung des Menschen zuschreibt (Kellert 1997).

Die Entwicklung einer tiefen Verbundenheit zu einem geliebten Tier fördert eine speziesübergreifende Kommunikation und empathische Perspektivenübernahme (Matchock 2017, Poresky 1996, Paul 1992). Durch die zugewandte Berührung von Fell wird Oxytocin ausgeschüttet (Grandin 2005). Die Bindung oder Beziehung zu einem Haustier führt zu einem gesundheitlichen Benefit für das Herz-Kreislauf-System, den Bewegungsapparat sowie zu einer Förderung des emotionalen und sozialen Wohlbefindens etc. (Ohlbrich 2009).

Neben ihrer Bereicherung kann der enge Kontakt zu Haustieren die Übertragung von für den Menschen pathogenen Krankheitserregern ermöglichen.

Das Bakterium *Giardia lamblia* wird orofäkal übertragen. Eine Giardiasis-Infektion über Tiere ist in Erwägung zu ziehen. (Schneider 2018 a) Ein direkter Tierkontakt, kontaminierte Fliegen sowie kontaminiertes Trink- oder Badewasser sind potentielle Überträger. Ein großer Anteil von Jungtieren ist Träger. Die häufige Infektionserkrankung führt beim Menschen zu einer Enteritis und ist meldepflichtig. Eine Teratogenität liegt nicht vor. (Bauer et al. 2006)

Tetanus ist eine schwere Infektionskrankheit durch das Toxin von Clostridium tetani.

Die Bakterien gelangen meist mit verunreinigter Erde oder Rost in die Wunde und damit in den Organismus. Sehr selten können entsprechend kontaminierte Tierkrallen im Falle einer Verletzung an der Übertragung von Tetanus als Verursacher nachgewiesen werden. Eine aktive und passive Immunisierung steht zur Verfügung. (Schneider 2018 b)

Hund:

Ein Hund kann in seltenen Fällen kontaminierte, perianal im Fell anheftende Eier von Helminthen übertragen.

Helminthen (Auch Bandwürmer) umfassen als Eingeweidewürmern die morphologisch unterschiedenen Faden-, Band- und Saugwürmer. Besonders tierische Freigänger und Mäusefänger übertragen diese häufige Erkrankung. Diese Zoonose stellt keine Gefahr für den Fetus da, da der Erreger zu keinem Zeitpunkt plazentagängig ist. Eine Behandlung der schwangeren Frau ist möglich. (Pantchev et al. 2018, Rath & Friese 2005)

Eine regelmäßige Entwurmung des Hundes ist angezeigt. (Bauer et al. 2006)

Katze:

Durch unsachgemäßen Umgang mit Katzenkot kann bei dieser Tierhaltung *Toxoplasmose* übertragen werden. Eine Übertragung von Toxoplasmose auf die Schwangere im Rahmen einer Bissverletzung ist äußerst unwahrscheinlich. Nur bei gleichzeitigem Transfer von infiziertem Katzenblut einer Katze mit aktueller Erstinfektion ist eine Infektion möglich. Weitere Voraussetzung ist dabei, dass die Katze gleichzeitig in der Phase der Parasitämie ist. Bei gründlicher Händereinigung nach Katzenkontakt, nach Gartenarbeit, die intensive Reinigung von fraglich kontaminierten Feldfrüchten sowie Händehygiene im Umgang mit rohem Fleisch (▶ Kap. 5.2.4) mindert die Gefahr für eine Toxoplasmoseinfektion erheblich. Die Katzentoilette sollte täglich und von Dritten gereinigt werden. (Ebd.)

Tierische Freigänger haben meist ein höheres Keimspektrum in der Mundhöhle als in

169

der Wohnung gehaltene Katzen. Bissverletzungen durch Katzen müssen sofort chirurgisch behandelt werden. Campylobacter, Katzentuberkulose, Listeriose, Yersiniose, Bartonellen u. a. können im Rahmen einer derartigen Verletzung in die Tiefe des menschlichen Gewebes eingetragen werden. (Pschyrembel 2018, Bolz et al. 2011, Klose 2009)

Eine *Yersiniose* (Enteristis) oder auch Pseudotuberkulose ist eine seltene, durch Yersinia enterocolitica verursachte Infektionserkrankung und wird über kontaminierte Lebensmittel, Flohbisse (Lahmeyer 2018c) und den Kontakt mit infiziertem Kot von wilden Nagern, Hunden oder Schweinen übertragen.

Die durch das Stäbchenbakterium Bartonella henselae im Rahmen von Katzenbiss oder Kratzverletzung übertragene Erkrankung *Bartonellen* führt zu einer Lymphadenitis. Auch Bisse von Katzenflöhen oder -zecken können den Erreger übertragen. Bei immungeschwächten Menschen kann es zu einem schweren Krankheitsverlauf kommen. (Klose 2009) Die Entwicklung einer fulminanten Infektion erfolgt in wenigen Stunden. (Pschyrembel 2018, Bolz et al. 2011, Klose 2009)

Heimnager:
Hamster, Mäuse oder Meerschweinchen können eine Lymphozytäre Choriomeningitis verursachen. Das Virus wird über Ausscheidungen und Speichel der Tiere übertragen. Im Verlauf entwickelt der betroffene Mensch eine Meningitis, Meningoenzephalitis oder seltener eine Enzephalomyelitis. Bei einer Schwangeren kann dies zu Abort und Frühgeburt sowie zu fetalen Fehlbildungen (z. B. Hydrozephalus, Chorioretinitis, Mikrozephalie) führen. Die Behandlung erfolgt symptomatisch. (Pschyrembel 2018)

Reptilien:
Reptilien wie Hausschildkröte, Echse, Agame, Leguan u. a. bereichern in den letzten Jahrzehnten zunehmend einige Haushalte. Die Tiere sind häufig wiederkehrende Ausscheider von Salmonella paratyphi. Besonders unter Stress (Entnahme aus dem Käfig etc.) scheiden die Tiere mit Salmonellen kontaminierten Kot aus. Eine Schwangere soll den Kontakt zu den Ausscheidungen meiden (Bush 2018). Gegenstände aus der Tierhaltung sollen nicht in der Küche aufbewahrt oder dort gereinigt werden.

Nutztiere:
Nutztiere stellen besonders zum Zeitpunkt ihrer eigenen Geburten ein nicht zu unterschätzendes Risiko für die Infektion von Menschen mit Chlamydiose, Listeriose, Query-Fieber (▶ Kap. 5.7) und Toxoplasmose dar (Department of Environment, Food & Rural Affairs; Department of Health and Social care 2017). Der ebenfalls aus der Familie der Chlamydien stammende Krankheitserreger Chlamydia abortus wird über Schafe und Ziegen, vor allem über Gewebe von totgeborenen Tieren aufgenommen. Eine Infektion kann bei Schwangeren zu Abort oder zu einer lebensbedrohlichen systemischen Infektion führen. (Rhode et al. 2010)

Schwangere Beschäftigte oder Betriebsangehörige von Tierzuchtbetrieben sollen nicht beim Kalben von Kuh, Schaf oder Ziege helfen. Besonders abortierende Tiere bergen ein hohes Risiko für eine zoonotische Infektion der werdenden humanen Mutter. Eine schwangere Frau soll keine Reinigung oder Säuberung von Kleidung oder Schuhen durchführen, die in Kontakt mit Tieren oder Tiermaterial standen. Beschäftigte, die in Kontakt zu einer Schwangeren stehen, sollen entsprechende hygienische Sicherheitsmaßnahmen durchführen. (Department of Environment, Food & Rural Affairs; Department of Health and Social care 2017)

Durch das Einatmen von kontaminierten Aerosolen von Nutz- und Wildgeflügel kann es zu einer Infektion mit dem bakteriellen Erreger Chlamydia psittaci kommen. Eine *Psittakose* (Ornithose) ist die resultierende schwere Erkrankung. Eine postinfektiöse Komplikation stellt die Arthritis dar. (Rhode et al. 2010)

Beratung:

- Penible Händehygiene und Schutz durch Handschuhe im Umgang mit Tieren,
- keine Reinigung von Tieren, Tierkäfigen o. ä. in der Küche durchführen,
- kein Kontakt zu fremden Tieren, Wild- oder Streicheltieren,
- kein Kontakt zu kranken, verendenden Tieren oder abortierenden Nutztieren (z. B. Kuh, Schaf oder Ziege),
- der Kontakt zu gesund erscheinenden Nutztieren sollte auf das notwendige Mindestmaß reduziert werden,
- kein Kontakt zu Tierausscheidungen von Haus- oder Nutztieren,
- Bissverletzungen durch Katzen sofort und fachgerecht behandeln lassen,
- Kratzverletzungen durch Haustiere sachgerecht desinfizieren (Bolz et al. 2011).

Beginn und Dauer: Von Beginn der Schwangerschaft an.

Kooperierende: Chirurg/-in, Hausarzt/Hausärztin, Veterinärmediziner/-in, Tierheim, Gynäkolog/-in, Gewerbeaufsichtsamt.

5.9 Grunderkrankungen und Schwangerschaft

Kirstin Büthe

5.9.1 AD(H)S

ADHS ist eine Erkrankung der Aufmerksamkeit, die besonders in der Kindheit und Jugend häufig diagnostiziert wird. Die krankheitsbedingte Konzentrationsschwäche erschwert die Lebensanforderungen der Heranwachsenden (Schulabschluss, Ausbildung, Partnerschaft etc.). Schwangerschaften treten bei jungen Frauen mit ADHS häufiger auf, da sie dem stringenten Vorgehen einer erfolgreichen Kontrazeption nicht gewachsen sind.

Definition
Aufmerksamkeits-Defizits(-Hyperaktivitäts)-Syndrom: Auch AD(H)S oder umgangssprachlich »Zappelphilipp-Syndrom«. Eine Trias aus Aufmerksamkeitsstörung, Überaktivität und Impulsivität im Sinne einer aggressiven Impulsstörung charakterisieren das Krankheitsbild. Der Erwachsene zeigt eine innere Unruhe und Rastlosigkeit, desorganisiertes Verhalten, fehlendes vorausschauendes Handeln und emotionale Instabilität. (Gießen 2011)

Ziel:

Aufbau und Erhalt der alltagsnotwendigen Konzentrationsfähigkeit und emotionalen Stabilität.

Inhalt: Die Diagnose ADHS wird bei ca. 6,9 % der Kinder im Einschulungsalter gestellt. Hoher Fernsehkonsum sowie bestimmte Nahrungs-, Genuss- und Suchtbestandteile in der Schwangerschaft und frühen Kindheit (z. B. Alkohol, Tabak oder Schwermetalle) leisten der Entwicklung von ADHS Vorschub. Ein genetischer Einfluss im Sinne eines multifaktoriellen Geschehens wird bei 75 % der Betroffenen vermutet. (Gießen 2011)

171

Mit der dauerhaften Einnahme von Paracetamol, insbesondere im II. und III. Trimenon der Schwangerschaft, korreliert einer Studie nach hyperkinetisches Verhalten bei den Kindern (Liew et al. 2014).

Ca. 3,4 % der Erwachsenen haben ADHS (Bolea-Almanac et al. 2014). Vermutlich haben zwischen einem Sechstel und der Hälfte der in der Kindheit von ADHS betroffenen Menschen diese Erkrankung auch noch im Erwachsenenalter (Bolea-Almanac et al. 2014; Gießen 2011). Die Krankheitsmerkmale von Impulsivität und Aufmerksamkeitsdefizit erschweren den Übergang in das junge Erwachsenenalter. Sucht- und Geschlechtserkrankungen sowie ungeplante Schwangerschaften begleiten betroffene Frauen häufiger als Frauen ohne entsprechende Diagnose. Das soziale und familiäre Umfeld schwangerer Frauen mit AD(H)S ist in der Regel arm an unterstützenden Ressourcen. Die erhöhte Neigung zu Eifersucht und die tendenzielle Neigung zu Vereinnahmung des Partners belasten die Beziehung. (Matthäus & Stein 2016; Schlander et al. 2010)

Bei der Beratung und Anleitung von entsprechend erkrankten schwangeren Frauen kann eine inhaltliche Reduktion auf wesentliche Aussagen helfen, eine individuelle Gesundheitsförderung im Rahmen der Hebammenbetreuung zu gewährleisten.

Die Behandlung von an ADHS erkrankten Menschen setzt sich aus pharmakologsicher, psychoedukativer und psychologischer Behandlung zusammen. Das psychostimulierende Medikament Methylphenidat wird in der Behandlung von Menschen mit ADHS eingesetzt: Seine Wirksamkeit ist auch für die Behandlung erkrankter Erwachsener belegt. (Bolea-Almanac et al. 2014; Gießen 2011)

Methylphenidat eignet sich zur Erst- und Neueinstellung von Menschen ab dem 18. Lebensjahr, wenn Psychoedukation und -therapie sich als nur unzureichend erwiesen haben. Es kommen weitere Medikamente mit kurzer oder längerer Halbwertszeit zum Einsatz.

Das Medikament Concerta® mit längerer Halbwertszeit kann im Erwachsenenalter weiter genommen werden, wenn sich seine Wirkung bereits zuvor als nützlich erwiesen hat.

Der nicht psycho-stimulierende Wirkstoff Atomoxetin (Strattera®) ist zugelassen für Erwachsene, wenn sie bereits zuvor damit behandelt wurden (Döpfner 2015). Es hemmt die Wiederaufnahme von Noradrenalin und Dopamin aus dem synaptischen Spalt und besitzt in diesem Sinne eine sympathomimetische Wirkung. Blutdruck und Puls können erhöht sein und der Appetit gemindert. (embryotox 2018b)

Nebenwirkungen der Medikation mit Methylphenidat sind Mundtrockenheit und Einschlafstörungen (Gießen 2011). Während die Studienlage zur Wirkung einer Methylphenidateinnahme in der Schwangerschaft als unzureichend beschrieben wird (Bolea-Almanac et al. 2014), ist der empirische Erfahrungsbereich der Medikamenteneinnahme in der Schwangerschaft sehr hoch. Es gibt keinen Hinweis auf Teratogenität im I. Trimenon. Es besteht ein diskret erhöhtes Risiko für kardiovaskuläre Fehlbildungen bei ansonsten keiner veränderten Gesamtfehlbildungsrate. Die erhöhte Spontanabortrate wird mit der Grunderkrankung in Zusammenhang gebracht, nicht mit der Medikamentenwirkung. Die Einnahme von Methylphenidat bis zur Geburt leistet neonatalen Anpassungsstörungen in den ersten Tagen Vorschub. Bei einer Monotherapie kann das Kind unter fachlicher Beobachtung gestillt werden. Auf ein Gedeihen des Kindes ist zu achten. (embryotox 2018b)

> **Beratung:**
>
> - Die Medikamenteneinnahme in der Schwangerschaft kann bedenkenlos fortgeführt werden,
> - die Entbindung soll in einer Klinik mit Neonatologie geschehen.

Beginn und Dauer: Mit Beginn der Betreuung.
Kooperierende: Gynäkolog/-in, Hausarzt/Hausärztin, Neurolog/-in.

5.9.2 Tuberkulose

Ziel:

Frühe Erkennung einer TBC, um der Schwangeren eine ärztliche Behandlung zukommen zu lassen.

Inhalt: Die Tuberkulose ist weltweit verbreitet und gehört neben HIV/AIDS und Malaria zu den häufigsten Infektionskrankheiten (RKI 2018b). Besonders mit Migrationsströmen gelangt der Krankheitserreger in andere Länder.

Erreger der Tuberkulose sind aerobe, unbewegliche, langsam wachsende, stäbchenförmige Bakterien der Familie Mycobacteriaceae, Genus Mycobacterium. Der häufigste Erreger von Tuberkulose-Infektionen beim Menschen ist M. tuberculosis. In westeuropäischen Ländern sinkt die Rate von Neuinfektionen aufgrund der verbesserten Lebensbedingungen. (RKI 2018b; RKI 2013)

Als infektiöse Tuberkulose (auch offene TBC) wird eine TBC-Erkrankung bezeichnet, bei der der Krankheitsherd Anschluss an die Luftwege hat und damit Bakterien an die Umwelt abgeben kann (RKI 2018b). Eine primäre, frische Tuberkuloseinfektion beginnt mit einem Primärherd und verläuft über drei bis vier Wochen symptomarm. In den meisten Fällen sistiert die Infektion in diesem Stadium in Form einer asymptomatisch verlaufenden LTBI (Latente tuberkulöse Infektion). (Lahmeyer 2018b)

Bei geschwächter Immunabwehr kann eine Reaktivierung von Tuberkelbakterien im Organismus auftreten – entweder aus einem frischen Primärkomplex oder einem älteren Tuberkuloseherd in Form einer Postprimär-TBC. (Ebd.)

Menschen mit einer eingeschränkten Immunabwehr haben nach Infektion ein höheres Erkrankungsrisiko. Drogenabhängigkeit, Obdachlosigkeit und Armut sind charakteristische Risikogruppen in Deutschland. Migrantinnen aus Ländern mit hoher Tuberkulose-Prävalenz (Asylbewerberinnen, Spätaussiedler, Geflüchtete) haben ebenso ein höheres Risiko für eine Tuberkulose. Ausländische Staatsbürger mit Wohnsitz in Deutschland sind 13-mal häufiger von TBC betroffen als deutsche Staatbürger. Ein Anstieg ist besonders bei Kindern und jungen Erwachsenen zu beobachten. Eine Ansteckungsgefahr steigt mit sinkender Immunabwehr, daher besteht für die gesunde Allgemeinbevölkerung keine Gefährdung durch diese Zielgruppe. (RKI 2018b)

Eine Ansteckungsgefahr geht in der Regel nur von Menschen aus, die an einer infektiösen Lungentuberkulose erkrankt sind. Die Infektion erfolgt fast immer aerogen über Tröpfchen insbesondere beim Husten und Niesen. Mit zunehmender Bakterienkonzentration im Sputum steigt das Risiko einer Infektion. In einem Viertel der Infektionsfälle ist die Lunge von der Erkrankung betroffen. (RKI 2018b)

Die Inkubationszeit beträgt im Durchschnitt sechs bis acht Wochen. Häufig wehrt der Organismus die Bakterien erfolgreich ab oder kapselt sie ab, um damit die Infektion dauerhaft einzugrenzen. In den ersten beiden Jahren nach Infektion ist die Wahrscheinlichkeit zu erkranken am höchsten. Eine Reaktivierung ist auch nach Jahren noch möglich. Charakteristisch ist Husten mit oder ohne Sputum, ggf. mit Blut. Grippeähnliche Symptome und nächtliches Schwitzen begleiten das Krankheitsbild. (RKI 2013)

Eine latente Tuberkuloseinfektion ist klinisch nicht zu erfassen. Ein Tuberkulin-Test spiegelt frühestens sechs bis acht Wochen nach Infektion eine entsprechende Immunantwort wider. Eine Unterscheidung zwischen Infektion und Erkrankung ist durch den Test nicht möglich. Eine Röntgenaufnahme erhärtet den Verdacht. Nur der direkte Erregernachweis unter Mikroskop oder durch Blutkultur ergibt ein objektives Ergebnis. Eine grundsätzliche Behandlungsnotwendigkeit besteht unabhängig davon, ob es sich um eine offene oder latente Infektion handelt. (Von der Ohe 2016)

Die Schwangerschaft hat keinen nachteiligen Einfluss auf den Verlauf der Tuberkulose (Embryotox 2018 f). Tuberkulose ist nicht teratogen. Die vertikale Übertragung der Tuberkuloseinfektion auf den Fetus, hier insbesondere seine Leber und Lunge ist möglich. Kontaminiertes Fruchtwasser kann perinatal durch fetale Schluck- und Atembewegungen eine Infektion verursachen. (Mittal et al. 2014)

Eine ausreichende Behandlung der schwangeren Frau ist zu ihrem und auch zum Schutze des Kindes angezeigt und möglich (Embryotox 2018 f). Die Übertragung über Muttermilch findet nicht statt. Auch unter medikamentöser Behandlung kann das Neugeborene weiter gestillt oder mit Muttermilch gefüttert werden. Nur im Falle, dass die Mutter hoch infektiös ist, ist es empfehlenswert, das Kind für die ersten vierzehn Tage der Behandlung von ihr zu trennen. (Schaefer et al. 2011)

Hat die Mutter zum Zeitpunkt der Diagnose bereits länger Kontakt mit ihrem Kind, ist seine Behandlung zu Sicherheit ohnehin angezeigt. Eine Trennung ist nicht nötig.

Beratung:

- Räumlichkeiten von infizierten Personen sollten ausreichend gelüftet werden (Von der Ohe 2016),
- im Umgang mit Menschen mit einer offenen Tuberkulose soll ein Mundschutz getragen werden (Von der Ohe 2016);
- zwei bis drei Wochen nach Behandlung der Infektion ist nicht mehr von einer Ansteckungsgefahr auszugehen,
- in der Schwangerschaft geeignete Mittel der Wahl sind die Medikamente Isoniazid (in Kombination mit Pyridoxin), Rifampicin, Ethambutol sowie Pyrazinamid (embryotox 2018d),
- bei einer medikamentenresistenten Tuberkulose können nur wenige, in ihrer Wirkung auf die Schwangerschaft geprüfte Reservemedikamente, eingesetzt werden (Ebd.):
- eine Schutzimpfung ist nicht möglich (RKI 2018b),
- eine Tuberkuloseinfektion ist kein Hindernis für die Gabe von Muttermilch bzw. das Stillen (Schaefer et al. 2011).

Maßnahmen und Anleitung:

- Ein länger als drei Wochen anhaltender Husten ist fachärztlich abzuklären (RKI 2018b),
- eine sofortige Weiterleitung in fachärztliche Betreuung ist notwendig,
- Husten mit blutigem Auswurf soll ebenso unverzüglich abgeklärt werden (RKI 2013),
- Tuberkulin-Hauttest und Interferon-Gamma-Test ermöglichen einen raschen Nachweis (Ebd.),

- Röntgendiagnostik ermöglicht eine differentialdiagnostische Bewertung (Ebd.),
- der Erregernachweis aus Körperflüssigkeiten ermöglicht eine Lokalisation der Infektionsherde (Ebd.).

Beginn und Dauer: Bei länger als drei Wochen anhaltendem Husten oder solchem mit blutigem Sputum.

Vorgehen bei Regelwidrigkeiten: Bei Resistenz eines Tuberkuloseerregers gegenüber Antituberkulostatika wird die Behandlung auf

Zweitrangmedikamente ausgedehnt und auf ggf. zwei Jahre verlängert (Von der Ohe 2016). **Kooperierende:** Gynäkolog/-in, Pulmolog/-in, Internist/-in.

5.9.3 Rheumatische Erkrankungen

> Eine gut kontrollierte Krankheitsaktivität ist ein wesentlicher Faktor für eine stabile Schwangerschaft. (Ott 2017)

Definitionen
Synovialitis: Auch Synovitis. Entzündung der Gelenkschleimhaut.
Spondyloarthritis: Auch Spondylarthritis: Arthritis der Wirbelgelenke. Eine zusätzliche Manifestation an den großen Körpergelenken der unteren Extremitäten u. a. ist möglich. (Hentsch 2016)

Ziel:

Remission der Erkrankung in der Schwangerschaft und Erhalt und Förderung der Beweglichkeit.

Inhalt: Die rheumatoide Arthritis (RA) ist eine chronisch-entzündliche Multisystemerkrankung unbekannter Genese. Charakteristisch ist eine anhaltend-entzündliche Synovitis in der Regel in den peripheren Gelenken mit Knorpelabbau und Gelenkdeformitäten. Die Erkrankung betrifft ca. 0,8 % der Bevölkerung, Frauen im gebärfähigen Alter viermal häufiger als Männer. (embryotox 2018c)
Lupus erythematodes, auch systemisches Lupus erythematodes (SLE), ist eine Variation einer rheumatischen Erkrankung. Diese Autoimmunkrankheit betrifft die Haut und inneren Organe und kann diaplazentar übertragen werden (Lupus neonatorum). Es werden genetische, Umwelt- und hormonale Faktoren diskutiert sowie virale Infektionen. (Hentsch 2016)
Frauen mit rheumatischer Arthritis haben weniger Kinder und werden weniger schnell schwanger als nicht erkrankte Frauen. Die längere Dauer bis zum Eintritt der Schwangerschaft korreliert mit der Dosis des Medikamentes Prednisolon vor der Konzeption. (Betz 2013, Ince-Askan & Dolhain 2015)
Bereits bei Kinderwunsch bzw. Planung einer Schwangerschaft sollten die Medikamente entsprechend umgestellt werden. Einige Antirheumatika müssen bereits Monate vor Eintritt einer Schwangerschaft abgesetzt werden. (Meinrenken & Fritzsche 2018)
Die Krankheitsaktivität und Symptome wie Gelenkfunktion und Morgensteifigkeit gehen bei mehr als der Hälfte der betroffenen Frauen früh in der Schwangerschaft etwas zurück (Meinrenken & Fritzsche 2018). Die erfolgreiche Kontrolle der Krankheitsaktivität ist von hoher Bedeutung für den unkomplizierten Verlauf der Schwangerschaft. (Ott 2017)
Nach der Entbindung kommt es häufig zu einem Rückfall mit einem Krankheitsgipfel vier Monate postpartum. Stillen hat keinen Einfluss auf die Erkrankung. Eine neue Einstellung der Erkrankung im Wochenbett ist möglich und angezeigt. (Meinrenken & Fritzsche 2018).
Das mit der Erkrankung assoziierte niedrige Geburtsgewicht des Kindes wird ebenso durch eine gute Einstellung gemildert (De Steenwinkel et al. 2014).
Nicht-stereoidale Antirheumatika (Ibuprofen, Diclofenac) sollen nicht im III. Trimenon zum Einsatz kommen. (embryotox 2018 e, Ott 2017; Beise 2016)

Beratung:

- Eine rheumatoide Arthritis erfährt in mehr als der Hälfte der Fälle in der Schwangerschaft eine Besserung, gefolgt von einem Schub postpartum (Meinrenken & Fritzsche 2018),

- die Erkrankung kann eine vaginale Geburt aufgrund von eingeschränkter Mobilität der Hüftgelenke erschweren (Ebd.),
- Ruhepausen und Alltagsentlastung sind bei einer entsprechenden Erkrankung angezeigt (Ebd.),
- Spondyloarthritis erfährt durch die Schwangerschaft keine Besserung (Beise 2016),
- systemischer Lupus kompliziert den Schwangerschaftsverlauf bei bestehender Nierenbeteiligung erheblich (Betz 2013),
- eine frühzeitige Behandlung rheumatischer Erkrankungen mit Basismedikamenten, auch Disease Modifying Antirheumatic Drugs (DMARDs) genannt, kann irreversible Krankheitsfolgen wie Gelenk- und Organschäden verringern oder verhindern (embryotox 2018e, Wolf 2012),
- die Wirkung der Basismedikamente setzt teilweise erst nach Wochen erfolgreich ein (Ebd.),
- nicht-steroidale Antirheumatika (NSAR) wirken hingegen schnell und symptomatisch (Wolf 2012),
- Kortisonpräparate lindern die Entzündung schnell und verlangsamen die Krankheitsprogression (Ebd.).

Maßnahmen und Anleitung:

- Bei Einnahme des DMARD Sulfasalazin bedarf es einer additiven täglichen Dosis von 5 mg Folsäure in der Schwangerschaft (Beise 2016),
- Physio- und Ergotherapie in der Schwangerschaft beeinflussen den gelenkversteifenden Effekt der Erkrankung positiv (Meinrenken & Fritzsche 2018),
- bei Anleitung zu Schwangerschaftsgymnastik sind Übungen von leichtester Muskelkraft mit häufigen Wiederholungen (15–25) günstig, um eine Versteifung abzuwenden.

Vorgehen bei Regelwidrigkeit:

- Ein schwerer Verlauf der rheumatischen Arthritis bzw. die entsprechend höhere Einnahme von steroidalen Medikamenten korreliert mit einer höheren Rate an sehr früher Frühgeburt und Sectiones (Betz 2013),
- Lupus erythematodes, besonders bei Nierenbeteiligung (Lupusnephritis), kompliziert den Schwangerschaftsverlauf durch einen Krankheitsschub und Gestose (Ebd.),
- ein erfolgreicher Schwangerschaftsausgang bei Lupusnephritis korreliert mit der Aktivität der Nephritis und der Nierenfunktion (Ebd.).

Kooperierende: Gynäkolog/-in, Rheumatolog/-in, Internist/-in, Physiotherapeut/-in, Ergotherapeut/-in.

5.9.4 Zervixkarzinom

Inhalt: Das Zervixkarzinom wird mit einer HPV-Infektion assoziiert. Ein Karzinom ist ein vom Epithel ausgehender, maligner Tumor. Ein Karzinom breitet sich durch infiltrierendes Wachstum mit Übergreifen auf benachbarte Gewebe und Organe aus. Eine Streuung von Karzinomzellen und Metastasenbildung schließen sich häufig an. Nach einem asymptomatischen Vorstadium treten unregelmäßige vaginale Blutungen auf. (Pschyrembel 2018)

Das Zervixkarzinom stellt 2,2 % aller Malginome von Frauen dar. Der Altersgipfel der präinvasiven Form liegt bei 34 Jahren. In den letzten Jahrzehnten ist die Inzidenz deutlich gesunken. Das Zervixkarzinom hat seinen ersten Altersgipfel zwischen dem 40. und 59. Lebensjahr und kann auch Frauen in der Schwangerschaft betreffen (AWMF 2014d).

Der Entwicklung eines Zervixkarzinoms geht mit Zellveränderungen mit Bildung von polynukleoiden Zellen einher (AWMF 2014). Das Vorstadium der Erkrankung hat keine signifikanten Symptome (Pschyrembel 2018). Ziel des Abstriches von Schleimhautzellen (Pap-Abstrich) ist das frühe Erkennen von einem unklaren (Pap III) und Dysplasiebefund (Pap IVa und höher). (AWMF 2014d)

Der Pap-Abstrich im Rahmen der gynäkologischen Vorsorge dient damit der Früherkennung einer Krebsvorstufe (AWMF 2014 d).

Der Pap-Test oder -Abstrich ist ein Befund von Zellen der Portiooberfläche nach George Papanicolaou. Sein Ergebnis wird in fünf Befundgruppen von Pap 0 bis Pap V unterteilt. Pap 0 bedeutet, dass der Test nicht beurteilbar ist. Eine Wiederholung ist angezeigt. Pap I entspricht dem Befund von normalen und gesunden Zellen. Eine Wiederholung im Rahmen der nächsten Vorsorge iat ausreichend. Pap II bedeutet, dass leichte Zellveränderungen vorliegen. Dieser Normalbefund wird häufig durch Keime verursacht. Ggf. wird eine Behandlung gegen die Infektion eingeleitet. Pap III beschreibt einen unklaren Befund. Eine Wiederholung des Tests erfolgt nach drei Monaten in der Erwartung, dass die körpereigene Immunabwehr die hochwahrscheinliche HPV-Infektion abwehrt. Pap IIID weist Dysplasien nach. In ausgeprägter Form kann dieses Ergebnis ein Hinweis auf eine Krebsvorstufe sein. Ab einem Ergebnis von Pap IV sind Krebsvorstufen, Krebs im Frühstadium oder Krebs möglich. Pap V weist bereits Zellen eines malignen Tumors nach. (DKFG 2018)

Die meisten Veränderungen an der Zervix sind ursächlich durch Infektionen verursacht. Wenig ausgeprägte Zellveränderungen bilden sich meist von allein zurück. Ein auffälliger Befund des Pap-Abstrichs gibt einen Hinweis auf ein erhöhtes Risiko für ein Zervixkarzinom an (DKFG 2018).

Ein Großteil auffälliger Pap-Befunde wird bei der Kontrolle nicht bestätigt, da insbesondere infektionsbedingte Zellveränderungen spontan oder behandelt ausheilen. Erst im Fall von weiteren Gewebehinweisen auf Zellentartung schließen sich die o. e. Untersuchungen an. (AWMF 2014 d).

Ab Pap III folgen wiederholter Abstrich und ggf. weitere Untersuchungen (HPV-Test, Kolposkopie oder Biopsie) (Ebd.; DKFG 2018). Ca. 5 % der Schwangeren haben einen auffälligen Pap-Abstrich. Eine Vorstellung in einer Dysplasiesprechstunde wird empfohlen. (DKFG 2018)

Eine Dysplasie ist eine Zell- bzw. Gewebeveränderung, die sich wieder zurückbilden kann. In ausgeprägter Form gelten Dysplasien als Krebsvorstufen (DKFG 2018). Ein benigner oder gutartiger Tumor wächst langsam und verdrängt lediglich umgebendes Gewebe (Antwerpes et al. 2018). Ein maligner oder bösartiger Tumor (Malignom) wächst schnell und invasiv in sein umgebendes Gewebe. Eine Streuung von Metastasen erfolgt über hämatogenen und lymphogenen Weg. Ein maligner Turmor epithelialer Zellen wird als Karzinom bezeichnet. (Ebd.)

Karzinoma in situ oder präinvasives Karzinom hat seine Basalmembran noch nicht durchbrochen. Es bildet noch keine Metasstasen (Klauschen 2018).

Nach bisherigem Kenntnisstand hat eine Schwangerschaft keinen negativen Einfluss auf ein Zervixkarzinom. Eine Kolposkopie führt nicht zu einem Risiko für einen negativen Ausgang der Schwangerschaft. (Friel 2018)

Die Kolposkopie (Scheidenspiegelung) wird teilweise mit einer Biopsie kombiniert (DKFZ 2018).

Eine Biopsie kann zu Blutungen und vorzeitigen Wehen führen (Friel 2018). Die Biopsie ermöglicht durch eine Entnahme von mehr Gewebe auch aus tieferen Gewebeschichten eine zuverlässigere Beurteilung (DKFZ 2018).

Bei einem Karzinoma in situ und mikroinvasivem Tumor wird die Behandlung erst nach der Geburt begonnen. Die Behandlung einer Schwangeren mit einem invasiven Tumor soll durch einen gynäkologischen Onkologen erfolgen. Der Zeitpunkt des Behandlungsbeginns richtet sich nach der Schwangerschaftswoche. In der Frühschwangerschaft wird eine sofortige Behandlung empfohlen. Nach der 20. SSW. wird mit Einvernehmen der Schwangeren mit der Behandlung bis zum III. Trimenon gewartet. Ziel ist es, eine gewisse fetale Reife vor medizinischer Intervention bzw. Entbindung erreicht zu haben. Eine Schnittentbindung mit radikaler Hysterektomie schließt sich an. (Friel 2018)

> **Beratung:**
>
> - Bei Teilnahme an der impfpräventiven Maßnahme HPV-assoziierter Krebserkrankungen und der entsprechenden, gynäkologischen Screeningmaßnahme sowie angemessener Genitalhygiene ist die Wahrscheinlichkeit für einen auffälligen Befund sehr gering (AWMF 2014);
> - die Behandlung bei einem auffälligen Befund erfolgt interdisziplinär, idealerweise mit Beteiligung eines gynäkologischen Onkologen (Ebd.);
> - fachärztliche Beratungsgespräche sollten frühestmöglich und gemeinsam mit dem Partner oder der Partnerin erfolgen (Ebd.).
> - https://www.dysplasieportal.de/dysplasiesprechstunden/; Krebsinformationsdienst (kostenfreie Nummer 0800-4203040) von 08.00 bis 20.00,
> - https://www.krebsinformationsdienst.de/wegweiser/adressen/adressen-index.php

Kooperierende: Gynäkolog/-in, Dysplasiesprechstunde.

5.10 Vorbereitungen auf die Geburt

5.10.1 Geburtsvorbereitungskurs

Tara Franke

Grundlegende Informationen sowie praktische Übungen und Entspannungsübungen sind die wesentlichen Pfeiler einer Geburtsvorbereitung. Prägnante Merkmale bezüglich der Schwangerschaft (z. B. Verlauf, Allergieprophylaxe, Ernährung, Elternkompetenzen), Geburt (physiologische Wehentätigkeit und Geburt sowie pathologische Abweichungen und Maßnahmen u. a.), des Geburtsorts und der Betreuungsform, des Wochenbetts (Prozess, Wundheilung, Abweichungen, Entlastungsmöglichkeiten u. a.), des Stillens und Formulanahrung (z. B. Benefit, Vorbereitung) sowie des Neugeborenen (Bonding, Erstversorgung, Prophylaxen, Ikterus etc.) sind in anschaulicher Form über den Zeitraum des Kurses zur Diskussion zu stellen.

Praktische Übungen fördern die Beweglichkeit, Beckenbodenkraft, gesunde Körperhaltungen, Bewegung und das Körpergefühl. Praktische Übungen für den Umgang mit den Phasen der Geburt sowie für das Kennenlernen verschiedener Gebärpositionen führen die schwangere Frau und Partner/-in an das Geburtsgeschehen heran. Anleitungen zu Entspannungsübungen, ggf. auch mit Partner/-in, vermitteln eine Möglichkeit zu kraftschöpfenden Wehenpausen.

Definitionen

Geburtsvorbereitung in der Gruppe: Diese Leistung des Hebammenhilfevertrages (§ 134 a SGB, S. 8 f., Gebühren-Pos.-Nr. 0700) sieht im Rahmen eines modular strukturierten, fortlaufenden Kurses unter Berücksichtigung des Informationsbedarfes der Kursteilnehmerinnen eine Reihe von festgelegten Inhalt:en vor.

Geburtsvorbereitung Einzelunterweisung: Die Unterrichtung einzelner Schwangerer unter der Leistung »Geburtsvorbereitung Einzelunterweisung« (Gebühren-Pos.-Nr. 0800, 0830) ist nach entsprechender Rezeptierung möglich. Die Inhalte orientieren »sich grundsätzlich an den Inhalten der Gruppenunterweisung und an dem individuellen Bedarf im Einzelfall« (Ebd., S. 9). Einzelgeburtsvorbereitung kann gezielt auf zu erwartende Pathologien und Interventionen (z. B. bei Frühgeburtlichkeitsbestrebungen) eingehen.

Wochenendkurse: Auch »Crash-Kurse«. Wochenendkurse richten sich an Frauen und Paare, die nicht regelmäßig in der Woche teilnehmen können oder möchten. Der methodisch-didaktische Aufbau eines Wochenendkurses eignet sich für eine intensive Auseinandersetzung mit dem Thema »Geburt« und fördert den Gemeinschaftssinn der Kursteilnehmerinnen. Gemeinsam verbrachte Pausen und das Mitbringen von Speisen für einen gemeinschaftlichen Mittagssnack können dies zusätzlich fördern.

Ziel:

Ziel der Geburtsvorbereitung ist es, Frauen oder im Paarkurs auch deren Partner/-innen Informationen und praktische Hilfen zu vermitteln, sich unter der Geburt als selbstwirksam zu erleben. (Catling et al 2015; Buckley 2015)

Inhalt: Geburtsvorbereitung (in der Gruppe) dient neben der allgemeinen Information über die physiologische Geburt und die üblichen Abläufe der wichtigsten Interventionen beim komplikationslosen Verlauf (z. B. vagi-

nale Untersuchungen) auch der Information eines Managements im Notfall (z. B. Vakuumextraktion, Sectio).

Besteht in einer geburtshilflichen Einrichtung der Region dauerhaft ein besonderer Personalmangel im Kreißsaal, kann auch diese Information wichtig für die werdenden Eltern sein. Zusammen mit verschiedenen Bewältigungsstrategien und Möglichkeiten der Selbsthilfe befähigt es die Eltern, eine positive Erwartung zu bewahren.

Frauen haben ein Recht auf eine informierte Entscheidung vor jedem Eingriff. Bereits vor der Geburt sollen sie die Möglichkeit haben, alle notwendigen Informationen am geplanten Geburtsort einholen zu können. Es ist die Aufgabe der jeweiligen Klinik bzw. der Beleghebamme, werdende Mütter und Eltern über die Details der geburtshilflichen Routine sowie Arbeitsweise aufzuklären. Auch über das Recht auf informierte Entscheidung sollten die (werdenden) Eltern im Vorfeld aufgeklärt werden, sodass sie ermutigt sind, bei Bedarf (weiterführende) Aufklärung und Beratung bewusst einzufordern.

Schwangere Frauen und ihre Partner/-innen sollten auf den Beginn und Verlauf der physiologischen Geburt vorbereitet und über die wichtigsten möglichen Abweichungen und deren Behandlung aufgeklärt werden. Frauen sollten ein fundiertes Wissen über den ungestörten, physiologischen Verlauf einer Geburt, dessen großen Vorzug für Mutter und Kind sowie die wichtigsten möglichen Abweichungen bekommen. In diesem Sinne werden sie darin unterstützt, geschützt und ungestört gebären zu können. (Buckley 2015)

Schwangere Frauen können durch eine gute Geburtsvorbereitung Wege zur eigenen Schmerzbewältigung kennenlernen und erhalten Informationen zu aktuell angebotenen Schmerzmitteln. Sie lernen die wichtigsten Regeln und Maßnahmen für einen guten Stillbeginn, das frühe Bonding, ihr Wochenbett und das Handling des Kindes kennen. Die (werdenden) Eltern profitieren von der im Kurs vermittelten evidenzbasierten Information und dem »traditionellen« empirischen Hebammenwissen, um informierte und persönliche Entscheidungen im Sinne der evidenzbasierten Betreuung treffen zu können.

Der gesundheitliche Benefit einer Geburtsvorbereitung auf Outcomes wie die seelische und körperliche Gesundheit von Mutter und Kind, die Vermeidung von Frühgeburtlichkeit oder postpartale Komplikationen, die Rate an Spontangeburten oder den Stillerfolg wird kontrovers diskutiert (Catling et al. 2015; Brixval et al. 2015; O´Kelly & Moore 2017; Lumbiganon et al. 2016). Frauen erleben Geburtsvorbereitung als ein sehr positives Angebot. Ein nachteiliger, gesundheitlicher Effekt konnte bisher nicht beobachtet werden. (Catling et al 2015; Buckley 2015)

Der individuelle Verlauf der Geburt scheint dabei sehr von der Veranlagung der Frau, den Diagnosen und Entscheidungen der niedergelassenen Gynäkolog/-innen (im Sinne einer Einweisung zur Einleitung oder zur primären Sectio) sowie von den Verantwortlichen im Kreißsaal (in Form präventiver oder indikativer Interventionen) abzuhängen. Dies entlässt die Hebamme jedoch nicht aus der Verpflichtung zu einem qualitativ hochwertigen und adressatengerechten Kurskonzept. (Ebd.)

Schwangere Frauen stellen bundesweit in Bezug auf Nationalität bzw. Herkunftsland, Bildung, Parität, Familienstand, Schwangerschaftskomplikationen etc. eine heterogene Gruppe dar. Knapp die Hälfte der 2016 entbundenen Frauen waren Erstgebärende. Die Rate präpartaler stationärer Aufenthalte der 2016 Gebärenden betrug ca. 7,1 %. (IQ-TIG 2017)

Geburtserleben:
Im Kurs sollte dem Thema »Geburtserleben« und dem Wissen darüber viel Raum gegeben werden: Voraussetzung für ein positives Geburtserlebnis von Frauen ist das Wissen darüber, was während der Geburt in ihrem Körper geschieht und was sie diesbezüglich

zu erwarten haben (Hardin & Buckner 2004; Christiaens & Bracke 2007; CIANE 2012). Wesentlich dabei ist ein Gefühl der Handlungsfähigkeit und der innerlichen Vorbereitung, was der Gebärenden mehr Kontrolle vermittelt und ihre Zufriedenheit mit der Geburt erhöht (Christiaens & Bracke 2017; Goodman et al. 2004; Green & Baston 2003). Viele Frauen beschreiben Geburt als einen hoch emotionalen Prozess mit einem Wechsel von Verfassungen. Aufregung und Neugier dominieren die Anfangsphase, gefolgt von tiefer, innerer Ruhe mit einer Abwendung von der äußeren Welt und völliger Aufgabe der Kontrolle bis hin zu extremer Müdigkeit oder Gefühlen des Überwältigt-Seins, der Verzweiflung und des Schocks, begleitet auch von der Verwunderung über die enorme Kraft ihres Körpers (Dixon et al. 2014).

Bereits 1990 stellten Green et al. fest, dass Frauen, die die Möglichkeit kennen und die Fähigkeit erlernt haben, sich mit den Betreuenden über die eigenen Wünsche auseinandersetzen, bessere Chancen für emotionales Wohlbefinden und ein positives Erlebnis von Schwangerschaft, Geburt und Wochenbett haben. Werden Frauen an den wesentlichen, ihre Entbindung betreffenden Entscheidungen während der Geburt beteiligt und wird angemessen, professionell – d. h. bedarfs- und bedürfnisorientiert sowie individualisiert mit ihnen kommuniziert, fühlen sie sich besser wahrgenommen und betreut (Heatley et al. 2015). Es besteht ein Missverhältnis zwischen dem Bedürfnis vieler Frauen, eine kontinuierliche Unterstützung bei der Bewältigung der Wehen zu erhalten und den Realisierungsmöglichkeiten in der gegenwärtigen, klinischen Geburtshilfe (Van der Gucht & Lewis 2015).

Latenzphase:
Die Merkmale einer beginnenden Geburt (Einsetzen regelmäßiger zervixwirksamer Wehen oder Blasensprung, Latenzphase) variieren in den nationalen und internationalen Definitionen (Hanley et al. 2016; DNQP &

Verbund Hebammenforschung 2014; Stiefel et al. 2013).

Die Latenzphase, auch frühe Eröffnungsphase oder early first stage ist die passive Phase der frühen Eröffnungsperiode. Sie beginnt mit Geburtsbeginn und endet mit dem Verstreichen der Zervix und einer Eröffnung des Muttermundes auf zirka vier bis sechs Zentimeter (DNQP & Verbund Hebammenforschung 2014). Die Latenzphase wird zur gesamten Geburt dazugerechnet. (WHO 2018, Caughey et al. 2014, Nice 2014, Kjærgaard 2009).

In der Latenzphase kommt es zu einer Koordinierung und Progression der Wehentätigkeit (Zhang et al. 2010, DNQP & Verbund Hebammenforschung 2014, Smith et al. 2015). Emotional bedeutet diese Phase für viele Frauen eine Mischung aus Desorientierung, Veränderung, Anpassung, Experimentieren, Erregung und Ängsten (Schmid 2011).

Latent und von außen unsichtbar verkürzt und zentriert sich der Gebärmutterhals. Der Muttermund beginnt sich zu öffnen. Die instinktive Reaktion der Frau darauf ist es, einen geschützten Platz aufzusuchen, an dem die Geburt stattfinden kann. Für 96,7 % der Frauen war 2016 dieser Ort die Geburtsklinik (IQTIG 2017, Destatis 2019). Das Hebammengesetz regelt den Betreuungsanspruch eindeutig: »Geburtshilfe im Sinne des Absatzes 1 umfasst Überwachung des Geburtsvorgangs von Beginn der Wehen an, Hilfe bei der Geburt und Überwachung des Wochenbettverlaufs.« (HebG 2016 § 4, Abs. 2; DNQP & Verbund Hebammenforschung 2014). Sie haben daher einen gesetzlichen Anspruch auf Betreuung durch entsprechende Anbieter/-innen wie Geburtshäuser, Kliniken oder eine Beleg- oder Hausgeburtshebamme. Die intrinsische Motivation der wehenden Frau, einen sicheren Ort aufzusuchen, erklärt das häufig frühe Aufsuchen des geplanten Geburtsortes. Individuelles Befinden, Selbstwirksamkeit und Verfassung der Frau entscheiden darüber, ob der häusliche oder klinische Kontext für die Frau und das Paar förderlich ist.

Viele Frauen und Paare benötigen in dieser Phase eine Rückversicherung, ob der bisherige Verlauf ihrer Geburt physiologisch ist (Kobayashi et al. 2017). Die Verwendung von pädagogischen Metaphern kann der Veranschaulichung und einem besseren Verständnis der Vorgänge dienen (vgl. »Gute Erfahrung mit«).

Der kaum messbare Fortschritt in der Latenzphase kann bei bereits sehr schmerzhaften Kontraktionen die Frauen belasten und ihr Vertrauen in die Geburt untergraben (Austin & Calderon 1999). Eine frühe Aufnahme in den Kreißsaal leistet einer protrahierten Eröffnungsperiode und Oxytozingabe Vorschub (DNQP & Verbund Hebammenforschung 2014). Eine späte Kreißsaalaufnahme von wehenden Frauen mit einer Muttermundweite von ca. sechs Zentimetern kann Frauen wiederum um die gewünschte Betreuung, den Beziehungsaufbau zur Hebamme oder eine Periduralanästhäsie bringen. (Neal et al. 2015

Die Betreuung der Frau in der Latenzphase bestimmt im Wesentlichen die gesamte Geburtserfahrung (Baxter 2017).

Geburtsdauer:
Die mutmaßliche Dauer der Geburt ist für werdende Eltern zwar von hohem Interesse, kann aber nicht zuverlässig vorhergesagt werden (Mc Niven et al. 1998). Die Klinikaufnahme erfolgt häufig bei einem noch frühen Muttermundbefund. Die Muttermundweite bei Aufnahme betrug 2016 bei Frauen mit erfolgreicher, vaginaler Entbindungen bei gut der Hälfte der Frauen zwischen 0 und 2 cm. Knapp ein Viertel wiesen einen Befund zwischen mit 3 und 5 cm auf. Nur bei ca. einem Zehntel erfolgt die stationäre Aufnahme bei 5 und mehr cm Muttermundsweite. (IQTIG 2017)

Die Dauer der Latenzphase variiert physiologischerweise so stark, dass eine Variationsbreite für den normalen Geburtsfortschritt nur schwer zu definieren ist (Mc Niven et al. 1998). Die gesamte Dauer von Geburten (ohne die Latenzphase) hat eine große Bandbreite zwischen fünf und achtzehn Stunden, ohne dass diese pathologisch sein müssen (NICE 2014) und variiert individuell sehr stark (ACOG 2014; Oladapo et al. 2018). Die physiologische Geburt unterscheidet Phasen von stagnierender Muttermundseröffnung gegenüber Phasen schnellerer Öffnung (Duff 2005).

Mehrgebärende Frauen mit vaginaler Geburt eines Einlings haben durchschnittlich eine kürzere Geburtsdauer als Erstgebärende (Abalos et al. 2018). Sowohl die Eröffnungs- als auch die Austreibungsphase dauert bei älteren Frauen physiologisch signifikant länger als bei jüngeren Frauen (Kjærgaard et al. 2008). Eine Periduralanästhesie verlängert die Geburtsdauer (Shmueli et al. 2018; Cheng et al. 2014). Die aktive Austreibungsphase kann bis zu drei Stunden dauern, bei PDA noch länger (AOCG 2014).

Gebärposition:
2016 haben in der klinischen Geburtshilfe mehr als drei Viertel (77,1 %) der Frauen ohne konkrete Angabe der Körperposition auf dem Kreißbett entbunden. Etwa jede Zehnte (9,6 %) hat auf dem Gebärhocker, in der Badewanne oder in anderen Positionen geboren (BQS & IQTIG 2017).

In der außerklinischen Geburtshilfe ist die Vielfalt der Gebärhaltungen deutlich größer, wobei 2016 die häufigsten Positionen der Vierfüßlerstand (26 %) und die hockende Haltung (18,9 %) darstellten (Loytved 2017).

Verhaltensorientierte Interventionen wie die proaktive, evidenzbasierte Information sind bedeutsam für die Umsetzung aufrechter Geburten (Mattern et al. 2014). Eine theoretische und praktische Vorbereitung auf verschiedene Gebärhaltungen ermöglicht Frauen, diese aktiv, flexibel, zunehmend selbstbestimmt und kontrolliert auszuüben. Dies kann zu einem positiven Geburtserlebnis beitragen. (De Jonge & Lagro-Janssen 2004)

Frauen, die bereits während der Schwangerschaft verschiedene Haltungen ausprobiert haben, nutzen die unterschiedlichen Möglichkeiten häufiger während der Geburt (Ramsayer et al. 2004). Aufrechte Gebärpositionen ermöglichen der Gebärenden, als erste ihr Kind zu sehen (De Jonge & Lagro-Janssen 2004).

Die bei einer Geburt anwesenden Partner/-innen begleitet häufig das Gefühl von »unbeteiligt sein« und »nicht in ihre Vaterrolle hineinfinden zu dürfen« (Longworth & Kingdon 2011). Geburten in aufrechter Position werden von den begleitenden Partner/-innen als positiver im Sinne von »beteiligt sein« erlebt (Johansson & Thies-Lagergren 2015). Der Partner hat wenig Einfluss auf die Wahl der Geburtsposition (De Jonge & Lagro-Janssen 2004). Seine aktive Hilfestellung bei der von der Frau gewählten Position erhöht signifikant die Zufriedenheit der Gebärenden (Hardin & Buckner 2004; Ramsayer et al. 2004).

Liegt eine PDA, hat die Gebärposition keinen Einfluss auf die Rate von komplizierten Dammverletzungen (DR III° und DR IV°). Eine Periduralanästhäsie hat keinen Einfluss auf Geburtsverletzungen in Abhängigkeit von der Mobilität bzw. Gebärposition der Frau (Gupta et al. 2017; Kibuka & Thornton 2017). Eine der Frau angenehme Position ist ihr zu ermöglichen. (Ebd.). Die PDA kann die Beweglichkeit der Frau einschränken (Anim-Somuah et al. 2011). Unkomplizierte Dammverletzungen (DR II°) treten bei Frauen mit Entbindung aus aufrechter Gebärposition etwas gehäufter auf, Episiotomien dagegen seltener (Gupta et al. 2017).

Geburtshilfliche Interventionen:
Im Jahr 2016 hatten ein Viertel der schwangeren Frauen einen vorzeitigen Blasensprung, gut ein Fünftel der Frauen wurde eingeleitet, gut ein Viertel erhielt eine Wehenunterstützung. Ein Drittel erhielt eine Analgesie, ca. ein Fünftel eine Epi- bzw. Periduralanästhesie. Ein CTG wurde bei 95,3 % aller Geburten abgeleitet, wobei es bei den vaginalen Geburten zu 41,7 % intermittierend und zu 48 %

kontinuierlich abgeleitet wurde. Ein pathologisches CTG bzw. auskultierte Herztöne führten in 61,9 % zur Notsectio bei Einlingsschwangerschaften. (IQTIG 2017)

Pressphase:
Das Erleben der Austreibungsphase und des Pressdranges von Frauen hat ein großes Spektrum. Es reicht von Erleichterung, aktiver werden zu können, über Verzweiflung und Erschöpfung bis hin zu großem Schmerz. Das Einsetzen des spontanen Pressdrangs nach der vollständigen Eröffnung des Muttermundes erfolgt häufig nach einer Übergangsphase (»passive second stage«). Die aktive Austreibungsphase kann bis zu drei Stunden dauern, bei PDA noch länger. (ACOG 2014 & Society for Maternal-Fetal Medicine 2014)

Bereits 1998 hat Angela Heller in diesem Zusammenhang vorgeschlagen, den mit der Vorstellung von Enge und Zwang verbundene Begriff des »Pressen« durch den alternativen Ausdruck des »Schiebens« in der Geburtsvorbereitung und Geburtshilfe zu ersetzen.

Das eigene Empfinden der Frau über den Zeitpunkt zum aktiven Mitschieben ist in der Regel nicht kongruent mit den Angaben der betreuenden Person (Bergstromet al. 1997; Reed 2010). Daher ist das routinemäßige Anleiten zu einem frühen oder rechtzeitigen, forcierten Schieben meist nicht notwendig und sinnvoll. Frühes, angeleitetes Schieben verkürzt die Austreibungsphase im Schnitt um 54 Minuten. Ein aktives Anleiten zu frühzeitigem oder rechtzeitigem Schieben durch die Geburtshelfer/-innen beeinflusst die Rate von Dammverletzungen und Episiotomien, den 5-Minuten-Apgar-Wert unter sieben sowie die Verlegungsrate der Kinder im Vergleich jedoch nicht positiv. Wenn die Frauen nach dem Einsetzen eines eigenen Impulses mit dem aktiven Schieben beginnen, erhöht sich allerdings die Wahrscheinlichkeit einer spontanen Geburt. Frauen sollten daher ermutigt werden, nach ihrem eigenen Bedürfnis und Impuls folgend zu schieben. (Lemos et al. 2015).

Ein verminderter spontaner Pressdrang, der häufiger unter Periduralanästhesie auftritt, hat zur Praxis geführt, die Gebärende zu forciertem, anhaltendem Pressen anzuleiten. Es zeigte sich aber, dass es stattdessen sinnvoller ist, das aktive Schieben spät beginnen zu lassen und möglichst gering zu halten, um dem Kind nicht zu schaden (Mayberry et al. 2002).

Beratung:

- Ein Verständnis für das Spannungsfeld zwischen dem natürlichen Geburtsprozess und den eigenen Bedürfnissen und Gefühlen einerseits und den strukturellen Gegebenheiten und forensischen Zwängen der Geburtsmedizin andererseits ist für das Geburtserleben förderlich.
- ein hebammengeleiteter Kreißsaal mit einer Eins-zu-eins-Betreuung bietet den Gebärenden in Hinsicht auf ihre Bedürfnisse und Ängste eine interventionsärmere Alternative zu einer klassischen geburtshilflichen Einrichtung.
- In Angeboten wie der »Hebammensprechstunde« geburtshilflicher Einrichtungen sollte eine Frau ihre individuellen »Geburtswünsche« bereits vor dem Wehenbeginn mit den Geburtsbetreuenden besprechen können (DNQP & Verbund Hebammenforschung 2014).
- Die Geburtsvorbereitung kann den werdenden Eltern eine Bandbreite an Selbsthilfemöglichkeiten und konkrete Ideen bieten, um während der Geburt ihre Bedürfnisse auszudrücken und Unterstützung einzufordern.
- Frauen erleben den Geburtsbeginn sehr individuell und weitestgehend nicht gemäß der o. e. Definition von Geburtsbeginn;

- subjektiver Geburtsbeginn ist durch Wehen, Abgang von Fruchtwasser, Blut und blutigem Schleim, gastrointestinale Symptome, verändertes Schlafverhalten oder emotionale Veränderungen gekennzeichnet.
- Der Beginn einer Geburt unterliegt einer individuellen Wahrnehmung (Hanley et al. 2016),
- Die Latenzphase bis ca. 4 cm Muttermundsweite ist zeitlich unbegrenzt und variiert individuell erheblich;
- die späte Eröffnungsphase ab 5 cm Muttermundsweite dauert meistens nicht länger als zwölf Stunden bzw. bei Mehrgebärenden nicht länger als zehn Stunden (WHO 2018);
- die aktive Austreibungsphase kann bis zu drei Stunden dauern, bei PDA ggf. länger (AOCG 2014).
- Einfluss auf die Dauer der Geburt haben der individuelle Verlauf und die Bewältigungsmöglichkeiten von Frau und Kind.
- Frauen bewerten Informationen über Gebärhaltungen in der Geburtsvorbereitung oder in Form von Informationsbroschüren bzw. Videos für das Erproben von verschiedenen Haltungen bereits in der frühen Phase der Geburt als bedeutend (De Jonge 2008).
- Zum Thema »Gebärhaltungen und Bewegung« ist ein evidenzbasierter Flyer erhältlich (Franke 2015).
- Körperhaltung und Bewegung haben Einfluss auf die Wehenstärke, Weheneffektivität, die Weite der Beckenräume, die Ausnutzung der Schwerkraft sowie auf das eigene Schmerzempfinden und Erleben der Geburt.
- Die Kenntnis über die eigene Bewegungsautonomie und verschiedenen Gebärpositionen trägt erheblich zur Handlungsfähigkeit einer Gebärenden bei;
- Interventionen im Geburtsprozess (z. B. PDA, kontinuierliches CTG, maternale oder fetale Notfälle) können den im Vorbereitungskurs entwickelten Vorstellungen über freie Bewegung und aufrechte Haltungen zuwiderlaufen (De Jonge et al. 2008) – hierauf sollte die Kurshebamme hinweisen.
- Geburtsvorbereitungskurse stellen eine von vielen Informationsquellen dar, aus denen (werdende) Eltern Wissen schöpfen und in Folge Entscheidungen fällen können.
- Neben Büchern, Funk- und Fernsehen sowie prominenten Mehrgebärenden spielt mittlerweile das Internet inklusive Apps eine dominante Rolle in der primären und sekundären Informationsbeschaffung werdender Eltern.

Maßnahmen und Anleitung

- Sprache und Bilder sind für das Gebären so zu wählen, dass der Sachverhalt ehrlich und transparent dargestellt wird und dabei die Zuversicht in einen guten und natürlichen Geburtsprozess gestärkt wird.
- Mit pädagogischem Geschick soll die Frau sachlich korrekt informiert und gleichzeitig ermuntert werden, an die eigene Kraft zu glauben und Gebären grundsätzlich als etwas Natürliches und Positives zu sehen.
- Eine positive Offenheit und Neugier der Schwangeren gegenüber der bevorstehenden Geburt - verbunden mit einem gesunden Respekt der Herausforderung - sind gute Voraussetzungen, Angst, Verspannung und Schmerzen zu vermeiden, ohne dabei durch die Ergebnisoffenheit des Geburtsprozesses entmutigt zu werden.
- Folgende Fragen können werdenden Eltern eine Reflexion über ihre Erwartungen und Ressourcen ermöglichen:
  - »Wie wird es bei mir sein?«;
  - »Wie werde ich es schaffen?«;
  - »Wie das wohl ist, wenn ich das Kind zum ersten Mal im Arm halte?«;

- »Kann ich meine Frau so gut begleiten, wie ich es mir jetzt vorgenommen habe?«;
- »Was haben wir sonst getan, um schwierige Herausforderungen zu bewältigen?«.
- Förderung von Beweglichkeit und Körpergefühl: Beweglichkeits-, Lockerungs-, Dehnungs- und Entspannungsübungen sowie Atemarbeit;
- es ist hilfreich, wenn auch Begleitpersonen die Zusammenhänge zwischen Bewegungsautonomie und verschiedenen Gebärpositionen kennen und die wehende Frau praktisch unterstützen können.
- Ein methodisch facettenreicher Geburtsvorbereitungskurs kann helfen, Hemmungen vor körperlicher Aktivität abzubauen und die Motivation zu mehr Sport oder Gymnastik in der Schwangerschaft zu erhöhen;
- Beckenboden-, Beckenbewegungs- und Wehenübungen;
- Übungen zur Körperhaltung und Bewegung für alle Phasen der Geburt;
- Gebärpositionen einnehmen und den Wechsel üben;
- Anleitungen zu Entspannungsübungen, ggf. auch mit Partner/-in.

Beginn und Dauer:

- Grundsätzlich ist zu jedem Zeitpunkt der Schwangerschaft eine Geburtsvorbereitung möglich,
- von den gesetzlichen Krankenkassen finanziert werden 14 Zeitstunden, die beliebig aufgeteilt werden können;
- üblich sind Kurse von 7 × 120 Minuten oder 12 × 70 Minuten, beginnend zwischen der 20. und 36. Schwangerschaftswoche (Hebammenvergütungsvereinbarung; Stand 2018).

Gute Erfahrungen mit:

Geburterleben:
Die verbindliche, knappe Zeitvorgabe kann über thematisch ergänzende, kostenpflichtige Kursangebote (Fitness und Körperarbeit, Yoga, Wasser- oder Schwangerengymnastik, Tragemöglichkeiten des Säuglings, Säuglingspflege, Sexualität und Verhütung, Prophylaxen und Vorsorgeuntersuchungen, Elterntrainings etc.) oder Einzeltermine ergänzt werden;

Besichtigungen des Kreißsaals, Besuche von Informationsveranstaltungen und Einrichtungen der außerklinischen Geburtshilfe ergänzen das Repertoire zur vorbereitenden Informierung.

Latenzphase:

- Arbeiten mit pädagogischer Metapher am Beispiel der Latenzphase:
  - »In der Schwangerschaft ist das Bestreben des Körpers, das Kind zu schützen, zu nähren und zu halten.
  - Das Ungeborene liegt in der Gebärmutter wie in einer fest verschlossenen Knospe, und wird vom Körper geschützt genährt und gehalten, bevor es zur Geburt kommen kann.
  - Wenn das Kind ausgereift ist, muss der Körper der Frau sich umstellen.
  - Die Muskeln, Bänder und das Gewebe von Gebärmutter, Becken, Beckenboden und Genitalien müssen – hormonell gesteuert – sehr weich werden, um ein Öffnen zu ermöglichen.
  - In der Latenzphase übt sich der Organismus mit Blick auf die bevorstehende Aufgabe!«

Geburtshilfliche Interventionen:

- Häufigkeit und Art der Intervention sind für eine Informierung und Orientierung bedeutsam;
- das für das Thema »Geburtshilfliche Interventionen« vorgesehene Zeitfenster in der Kursstunde sollte nicht zu groß bemessen sein und mit einem positiven Thema bzw. Ausblick beendet werden;
- geburtshilfliche Komplikationen und Notfälle sind für alle Beteiligten als unerwünschte Ausnahmen darzustellen;

- eine Informierung vor Geburtsbeginn über die relevanten Standards des Geburtsortes (Begleitung der Frau bei der Sectio durch den Partner, Ablehnung von Episiotomie, Bonding postpartum etc.) sowie über Interventionsraten bietet die Möglichkeit einer informierten persönlichen Einflussnahme.

Vorgehen bei Regelwidrigkeiten:

- Das (retrospektive) Verständnis für eine geburtshilfliche Intervention bei akuten Pathologien profitiert von dem Vertrauen der Betreuten in das behandelnde Team (sowie von einer Nachbesprechung postpartum);
- im klinischen Kontext weichen die für das Partogramm zu Grunde gelegten Zielwerte für einen Zentimeter Muttermunderöffnung pro Stunde (Friedmann 1954) von den realen Werten ab und sollten durch realitätsnähere wie denen der ACOG (Caughy et al. 2014) ersetzt werden.

Kooperierende: Gynäkolog/-in, geburtshilfliche Einrichtung, Beleghebamme, Geburtshaus, Physiotherapeut/-in, Yoga-Lehrer/-in mit Schwerpunkt Schwangerschafts-Yoga, Aquafit-Trainer/-in, www.gesundheitsinformation.de.

5.10.2 Geburtsmodus

Kirstin Büthe

Im Jahr 2017 waren ca. 30,5 % aller Krankenhausgeburten eine Sectio. Gegenüber dem Vorjahr ist die Sectioquote unverändert geblieben. Der rasante Anstieg der Quote von 2000 bis 2010 um 10 % (Kolip et al. 2012) ist bundesweit unterbrochen. 2017 variiert die Prozentzahl zwischen 24,0 % in Sachsen und 37,1 % im Saarland. Sechs Bundesländer weisen 2017 immer noch einen Anstieg der Sectioquote gegenüber dem Vorjahr auf. (Destatis 2019)

Nach Kolip et al. (2012) liegt keine Korrelation von Sectioanstieg und mütterlichen Risiken vor. 2017 wurden 5,9 % der Frauen durch Vacuumextraktion und 0,3 % durch Forceps entbunden. Demnach haben 63,3 % spontan entbunden (Destatis 2019).

Die von 2012–2017 laufende, internationale Studie OptiBIRTH suchte auch in Deutschland, unter der hiesigen Leitung von Prof. Dr. M. Gross, nach effektiven Wegen, die Rate von VBAC von ca. ein Viertel aller Frauen nach Sectio auf 40 % anzuheben. Ein facettenreiches Beratungsangebot richtet sich an Frauen mit Zustand nach Sectio, die eine vaginale Geburt unter geburtshilflicher Sicht anstreben könnten. Die individuellen Gesprächsangebote und allgemeinen Informationsmöglichkeiten richten sich ebenso an die Partner und an weitere, an der Entscheidung beteiligte Personen. Auf diesem Wege soll die werdende Mutter und sollen die Eltern in ihrem Wunsch und Ziel nach einer VBAC individuell bestärkt werden (Healy et al 2018; Clarke et al. 2015).

Wunschsectio oder VBAC

Definitionen
Sectio caesarea: Operative Beendigung der Schwangerschaft oder der Geburt unter chirurgischer Eröffnung des Uterus bei hohem mütterlichem und kindlichem Risiko oder auf Wunsch der Mutter (Pschyrembel 2014).
Vaginal birth after cesarean section (VBAC): Vaginalpartus nach Sectio caesarea.

Ziel:

Individualisierte Beratung für eine informierte Entscheidung zum eigenen Geburtsmodus.

Inhalt:

Sectio:
Eine Sectio nach Misgav Ladach ist ein schonendes Verfahren der Sectio caesarea. Charak-

teristisch ist stumpfes Dehnen und Reißen von Muskulatur, Faszie, Peritoneum und Uterus sowie vereinfachter Verschluss durch jeweils einreihige fortlaufende Uterus- und Fasziennaht (ohne Verschluss des viszeralen und parietalen Peritoneums und Adaptation der Rektusmuskulatur). (Pschyrembel 2014)

Die primäre oder elektive Sectio setzt eine Indikationsstellung zur Sectio vor Beginn der Geburt, d. h. vor dem Einsetzen von zervixwirksamen Wehen und bei intakter Fruchtblase voraus (Mändle & Opitz-Kreuter 2015). Eine Wunsch- oder Gefälligkeitsectio wird ohne medizinische Indikation durchgeführt. Sie ist eine Form der elektiven Sectio (Schneider 2008). Demgegenüber erfolgt die sekundäre Sectio nach Geburtsbeginn (Wehen oder Blasensprung). Eine Notsectio setzt die Durchführung in einer E-E-Zeit (Entschluss-Entbindungs-Zeit) dringlichst unter zehn Minuten voraus. Eine Notsectio erfolgt meist nach Geburtsbeginn, ist aber auch primär möglich. (Mändle & Opitz-Kreuter 2015)

Die auf eine durch Sectio beendete folgende Schwangerschaft hat ein höheres Risiko für Früh- und Totgeburt sowie reduziertes fetales Wachstum (Clark & Silver 2011). Die mütterliche Mortalität steigt – auf einen insgesamt sehr niedrigen Stand – an, gekoppelt an Störungen der Plazentation und Blutungen in der folgenden Schwangerschaft oder Geburt (Schneider 2008, Blanchette 2011, Fitzpatrick et al. 2012). Das mütterliche reproduktive Leben ist nachteilig betroffen (Porter et al. 2003). Dabei wird der chirurgischen Technik des Verschlusses der Uterotomie eine hohe Bedeutung für den Erhalt der weiblichen Fertilität sowie für die Senkung der Rupturrate bei einer folgenden Schwangerschaft beigemessen (Ramsauer 2015).

Per Sectio geborene Kinder haben eine höhere Mortalität am Termin im Niedigrisikokollektiv als Kinder nach geplanter vaginaler Geburt (MacDorman et al. 2008). Per Sectio geborene Kinder haben ein erhöhtes Risiko für respiratorische Anpassungsstörungen (Patel & Jain 2010). Sie sind in höherem

Maße von Diabetes Typ I, Asthma und Übergewicht betroffen (Cho & Norman 2013). Per Sectio geborene Frühgeborene haben ein höheres Risiko für einen vergleichsweise niedrigeren Apgar-Wert und ein höheres Risiko für ein Atemnot-Syndrom (Werner et al. 2013).

Der Einfluss einer Sectio auf die mütterliche Gesundheit wird besonders in den ersten ein bis drei Tagen des frühen Wochenbettes als hoch und vielschichtig diskutiert: Die Wöchnerin ist in ihrer Mobilität eingeschränkt. Der Mutter-Kind-Kontakt sowie der Stillbeginn unterscheiden sich nachteilig von Frauen nach vaginaler Geburt. (Hellmers 2005)

Im häuslichen Wochenbett kann es noch einige Zeit dauern, bis sich sowohl Unterstützungsbedarf als auch Rückkehr einer sectionierten Frau in einen selbstorganisierten Alltag dem einer jungen Mutter nach Spontanpartus angleichen.

Vaginal birth after cesarean section (VBAC):
In der internationalen und multizentrischen Studie OptiBIRTH wurde auch in Deutschland das Management untersucht, um die Rate von VBAC von ca. 25 % auf 40 % anzuheben. Ein facettenreiches Beratungsangebot richtet sich an Frauen mit Zustand nach Sectio, die eine vaginale Geburt unter geburtshilflicher Sicht anstreben könnten. Die individuellen Gesprächsangebote und allgemeinen Informationsmöglichkeiten inkludieren ebenso die Partner/-innen sowie weitere, an der Entscheidung beteiligte Personen. Auf diesem Wege soll die werdende Mutter in ihrem Wunsch und Ziel nach einer VBAC individuell bestärkt werden. (Healy et al. 2018; Clarke et al. 2015)

Eine Hebammenbetreuung in der Schwangerschaft, ein angemessener Schwangerschaftsabstand, eine sachliche Informationen zu VBAC, eine positive Einstellung der Mutter und Eltern zu einer spontanen Geburt im dritten Trimenon und der Wunsch, den Feten den Zeitpunkt der Geburt bestimmen zu lassen sowie die Möglichkeit für ein frühes

Bonding mit dem Kind postpartal leisten der Motivation und dem Erfolg einer vaginalen Geburt nach Sectio Vorschub (Benzon et al. 2017).

Die von einer Sectio ausgehenden Risiken kommen u. a. in der Folgeschwangerschaft (Plazentations- und Nidationsstörungen) und Folgegeburt (gering erhöhte Gefahr einer Uterusruptur) zum Tragen (Roos 2013). Die DGGG empfiehlt eine geplante Sectio caesarea allen Frauen nach Dammriss III°. oder IV°. Grades, die insbesondere fortwährend unter einer Stuhlinkontinenz oder reduzierter Sphinkterfunktion leiden und/oder ein makrosomes Kind erwarten (DGGG 2014).

Es besteht kein Einwand gegen eine anzustrebende physiologische Geburt bei nur einer vorangegangenen Sectio. Bestehen weitere vorangegangene Sectiones, ist eine Geburtsplanung angezeigt. (Fitzpatrick et al. 2012)

Roos (2013) sieht als Voraussetzung für eine vaginale Geburt bei Zustand nach Sectio die Bereitschaft der Frau zu einer vaginalen Geburt, ein Kreißsaalsetting, welches einerseits die maximale Überwachung von Mutter und Kind im Kreißsaal als auch sofortige Intervention durch Notsectio mit einem interdisziplinären Teams gewährleisten kann. Bei Frauen mit Zustand nach Uterusruptur, Uterusoperationen oder nach Sectio mit Abweichung von der klassischen Schnittführung (vertikale Laparatomie etc.) sowie Zustand nach zwei oder mehr Kaiserschnitten, ist aufgrund der anzunehmenden höheren Gefahr einer Uterusruptur eine Sectioindikation gestellt. (Ebd.)

> **Beratung:**
>
> - Eine vaginale Geburt bei Zustand nach Sectio ist in vielen Fällen möglich,
> - das Bestreben nach VBAC hat Einfluss auf die Wahl der geburtshilflich geeigneten Einrichtung sowie auf die Geburtsleitung.

Gute Erfahrung mit:

- Die Wahl der Frau nach ihren bevorzugten Geburtsmodus respektieren,
- ein früher, ggf. bereits perikonzeptioneller Kontakt zu einer Hebamme,
- Besuch einer Hebammensprechstunde.

Kooperierende: Gynäkolog/-in, geburtshilfliche Einrichtung.

Vaginale Geburt einer Beckenendlage:
Eine Beckenendlagengeburt aus reiner Steißlage (extended legs) birgt das geringste geburtshilfliche Risiko einer Beckenendlagengeburt wie Nabelschnur- oder Extremitätenvorfall. Die Beugung des Rumpfes wird durch die hochgeschlagenen Beine erschwert. Die Steiß-Fuß-Lage ermöglicht eine bessere Rumpfbeuge und Passage durch das mütterliche Becken. Die Fußlage hat jedoch ein höheres Risiko für die o. e. geburtshilflichen Komplikationen. (Kainer 2015)
Günstige Voraussetzungen für eine unkompliziert verlaufende Beckenendlagengeburt sind ein proportionales Verhältnis von fetalem Kopf- und Abdominaldurchmesser, ein fetales Wachstum über der 10. Perzentile, ein Schätzgewicht unter 4 000 g sowie eine multipare Mutter mit Z. n. vaginalen Geburten. Während die (aktive) Eröffnungsphase zügig verlaufen kann, verläuft die Austreibungsphase langsam. Spätestens in der Pressphase sollte die Frau im Vierfüßler wehen. Eine spontane Entbindung kann auch für Geminischwangerschaften mit führendem Kind in Beckenendlage angestrebt werden. Die Anwesenheit einer erfahrenen Geburtshelferin ist obligat. (Ernst et al. 2018)
Nullipara-Frauen haben ein erhöhtes Risiko bezüglich Geburtsverletzungen gegenüber Multipara-Frauen bei der vaginalen Geburt einer Beckenendlage (Kieland-Kaisen et al. 2018).

Äußere Wendung eines Feten in Beckenendlage:
Das Manöver einer äußeren Wendung ist umso erfolgreicher, wenn eine Hinterwandplazenta vorliegt, die Fruchtwassermenge ausreichend ist, der Uterus weich ist, keine Nabelschnurumschlingung oder dorsoposteriore oder -anteriore Lage des Feten vorliegt, sein Schätzgewicht über 2 800 g beträgt und die Mutter eine Multipara ist. (Ernst et al. 2018)

Hutton et al. (2017) postulieren einen hohen Erfolg, wenn der Kopf des Feten von außen zu tasten ist, sein vorangehendes Teil noch nicht eingetreten ist und sein Gestationsalter unter 37 SSW liegt.

Tokolyse (Fenoterol) hebt die Erfolgsrate auf ein Drittel an (Velzel et al. 2018). Die Modalitäten für die vaginale Geburt eines Feten aus Beckenendlage werden ab 2020 durch die AWMF-Leitlinie (015/083) »Die vaginale Geburt am Termin« konkretisiert. Günstig ist ein proportioniertes Kind hinsichtlich seines Verhältnisses von Kopf zu Rumpf, seines Schwangerschaftsalters (je jünger, desto verhältnismäßig größer ist der Kopf), die Kenntnis der genauen Lage, ein Schätzgewicht zwischen 2 000 und 4 000 g sowie die mütterlichen Beckenmaße der Conjugata vera obstetrica über zwölf Zentimeter (Basters-Hoffmann 2015, Louven 2015). Der Apgar-Wert nach fünf Minuten zeigt keine Abhängigkeit vom Geburtsmodus oder der Parität (Louven 2015). Kinder mit einem Geburtsgewicht unter 1 500 Gramm bzw. 2 000 Gramm (variiert ja nach Literatur) profitieren von einer Entbindung per Sectio (Ebd.).

Beratung:

- Die Intervention zur Drehung des Feten mittels TCM (Moxibustion und Akupunktur) zeigt eine positive Wirkung bei Schwangeren zwischen der 28. und 37. SSW:
  - Akupunktur im Vierfüßlerstand;
  - Herztöne hören;

  - Le3, wenige Minuten später Bl67 moxen;
- mehrmalig am Tag für wenige Minuten in den Unterarmstütz gehen, ggf. dazu das Becken durch leichte vibrierende Bewegungen einer zweiten Person lockern,
- Körperübungen (Knie-Brustposition) zeigen einen Trend zur positiven Wirkung (ein bis zwei Mal täglich für zehn bis fünfzehn Minuten),
- die Entbindung im Vierfüßlerstand unterstützt optimal die physikalische Wirkung der Geburtskräfte (Louven 2015).

Gute Erfahrung mit:

- Über Maßnahmen zur Drehung des Feten beraten, ohne Forcierung durchführen (lassen);
- den Wunsch der Frau nach einem bestimmten Geburtsmodus und ggf. Geburtsort respektieren.

Kooperierende: Gynäkolog/-in, geburtshilfliche Einrichtung mit entsprechender Erfahrung.

Vaginale Geburt bei Gemini
Die Geburtsbetreuung von einer Geminientbindung profitiert von der Anwesenheit einer zweiten Hebamme, des oberärztlichen Dienstes der Anästhesie sowie einer angegliederten Neonatologie. Eine vaginale Geburt ist durch bestimmte Voraussetzungen begünstigt: Die Geburt beginnt zwischen der SSW 32+0 und 38+6, der erste Zwilling liegt in Schädellage, die Gewichtsdifferenz beider Feten liegt unter 20 %, das Geburtsgewicht der Kinder liegt idealerweise zwischen 2 500 und 3 250 Gramm und beide Feten zeigen durch unauffälliges CTG, US und Doppler eine plazentare Kompetenz für eine Geburt unter Wehen. (Barret et al. 2013)

Beratung:

- Eine primäre Sectio ist bei Drillingen und höhergradigen Zwillingen angezeigt (Dudenhausen & Maier 2013);
- ebenso wenn der vorangehende Geminus in Beckenendlage oder Querlage liegt (Ebd.);
- wenn eine Gewichtsdifferenz zu Ungunsten des vorangehenden Feten, im Sinne eines mehr als 500 g schwereren zweiten Zwillings, besteht (Ebd.);
- bei Gemini unter einem Schätzgewicht von 1 800 g sowie bei monoamniotischen Gemini. (Ebd.).

Gute Erfahrung mit:

- Information über die ortsüblichen Möglichkeiten der Entbindnug,
- die Überzeugung der Frau und ihren Wunsch nach einem bestimmten Geburtsmodus respektieren und sie dahingehend bestmöglich unterstützen.

Kooperierende: Gynäkolog/-in, geburtshilfliche Einrichtung Level 2 oder höher.

5.10.3 Geburtsort und Betreuungsform

Karin Hillen

Ziel:

Individualisierte und risikoadaptierte Beratung der (werdenden) Mutter bzw. Eltern zur Wahl des geeigneten Geburtsortes.

Inhalt: Die Betreuung der Schwangerschaft und Geburt ohne Abweichungen vom regelrechten Verlauf liegt im Zuständigkeitsbereich von Hebammen und kann in unterschiedlichen Betreuungsmodellen realisiert werden. Beim Auftreten von Regelwidrigkei-

ten folgen Hebammen der Hinzuziehungspflicht einer Gynäkologin/eines Gynäkologen und tragen Sorge für die Verlegung der Gebärenden. (DfH e. V. 2019)

Eine Schwangere soll nach fachlicher Beratung durch ihre Hebamme oder Gynäkolog/-in die für sie beste Wahl des Geburtsortes treffen. Dabei sollten ihre bisherige geburtshilfliche Biographie (Gravidität und Parität, Alter, Risikofaktoren u. a.) und ihr derzeitiger Schwangerschaftsverlauf (z. B. Risikofaktoren) ebenso eine Rolle spielen wie ihre Vorstellung und Wünsche bezüglich der bevorstehenden Geburt. Je nach geburtshilflicher Biographie und Angeboten in Wohnortnähe kommen verschiedenen Möglichkeiten für die Entbindung in Frage. (IQTIG Stand 2019)

Klinische Geburt:

Traditionell findet der größte Anteil der Geburten im klinischen Kontext statt (Loytved 2017). Im Rahmen einer Klinikgeburt gebärt die Frau in einer klinischen Einrichtung von unterschiedlichem Versorgungsgrad. Der peripartale Klinikaufenthalt ist grundsätzlich von der Zuzahlungspflicht befreit. Wird die schwangere Frau vor der Geburt wieder entlassen, entsteht für die Tage des Aufenthaltes eine Zuzahlungspflicht. (Gröpfert 2019)

Geburtskliniken sind nach dem Grad ihrer Spezialisierung von Personal und Ausstattung in verschiedene Grade der Versorgung (Perinatalzentrum sowie Versorgungslevel 1 bis 4) eingeteilt. Die geburtshilfliche Biographie und die der aktuellen Schwangerschaft einer Frau sowie ihr Gestationsalter rücken die persönliche Eignung eines speziellen klinischen Versorgungslevels in den Vordergrund. (QTIG Stand 2019)

Seit 2011 muss in einer Geburtsklinik mit Level 4 (▶ Tab. 5.14) die Anwesenheit von Gesundheits- und Kinderkrankenpflegenden (auf der Wochenbettstation) (Marschweski & Uphoff 2016), einer Hebamme oder einer Pflegekraft zur Durchführung von Überwachungs- und Pflegemaßnahmen (z. B. Puls-Oxymeter, Wärmebett, Sauerstoffversorgung) an Neugeborenen sichergestellt werden (AWMF 2015a).

Die Kriterien für bzw. gegen eine außerklinische Geburt sind verbindlich geregelt (GKV Spitzenverband 2015). Eine Kostenübernahme durch die Krankenkassen erfolgt bei einer klinischen Geburt ebenso wie bei einer ambulanten Leistung (Gröpfert 2019).

Eine neonatologische Intensivstation mit mindestens sechs Beatmungsplätzen qualifiziert die Einrichtung für die Betreuung der höhergradigen Mehrlingsgeburten. (Ebd.)

Ziel ist grundsätzlich die Vermeidung einer postnatalen zugunsten einer intrauterinen Verlegung. (Marschewski & Uploff 2016; AWMF 2015b).

Eine Geburt im hebammengeleiteten Kreißsaal wird von einigen geburtshilflichen Kliniken angeboten. Nach einem vorherigen Vorgespräch kann eine wehende Frau mit risikofreier Schwangerschaft und Geburtsverlauf in einem von (ausschließlich) Hebammen geleiteten Kreißsaal entbunden werden. Eine routinemäßige Anwesenheit eines ärztlichen geburtshilflichen Dienstes ist nicht vorgesehen. 2018 gab es in 18 bundesdeutschen Kliniken ein entsprechendes Angebot. (DHV 2018)

Tab. 5.14: Versorgungslevel geburtshilflicher Kliniken (IQTIG 2019; Marschewski & Uploff 2016; AWMF 2015a)

Versorgungslevel	Zielgruppe
1 Perinatalzentrum Level 1	• Reif- und Frühgeborenen mit Mortalitäts- und Morbiditätsrisiken: Unreife < 29+0 SSW, Geburtsgewicht < 1250 g, schweres respiratorisches Versagen, die Notwendigkeit neonatalchirurgischer Eingriffe etc.; • Schwangere mit Drillingen oder höhergeradigen Schwangerschaften; • Frühgeborenen an der Grenze zur Überlebensfähigkeit, Neugeborene mit Schätzgewicht < 1250 g oder einem Gestationsalter < 29+0 SSW bzw. von Drillingen mit einem Gestationsalter kleiner 33+0 SSW; • Verdacht/Diagnose von fetaler Fehlbildung (zyanotische Herzvitien, Zwerchfellhernie, Meningomyelozelen, Gastroschisis etc.); • Frauen mit hochrisikobehafteten Erkrankungen. Es muss eine neonatologische Intensivstation mit mindestens sechs Beatmungsplätzen vorhanden sein; die Anmeldung erfolgt in einer Fachsprechstunde.
2 Perinatalzentrum Level 2	• Frühgeborene ab Schätzgewicht von 1250 bis 1499 Gramm oder Gestationsalter von 29+0 bis 31+6 SSW; • Zwillinge < Gestationsalter von 33+0 SSW oder Geburtsgewicht von 1 500 g unabhängig von der Schwangerschaftswoche; • insulinpflichtigen Gestationsdiabetes, HELLP-Syndrom, fetalen Wachstumsretardierung < 3. Perzentile. Ein interdisziplinäres Team neonatologischer Ärzt/-innen und Kinderanästhäsist/-innen sowie Gesundheits- und Kinderkrankenpfleger/-innen ist vorhanden; die E-E-Zeit beträgt < 20 Minuten.
3 Geburtshilfliche Abteilung mit Kinderklinik	• Schwangere mit Frühgeburtsbestrebungen und einem fetalen Schätzgewicht von über 1 500 g oder einem Gestationsalter von 32+0 bis ≤35+6 SSW; • fetale Wachstumsretardierung zwischen der 3. und 10. Perzentile; • diätetisch eingestellter Gestationsdiabetes ohne Gefährdung des Neugeborenen.
4 Geburtsklinik	• Risikofreie Schwangere mit Geburtsbeginn > 36+0 SSW. Kooperation mit einem Level 1 Krankenhaus soll verwirklicht sein, es ist keine Kinderklinik angeschlossen.

Im Rahmen einer klinischen Beleggeburt wird die wehende Frau von der diensthabenden Hebamme eines Belegteams betreut. Diese Hebamme darf maximal zwei Frauen parallel betreuen, um die entsprechenden Leistungen abzurechnen. Ebenso wird unter dieser Begrifflichkeit die Betreuung durch eine im Vorfeld gewählte Hebamme (die einen entsprechenden Vertrag mit einer geburtshilflichen Einrichtung hat) gefasst (DHV 2019). Im Rahmen einer ambulanten Geburt verlässt die junge Wöchnerin die geburtshilfliche Einrichtung vier bis sechs Stunden, spätestens 24 Stunden nach ihrer Geburt. In der Regel war sie zwischenzeitig nicht auf einer (Wochenbett-)Station. (Ebd.; Stiefel et al. 2013).

Außerklinische Geburt:
Die außerklinische Geburt kann im eigenen häuslichen Umfeld oder dem eines Geburtshauses im Sinne einer hebammengeleiteten Einrichtung stattfinden. Es handelt sich um eine Geburtsleitung mit einer 1:1-Betreuung (unter eventueller Hinzuziehung einer zweiten Hebamme). Einrichtungen der außerklinischen Geburtshilfe sind zu QM-Maßnahmen mit Audit verpflichtet. (Seelow 2017)

Bei einer Hausgeburt erfolgt die Geburt im häuslichen Kontext der Frau: Hierbei erfährt die wehende bzw. gebärende Frau eine vorrangige 1:1-Betreuung durch die Hebammen und wird so in ihrem individuellen Gebärverhalten invasionsarm unterstützt. Die ersten Stunden postpartal werden für das Neugeborene und die Eltern (und Geschwister) familienzentriert gestaltet. Hebammengeburtshilfe geht dabei von einer ressourcenorientierten Sicht auf die Schwangerschaft und Geburt als physiologischer und autonomer Lebensprozess aus. (Struthmann 2014)

Auch eine Alleingeburt im Sinne einer geplanten (Haus-)Geburt, die ohne Anwesenheit einer Fachperson stattfindet sowie die ungeplante Entbindung zu Hause stellen im sozialwissenschaftlichen Sinne eine Hausgeburt dar (Johnsen & Köfler 2017).

Eine Reihe von Risikokriterien schließt diese Form der außerklinischen Geburt aus (Seelow 2015).

Nur ein geringer Teil der Entbindungen ist im außerklinischen Kontext geplant. Ca. 1,3 % der Geburten wurden 2017 außerklinisch beendet. Mehr als ein Drittel dieser entbundenen Frauen waren Erstgebärende. Ca. je die Hälfte der Geburten fanden als Hausgeburt oder in einer hebammengeleiteten Einrichtung statt.

Eine von einer Hebamme betreute Hausgeburt bestärkt die Frau und das Paar effektiv in deren (Eltern-)Kompetenz, Intuition und Kraft sowie in ihr Vertrauen, eine physiologische Geburt zu meistern. In puncto intensiver Betreuung ist die außerklinische Geburt zumeist der klinischen Geburt überlegen, da die Aufmerksamkeit der betreuenden Hebamme alleinig der kreißenden Frau und dem Paar zur Verfügung gestellt werden kann. Die Motivation der Frauen bzw. Paare für eine außerklinische Geburt ist der Wunsch nach Erhalt der Selbstbestimmung, die Betreuung durch eine vertraute Hebamme in einer vertrauten Umgebung und eigene Erfahrungen früherer Geburten.

Der Kontakt der schwangeren Frau zur betreuenden Hebamme bzw. hebammengeleiteten Einrichtung wurde von mehr als der Hälfte der Frauen bereits vor der zwölften Schwangerschaftswoche aufgenommen. Im Jahr 2016 fanden 1,1 % der außerklinischen Geburten in Form einer ungeplanten Hausgeburt statt. Durchschnittlich beträgt der Anteil der nach einem außerklinischen Geburtsbeginn in die Klinik verlegten Frauen ca. 16 %. Erstgebärende stellen den größten Anteil der sekundär klinisch entbundenen Frauen dar. Sicherheitsaspekte der Paare oder des sozialen Umfeldes tragen zu der Entscheidung zur Verlegung in eine Klinik bei. Ca. die Hälfte der außerklinischen Geburtseinrichtungen leistet mehr als 50 Geburtsbetreuungen jährlich. Mehr als die Hälfte der außerklinischen Geburten dauerte weniger als neun Stunden. (Ebd.)

Beratung:

- Die Wahl des Geburtsortes ist eine zu respektierende, individuelle Entscheidung der schwangeren Frau und ihres Partners/ihrer Partnerin;
- bei dem Wunsch nach außerklinischer Geburt soll die schwangere Frau bzw. das Paar sich frühzeitig orientieren und entsprechenden Kontakt aufnehmen;
- eine vorausschauende Planung des Geburtsortes, besonders bei drohender Frühgeburt, dient der Vermeidung einer Trennung von Mutter und Kind (Marschweski & Uphoff 2016),
- Kliniken mit dem Versorgungslevel 4 kommen für alle Schwangeren in Frage, die keinerlei Risiko mitbringen und die ihr Kind voraussichtlich nach der 36. SSW zur Welt bringen; eine Kinderklinik ist an eine Klinik dieses Versorgungslevels nicht angeschlossen, sodass ein Neugeborenes für intensivmedizinische Betreuung in die Kooperationsklinik verlegt wird.

Maßnahmen und Anleitung:

- seit 2012 empfiehlt DHV e. V. und BfHD e. V. seinen Mitgliedern, vor einer geplanten außerklinischen Geburt mit den werdenden Eltern ein Gespräch über den Leistungsumfang der freiberuflichen Hilfe zu führen und dies entsprechend zu dokumentieren (u. a. in Form eines Aufklärungsbogens und einer Einwilligungserklärung);
- in den entsprechenden Dokumenten sollen die genauen Leistungen der Hebamme aufgelistet und sowohl Grenzen der außerklinischen Geburtshilfe als auch mögliche Notfallsituationen benannt werden (Ebd.).

Beginn und Dauer:

- Frühestmögliche Kontaktaufnahme zu einer außerklinisch tätigen Hebamme bzw. zur anbietenden Einrichtung,
- Vorstellung in der geburtshilflichen Klinik bzw. geburtshilflichen Fachsprechstunde nach Absprache mit der betreuenden Gynäkolog/-in, spätestens zur 36. SSW.

Gute Erfahrung mit:

- Die werdenden Eltern darin bestärken, dass weder die Wahl des Geburtsortes noch der Betreuungsform eine Aussagekraft über die geburtshilfliche Kompetenz der Frau und Qualität der Elternschaft des Paares hat,
- als werdende Mutter bzw. Eltern ist man bei der Notwendigkeit der Entbindung in einer geburtshilflichen Einrichung von hohem Versorgungsgrad intensiv in seinen elterlichen Kompetenzen gefordert,
- www.perinatalzentren.org.

Vorgehen bei Regelwidrigkeiten:

- Bestehen geburtshilfliche Risikofaktoren, die gegen den bevorzugten Geburtsort sprechen, sollte die Schwangere nach den Hintergründen ihrer Wahl befragt werden,
- gemeinsam erarbeiten/klären, ob sich ggf. Vorstellungen auch in einer Einrichtung mit einem anderen/höheren Versorgungslevel realisieren lassen.

Kooperierende: Gynäkolog/-in, geburtshilfliche Fachsprechstunde, geburtshilfliche Einrichtung, Hausgeburtshebamme, Geburtshaus.

5.10.4 Wehenvorbereitung

Kirstin Büthe

Inhalt: Der Geburtsbeginn ist ein multifaktorielles Geschehen. Fetale und maternale

Botenstoffe spielen eine Rolle. Beteiligt an dem Steuerungs- und Regelprozess des Geburtsbeginns sind eine Vielzahl von Hormonen wie Corticotropin-Releasing-Hormon (CRH), Prostaglandine u. a., die eine zentrale Rolle für die Gewebereifung von Zervix und Myometrium spielen. (Schneider 2006)

Im Grenzbereich von Dezidua und Zervix sowie Plazenta und Eihaut kommt es zu einem direkten Kontakt von mütterlichem und kindlichem Gewebe. Die Geburtsvorbereitung des Organismus folgt einer Verschiebung von Schwangerschaftserhaltung zugunsten von das Geburtsgeschehen begünstigenden Faktoren. Unter dem Einfluss von CRH, welches in der fetalen und mütterlichen Hypophyse gebildet wird, erfolgt die Stimulation der Prostaglandinsynthese von Plazenta, Eihäuten, Dezidua und Myometrium. Die Konzentrationen beider Hormone steigen zur Geburt an. Prostaglandine können unter Einfluss von Östrogenen direkt im Myometrium gebildet werden. (Oswalt-Vormdohre 2015; Schneider 2006)

Nach Abschluss der fetalen Lungenreife beginnt seine Prostaglandinsynthese aus seiner Nebennierenrinde. Über den geweblichen Grenzbereich zwischen Fetus und Mutter wird das Prostaglandin an die Mutter abgegeben. Eine Bildung von mütterlichen Rezeptoren ist komplex in diesen Vorgang eingebunden. (Louwen 2010; Knörr et al. 1989)

Die Prostglandinsynthese vor der Geburt führt idealerweise zur zervikalen Reifung und dezenter Muttermunderöffnung. Die Ansprechbarkeit des inneren Muttermunds auf Druck des vorangehenden Teils soll vorbereitet sein (Fergusson-Reflex). Die Synthese entfaltet eine kontraktionsauslösende Wirkung auf die glatte Muskulatur und fungiert als Hormon und Neurotransmitter. Gleichermaßen produzieren Prostaglandine im Rahmen der Reifung ihre eigenen Rezeptoren. So ist eine Besetzung der Rezeptoren mit Prostaglandinen gewährleistet, während andere z. B. Schmerzmediatoren keine entsprechende Wirkung durch eine Rezeptorenbesetzung

entfalten können. Der erfolgreiche Reifungsprozess korreliert mit einer physiologischen Schmerzhaftigkeit des Wehenbeginns. (Seipel 2011)

Wird Prostaglandin gegenüber den Prostaglandinrezeptoren im Überschuss produziert oder kann nicht an »seinen Rezeptor« anknüpfen, leistet es als (Immun-)Mediator Schmerz- und Entzündungsprozessen Vorschub. (Louwen 2010)

Vor der Geburt konkurriert Prostaglandin mit erhöhten Inulin- und Insulinkonzentrationen erfolglos um die Anknüpfung an seinen Rezeptor. Dies ist bei einer kohlenhydratreichen, insbesondere zuckerreichen Ernährung und häufigen Mahlzeiten wahrscheinlich. Prägen ein hoher Insulinpegel bzw. häufige Insulinspitzen den täglichen Kohlenhydratstoffwechsel, kann die prostaglandinbedingte Gewebe- und Zervixreifung nicht in vollem Maße erfolgen. Eine Ernährungsumstellung 5–6 Wochen vor dem Termin in Form einer Low-Carb-Diät führt zu einer gedämpften und abgeflachten Insulinausschüttung. In diesem Zusammenhang leistet die Ernährung einen Beitrag zu einer physiologischen Prostaglandinsynthese und -wirkung. (Louwen 2010)

Ein hoher, Omega-3-Fettsäuren-haltiger Fischkonsum hemmt die uterine Prostaglandinsynthese. Ein reichhaltiger Verzehr oder die Supplementierung fünf bis sechs Wochen vor Geburt ist nicht zu empfehlen. (Nowitzki et al. 2010)

Beratung:

- Im Sinne der Louwen-Diät sind Nahrungsmittel wie Weißmehlprodukte, Süßigkeiten und süßes Obst ungünstig in Hinblick auf den zervikalen Reifungsprozess;
- alternative Energiequellen sollten komplexe Kohlenhydrate wie Hülsenfrüchte, Salzkartoffeln, Hartweizengries und Gemüse sein (Seipel 2011),

- fettigen Seefisch bzw. Omega-3-Fettsäuren-Supplemente 5–6 Wochen vor der Geburt nur in Ausnahme essen bzw. einnehmen.

Maßnahmen und Anleitung:

Louwen-Diät:
Fünf bis sechs Wochen vor dem errechneten Termin sollten in der Ernährung der Schwangeren keine Monosaccharide und nur wenig Disaccharide enthalten sein (Louwen 2010). Ziel ist es einerseits, Blutzuckerspitzen zu vermeiden und andererseits den Blutzuckerspiegel anhaltend niedrig zu halten. So wird eine enzymatische Beteiligung der mütterlichen Fettzellen (Delta-13-Reduktase) am Prostaglandinabbau vermieden. Eine erfolgreiche Reifung von prostaglandinempfindlichem Gewebe (Zervix etc.) kann erfolgen. (Seipel 2011)

Gute Erfahrung mit:

- Vorbereitungen für das Leben mit dem Neugeborenen (Wickelkomode aufbauen, Erstausstattung kaufen etc.) abschließen,
- geburtsvorbereitende Akupunktur:
  - ab SSW 36+7 wöchentlich, ab ET zweitägig;
  - Nadelung für zehn bis zwölf Minuten längstens;
  - beginnen mit He 7 und DuMai 20, dann Ma 36, Gb 34 dazu nehmen, dann MP 6, Di 4 dazu nehmen, ab ET Bl 67;
- geburtseinleitende Akupunktur:
  - ab errechnetem Termin zweitägig;
  - Gb21, DuMai20.
- Obstipation lösen (▶ Kap. 6.1.4),
- regelmäßig am Tag und ausdauernd bewegen (Spaziergänge über mindestens zwei Stunden über den Tag verteilt, Alltags- und Haushaltsaufgaben zu Fuß erledigen etc.),
- Entspannungsrituale einbauen, auf gute Schlafqualität achten,
- Louwen-Diät,

- Geburtstee trinken (▶ Kasten 5.3) (Zimmermann 2019),
- Dammmassage durchführen (▶ Kap. 5.10.5).

Kasten 5.3: Geburtstee (Zimmermann 2019)

Teemischung: Zu gleichen Teilen Himbeerblätter (Rubi idaeifolium) + Scharfgarbenkraut (Achillea millfolium) + Frauenmantelkraut (Alchemilla vulgaris) + Brombeerblätter (Rubi fructicosum folium).
Zubereitung: 1 Teelöffel der Teemischung mit 250 ml kochendem Wasser übergießen. Für 10 Minuten ziehen lassen. 4 Wochen vor Geburt mit täglich 2 Tassen beginnen. Für Himbeerblättertee gibt es keinen Nachweis von positivem Effekt für den Schutz vor Dammverletzungen (Holste et al. 2006)

Kooperierende: Ernährungsberater/-in.

5.10.5 Dammvorbereitung

Karin Hillen

Es besteht keine effektive Maßnahme zur Dammvorbereitung!

Definition
Perineum: Auch Vorderdamm oder Damm. Gewebebrücke zwischen After und dem hintersten Teil des Introitus vaginae. (Harder & Seehafer 2013)

Ziel:

Beratung über Möglichkeiten der Vorbereitung des Dammgewebes in der Schwangerschaft zur Prävention vaginaler Geburtsverletzungen.

Inhalt: Die Vorbereitung des Dammgewebes auf die bevorstehende vaginale Geburt dient der Senkung von Geburtsverletzungen. Die Inzidenz von Geburtsverletzungen im Rahmen von vaginalen Geburten ist nach wie vor hoch (Birri et al. 2017). Ein Dammriss (DR) umfasst eine Reihe von spontan entstandenen Weichteilverletzungen der Vaginalschleimhaut im Bereich des Scheideneingangs bzw. Damms. Die Unterteilung erfolgt in die verschiedenen Schweregrade I bis IV (Opitz-Kreuter 2015). Eine schwere Dammverletzung (DR III° bis IV°) oder eine mediolaterale Episiotomie geht mit Verletzungen von muskulären Teilen des Beckenbodens (u. a. Musculus bulbospongiosus, Musculus transversus perinei superficialis, Musculus sphincter ani) einher. Tab. 5.15 listet die Grade der Dammverletzungen mit Gewebeverletzung auf.

Der Musculus sphincter ani (analer Ringmuskel) wird unterteilt in Musculus sphincter ani internus (innenliegender Afterschließmuskel) und externus (äußerer Afterschließmuskel). Der äußere Ringmuskel umgibt den untersten Teil des Enddarms und besteht aus quergestreiften Muskelfasern. Der innere Schließmuskel stellt die Verlängerung der Lamina muscularis dar, ist wenige Millimeter dünn und besteht aus glatten Muskelfasern. (Opitz-Kreuter 2015)

Der Musculus bulbospongiosus (oder Musculus bulbocavernosus) ist ein paarig angelegter, in ovaler Form um die Vagina verlaufender Muskel, welcher vorne an der Faszie des Diaphragma urogenitale ansetzt. Er bettet

den Vorhofschwellkörper ein. (Kindberg & Seehafer 2017; Harder & Seehafer 2013)

Der Musculus transversus perinei superficialis (oberflächlicher querer Dammmuskel) ist ein paarig angelegter, vom Zentrum des Dammes her oberflächlich quer über den Damm verlaufender Muskel. Er schließt an den Sitzbeinhöckern an. (Harder & Seehafer 2013)

Bereits 2000 haben Dannecker et al. den Benefit einer Episiotomie bezüglich des Risikos der Entstehung eines geburtshilflich bedingten Beckenbodentraumas mit den Folgen von Harninkontinenz, anorektaler Inkontinenz und Descensus genitalis sowie bezüglich einer besseren Wundheilung widerlegt. Eine restriktive Indikationsstellung senkt mittlerweile die Rate an Episiotomien erheblich ohne schwere Komplikationen zu verursachen. Die Indikation für die Abwendung einer drohenden fetalen Asphyxie mit pathologischem CTG hat Berechtigung. (Jiang et al 2017; Carroli & Mignini 2009)

Dammmassage kann und sollte eine Sensibilisierung der schwangeren Frau für die bevorstehende Geburt und das beteiligte Gewebe begleiten. Kräutertees, Heublumendampfbad, Dammmassage oder die Verwendung von Vaginaldilatatoren werden zur Vorbereitung des Gewebes auf eine hohe Dehnungsfähigkeit zur Geburt des Kopfes eingesetzt.

Tab. 5.15: Vaginale Geburtsverletzungen (Kindberg & Seehafer 2017; Opitz-Kreuter 2015; Harder & Seehafer 2013; Seifert 2013)

Form	Verletzung
Dammriss I. Grades (DRI°)	Eine Verletzung der Dammhaut von 1–2 cm ohne Beteiligung von Muskulatur; sie ist meist an der hinteren Kommissur lokalisiert.
Dammriss II. Grades (DRII°)	Neben der Dammhaut ist die dammbildende Muskulatur in Form des Musculus bulbospongiosus bzw. Musculus transversus perinei superficialis verletzt.
Dammriss III. Grades (DRIII°)	Tiefe Verletzung; neben der Dammhaut und dem Musculus bulbospongiosus bzw. transversus perinei profundus ist auch der Musculus sphincter ani externus verletzt; Rektalschleimhaut ist intakt
Dammriss IV. Grades (DRIV°)	Neben einem Dammriss III° ist zusätzlich Rektalschleimhaut oder Rektumwand eingerissen.

Tab. 5.15: Vaginale Geburtsverletzungen (Kindberg & Seehafer 2017; Opitz-Kreuter 2015; Harder & Seehafer 2013; Seifert 2013) – Fortsetzung

Form	Verletzung
Labienschürfung	Verletzung an einer bzw. beiden äußeren Labie/-n stellt oberflächliche Hauterosion mit geringem Blutaustritt dar
Labienriss	Haut und tiefer gelegene Gewebestrukturen einer oder beider, äußeren Labie/-n sind eingerissen
Klitorisriss	Rissverletzung der Klitoris meist aufgrund des lokalen Gefäßreichtums stark blutend; tritt häufig vergesellschaftet mit Labienrissen auf.
Episiotomie	Eine operative Erweiterung des Scheideneingangs durch Schnitt am Perineum; von der Mitte der hinteren Kommissur wird je nach Richtung eine mediane oder mediolaterale Episiotomie geschnitten
Mediane Episiotomie	Schnittführung entspricht der Medianlinie der hinteren Kommissur in Richtung Anus; Verletzungen der Muskeln entsprechen denen eines DR II°; es besteht das Risiko eines Weiterreißens in Richtung Anus mit Verletzung des Musculus sphincter ani externus
Mediolaterale Episiotomie	von der Mitte der hinteren Kommissur wird im 45°-Winkel nach lateral geschnitten; Verletzungen der Muskeln entsprechen denen einer medianen Episiotomie oder eines DR II°; es entstehen asymmetrische Wundränder, bei ausgedehnter Schnittführung kann der Musculus levator ani pars pubococcygeus verletzt werden.

Dammmassage:

Eine Massage von Haut, Unterhautfettgewebe, Muskulatur und tiefergelegenem Gewebe durch die Hand beeinflusst den lokalen Stoffwechsel und die Lymphbahnen positiv. Ihre Wirkung entfaltet sich vornehmlich primärpräventiv. Die Massage des Dammgewebes senkt das Risiko für eine Episiotomie bei Geburt des Kopfes bzw. vorangehenden Teils über den mütterlichen Damm von Erstgebärenden nicht wesentlich (Beckmann & Stock 2013).

Ähnliche Ergebnisse bestehen für den Benefit von Dammmassage bezüglich Rissverletzungen des Damms. Zumindest bei Erstgebärenden schützt Dammmassage nicht signifikant vor einem Dammriss (Gulbahtiyar & Zehra 2011). Bei ein- bis zweimaliger Durchführung der Massage in der Woche ab der 34. SSW entfaltet sich der leicht-protektive Effekt. Eine mentale Auseinandersetzung mit dem körperlichen Prozess der Geburt des eigenen Kindes wird unterstützt. Dammmassage schützt nicht vor vaginal-operativer Entbindung, Harn- bzw. Stuhlinkontinenz oder Dyspareunie. Mandelöl ist zur Massage geeignet. (Seehusen & Raleigh 2014; Gulbahtiyar & Zehra 2011; Dame et al. 2008)

Heublumendampfbad:

Ein Heublumendampfbad ist eine traditionelle Maßnahme zur Geburtsvorbereitung des Gewebes. Damm und vaginales Gewebe sollen durch das äußerliche Dampfbad von Heublumen aufgelockert werden und eine höhere Dehnungsfähigkeit für die Geburt erlangen. Die Maßnahme ist eine abgeschwächte Form der Heublumensackauflage, bei der auf eine ausgewählte Körperpartie ein über Dampf erhitztes Säckchen mit Heublumen heiß aufgelegt wird und dort verbleibt, bis der Wärmefluß nachlässt. Die hyperämisierende Wirkung und die ausströmenden ätherischen Öle des Heus sollen einen schmerzlindernden Effekt und eine Elastizitätssteigerung des bindegeweblichen Netzes zur Folge haben. (Beer & Adler 2011)

Himbeerblättertee:
Der Genuss von Himbeerblättertee ist eine sehr verbreitete Form der Gewebevorbereitung auf die Geburt. Dem Genuss von bis zu zwei Tassen aufgebrühtem Tee täglich in den vier Wochen vor Geburt wird eine auflockernde Wirkung auf das Gewebe unterstellt.

Nach Holst et al. (2009) hat der Genuss von Himbeerblättertee keinen Effekt auf das Dammgewebe im Sinne eines Schutzes vor Geburtsverletzungen. Als rituelle Besinnung auf die bevorstehende Geburt kann ein positiver Einfluss auf die mentale Vorbereitung vorhanden sein.

Vaginaldilatator:
Einen Vaginaldilatator platziert die Frau ab der 38. SSW in ihrer Scheide, pumpt den Ballon auf und belässt den dehnenden Dilatator für zehn Minuten in der Scheide. Die Verwendung des Vaginaldilatators hat keinen protektiven Effekt bezüglich der Vermeidung von Beckenbodentraumata (Kamisan Atan et al. 2016), Dammrissen oder Episiotomien (Brito et al. 2015).

Kraniosakraltherapie:
Im Rahmen einer kraniosakraltherapeutischen Behandlung von spezifischen bindegeweblichen Strukturen soll ein Impuls zur ganzheitlichen Selbstheilung eines Menschen gegeben werden. Diese Methode eignet sich für eine individualisierte Geburtsvorbereitung von Frauen, die Traumata oder Ängste aus vorangegangenen geburtshilflichen Erlebnissen verarbeiten möchten. (Schäfers & Kolip 2015)

Ein konkreter Bezug zum Gewebe des Dammes besteht nicht.

Beratung:

- Die Aussagen bezüglich eines Nutzens von dammvorbereitenden Maßnahmen sind größtenteils von tradierter Qualität oder widersprüchlich;
- Dammmassage ist eine geeignete Methode sich ganzheitlich auf den Prozess der Geburt einzustellen;
- es eignen sich unparfümierte pflanzliche Öle zur Massage;
- der Genuss von bis zu zwei Tassen Himbeerblättertee täglich sowie die Anwendung des Heublumendampfbades wenige Wochen vor der Geburt können ohne Bedenken bezüglich einer schädigenden Wirkung empfohlen werden;
- die Verwendung eines Vaginaldilatators hat keinen protektiven Effekt auf die Prävention einer Dammverletzung,
- bei anhaltend schlechter Erinnerung an eine vorangegangene Entbindung kann Kraniosakraltherapie wie auch die anderen Maßnahmen empfohlen werden.

Maßnahmen und Anleitung:

Massage des Dammes:
- Die Massage beginnt nach gründlicher Reinigung der Hände, Fingernägel sowie der Vulva in einem warmen, zugfreien und ungestörten Raum;
- die Schwangere stellt ein Bein erhöht auf einen Hocker und massiert mit der gegenseitigen Hand;
- dazu legt sie Zeigefinger und ggf. Mittelfinger in den Introitus vaginae, baut einen leichten Zug auf das Gewebe auf, setzt den Daumen zur u-förmigen Massage auf den Damm und beginnt mit einer massierenden Bewegung des Daumens;
- bei besserer Erreichbarkeit kann auch der Daumen in die Vagina eingeführt werden

und der Zeigefinger übernimmt die massierende Bewegung,

- im Verlauf der Massagen kann sowohl der Zug auf das Gewebe als auch der massierende Druck erhöht werden;
- der Bereich der Harnröhre wird von der Massage ausgenommen.

Heublumendampfbad:

- Eine handvoll Heublumen in einer hitzeresistenten Schüssel mit kochendem Wasser überbrühen und in eine erheblich größere und sitzstabile Schale oder in die Toilette stellen;
- auf den Damm für ca. 10 Minuten den Heublumendampf einwirken lassen;
- unbedingt die Gefahr von Verbrennungen ausschließen.

Beginn und Dauer:

- Himbeerblättertee kann ab der 36. SSW bis zu zwei Tassen täglich getrunken werden,
- Heublumendampfbad ab der 36. SSW täglich durchführen,
- Dammmassage kann ab der 34. SSW für ca. vier Minuten ein bis zwei Mal wöchentlich durchgeführt werden.

Vorgehen bei Regelwidrigkeiten:

- Mechanische oder thermische Maßnahmen zur Dammvorbereitung sollen nicht von Frauen mit lokalen Varizen oder mit Frühgeburtsbestrebungen durchgeführt werden;
- heparinisierte Frauen führen die Maßnahmen erst nach Rücksprache mit ihrer Gynäkologin/ihrem Gynäkologen durch.

Kooperierende: Gynäkolog/-in, Osteopath/-in, Apotheker/-in.

5.10.6 Verlängerte Schwangerschaftsdauer & Übertragung

Kirstin Büthe

Definitionen
Terminüberschreitung: Der Zeitraum der Schwangerschaft zwischen dem 280. und 293. Tag post menstruationem (Schmidt-Matthiesen & Wallwiener 2005) bzw. SSW 40+1 bis 41+6 (AWMF 2014 a). Eine Verlängerung der Schwangerschaft über den errechneten Termin hinaus (Münzer 2015).
Übertragung: Ein Überschreiten des Geburtstermins um (mehr als) 14 Tage (Schneider & Weiss 2011, Schmidt-Matthiesen & Wallwiener 2005) bzw. ab 294 Tagen/42+0 SSW (AWMF 2014 a) bei einem eindeutig berechneten Geburtstermin (Schmidt-Matthiesen & Wallwiener 2005). Ursache kann eine Störung des Triggermechanismus für das Geburtsgeschehen zu einem genetisch vorgesehenen Zeitpunkt sein (Schneider & Weiss 2011).

Inhalt: Ca. 31,7 % der Gebärenden entbinden nach dem errechneten Termin. 0,61 % der schwangeren Frauen gebären nach SSW 42+0 (AQUA 2011).

Eine verlängerte Schwangerschaft im Sinne der Terminüberschreitung und Übertragung setzt eine genaue Bestimmung des Gestationsalters voraus (AWMF 2014 a), wie es für die heutige Versorgungssituation als gegenwärtig anzunehmen ist (DGHWi 2015 a). Die Festlegung des Geburtstermins erfolgt einerseits rechnerisch und andererseits auf Basis der Ultraschallmessung der Scheitel-Steiß-Länge des Embryos im ersten Trimenon der Schwangerschaft (▶ Kap. 3.3).

Nur ein kleiner Teil der hohen Anzahl von terminüberschreitenden Geburten sind echte zeitliche Übertragungen (AWMF 2014 a). Nicht selten handelt es sich bei der verlängerten Schwangerschaft ursächlich um einen

Fehler bei der Bestimmung des Geburtstermins. (Schneider & Weiss 2011)

Übertragung ist als multifaktorielles Geschehen zu betrachten (DGHWi 2015 a), deren Ursachen noch nicht vollständig bekannt sind (AWMF 2014 a). Die Auslösung von Geburtswehen ist ein komplexes Zusammenspiel von Hormonen. Es findet auf den Ebenen von mütterlichem Hypothalamus-Hypophyse, fetaler Nebennierenrinde und des feto-maternalen Grenzbereiches (Dezidua, Myometrium) unter Beteiligung von Trophoblasten bzw. Chorion statt. Es folgen Reifungsprozesse an Myometrium, Zervix und Eihäuten. (Schneider & Weiss 2011)

Eine hormonelle Veränderung im Bereich von Hypothalamus und Hypophyse der Mütter kann zu einer mangelnden Auslösung von Geburtswehen führen. Ebenso kann eine Funktionsstörung der fetalen Nebennierenrinde oder der Plazenta eine verlängerte Schwangerschaft begründen. (Surbek 2011)

Eine verlängerte Schwangerschaft birgt ein Risiko für fetale Mortalität (Schwarz et al. 2015; AWMF 2014a). Unabhängig von der Schwangerschaftsdauer sind Frauen mit erster Schwangerschaft, mit Nikotinabusus, einem BMI über 30 und höherem Alter von über 35 Jahren etwas häufiger von einem extrem nachteiligen fetal outcome in Form eines IUFT betroffen (Flenady 2011). Themenbezogene Studienergebnissen von westlichen Industrienationen würden die Interpretationsfähigkeit erheblich erhöhen (DGHWi 2015 a). Eine Addition bzw. Potenzierung des Risikos für ein nachteiliges fetal outcome scheint bei dem Zusammentreffen dieser Risikoparameter und einer Terminüberschreitung und Übertragung wahrscheinlich.

Die seltenen Fälle von echter Übertragung, d. h. einem Geburtsbeginn nach einem genetisch vorgesehenen Zeitpunkt (Surbek 2011), sind meist an eine normale Plazentafunktion mit resultierender fetaler Makrosomie geknüpft (AWMF 2014 a). Es kann sich bei einer vollwertigen Plazentafunktion über Termin um den seltenen Fall einer länger als 294

Tage andauernden Schwangerschaft handeln. (Surbek 2011)

Gleichzeitig werden Schwangerschaftsverläufe beobachtet, bei denen die plazentare Funktion im Zuge der kalendarischen Alterung durch verschiedene Anpassungsmechanismen erfolgreich kompensiert wird. Die funktionelle Kapazität der Plazenta wird in diesen Fällen durch eine Steigerung der Austauschoberflächen und Zottenvaskularisierung, durch Erhöhung der uterinen und umbilikalen Blutzufuhr erhalten. Unterstützend sinkt der Diffusionswiderstand. Sonographisch zeigt sich ein Reifegrad 3 der Plazenta. Die Gewichtszunahme des Feten geht uneingeschränkt weiter. Makrosomes Wachstum könne diese Entwicklung begleiten und die Geburt erschweren. (Surbek 2011)

Es korreliert eine Asphyxiegefahr (Schneider & Weiss 2011, Norwitz & Snegovskikh 2007) mit verminderter plazentarer Reserve (AWMF 2014a).

Begleitend zu einer verlängerten Schwangerschaft ist eine Chronifizierung von plazentarer Insuffizienz möglich. Das Neugeborene spiegelt mit seinen Zeichen der Dysmaturität oder »Überreife« die plazentare Suffizienz bzw. Insuffizienz. (Surbek 2011)

Ein Clifford-Syndrom (auch Ballantyne-Runge-, Übertragungs- oder Überreifesyndrom) kann in Folge von Übertragung und damit verbundener, chronischer plazentarer Mangelversorgung auftreten. Das Syndrom teilt die intrauterine Mangelversorgung in drei Grade von körperlich sichtbaren Merkmalen ein. Neugeborene mit einem Grad I des Syndroms weisen reduzierte Fettpolster, atrophe Haut sowie das Fehlen von Vernix caseosa auf. Betroffene Kinder von Grad II haben zusätzlich eine Grünfärbung der Haut und Eihäute durch mekoniumhaltiges Fruchtwasser. Der schwerste Grad III ist durch hellgelbe Haut mit Mazeration bei gelb-bräunlich verfärbtem Fruchtwasser charakterisiert. Das Kind ist übertragen, aber gleichzeitig mangelernährt. Durch eine komplexe respiratorische und trophische Dysfunktion der Plazenta im Rahmen von Übertragung fehlen beim Neugeborenen Vernix caseosa und Lanugobehaarung vollständig. Seine Haut ist trocken, rissig und lammellenartig abgeschilfert. Bei zeitgerechter Körperlänge sind die zuvor physiologisch aufgebauten Fettdepots des Neugeborenen meist aufgebraucht. Seine Haut ist gegenüber dem darunter liegenden Gewebe erheblich verschiebbar. Begleitend ist das Fruchtwasser wenig und mekoniumhaltig. Eine Fruchtwasseraspiration ist subpartu möglich. (Pschyrembel 2018)

Das Überreife-Dysmaturitäts-Syndrom (fetal dysmaturity syndrom) ist eine historische Beschreibung einer Reihe von Merkmalen des Neugeborenen ausgehend von einer plazentaren Dysfunktion. Die Inspektion des Kindes auf die entsprechenden körperlichen Merkmale ist die Identifikation einer intrauterinen Mangelversorgung. Die ursächliche Terminüberschreitung bzw. Übertragung ist nur ein, wenn auch historisch häufiger ursächlicher Aspekt. Trockene Haut, wenig subkutanes Unterhautfettgewebe und geringes Körpergewicht, Fehlen von Vernix und Lanugobehaarung sowie »Waschfrauenhände« und überstehende Fingernägel des Neugeborenen begleiten das Syndrom. (Surbek 2011, Agorastos 1989)

Eine verminderte Menge an Fruchtwasser ist ein Hinweis für eine Plazentainsuffizienz. Steigende perinatale Morbidität (z. B. Nabelschnurkompression bei Oligohydramnion, dick-mekoniumhaltiges Fruchtwasser) kann die plazentare Minderfunktion begleiten. Mit steigendem Gestationsalter ist ab errechnetem Termin eine höhere Wahrscheinlichkeit für vaginal-operative Entbindungsmodi und höhergradige Geburtsverletzungen u. a. gegeben. Die Rate von primären Sectiones steigt an. (AWMF 2014a; Surbek 2011)

Die Diskussion über den richtigen Zeitpunkt einer Geburtseinleitung wird kontrovers geführt. Die derzeitige Empfehlung nach AWMF (2014 a) empfiehlt Frauen mit risikoarmer Schwangerschaft spätestens ab SSW 41+3 eine Geburtseinleitung. Ab SSW 42+0

wird demnach eine Beendigung der Schwangerschaft als unumstößlich betrachtet.

Schwarz et al. (2015) beschreiben das Alter der Frau, Rauchgewohnheiten, den BMI sowie Parität und Ethnie als einflussnehmende Faktoren in Hinsicht auf die Bestimmung bzw. Empfehlung des geeigneten Einleitungszeitpunktes.

Smith (2001) hat eine abweichende durchschnittliche Länge der Schwangerschaft von 283 Tagen für Erstgebärende und 284 Tagen für Mehrgebärende belegt. Ein höherer BMI bzw. eine Ernährung, die reich an Mono- und Disacchariden ist, scheint einen störenden Einfluss auf die Prostaglandinsynthese zu haben (Louwen 2010) (▶ Kap. 5.10.4). Jukic (2013) hat eine physiologische Variabilität der Schwangerschaftslänge bei einem ovulationsgesicherten Entbindungstermin festgestellt. Je später im Zyklus die Nidation erfolgt, umso länger ist die Schwangerschaftsdauer. Beide Aspekte wurden in der Empfehlung für einen geeigneten Zeitpunkt der Geburtseinleitung nach AWMF (2014 a) nicht berücksichtigt.

Für ein positives Geburtserleben ist eine vorherige Aufklärung unter Benennung auch der alternativen Möglichkeiten der Geburtseinleitung angezeigt (▶ Tab. 5.16). Die Frau sollte im Sinne eines Empowerments eine informierte Entscheidung treffen können (Schwarz et al. 2016).

Zur Geburtseinleitung bestehen im klinischen Setting medikamentöse und mechanische Verfahren. Zur medikamentösen Geburtseinleitung stehen die Wirkstoffe Oxytocin und Prostaglandin (Minprostin® und Misoprostol) zur Verfügung (▶ Tab. 5.16).

Rhizinusöl wird aus den hochgiftigen Samen der Rhizinuspflanze gewonnen und führt im hochschwangeren Organismus zu einer beschleunigten Darmpassage mit erheblichem Flüssigkeitsverlust. Eine ausgesprochene Zervixreife ist Voraussetzung für einen erfolgreichen Einsatz. Ein Herztonabfall des Kindes kann begleitend beobachtet werden. (Fendesack 2013)

Tab. 5.16: Formen der Geburtseinleitung (Kehl 2018a, Ahmed et al. 2017; Levine et al. 2016; Kehl et al. 2016; Fendesack 2013)

Form	Medikament	Applikationsort	Bemerkungen
Medikamentös für Prostaglandinsynthese	Prostaglandine Minprostin®	intrazervikal	bei mäßig bis unreifem Befund
	Prostaglandin Misoprostol	Intravaginal oder oral, Vaginalinsert	bei mäßig reifem Befund; »Off-Label-Use«; uterine Überstimulation möglich
	Oxytocin	intravenös	bei reifer Zervix, spontanen leichten Wehen
Mechanisch für Prostaglandinfreisetzung	Foley-Ballonkatheter	intrazervikal	30 ml Füllung für 12–24 Stunden; Kombination mit Misoprostol oder Oxytocin möglich
	Eipollösung		schmerzhaft
	Amniotomie		reifer Befund
Komplementärmedizinische Behandlung für Weheneinleitung	Nelkenöl-Tampon	Vaginal	weheneinleitend; jeder Zeit entfernbar
	Rhizinus-Cocktail	Oral	2 Teelöffel des Gemischs von Öl, Saft und Emulgator; bei reifer Zervix; mütterliche Dehydratation und fetale Bradykardie möglich

Die Datenlage für dieses Prozedere ist widersprüchlich (Ebd.) und unzureichend (Kehl 2018 a, Ahmed et al. 2017). Aus diesem Grund ist die Maßnahme nicht zu empfehlen (Ebd., Kehl et al. 2016).

Die Empfehlungen zur Einleitung bei verlängerter Schwangerschaft nach vorangegangener Sectio im Sinne der Wahl des geeigneten Einleitungsmittels sind nicht einheitlich (Kehl et al. 2016).

Beratung:

- Eine exakte Terminbestimmung schützt vor ungerechtfertigten Einleitungen (▶ Kap. 3.3);
- Prostaglandinsynthese diätetisch unterstützen (▶ Kap. 5.10.4);
- eine Makrosomie wird idealerweise durch Sonographie und klinische Einschätzung des Fundusstandes (▶ Kap. 3.7: Fundushöhe) beurteilt (Ebd.);
- geeignete Methoden zur Identifikation von plazentarer Erschöpfung:
  - Ermittlung der Fruchtwassermenge bzw. eines Oligohydramnions (AWMF 2012c);
  - höhere Aussage in Kombination mit Abnahme von Kindsbewegungen (▶ Kap. 3.9);
  - Spikes und variable Dezelerationen im CTG (Nachweis von Nabelschnurkompression),
- eine individuelle Einflussnahme auf den Geburtszeitpunkt kann über Wehenvorbereitung (▶ Kap. 5.10.4) angestrebt werden;
- das klinische Vorgehen bei verlängerter, gesunder Schwangerschaft richtet sich u. a. nach der Dauer der Terminunterschreitung;

- es variiert zwischen abwartendem Verhalten bei intensiver Überwachung von Mutter und Kind und Geburtseinleitung;
- verminderte Fruchtwassermenge ist ein frühes Symptom für eine beginnende Plazentainsuffizienz (Surbek 2011);
- eine echte Übertragung gefährdet den Fetus durch potentielle geburtshilfliche Komplikationen in Verbindung mit ausgeprägter Plazentainsuffizienz oder einer folgenreichen Makrosomie (Ebd.);
- Messung des Fruchtwasserindex oder des -depots sind sensitiv für Oligohydramnie (Ebd.);
- Dopplersonographie ist für plazentare Insuffizienz am Termin nicht sensitiv (Ebd.).

Maßnahmen und Anleitung: (▶ Tab. 5.17)

Tab. 5.17: Empfehlungen zum Vorgehen bei Terminüberschreitung und Übertragung (AWMF 2014a)

Gestationsalter [SSW]	Empfehlung	Bemerkung
37+0 bis 39+6	kein Anlass zu einer Einleitung	Frauen > 40 Jahren ab 39+0 SSW eine Einleitung anbieten
40+0 bis 40+6	Bei risikofreier Schwangerschaft bis 40+6 abwarten	Kineto-CTG-Überwachung ab 40+0 üblich; Kick-Chart
41+0 bis 41+6	Einleitung anbieten	Ab 41+3 Einleitung empfehlen; bei Ablehnen ohne Risiko 41+6: regelmäßige Kontrolle des Feten bzw. der Fruchtwassermenge
Ab 42+0	Einleitung empfehlen oder Sectio	Sectio auch ohne Risiko

- eine alternative Methode ist die Einlage eines mit wenigen Tropfen von Nelkenöl benetzten Tampons (Ahmed et al. 2017); eine geburtsvorbereitende Akupunktur kann bei unreifem Befund beibehalten werden;
- bei Anzeichen von Geburtsreife (Zervixbefund, intermittierend schmerzhafte Wehen, Zeichenblutung etc.) kann geburtseinleitend akupunktiert werden.

Beginn und Dauer: Ab SSW 40+0
Vorgehen bei Regelwidrigkeit:
Regelmäßiger Coitus um den Entbindungstermin herum hat keinen verlässlichen Einfluss auf eine Verkürzung der Geburtsdauer (Kavanagh 2008).
Kooperierende: Gynäkolog/-in, geburtshilfliche Einrichtung.

5.11 Vorbereitungen auf das Wochenbett und Stillen

Kirstin Büthe

5.11.1 Vorbereitung auf das Wochenbett

Definition
Puerperium: Wochenbett. Zeitraum nach Geburt der vollständigen Plazenta bis sechs bis acht Wochen postpartum (Mändle & Optz-Kreuter 2015).

Inhalt: Eine Vorbereitung auf das Wochenbett kann bereits in der Schwangerschaft eine Fülle von Maßnahmen beinhalten

Stressvermeidung:
Der Alltag einer Mutter mit Neugeborenem und Säugling kann durch eine selbstverständliche Hilfe von Dritten (Familienmitgliedern, Freund/-innen o. a.) entlastet werden. Aufgaben wie Einkaufen, Reinigung der Wohnung können ebenso im Vorfeld an Dritte abgegeben werden wie die Zubereitung von warmen Mahlzeiten oder die Betreuung des Geschwisterkindes. Einrichtungsgegenstände können auf Standsicherheit in Hinblick auf die Krabbel- und Standaktivitäten des Säuglings geprüft werden. Der Schlaf-, Wickel- und besonders Tagesplatz des Säuglings kann auf Unfallrisiko aus seinem Blickwinkel geprüft werden. Die Wickeleinheit kann nach Arbeitsvorgängen so eingerichtet werden, dass alles in Reichweite zu greifen ist. Eine Rechtshänderin agiert in der Regel von rechts (sauberer Bereich) nach links (Abwurf für Wäsche und Müll). Frauen bzw. werdende Eltern mit Mehrlingsschwangerschaft profitieren ggf. von einer Alltagsentlastung auch zugunsten ihres bevorstehenden Schlafdefizits.

Infektionsprophylaxe:
Die individuelle Situation jeder Wöchnerin erlaubt allgemeine Aussagen zu wiederkehrenden Erfordernissen (Hygienematerial, Es-

sen, ggf. Unterstützung im Haushalt, realistische Ziele etc.). Angesicht des nachteiligen Einflusses der sekundären Wundheilung einer Geburtsverletzung erscheint die Veranschaulichung von (Hände)Hygiene und Genitalhygiene nach Entbindung sinnvoll. In diesem Zusammenhang erweist sich für eine physiologische Wundheilung die lokale Anwendung von Wärme von über 28 Grad als förderlich. Kühlende Maßnahmen nach der Geburt wirken der Heilung entgegen. (Georg Thieme Verlag 2015c)

Beckenbodentraining:
Das Einstudieren von Beckenbodenübungen kann die Selbstwirksamkeit bezüglich einer postpartalen Stärkung des Beckenbodens fördern (▶ Kap. 6.5). Besonders effektvoll sind dabei eine Tonisierung des M. levator ani in Kombination mit dem M. tranversus perinei profundus sowie das Training der Blasenhaltemuskulatur. (Albrich et al. 2014; Boyle 2012)

Atopieprophylaxe des Neugeborenen:
Eine vorgeburtliche Allergieprävention ist durch bestimmte Verhaltensweisen in der Schwangerschaft möglich (AWMF 2014c). Eine Allergie bezeichnet die überschießende immunologische Reaktion auf körperfremde, an sich nicht pathogene Antigene (Thiemig 2012). Als Atopie bezeichnet man die erbliche Bereitschaft, auf zahlreiche Umweltantigene mit einer Produktion allergenspezifischer IgE-Antikörper infolge eines Mangels an T-Helferzellen zu reagieren. Einen entsprechenden Benefit haben Kinder ohne und mit genetischer Vorbelastung, letztere gelten als sogenannte Risikokinder. Dies trifft zu, wenn ein Elternteil oder Geschwister unter einer der drei atopischen Erkrankungen Sinusitis allergica (Heuschnupfen), Asthma bronchiale und atopisches Ekzem (Neurodermitis), leidet.

Geht von beiden genetischen Elternteilen ein Atopierisiko aus, steigt die Wahrscheinlichkeit einer entsprechenden Krankheit beim Kind (AWMF 2014 c). Der mütterliche Rauchverzicht in der Schwangerschaft sowie der Verzehr von Fisch(-öl) oder Omega-3-Fettsäuren (Lein-, Hanf- oder Walnussöl) haben einen positiven Einfluss auf die Prävention von Allergien beim Kind (BfR 2015 b). Ein erhöhter mütterlicher BMI ist assoziiert mit einem höheren Risiko für Asthma bronchiale. Schwere psychische Krisen in der Schwangerschaft können zur Manifestation von atopischen Erkrankungen beitragen (AWMF 2014 c). Die Anwesenheit des Milchsäurebakteriums Lactobacillus GG im kindlichen Darm hat einen protektiven Effekt auf die Entstehung einer Allergie. Die mütterliche Einnahme von entsprechenden Probiotika, die in ausreichender Menge in aktiver Form in den Darm gelangen und hierbei positive gesundheitliche Wirkung erzielen, kann empfohlen werden. (Isolauri et al. 2012; BfR 1999)

Die Belege für eine wirksame Allergievermeidung beim Kind durch die Einnahme von Probiotika sind gering (Cuello-Garcia et al. 2017).

Beratung:

- Eine Gewichtskontrolle in der Schwangerschaft durchführen (▶ Kap. 3.12);
- schwere Krisen in der Schwangerschaft durch frühzeitige Inanspruchnahme von persönlicher oder professioneller Hilfe meiden oder mildern;
- die Einnahme des Probiotikums Lactobacillus GG in den letzten zwei bis vier Wochen vor der Entbindung könnte einen protektiven Effekt (Isolauri et al. 2012) auf die Entstehung eines atopischen Ekzems haben (AWMF 2014 c),
- Vorbereitung des Kinderzimmers, Schlaf- und Wickelplatzes des Kindes unter dem Gesichtspunkt der Unfallverhütung.

Maßnahmen und Anleitung:

- Eine Rauchentwöhnung der Mutter anraten und begleiten (▶ Kap. 5.5.3),
- Frau zu Beckenbodentraining anleiten,
- Ggf. Erste-Hilfe-Kurs für Kinder absolvieren.

Beginn und Dauer: Bei Bedürfnis und Bedarf der schwangeren Frau, sonst spätestens im III. Trimenon die Informierung anbieten.
Vorgehen bei Regelwidrigkeiten: Den Zeitpunkt und die Intensität der Auseinandersetzung mit dem Thema wählt die schwangere Frau
Kooperierende: Gynäkolog/-in.

5.11.2 Stillen

Ziel:

Befähigung zur positiven Einflussnahme auf den Stillbeginn.

Inhalt:

Schlupf- oder Hohlwarzen:
Die Vorbereitung auf eine erfolgreiche Stillbeziehung beinhaltet u. a. die Behandlung von Schlupf- und Hohlwarzen.

Eine Schlupfwarze ist eine angelegte, aber im Ruhezustand eingestülpte Brustwarze. Bei milder Ausprägung auch Flachwarze genannt (Scheele 2001). Eine Hohlwarze oder -mamille ist durch eine fehlende Anlage der eigentlichen Brustwarze gekennzeichnet. Meist geht eine Hohlwarze mit einer geringeren Anzahl von Michgängen einher (Pschyrembel 2018).

Zur Unterscheidung von Schlupf- und Hohlwarze komprimiert man die Brust mit der Hand ca. 2,5 cm hinter dem Mamillenansatz. Tritt die Mamille hervor, handelt es sich um eine Schlupfwarze. Verändert sich die Form der Brustwarze nicht, handelt es sich um eine Hohlwarze. Das Fehlen der Brustwarze muss nicht bedeutsam für die Stillbiographie sein. Für eine erfolgreiche Stillbeziehung sind einige Aspekte optimaler Anlegetechnik von Bedeutung. Der Einsatz von Brustwarzenformern in der Schwangerschaft kann einen positiven Effekt auf die Bildung einer erhabenen Brustwarze haben. (Scheele 2001)

Kolostrumgewinnung:
Von Garzten (2017a) beschreibt präzise die Kolostrumgewinnung in der Schwangerschaft. Eine regelmäßige Entleerung der Brust in der Schwangerschaft entfaltet einen positiven Effekt auf die nachgeburtliche Stilldauer und das unkomplizierte Erleben der Stillbeziehung. Die frühe Fütterung des Neugeborenen mit Kolostrum wirkt protektiv bezüglich Infektionen, Dehydratation, Hypoglykämien und unterstützt das Kind bei der Ausscheidung des Mekoniums.

Ein verzögerter initialer Milcheinschuss (Laktogenese II) kann mit Erkrankungen wie Diabetes mellitus, Multipler Sklerose, polyzystischem Ovarsyndrom und Adipositas assoziiert sein. Bereits in der Schwangerschaft gewonnenes Kolostrum kann die Zeit bis zum verspäteten Milcheinschuss überbrücken.

Kinder mit Spaltbildungen im Mund- und Rachenraum, hypotone Neugeborene (z. B. Neugeborene mit Down-Syndrom, Herzvitien), Kinder mit intrauteriner Wachstumsretardierung sowie (geplante) Frühgeborene haben einen besonderen Gewinn aus den protektiven Inhaltsstoffen des Kolostrums.

Manuelle Entleerung der Brust:
Von einer manuellen Entleerung der Brust in der Schwangerschaft sollte bei Frühgeburt in der Anamnese, bestehenden vorzeitigen Wehen mit medikamentöser Behandlung und bei Mehrlingsschwangerschaften abgesehen werden. Ab der 36. Schwangerschaftswoche kann mit der 2- bis 3-mal täglichen und 3- bis 5-minütigen manuellen Brustentleerung begonnen werden. Ein geburtseinleitender Effekt konnte nicht beobachtet werden. Das Prozedere sollte bei begleitender Wehentätigkeit dennoch ausgesetzt werden. Die Aufbewahrung der verschlossenen Spritzen erfolgt im Tiefkühlfach, ein Auftauen wird bei Zimmertemperatur erreicht. Spätestens 24 Stunden danach soll die Milch verworfen werden (Von Garzten 2017b)

Voraussetzung für rechtzeitige initiale Brustdrüsenschwellung:
Eine erfolgreiche Stillbiographie profitiert von einem rechtzeitigen initialen Milcheinschuss und einer ausreichenden Menge an Muttermilch. Häufiges Anlegen in den ersten 48 Stunden: Eine ausreichende Milchmenge setzt ein frühes (s. o.) und häufiges Anlegen und Saugen des Kindes von mindestens zehn bis 14 Mal am Tag bei kindlichem Saugen von zehn bis 15 Minuten voraus (Schneider et al. 2010). Ein Milcheinschuss später als 72 Stunden nach der Geburt kann als verspätet angesehen werden. Er korreliert mit einer kurzen Stilldauer und hohem Gewichtsverlust beim Kind und ist daher im Rahmen der Möglichkeiten zu vermeiden (Nommsen-Rivers et al. 2010). Mütterliche und kindliche Stillreflexe bedingen einander. Bonding im Sinne eines frühen und anhaltenden Hautkontaktes mit dem Neugeborenen fördert und intensiviert die Bindung zwischen Mutter und Kind und stärkt die Stillbeziehung. (Mändle & Opitz-Kreuter 2015)

Beim Neugeborenen ist der Such- und Saugreflex 20 bis 30 Minuten postpartum auf seinem ersten Höhepunkt. Das Kind sollte in diesem Zeitfenster zum Stillen angelegt werden. (Illing 2008)

Beratung:
Mamillenform:

- Beruhigungssauger können in diesem Fall eine Saugverwirrung beim Kind induzieren;
- nach geduldiger Unterstützung beim Anlegen und bei der Anlegetechnik sowie nach der Ausschöpfung aller Hilfsmittel können auch Stillhütchen zum Einsatz kommen.

Frühe initiale Brustdrüsenschwellung:

- Häufiges Anlegen eines intensiv saugenden Kindes in den ersten 48 Stunden;
- wunde Brustwarzen durch korrekte Anlegetechnik vermeiden;
- Milchspendereflex aktivieren: Ruhe und Gelassenheit gegenüber der Umwelt, Bonding, Brustmassage n. Marmet oder Plata Rueda (Walker 2011, EISL 2012);
- Anlegen bei den ersten Hungerzeichen: Rasche Augenbewegungen und Kopfdrehen, schmatzende und saugende Geräusche und Gesten sind Zeichen von Hunger (Herrmann 2011);
- korrekte Anlegetechnik: Stillreflexe nutzen, bequeme mütterliche Position, Kind Bauch an Bauch zur Mutter, eine große Brust mit Tuchrolle von unten stützen;
- spätestens 60 Minuten nach Geburt sollte das Kind an der Brust saugen (Nindl 2016).

Maßnahmen und Anleitung:

Entleeren der Brust von Hand:

- Vor der Entleerung sucht die schwangere Frau eine bequeme Position und wärmt ihre Brust (Von Garzten 2017 a);
- von einer sterilen, 1- bis 2-ml-Spritze den Konus entfernen und aseptisch zur Seite legen, Kanülenansatz mit In-Stopfen verschließen (Von Garzten 2017 a, Nindl 2016);
- die Brust wird mit Daumen oben und Fingern unten im C-Griff sicher gehalten, ohne dabei Mamille oder Areola zu berühren (▶ Abb. 5.2);
- Daumen und Finger liegen sich genau gegenüber an der Brust und ca. 2 bis 3 cm von der Mamille entfernt (Von Garzten 2017 a);
- mit der anderen Hand das Behältnis mit Öffnung vor die Mamille halten (Nindl 2016);

- die Brust wird durch Daumen und Finger leicht komprimiert, an den Brustkorb ziehen (Ebd.);
- die Finger unter stetigem Druck in Richtung Mamille rollen und Milch auffangen (Ebd.);
- den Druck der Hand lösen und den Vorgang wiederholen, dabei alle Segmente der Brust entleeren (Ebd.).

Kooperierende: Still- und Laktationsberater/-in (IBCLC).

Beginn und Dauer (▶ Abb. 5.2):
Bei Bedürfnis und Bedarf der schwangeren Frau, sonst spätestens im III. Trimenon.
Vorgehen bei Regelwidrigkeiten: Den Zeitpunkt und die Intensität der Auseinandersetzung mit dem Thema wählt die schwangere Frau.
Kooperierende: Gynäkolog/-in, Still- und Laktationsberater/-in.

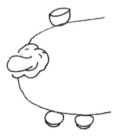

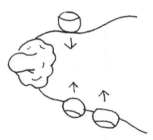

a: Brust im C-Griff

b: Brust im C-Griff etwas
zusammen drücken

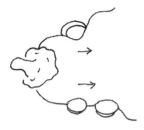

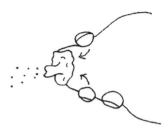

c: Brust im komprimierten
C-Griff an Brustkorb ziehen

d: Mit melkenden
Bewegungen Milch aus
Brust streichen

Abb. 5.2a–d: Entleeren der Brust von Hand nach der Marmet-Technik (© K. Büthe, in Anlehnung an Nindl et al. 2014)

5.12 Fazit Schwangerenberatung

Die Beratung und Informierung von Schwangeren bzw. von werdenden Eltern dient der Vermeidung von Lebensstil bezogenen Risiken für den Schwangerschaftsverlauf. Ausgewählte Maßnahmen stabilisieren und verbessern den gesundheitlichen Status der werdenden Mutter währende der Schwangerschaft und bereiten die Frau auf ein termingerechtes Anwehen sowie eine physiologische Geburt vor. Individualisierte Schwangerenberatung ermöglicht eine Weichenstellung für das postpartale Bonding, die Stillbeziehung und das Wohlbefinden im Wochenbett.

Die Beratung zu allgemeinen Maßnahmen der Gesundheitsförderung (Ernährung, Bewegung, Gewichtskontrolle etc.) und zur Vermeidung von nachweislichen Gesundheitsrisiken (Sucht, STDs, Stress und schlechte Schlafqualität etc.) durch die Hebamme schützt Frauen gesundheitlich über die Schwangerschaft hinaus. Besonders Frauen mit wenig bekannten Risiken (Tier- bzw. Reiseziel gebundene Zoonosen, Ernährung nach bariatrischer Operation, Genitalpiercing, Zusammenspiel von schlechtem Zahnstatus und Vaginitis etc.) können früh und effektiv vor nachteiligen

Effekten ihres Lebensstils geschützt werden. Eine Motivation zu einer gesundheitsförderlichen Lebensweise ist möglich.

Die Kenntnis verbreiteter Grunderkrankungen sowie deren Wirkung auf eine Schwangerschaft, Geburt und das Wochenbett und Stillen befähigt Hebammen, betroffene Frauen sicher zu beraten und durch die Schwangerschaft zu begleiten.

Hebammen leisten in diesem Kontext einen komplexen Betrag zur langfristigen Stabilisierung und Verbesserung von Familiengesundheit. Ziel ist ein mindestens gleicher, idealerweise besserer körperlicher und seelischer Gesundheitszustand der Frau nach Ausklang des Wochenbettes im Vergleich zum Beginn der Schwangerschaft.

6 Schwangerschaftsbeschwerden

Kirstin Büthe

Schwangerschaftsbeschwerden korrelieren mit einer erfolgreichen Anpassung des mütterlichen Organismus an die Schwangerschaft. Sie werden als unangenehm erlebt und entwickeln teilweise einen Leidensdruck. Sie sind symptomatisch und nur teilweise erfolgreich behandelbar. Die Behandlungsformen und Heilmethoden sind zahlreich (Akupressur, Akupunktur, Homöopathie, Phythomedizin etc.). Besonders bei der Einnahme von Arzneidrogen ist die Sicherheit für die Schwangerschaft sowie für die embryonale und fetale Entwicklung zu gewährleisten. (Rouki-Boroujeni et al. 2017; Ahmed et al. 2017; Shinde et al. 2012)

Die Integration von Homöopathie in Behandlungsformen wie Diäten, phytomedizinische oder psychologische Beratungen zeigt tendenziell einen positiven Effekt (Panozzo et al. 2016).

6.1 Beschwerden des Magen-Darm-Traktes

6.1.1 Ptyalismus gravidarum

Definitionen

Ptyalismus: Auch Hypersalivation oder Sialorrhoe. Ein übermäßiger, 1 000 bis 1 500 ml am Tag deutlich übersteigender, Speichelfluss. Er gilt als physiologische, wenngleich unerwünschte Begleiterscheinung einer Schwangerschaft durch die gesteigerte Aktivität des Parasympatikus. Pathologisch kann er begleitend bei verschiedenen Erkrankungen auftreten (Grospietsch & Mörike 2018; Pschyrembel 2018).

Ptyalismus gravidarum: Hypersalivation in der Frühschwangerschaft, möglicherweise ausgelöst durch eine verstärkte Aktivität des Parasympatikus (Ebd.).

Ziel:

Beschwerdearmut bis -freiheit.

Inhalt: Der Speichelfluss beträgt täglich durchschnittlich 500 bis 1 500 ml. Er steigt physiologisch in der Schwangerschaft auf ca. 1 200 bis 1 500 ml am Tag an. Die drei großen paarig angelegten Kopfspeicheldrüsen (Ohr-, Unterkiefer- und Unterzungenspeicheldrüse) produzieren den größten Teil des Speichels. Eine Steigerung darüber hinaus ist eine seltene und unangenehme Beschwerde. Sie tritt meist im zweiten bis vierten Schwangerschaftsmonat auf, häufig vergesellschaftet mit einer ß-HCG-induzierten Hyperthyreose (Goodwin 2008) und Hyperemesis gravidarum (Grospietsch & Mörike 2018). Es bestehen wenig sensitive Behandlungsmöglichkeiten. (Ebd.)

> **Beratung:**
>
> - Mundspülungen mit Kamille-, Myrrhe- und Salbeiextrakten (Beer & Adler 2011),
> - Teemischung gegen Ptyalismus (Ebd.) (▶ Kasten 6.1).

Kasten 6.1: Teemischungen zur Anwendung gegen Ptyalismus (nach Beer & Adler 2011)

Teemischung: 35 g Salbeiblätter (salvia officinalis) + 35 g Kamillenblüten (Matricaria chamomilla L.) + 35 g Arnikablätter (Arnica montana).
Anwendung: 1 Teelöffel der Teemischung mit 250ml kochendem Wasser übergießen. Für 10 Minuten ziehen lassen.

Maßnahmen und Anleitung: Zahnärztliche Vorsorge wahrnehmen und Entzündungen im Mundraum ausschließen lassen.
Beginn und Dauer: Mit Beginn der Beschwerden.
Kooperierende: Gynäkolog/-in, Zahnärzt/-in.

6.1.2 Reflux

Definitionen
Chymus: Auch Speisebrei. Mit Speichel und Verdauungssekreten (z. B. Pepsinogen, Salzsäure) vermischter Nahrungsbrei, der im Magen unter peristaltischer Durchmengung entsteht und bolusweise durch den Pylorus in den Dünndarm-Trakt abgeben wird. (Schoppmeyer 2017b)
Regurgitation: Zurückfließen von Inhalten in Hohlorganen entgegen der physiologischen Richtung. Hier Rückfluss aus der Speiseröhre in die Mundhöhle. (Pschyrembel 2018)
Reflux: Auch Aufstoßen. Plötzlicher gastroösophagealer Rückfluss von flüssigem MagenInhalt: in die Speiseröhre (Ebd.).

Pyrosis: Auch Sodbrennen.Schmerzhaftes, brennendes Gefühl in Magen, Hals- und Rachenraum. Auslöser ist wiederholte Regurgitation (Ebd.).
Refluxösophagitis: Infolge der Refluxerkrankung kommt es zu morphologischen Veränderungen der Ösophagusschleimhaut. Stenosen können das Krankheitsbild begleiten. (Grospietsch & Mörike 2018)

Ziel:

Beschwerdearmut bis Beschwerdefreiheit der Schwangeren.

Inhalt: Durch Gestagene ist die Kontraktilität der glatten Muskulatur gesenkt. Gleichzeitig sind die proteolytische Salzsäure und der Pepsinogengehalt gemindert. (Grospietsch & Möricke 2018)

In Folge steigt das Volumen der Gallenblase. Der Tonus des unteren Ösophagussphinkters sinkt und die Passage des Chymus durch den Magen-Darm-Trakt ist verlangsamt. Das zunehmende Uterusvolumen erhöht den intraabdominellen Druck und leistet Regurgitation und gastro-ösophagealem Reflux von mit saurem Magensaft angereichertem Nahrungsbrei Vorschub. Dies erfolgt zunehmend mit fortschreitendem Schwangerschaftsalter. Es besteht die Gefahr der lokalen Entzündung im Ösophagus (Bikas et al. 2006; Mahlfertheimer et al. 2015). Nicht selten begleiten retrosternale Schmerzen den Reflux (Grospietsch & Mörike 2018).

Die Behandlung mit Antazida ist möglich und sinnvoll. Antireflux-Medikamente bilden in Verbindung mit Bestandteilen der Magensäure eine physikalische Barriere gegen Reflux und haben gleichzeitig keinen Einfluss auf den Magen-pH-Wert oder auf die Nährstoffresorption (Grospietsch & Mörike 2018). Eine Nebenwirkung der Medikamente kann eine abgeschwächte Wirkung der Magensäure sein. Vegane Nahrungsquellen verlieren dabei an verfügbarem Eiweiß. Dies erhöht die Gefahr von gastrointestinalen Infektionen. (Bush 2018)

211

Nach der Geburt klingen die Beschwerden rasch und meist folgenlos ab (Grospietsch & Mörike 2018).

> **Beratung:**
>
> - Mund- und Rachentherapeutika können zur Linderung von Zahnfleischbeschwerden bedenkenlos verwendet werden ohne zu hohe Ansprüche an die Wirksamkeit (Ebd.),
> - Mund- und Rachenspray auf Kamillenbasis bietet eine einfache Handhabung,
> - Reflux u. a. in der Frühschwangerschaft kann auf psychische Belastung und Stress hinweisen (Ebd.),
> - zur Minderung von Reflux möglichst kleinere Mahlzeiten zu sich nehmen (Bikas et al. 2006),
> - wenig bücken und enge Kleidung vermeiden (Grospietsch & Mörike 2018),
> - eine kleine Abendmahlzeit (Beer & Adler 2011) drei Stunden vor dem Zubettgehen einnehmen (Grospietsch & Möricke 2018),
> - nach dem Essen nicht direkt hinlegen (Bikas et al. 2006.).

Maßnahmen und Anleitung:

- Rauchentwöhnung (embryotox 2018d),
- magere pflanzliche Eiweißträger verzehren (Beer & Adler 2011),
- säurelockende Nahrungsmittel wie Schokolade, Nikotin und Kaffee senken den Sphinktertonus und sollten gemieden werden (Grospietsch & Mörike 2018),
- mit 15 bis 20 cm erhöhtem Oberkörper schlafen (Bikas et al. 2006),
- Flohsamenschalen in Kamillentee vorquellen lassen und in kleinen Schlucken über den Tag verteilt einnehmen (Beer & Adler 2011),

- bei Reflux können entsprechende Medikamente kurzzeitige Linderung bringen (Grospietsch & Mörike 2018),
- Antazida auf Basis von Aluminium, Calcium und Magnesium neutralisieren die Magensäure, werden nur zu einem geringen Teil vom Darm resorbiert und können vom I. bis III. Trimenon angewendet werden (embryotox 2018d),
- Antazida auf Basis von Magnesium-Aluminium wirken ebenso gut wie Alginate (Meteerattanapipat & Phupong 2017)
- embryotoxische Schäden wurden bisher weder bei dem Alginat Gaviscon noch bei Calciumcarbonat in Kombination mit Magnesiumcarbonat (Rennie®) beobachtet (Schaefer et al. 2011),
- motilitätssteigernde Pharmaka beschleunigen die Entleerung des Magens und wirken ebenso antiemetisch (Grospietsch & Mörike 2018),
- Tee der Kamillenblüte (Matricaria chamomilla L.) kann sich mildernd auf eine Magenschleimhautentzündung auswirken (Ebd.).

Beginn und Dauer: Mit Beginn der Beschwerden

Gute Erfahrung mit:

- Trinken nicht zu, sondern zwischen den Mahlzeiten,
- Heilerde-Kapseln,
- Presssaft der frischen Kartoffel (Beer & Adler 2011),
- Körperakupunktur bei Reflux:
  - Das gegenläufige Qi absenken,
  - zweimal wöchentlich behandeln,
  - neutral nadeln von Pe6, He7, DuMai20, MP3.
- Mineralisches Antazida: (▶ Tab. 6.1)
- Tee der Ringelblumenblüte wirkt mildernd bei Schleimhautentzündungen, hier Magenschleimhautentzündungen.

Tab. 6.1: Mineralisches Antazida-Pulver

Mineralstoff	Menge [g]
Natrium bicarbonicum	40,0
Kalium carbonicum	60,0
Calcium phosphoricum tribas.	25,0
Calcium-Tetrahydrat	45,0
Magnesium hydrogencitricum	15,0

Vorgehen bei Regelwidrigkeiten:

- Bei leichten Refluxbeschwerden ist Ranitidin, Sucralfat sowie Omeprazol anwendbar (embryotox 2018c),
- Ranitidin kann bei Refluxösophagitis und zur Ulkusprophylaxe vom I. bis III. Trimenon verwendet werden (Ebd.),
- jodhaltige Mundantiseptika sind in der Schwangerschaft kontraindiziert (Ebd.).

Kooperierende: Gynäkolog/-in, Pharmazeut/-in.

6.1.3 Nausea und Emesis

Definitionen

Nausea: Auch Übelkeit. Übelkeitsgefühl mit Brechreiz, häufig verbunden mit Zunahme der Speichelproduktion, Würgereiz, Blässe, Schwitzen sowie allgemeinem Krankheitsgefühl (Pinhard 2018).

Emesis: Auch Erbrechen. Ein komplexer, durch das Brechzentrum der Medulla oblongata koordinierter Vorgang, bei dem sich nach Verschluss des Pylorus und Entspannung von Fundus und Kardia der Mageninhalt durch Kontraktionen der Bauch- und Zwerchfellmuskulatur retrograd entleert (Gregor 2018b). Übelkeit und erhebliches Unwohlsein sowie vermehrter Fluss von zähem, den Zahnschmelz schützenden Speichel, geht dem Akt des Erbrechens voraus.

Ziel:

Beschwerdearmut bis Beschwerdefreiheit.

Inhalt: Übelkeit, Emesis und Hyperemesis gravidarum unterscheiden sich durch ihren Schweregrad, haben jedoch die gleichen Ursachen. Die Beschwerden manifestieren sich früh nach der Konzeption und ebben meist zwischen der 12. und 16. SSW wieder ab. (Bikas et al. 2006).

Inappetenz und gelegentliche Übelkeit begleiten den größten Teil der physiologisch verlaufenden Schwangerschaften. Verstärkte Übelkeit und leichte Emesis treten in ca. einem Viertel der Schwangerschaften auf und halten häufig über den Tag an. Eine abnehmende Tendenz ist ab der 20. SSW feststellbar (Bikas et al. 2006).

In der Frühschwangerschaft sind ca. 50 % der Frauen von morgendlicher Übelkeit betroffen (Ebd.).

Beratung:

- Die Morgenmahlzeit noch im Liegen einnehmen (Grospietsch & Mörike 2018),
- kleine Mahlzeiten in kürzeren Abständen zu sich nehmen (Ebd.),
- glykämische Last der Nahrung reduzieren (▶ Kap. 3.16 und Kap. 5.2.1),
- besonders abends komplexe Kohlenhydrate und morgens monosaccharidhaltige Nahrungsmittel vor dem Aufstehen verzehren,
- eine Kompressionstherapie mit individuell angepasster Strumpfhose stabilisiert den Flüssigkeitshaushalt und lindert Übelkeit und Erbrechen (Mendoza 2013),
- Vitamin B6 (Pyridoxin) per os (embryotox 2018a; Jafari-Dehkordi et al. 2017),

- Magentee bei Hyperemesis (Beer & Adler 2011) (► Kasten 6.2)
- Extrakt der Ingwerwurzel (Rhizoma Zingiberis) ggf. in Kapselform (Sharifzadeh et al. 2017: Beer & Adler 2011),
- Nach dem Erbrechen den Mund nur ausspülen und dreißig bis sechzig Minuten mit der Zahnreinigung warten,
- Quittenextrakt in Sirupform wird als effektives Mittel zur Linderung von Nausea und Reflux beschrieben (Shakeri et al. 2018; Jafari-Dehkordi et al. 2017), ist jedoch als entsprechend aufbereitetes Pharmazeutikum in Deutschland derzeit nicht auf dem Markt verfügbar.

Kasten 6.2: Magentee zur Anwendung in der Schwangerschaft (nach Beer & Adler 2011)

Teemischung: 30 g Kümmelfrüchte (Fructus Carvi) + 40 g Anisfrüchte (Fructus anisi) + 30 g Fenchelfrüchte (Fructus foeniculi vulgari).
Anwendung: 1 EL der Kräutermischung anstoßen und mit 250 ml kochendem Wasser übergießen. Für 10 Minuten ziehen lassen.
Achtung: Bei uterinen Kontraktionen den Verzehr von Fenchelfrüchten beenden.

Maßnahmen und Anleitung:

- Körperakupunktur bei Emesis/Hyperemesis gravidarum kann Wirksamkeit zeigen (embryotox 2018a):
  - Zu Beginn der Schwangerschaft lässt eine Schwäche von Milz und Magen das Qi aufsteigen,
  - zweimal wöchentlich behandeln,
  - keine Besserung durch Essen: Pe6, He7, DuMai20, MP3, RenMai14 (flach nadeln),
  - sonst: Pe6, He7, DuMai20, MP3, RenMai12 (flach nadeln),
  - Akupressurarmband »Sea-Band« mit Dauerstimulation von Pe 6,
  - Pyridoxin (Vitamin B6) kann lindernd bei leichter bis mittelgradiger Übelkeit wirken (Grospietsch & Möricke 2018).

Beginn und Dauer: Mit Beginn der Beschwerde bis zum Abklingen.

Gute Erfahrung mit:

- Entlastung von Aufgaben und Pflichten,
- keine kohlensäurehaltigen Getränke (Beer & Adler 2011),
  - Minderung der Emesis durch Akupunktur, dann Umstellung der Ernährung,
  - bei häufigem Erbrechen können bilanzierte Elektrolytpräparate puffernd auf den Elektrolythaushalt wirken (Grospietsch & Möricke 2018).

Vorgehen bei Regelwidrigkeiten: s. Hyperemesis gravidarum (► Kap. 6.1.3.1)
Kooperierende: Gynäkolog/-in.

6.1.3.1 Hyperemesis gravidarum

Hyperemesis gravidarum ist ein verstärktes und zunehmendes Erbrechen in der Schwangerschaft mit deutlichem Krankheitsgefühl, Gewichtsabnahme und Verschiebung der Elektrolytserumkonzentration. (Bürki & Meier 2010)

Es kann nach Symtomen in zwei Stadien eingeteilt werden (► Tab. 6.2).

0,3 bis 3 % aller Schwangerschaften sind von Hyperemesis gravidarum betroffen (Hinneberg 2011).

Ein fünf- bis zehnmaliges Erbrechen täglich führt zu einer Gewichtsabnahme von 5 % und mehr. Bei Dehydratation mit Elektrolytverschiebung und Ketonurie bedarf es der stationären Aufnahme. Die Behandlung umfasst diätetische, medikamentöse und verhaltenstherapeutische Aspekte. (Bürki & Meier 2010)

Tab. 6.2: Zwei Stadien der Hyperemesis gravidarum (Grospietsch & Möricke 2018)

Form	Merkmale	Bemerkungen
Emesis	Übelkeit und Erbrechen ohne Krankheitsgefühl und ohne Einschränkung der Lebensqualtät	50 bis 90 % der Schwangeren, der Übergang zu Hyperemesis gravidarum ist fließend
Hyperemesis gravidarum Stadium I	persistierendes Erbrechen > 5 Mal/Tag, ausgeprägtes Krankheitsgefühl, Gewichtsabnahme > 3 kg, oder 5 % des Körpergewichts mit Problemen der Nahrungs- und Flüssigkeitsaufnahme	Risikoschwangerschaft, 1 bis 3 % der Schwangeren sind betroffen, Schilddrüsen- und Leberfunktion ist gestört, geburtshilfliche Komplikationen (Frühgeburtlichkeit, Präeklampsie, Funktionsstörung der Plazenta etc.) sind besonders im II. Trimenon möglich, Wunsch nach Abruptio oder Suizid können begleitend auftreten, antiemetische Behandlung hat gute Prognose
Hyperemesis gravidarum Stadium II	wie Stadium I, zusätzlich Störungen des Stoffwechsels wie metabolische Ketoazidose, des Wasser-, und Mineralhaushaltes wie Hämokonzentration und Elektrolytverlust	

Die Beteiligung einer gestörten Schilddrüsenfunktion im Sinne einer passageren, ß-HCG-induzierten Hyperthyreose wird angenommen (Grospietsch & Mörike 2018, Zettinig & Buchinger 2009). Sehr hohe Werte von humanem Choriongonadotropin korrelieren mit einer ausgeprägten Hyperemesis gravidarum (Ebd.), dem Nachweis einer chronischen Infektion mit Heliobacter pyelori (Hinneberg 2011) und wachstumsreduzierten Neugeborenen (Petry et al. 2018).

Für die Behandlung von Hyperemesis gravidarum stehen wenige Medikamente zur Verfügung. Bei Behandlungserfolg sollte die Einnahme des Medikamentes fortgesetzt werden (Hinneberg 2011)

Vorgehen bei Regelwidrigkeiten:

- Diphenhydramin alle 6 bis 8 Std. 25 bis 50 mg (Hinneberg 2011),
- Dimenhydrinat (Vomex®) 50 mg ggf. kombiniert mit Vitamin B6 (Pyridoxin) 3 bis 4 täglich im I. Trimenon (embryotox 2018a; Hinneberg 2011),
- Diphenhydramin und Dimenhydrinat sollen wegen des wehenfördernden Effektes im Falle von vorzeitiger Wehentätigkeit etc. Falle nicht eingenommen werden (Grospietsch & Möricke 2018),

- Metoclopramid (MCP) (Paspertin®) im I. bis III. Trimenon bei schwerem Verlauf von Nausea und Emesis (embryotox 2018a),
- für Domperidon (Motilium®) besteht wenig Erfahrung (embryotox 2018a),
- das Antihistamin Doxylamin in Kombination mit Pyridoxin ist effektiv in der Behandlung von schwerer Emesis (Grospietsch & Möricke 2018) und in der BRD nicht mehr zugelassen (embryotox 2018a).

Kooperierende: Gynäkolog/-in, geburtshilfliche Einrichtung.

6.1.3.2 Pflege von Frauen mit Hyperemesis gravidarum

Die erhebliche gesundheitliche und seelische Beeinträchtigung einer an Hyperemesis gravidarum erkrankten, schwangeren Frau steht in einem starken Gegensatz zu den projizierten Glücksgefühlen dieses Lebensabschnittes. Die Multikausalität dieser beschwerdereichen Erkrankung dient mehr der Erklärung als einer Abwendbarkeit. Nicht selten halten verstärkte Übelkeit und Erbrechen bis zum allmählichen Abfall der Schwangerschaftshormone postpartum an. Eine Phase des Wohlbefindens stellt sich während der Schwangerschaft kaum oder gar nicht ein. Das mangelnde Wohlbefinden in und mit der Schwangerschaft kann zusammen mit dem erheblichen Leistungsverlust stark verunsichernd sein. Die Behandlung ist symptomatisch (▶ Tab. 6.3). Die Symptome kehren bei Ausschleichen der Medikation in der Regel zurück. Aus diesem Grunde sollte eine antiemetische Basistherapie weitestgehend beibehalten werden. Eine mehrfache stationäre Behandlung ist nicht unüblich.

Besonders die Entlastung von ehemaligen Zuständigkeiten und Pflichten ermöglicht einer betroffenen Schwangeren, sich von der Anstrengung zu erholen und sich auf die Behandlung der Erkrankung einzustellen.

Ruhe und Reizabschirmung sowie anschließende Ernährungsempfehlungen (Pfob & Steinfartz 2017; Lauster et al. 2014; Schewior-Popp et al. 2009) dienen der Stabilisierung.

Tab. 6.3: Pfegemaßnahmen bei Frauen mit Hyperemesis gravidarum (Pfob & Steinfartz 2017; Lauster et al. 2014)

	Merkmal	Vorgehen
Therapie	Nahrungskarenz	Infusionstherapie: Ausgleich von Flüssigkeits- und Elektrolythaushalt
	Multivitaminpräparate	ggf. auch i. v.
	Antiemetika	effizientes antemetisches Regime, Diphenhydramin, Dimenhydrinat, Metoclopramid, ohne Besserung nach 48 Stunden Hyperthyreose ausschließen
	Beteiligung der Psyche	Wohlbefinden herstellen, Abbau von psychischen Belastungen, Besuch regulieren, ggf. Sozialarbeiterin, Psychotherapie
Laborkontrolle	Urin	Ketonurie, pH-Wert ↓, spezifisches Gewicht ↑,
	Blut	Blutbild: Hämokonzentration, Hämatokrit ↑, Elektrolyte, Kalium ↓, Leberwerte, Transaminasen ↑, Bilirubin ↑, Schilddrüsenwerte (passagere Hyperthyreose),
		Blutgase: metabolische Ketoazidose, Ketoämie
Patientinbeobachtung	Blutdruck	mehrfach täglich
	Gewicht	mehrfach täglich, Exsikkose, Abnahme ausschließen
	Körpertemperatur	einmal täglich um exsikkosebedingte Hyperthermie auszuschließen
	Gewicht	zweimal wöchentlich wiegen
	Flüssigkeitbilanzierung	zur Vermeidung von Exsikkose, ggf. durch Erbrechen erschwert
	Psyche	Sicherheit und Zuversicht vermitteln, zermürbender Wirkung einer andauernden Übelkeit entgegenwirken
Pflege	Vermeidung Übelkeit erregender Situationen	Nierenschale oder Zellstoff außer Sicht in Reichweite stellen
		Geruchsexposition (Essen, Parfüm, Schweiß) vermeiden
	Kostaufbau	Beginn mit Nahrungskarenz oder Tee, Zwieback und trockenes Gebäck in kleinen Portionen
		langsamer Kostaufbau auch nach Wunsch und Vorliebe der Patientin
		Essenswünsche zeitnah erfragen und berücksichtigen

Tab. 6.3: Pfegemaßnahmen bei Frauen mit Hyperemesis gravidarum (Pfob & Steinfartz 2017; Lauster et al. 2014) – Fortsetzung

	Merkmal	Vorgehen
Pflege	Körperpflege	stark fetthaltige Nahrungsmittel sind meist ungünstig
		Hilfe bei Durchführung von Körperpflege
		Mundtrockenheit mindern, Mundschleimhaut pflegen
	Prophylaxen	Thrombose: medizinische Kompressionsstrümpfe und gewichtsadaptiert Heparin s. c.
		Obstipation: Pressen im Sinne einer Steigerung des intraabdominellen Druckes beim Stuhlgang vermeiden

6.1.4 Obstipation

> Chronische Obstipation leistet Descensus genitalis und Hämorrhoidalleiden Vorschub!

Definitionen

Subjektive Obstipation: Subjektiv als belastend empfundenes Gefühl von Obstipation auch bei dreimaligem oder häufigerem Stuhlgang in der Woche (Wied 2017b).

Chronische Obstipation: Eine über mehr als drei Monate anhaltende Obstipation (Gregor 2018). Durch starkes Pressen und ggf. manuelle Manöver zur Erleichterung der Defäkation besteht ein Risiko für die Entwicklung von Senkungsbeschwerden und Hämorrhoidalleiden (Promberger-Ott & Satzinger 2014). Ein physiologisches Defäkationsverhalten über Ernährungsumstellung, ausreichend Flüssigkeitszufuhr, Bewegung u. a. ist anzustreben (Schmidt-Matthiesen & Wallwiener 2004)

Ziel:

Subjektive Beschwerdefreiheit bei der Defäkation.

Inhalt: Bei der Defäkation oder Stuhlgang entleert sich das Rektum physiologisch. Der ausgeschiedene Stuhl oder Kot besteht aus unverdaulichen Nahrungsbestandteilen, E. coli- und anderen, abgestorbenen Bakterien sowie Wasser. (Schoppmeyer 2017a)

Eine Obstipation liegt vor, wenn die Defäkation seltener als dreimal in der Woche erfolgt und unter Einsatz der Bauchpresse, der Anwesenheit von Schmerzen und von einem Gefühl der unvollständigen Entleerung begleitet wird (Sitzmann 2017b).

Eine herabgesetzte Darmperistaltik und -motilität besonders des Kolons gilt in der Schwangerschaft als physiologisch (Bikas et al. 2006). Basierend auf der Wirkung von Progesteron, der Lageveränderung und dem Raumverlust des Darmes ist der Defäkationsreiz in der Schwangerschaft gemildert. (Mändle & Opitz-Kreuter 2015)

Beratung:

- Hebammenhilfe zielt auf eine regelmäßige und schmerzfreie Defäkation von weich geformtem Stuhl ohne Hinzuziehung der Bauchpresse ab,
- die individuellen Stuhldrangrhythmen sollen dabei beachtet werden (Beer 2005),

- Empfehlungen zur Veränderung der Ernährung können einigen betroffenen Frauen helfen (Degen et al. 2008),
- Empfehlungen zur Änderung des Lebensstils umfassen die Aufnahme von ausreichend Flüssigkeit (hier mindestens zwei Liter täglich), Nahrungsmitteln mit hohem Zelluloseanteil sowie die Motivation zu regelmäßiger, körperlicher Bewegung (Degen et al. 2008; Sitzmann 2017b),
- der Einsatz von Laxantien ist möglich (▸ Tab. 6.4) und soll mit zusätzlicher Flüssigkeitsaufnahme erfolgen,
- der Wirkeintritt von Quellstoffen aus der Nahrung kann zwei bis drei Tage dauern,
- für Menschen mit bereits chronifizierter Obstipation bringt die Anhebung des Ballaststoffanteils in der Nahrung keinen Benefit (Degen et al. 2008),
- orale Laxantien erst einsetzen, nachdem diätetische und physikalische Maßnahmen keinen Erfolg gezeigt haben (Schaefer et al. 2011),
- oraler Laxantiengebrauch ist bei bereits obstipierten Menschen kontraindiziert (Degen et al. 2008)
- Rhizinusöl (Oleum Ricini) ist in der Schwangerschaft wegen seiner Wehenförderung kontraindiziert (Ebd.).

Maßnahmen und Anleitung:

- Leinsamen (Schaefer et al. 2011), Indische Flohsamen oder Indische Flohsamenschalen (Beer & Adler 2011),
- Lactulose (Schaefer et al. 2011), Macrogol (Gharehbaghi et al. 2017), Bisacodyl oder Glycerol (embryotox 2018),
- Agar-Agar-Pulver (Schaefer et al. 2011).

Tab. 6.4: Laxantien in der Schwangerschaft

Therapeutikum	Tägliche Menge	Bemerkung
Leinsamen (Lini usitatissimum semen) (Schaefer et al. 2011)	2–3 Mal 1 EssLöffel	vorgequollen und mit reichlich Flüssigkeit einnehmen.
Indischer Flohsamen (Plantaginis ovatae semen) (Beer & Adler 2011)	1–3 Mal 1 Teelöffel	vorgequollen und mit reichlich Flüssigkeit einnehmen.
Indische Flohsamenschalen (Plantaginis ovatae seminis tegumentum) (Ebd.)	1–3 Mal 1/2 Teelöffel	
Lactulose (Schaefer et al. 2011; embryotox 2018c)	1–2 Mal 5–10 g	kann im I. bis III. Trimenon angewendet werden, wenn lebensstilgebundene Maßnahmen ausgeschöpft sind.
Macrogol (Gharehbaghi et al. 2017; embryotox 2018c)	nach Darreichungsform und Herstellerangabe	rascher Wirkeintritt bei schweren Verläufen, kann im I. bis III. Trimenon angewendet werden.
Bisacodyl (embryotox 2018c; Grospietsch & Möricke 2018)		bei Therapieresistenz der o. g. Mittel, gelegentliche Verwendung über einen kurzen Zeitraum in der Schwangerschaft.
Glycerol (embryotox 2018c)		Rektalsuppositorien

Tab. 6.4: Laxantien in der Schwangerschaft – Fortsetzung

Therapeutikum	Tägliche Menge	Bemerkung
Agar-Agar-Pulver (Gelidium spec.) (Schaefer et al. 2011)	4–16 g	baut Gleitfilm auf, mit reichlich Flüssigkeit einnehmen.

Beginn und Dauer: Solange subjektive Obstipation und Obstipation vorliegt.

Gute Erfahrung mit:

- Beckenbodengymnastik,
- Magnesiumsulphat per os.,
- Saft von getrockneten Pflaumen,
- Pharmazeutische Laxantien so kurz wie möglich einnehmen und ggf. ausschleichen.

Vorgehen bei Regelwidrigkeiten:

- bei akuter Obstipation kann ein Miniklistier (z. B. Microlax®) angewendet werden, wenn keine vorzeitige Wehentätigkeit oder Zervixinsuffizienz vorliegt,
- bei chronischer Obstipation hausärztliche Behandlung empfehlen (Sitzmann 2017b).

Kooperierende: Hausärzt/-in, Gynäkolog/-in.

6.1.5   Hämorrhoidalleiden

Eine frühzeitige Behandlung von Hämorrhoiden sichert die anale Feinkontinenz! (Strittmatter & Furtwängler 2013)

Definition
Hämorrhoiden: Eine Hyperplasie der Gefäßstrukturen des *Corpus cavernosum recti* (Herold 2006).

Ziel:

Physiologische rektale Feinkontinenz, physiologische Sphincter ani internus- und externus-Funktion.

Inhalt: Beim gesunden Menschen befindet sich im Übergang von Analkanal zur Rektumampulle ein arteriovenöses Gefäßpolster (Corpus cavernosum recti), das die Feinkontinenz des Sphinkterorgans ermöglichert (Strittmatter & Furtwängler 2013). Diese Hämorrhoidalpolster werden über die Arteria rectalis superior gespeist. Sie sind während der Kontinenzphase prall-elastisch, da der venöse, transsphinktere Abfluss wegen des kontrahierten Sphinkters (Musculus ani internus) gedrosselt ist. Die Gefäßpolster liegen eng aneinandergepresst und verhindern, dass Luft oder dünnflüssiger Stuhl entweicht. Bei der Defäkation ermöglicht die nun relaxierte Sphinkermuskulatur einen Abfluss des Blutes aus dem Hämorrhoidalpolster. Erschlafft das Hämorrhoidalpolster, kann der Stuhl problemlos und atraumatisch den Analkanal passieren (Herold 2006).

Ein Hämorrhoidalleiden ist eine beschwerdereiche, unphysiologisch vergrößerte, knotenförmige Erweiterung der Äste der Arteria und Vena rectalis superior im Bereich der venös durchbluteten Corpora cavernosa recti (Pschyrembel 2014). Ca. 70 % der Erwachsenen sind im Laufe des Lebens von Hämorrhoidalleiden betroffen (Herold 2006). Beeinträchtigungen der Funktion des Rektums und Anus liegen in Schwangerschaft und Wochenbett bei 48 bis 75 % (Strittmatter & Furtwängler 2013).

Die Erkrankung kann in vier Grade eingeteilt werden (▶ Tab. 6.5).

Im III. Trimenon sind bis zu 85 % der Schwangeren von Hämorrhoidalleiden betroffen. Unter dem Einfluss von Progesteron, erhöhter Eisenzufuhr, wachsendem Uterus und zunehmendem Blutvolumen ist die Ausbildung von Hämorrhoidalleiden beschleunigt.

Tab. 6.5: Hämorrhoidalleiden nach vier Graden (Becker et al. 2017; Strittmatter & Furtwängler 2013, Promberger-Ott & Satzinger 2014; Herold 2006)

Grad	Symptom (Becker et al. 2017)	Behandlung
1	Eine leichte, äußerlich nicht sicht- oder tastbare Vorwölbung, teilweise begleitet von einer leichten Blutauflage und Pruritus ani.	Änderung des Lebensstils, Laxantien
2	Beim Pressen prolabierende Hämorrhoide mit spontaner Reposition und beginnender Schmerzhaftigkeit.	Konservative Behandlung (Promberger-Ott & Satzinger 2014); lokal anästhesierende Salbe, ggf. Paracetamol per os., Hämorrhoiden-Salben mit Glukokortikoid nur kurzfristig; Diosmin (Daflon®) per os, synthetisches Flavonoid mit venoprotektiver Wirkung (Herold 2006).
3	Nach Defäkation bleibt der Prolabs bestehen, kann jedoch digital reponiert werden. Brennen und starke Schmerzen bei der Defäkation sowie im Sitzen sind charakteristisch.	Abschnürung mittels Ligatur sowie chirurgische Entfernung (Herold 2006)
4	Fixer Hämorrhoidalprolabs, die Analschleimhaut ist nach außen verlagert. digital ist der sehr schmerzhafte Hämorrhoidalknoten nicht reponibel.	

Obstipation, Alter über 35 Jahre sowie Multiparität unterstützen die Manifestation von Hämorrhoiden. (Promberger-Ott & Satzinger 2014)

Leitsymptom von Hämorrhoidalleiden ist die anale Blutung. Bei prolabierten Hämorrhoiden begleiten Nässe und Juckreiz die Beschwerden. Nach Herold (2015) treten Schmerzen zu begleitenden Fissuren auf. Spuren von Stuhl (Stuhlschmieren) und Schmerzen im Rektum folgen. Der Ausschluss eines Rektumkarzinoms ist unerlässlich (Strittmatter & Furtwängler 2013). Familiäre Disposition, Entzündungen im Analbereich, Bewegungsmangel und Adipositas begünstigen die Entstehung. In Zwei Dritteln der Schwangerschaften erfolgt eine Erstmanifestation von Hämorrhoidalleiden (Becker et al. 2017).

Die Diagnose erfolgt über die Anamnese, Inspektion, ferner fachärztliche Proktoskopie und Rektosskopie. Bei Schmerzen im Damm-Bereich ist der Anus in Seitenlage zu inspizieren (Mändle & Opitz-Kreuter 2015). Eine sichtbare Hämorrhoide entspricht mindestens dem Ausprägungsgrad drei (Strittmatter & Furtwängler 2013). Differenzialdiagnose können Marisken, Analfissuren, Analvenenthrombose, perianale Fistel und Abszesse sowie Anal- oder Rektumkarzinom sein.

Marisken:
Marisken sind harmlose linsen- bis kastaniengroße Hautlappen von erschlaffter Analkanalhaut. Marisken können andere Krankheitsbilder begleiten und die Hygiene erschweren. Ein Mariskenödem entsteht subpartu in zehn Prozent der Fälle. Sein Erscheinungsbild ähnelt einer prolabierten Hämorrhoide (Strittmatter & Furtwängler 2013).

Analfissuren:
Analfissuren entsprechen einem längsgerichteten Ulkus im Anoderm in akuter oder chronischer Form. Ausgeprägte anale Schmerzen treten während und nach der Defäkation begleitet von frischer Blutung auf. Aus dem Komplex Obstipation oder Diarrhoe, Entzün-

dung, Schmerzen und Sphinkterspasmus entsteht ein Teufelskreis (Ebd. 2013).

Analvenenthrombose:
Eine Analvenenthrombose zeigt sich durch einen akut auftretenden, lividen Gefäßknoten von unterschiedlicher Größe. Sie entsteht durch eine Thrombenbildung in den subkutanen Venen am Übergang Anoderm zu Haut. Die Thrombose kann sich nach intraanal ausdehnen. Ein Druck- und Spannungsgefühl sowie eine erhebliche Schmerzhaftigkeit bilden sich mit der Thromboisierung aus. Die Rückbildung erfolgt teilweise spontan wenige Tage nach der Geburt. (Ebd. 2013; Mändle & Opitz-Kreuter 2015).

Die Akutform Abszess ist von der chronischen Form der Analfistel abzugrenzen. Die infektiöse Erkrankung ist durch Kontamination der im Bereich der Linea dentata (»gezahnten« Grenzlinie zwischen Darmschleimhaut und Plattenepithel des Analkanals) befindlichen Morgagnischen Krypten (rudimentäre, blind endende Ausführungsgänge der Analdrüsen) gekennzeichnet. Hier münden die ebenfalls rudimentär angelegten Proktodäaldrüsen ein. Entlang ihrer anatomischen Struktur erfolgt die Ausbreitung der äußerst schmerzhaften Entzündung (Ebd. 2013).

Eine Cremezubereitung mit Extrakten des Wendelbo, auch Iranischer Lauch (Allium iranicum), wird als wirkungsvoll gegenüber Beschwerden wie Pruritus, Schmerzen und Blutung durch Hämorrhoidalleiden beschrieben (Mosarat et al. 2015). Derzeit sind auf dem deutschen Markt noch keine entsprechenden pharmazeutischen Erzeugnisse erhältlich.

Beratung:

- Physiologische Defäkation anstreben (Herold 2006) (▶ Kap. 6.1.4 Obstipation),
- Obstipation, v. a. Chronifizierung vermeiden bzw. abwenden und Einsatz von Bauchpresse bei der Defäkation vermeiden (Ebd.),
- ausreichend Trinken,
- Gewichtskontrolle (Strittmatter & Furtwängler 2013, Beer & Adler 2011) (▶ Kap. 3.12.3),
- regelmäßige körperliche Bewegung (Ebd.) (▶ Kap. 3.12.1),
- sorgfältige und hautschonende Analhygiene nach dem Stuhlgang (Beer & Adler 2011),
- kontinuierliche topische Anwendung von Wundschutzpaste zur Linderung des Reibungsschmerzes bei der Analhygiene.

Maßnahmen und Anleitung:

- Das Behandlungsschema von Hämorrhoidalleiden umfasst unter Berücksichtigung des Schwere- und Beschwerdegrades Empfehlungen zum Lebensstil, topische Behandlung (Proktologika), medikamentöse Sklerosierung (induzierter Gewebeabbau durch Gefäßverlegungen) bei Grad eins bis zwei, Abschnürung mittels Ligatur sowie chirurgische Entfernung (Grad drei bis vier) (Herold 2006),
- lokale Hautpflege mit Hautschutzkomplex (Dexpanthenol o. ä.) (Grospietsch & Möricke 2018),
- lokalanästhesierende Hämorrhoidalsalben oder -suppositorien können gegen Schmerzen verwendet werden (Ebd.).

Beginn und Dauer: Bei Beschwerdebeginn bis zur erfolgreichen Behandlung bzw. bis zur vollständigen postpartalen Involution.

Gute Erfahrung mit:
- Effektive Kühlung bei Schmerzen,
- bei Analfissuren sowie Hämorrhoidalleiden Sitzbäder mit Astringentien (Beer & Adler 2011),
- Tannolact® oder Kamillosan® nach Anleitung (▶ Tab. 6.6),

- frei verkäufliche Hämorrhoidensalben lindern Begleitsymptome wie Juckreiz oder

brennen, haben bei einem lang bestehenden Hämorrhoidalprolabs keinen Effekt.

Tab. 6.6: Entzündungshemmende und Pruritus mindernde Sitzbäder in der Schwangerschaft (Beer 2005; Beer & Adler 2011)

Wirkstoff	Menge	Bemerkungen
Kamillenblüten (Matricaria chamomilla L.) Hamamelisblätter (Hamamelidis folium) und -rinde (Hamamelidis cortex)	2 Esslöffel auf 10 Liter	2 Esslöffel mit 300–500 ml kochendes Wasser überbrühen, 10 Minuten ziehen lassen und auf 10 L Sitzbad geben.
Tannolact®	10 g auf 25 Liter bei 32–35°C	2–3 Mal wöchentlich, maximal 1 Mal täglich für 10–15 Minuten.
Kamillosan®	30 ml auf 1 L Wasser bei individuell angenehmer Temperatur	1–2 Mal täglich maximal 5–10 Minuten.

Vorgehen bei Regelwidrigkeiten:

- Spätestens bei starken Schmerzen im Ruhezustand, starken Blutungen, Analprolaps und/oder Stuhlinkontinenz (Pschyrembel 2014) sollte die Schwangere ärztlich behandelt werden,
- auch bei therapieresistenten, thromboisierten Hämorrhoidalknoten sollte in der

Schwangerschaft eine chirurgische Behandlung nur im Notfall durchgeführt werden (Promberger-Ott & Satzinger 2014).

Kooperierende: Bei Grad 2 bis 4 Behandlung durch Hausärzt/-in, Gynäkolog/-in, Koloproktolog/-in.

6.2 Schmerzen

6.2.1 Pharmakologische Behandlung von Schmerzen in der Schwangerschaft

Definition
akuter Schmerz: Akuter Schmerz entsteht direkt bei Gewebeverletzung oder -untergang. Unterschieden wird Nozizeptorschmerz, neuropathischer und sogenannter »mixed pain« (Nestler & Portsteffen 2017). Akuter Schmerz

sollte mit Bedarfsmedikation behandelt werden (embryotox 2018g). Schmerz kann in verschiedenen Typen unterteilt werden (▶ Tab. 6.7).

Ziel:

Weitestgehende und anhaltende Reduktion von Schmerz.

Inhalt: Die International Association for the Study of Pain (2012) definiert Schmerz wie folgt:

Tab. 6.7: Typen von Schmerz

Schmerztyp	Ursache	Bemerkungen
Nozizeptorschmerz (Lauber & Schmalstieg 2012)	Freigesetzte Schmerzrezeptoren werden von den Schmerzmediatoren Prostaglandin, Serotonin, Histamin u. a. besetzt. Sie lösen einen Impuls aus, der über das Rückenmark zum Gehirn weitergeleitet und dort als Schmerzwahrnehmung verarbeitet wird.	Die Stärke wird individuell beschrieben und korreliert mit der Ausdehnung des Gewebedefekts.
Neurogener Schmerz (Ebd.)	Neurogener Schmerz kann bei z. B. nekrotischem Gewebeuntergang das Schmerzspektrum durch abnorme Erregbarkeit des geschädigten Nervengewebes erweitern.	Auch neuropathischer Schmerz. Dieser Schmerztypus ist besonders intensiv.
Mixed pain (Nestler & Portsteffen 2017)	Auch gemischter Schmerz. Eine Kombination von Nozizeptor- und neuropathischem Schmerz.	
Chronischer Schmerz (Ebd., embryotox 2018g)	Bei länger anhaltendem Schmerz können Veränderungen an den Nozizeptoren und bei der Verarbeitung der Schmerzreizweiterleitung entstehen. Im Sinne einer Verselbstständigung kann es zur Verstärkung des Schmerzempfindendes kommen, teilweise ohne Reiz aus verletztem Gewebe.	Die Behandlung von chronischem Schmerz erfolgt möglichst nach einem festgelegten Zeitschema mit oraler oder rektaler Einnahme von Analgetika
Psychosomatischer Schmerz (embryotox 2018g)	Schmerz kann auch Leitsymptom einer psychischen Erkrankung (depressiven Störungen, Angststörungen, somatoformen Störungen oder posttraumatischen Belastungsstörungen) sein.	

»An unpleasant sensory and emotional experience associated with actual or potential tissue damage, or described in terms of such damage.«

»Ein unangenehmes Sinnes- und Gefühlserlebnis, das mit aktueller oder potenzieller Gewebeschädigung verknüpft ist oder im Falle einer solchen Schädigung beschrieben wird«.

Nozizeptorschmerz begleitet schwangerschafts- und geburtsbedingte Veränderungen und Verletzungen. Möglicher und häufiger Anlass in dieser Lebensphase sind Entzündungen, Gewebeverletzungen (Geburtsverletzungen, postoperative Wunden), Symphysenlockerung oder Ischialgie und Rückenschmerzen. Auch rheumatoide Arthritis oder Fibromyalgie sind mögliche Schmerzauslöser in der Schwangerschaft. Sowohl der Grad der Verletzung als auch das subjektive Schmerzempfinden bestimmen die Schwere des Schmerzes. Alleinig die

Patientin kann eine zuverlässige Aussage über ihre subjektive Schmerzsituation machen. Um Schmerz, seine Auslösbarkeit sowie erfolgreiche Behandlung deutlich zu machen, bedarf es eines Einschätzungsinstrumentes (embryotox 2018g, DNQP 2011). Eine numerische Rangskala (▸ Abb. 6.1) ist für Betroffene ein geeignetes Instrument. Die Selbstauskunft der Patientin ist dabei einer Fremdeinschätzung vorzuziehen. Auf die Frage »Wie stark ist Ihr Schmerz auf einer Skala von Null/kein Schmerz bis Zehn/maximal vorstellbarer Schmerz?« kann die Betroffene eine eigene Einschätzung über ihre Schmerzen treffen. In Ruhe sollte ein Schmerz weniger ausgeprägt sein als unter Bewegung – die Patientin sollte ihn in Ruhe mit einer niedrigeren Zahl benennen als unter Bewegung. Nach dem Nationalen Expertenstandard Schmerzmanagement in der Pflege (DNQP 2011) soll bei 3/10 nach NRS

0	1	2	3	4	5	6	7	8	9	10
kein Schmerz	erträglicher Schmerz			starker Schmerz			sehr starker Schmerz			unerträglicher, maximal vorstellbarer Schmerz

Abb. 6.1: Numerische Rangskala (NRS), in Anlehnung an: Nestler & Portsteffen (2017)

eine medikamentöse Behandlung angeboten werden, da es darüber hinaus zu Einschränkungen in Bewegung und Schlaf kommt. Der Ort des Schmerzes und seine Ausstrahlung sollten so genau wie möglich lokalisiert werden (Nestler & Portsteffen 2017).

In der Schwangerschaft sollten Monopräparate den Vorzug gegenüber Mischpräparaten haben. Medikamente der gleichen Wirkstoffgruppe sollten nicht gleichzeig eingenommen werden. Eine Dosissteigerung bis zur Höchstmenge und ausreichend lange Einnahme ist einem Wirkstoffwechsel vorzuziehen. Pharmazeutisch können nichtsteroidale Antiphlogistika (NSAR), Opiate oder Lokalanästhetika Anwendung finden. (embryotox 2018g)

Die Begleitmedikation zu einer primären Dauermedikation soll eingenommen werden. Pharmazeutische Behandlung sollte durch physiotherapeutische oder physikalische Behandlung oder Akupunktur ergänzt werden. Bei chronischem Schmerz ist eine psychsomatische Beteiligung in Betracht zu ziehen. Ggf. ist eine psychotherapeutische Begleitung sinnvoll. (Ebd.)

Beratung:

- Schmerzen in der Schwangerschaft sollen nach Diagnose auch analgetisch behandelt werden,
- unter analgetischer Abdeckung sollten die Schmerzen rückläufig sein (DNQP 2011),
- Physiotherapie sollte begleitend wahrgenommen werden.

Maßnahmen und Anleitung:

- Zur Behandlung von schwangeren Frauen mit leichten Schmerzen ist Paracetamol per os (3 bis 4 Mal 500 mg pro Tag) das Mittel der Wahl, Ibuprofen kann im I. und II. Trimenon genommen werden (embryotox 2018g),
- eine Einzeldosis Paracetamol darf 1 000 mg und eine Tagesdosis darf 3 000 mg davon nicht überschreiten (Grospietsch & Möricke 2018),
- bei mittelstarken bis starken Schmerzen kann Paracetamol in Kombination mit Codein rezeptiert werden, nach entsprechender Indikation auch Tramadol oder Buprenorphin (Ebd.),
- Migräneschmerz kann mit Paracetamol, ggf. additiv mit Sumatriptan behandelt werden (Grospietsch & Möricke 2018).

Gute Erfahrung mit:

- Wegen der teilweise erst zeitverzögerten Erkenntnis von unerwünschten Nebenwirkungen oder der Beteiligung daran, sollten sie in der Schwangerschaft nur in berechtigten Fällen eingenommen werden,
- mit der dauerhaften Einnahme von Paracetamol insbesondere im II. und III. Trimenon der Schwangerschaft korreliert einer Studie nach hyperkinetisches Verhalten bei den Kindern (Liew et al. 2014).

Beginn und Dauer: Mit Beginn der schmerzhaften Beschwerde bis zur Linderung.
Vorgehen bei Regelwidrigkeiten: Bei mittelschweren oder starken, unerträglichen

Schmerzen soll die Patientin ärztlich/gynäkologisch weiterbehandelt werden.
Kooperierende: Gynäkolog/-in, Hausärzt/-in, Pharmazeutin.

6.2.2 Rückenschmerzen

Definitionen
Lordose: Nach ventral konvexe Krümmung der Wirbelsäule, die im Bereich der Hals- und Lendenwirbelsäule physiologisch ist (Hentsch 2018).
Relaxin: Weibliches Sexualhormon, das in der Schwangerschaft von Plazenta, Uterus und Eihäuten unter der Anwesenheit von Progesteron zur Auflockerung des Gewebes gebildet wird (Pschyrembel 2018)
Lumbalschmerz: Auch Lumbal-Syndrom oder Lumbalgie. Schmerzen im Bereich der Lendenwirbelsäule, ggf. auch begleitet von Hartspann (Gaab 2018).
Lumbalischialgie: Lumbalgie mit ausstrahlenden Schmerzen in die Beine durch Reizung der entsprechenden Nervenwurzel (Ebd.)

Inhalt: Die schwangerschaftsbedingte Gewebeauflockerung von Bändern und Sehnen führt zu einer erhöhten Beweglichkeit der Gelenke (Vetter & Goeckenjan 2006). Die hohe Ausschüttung von Relaxin leistet einer Instabilität des Beckens Vorschub (Katonis et al. 2011). Die Veränderung der Körperstatik führt zu einem Verlust an Stabilität (Vetter & Goeckenjan 2006). Die Gewichtszunahme in der Schwangerschaft erhöht den Druck auf die Gelenke. Eine Hyperlordose mit einem nach vorne geneigten Oberkörper wird durch eine Flexion der Halswirbelsäule nach ventral und Adduktion (Zusammenziehen) der Schultergelenke nach vorne begleitet. Die gedehnten Bauchmuskeln übertragen die Verantwortung für die Statik den unteren Rückenmuskeln (Liddle & Pennick 2015), welche die Belastungsveränderung ausgleichen müssen (Vetter & Goeckenjan 2006).

Eine schnellere Ermüdbarkeit und lokale Verspannungen der Muskulatur mit Rückenschmerzen sind die Folge. Eine Hyperlordose hilft, den wachsenden schwangeren Bauch auszugleichen. (Vetter & Goeckenjan 2006)

Lumbalschmerzen entstehen im Rahmen einer Schwangerschaft durch die Koinzidenz der o. g. Faktoren. Sie werden begünstigt durch höheres Körpergewicht, eine Zunahme des abdominalen Durchmessers und der Absenkung des Körpermittelpunktes. (Katonis et al. 2011)

Eine begleitende Abflachung der Bandscheiben infolge der Kompression durch die Wirbelkörper wird beobachtet (Katonis et al. 2011).

Spezifische und unspezifische Kreuzschmerzen werden häufig durch ein zu steil gestelltes, nach vorne gekipptes Becken (mit)verursacht. Besonders Schmerzen im Bereich des lumbosakralen Übergangs zwischen dem fünften Lendenwirbel und dem Kreuzbein resultieren aus der lokalen Überstreckung. Das Üben der Beckenaufrichtung und Implementierung in Alltagsbewegungen hilft gegen Schmerzen im Kreuzbereich. (Larsen et al. 2015)

Die mit dieser Auflockerung verbundenen Rückenschmerzen haben einen negativen Effekt auf die Lebensqualität. Nach Geburt nimmt die schmerzhafte Beschwerde meist wieder ab. Für Empfehlungen und die Behandlung ist eine präzise Diagnose notwendig. (Ebd.)

Frauen mit Depressionen oder Angststörungen im III. Trimenon leiden gehäuft unter Schmerzen im unteren Rücken, je stärker ihre psychischen Beschwerden sind, umso ausgeprägter der Rückenschmerz (Virgara et al. 2018).

Beratung:

- Anleitung zu ökonomischem Bücken, Heben, Aufstehen etc. (Katonis et al. 2011),

- jede Form der Bewegungsförderung (Aqua- oder »Land«-Fitness), Akupunktur oder Kraniosakraltherapie (Liddle & Pennick 2015), pharmazeutische Behandlung, Massage, Yoga, Quaddeln (intradermale Reiztherapie) mit Aquadest. (Katonis et al. 2011) kann mildernd auf Rückenschmerzen wirken,
- ein mindestens zwölf Wochen andauerndes, effektives Training lindert Rücken- und Beckenschmerzen (Katonis et al. 2011).

Maßnahmen und Anleitung:

- Gewichtskontrolle (▶ Kap. 3.12.3),
- die Körperhaltung korrigieren im Sinne eines geraden Rückens (Katonis et al. 2011),
- weicher Stand mit leicht gebeugten Beinen und gerade aufgestelltem Becken (Laarsen et al. 2018),
- Bewegungsförderung (▶ Kap. 5.4).

Beginn und Dauer: Mit Beginn der Betreuung bzw. Schwangerschaft.

Gute Erfahrung mit:

- Achtsamkeit bezüglich eines korrekten Stands und eines aufgerichteten Beckens,
- Faszienyoga,
- bei Ischialgie die Gesäßmuskulatur wärmen, dann Behandlung mit Akupunktur, nach zehn Minuten das Bein der betroffenen Seite sanft und rhythmisch langziehen,
- Akupunktur bei Rückenschmerzen:
  - Qi-Blockade regulierend lösen,
  - mittige Rückenschmerzen: Bl53, Le3,
  - Blasenmedianischialgie: Bl53, Le3, Bl40,
  - Gallenblasenischialgie: Bl53, Le3, Gb34,
  - Blockade des Iliosakralgelenkes: Bl53, Le3, Bl57, Bl58.

Vorgehen bei Regelwidrigkeiten: Das Tragen einer Beckenorthese entlastet das Iliosakralgelenk und mindert Beckenschmerzen (Mens 2017).

Kooperierende: Gynäkolog/-in, Orthopäd/-in, Physiotherapeut/-in, Kraniosakraltherapeut/-in, Pharmazeut/-in.

6.2.3 Symphysenlockerung

> Die vollständige Ausheilung eines Symphysenschadens dauert über Monate nach der Geburt.

Definition
Symphysenläsion: Auch Symphysendiastase (Heller & Charrière 2015) oder Symphysenschaden (Pschyrembel 2018). Eine klinisch geringere Schädigung durch meist funktionelle und konstitutionelle Ursache, die bereits in der Schwangerschaft beginnt. Eine Symphysenläsion kann einer geburtsbedingten Ruptur voraus gehen.

Ziel:

Beschwerdearmut und Erhalt der Mobilität in der Schwangerschaft.

Inhalt: Auf der Vorderseite des knöchernen Beckens sind beide Schambeinäste über die Knorpelfuge der Symphyse miteinander verbunden. Diese Verbindung erlaubt an sich nur wenig und begrenzte Beweglichkeit. Die Verbindung des Beckenringes, der Symphysenknorpel und der Iliosakralgelenke stellen eine funktionelle Einheit dar. In der Schwangerschaft werden die knöchernen Anteile des Beckens unter höherem Relaxin-, Östrogen- und Progesteronspiegel im Rahmen der physiologischen Beckenauflockerung etwas beweglicher. Trotz dieser Weitstellung kommt es nicht selten darüber hinaus zu Läsionen der Beckengelenke. Auch wenig schmerzhafte Auffälligkeiten können mit Symphysenschädigungen korrelieren. (Heller & Charrière 2015)

Die Symphysenweite in der Schwangerschaft variiert zwischen 2,1 und 19,7 mm bei einem Mittelwert von 5,3 mm (Oligmüller 2015).

Die Schädigung der Symphysenfuge geht mit einer Verlagerung des Kreuzbeines nach ventral einher. Die Aufhebung der mechanischen Festigkeit zieht einen erheblichen Statikverlust nach sich. U. a. Blase, Diaphragma urogenitale sowie das Ligamentum clitoridis erfahren eine Lageveränderung und damit einen teilweisen Funktionsverlust.

Symptome einer Symphysenlockerung sind eine auffallende Schmerzhaftigkeit in der Symphysengegend (Dudenhausen et al. 2000), am oberen Symphysenrand oder an der Symphysenfuge (Heller & Charrière 2015).

Die Schmerzen strahlen in die Oberschenkel und/oder das Kreuzbein aus. Bei Scherspannung im Bereich der Symphyse, unter Alltagsbewegungen sowie bei Drehung in Seitenlage entstehen erhebliche Schmerzen. Es besteht eine funktionelle Beeinträchtigung, auf einem Bein zu stehen, ein Bein anzuheben (Treppensteigen) oder im Liegen ein Bein anzuheben. Das Gangbild ist in Richtung Hink- oder Watschelgang verändert. Die Diagnose erfolgt über die klinischen Symptome.

Prädisponierende Formen sind zunehmendes Gestationsalter, steigender BMI und Multiparität. Die Lage des Kindes sowie eine höhere Anzahl von Feten haben keinen nachteiligen Einfluss auf eine Symphysenlockerung. Das klinische Beschwerdebild korreliert nicht mit der absoluten Weite der Symphyse. (Oligmüller 2015)

Schmerzanamnese:
Schmerzen bestehen überwiegend unter Belastung, teilweise auch in Ruhe. Bei Kompression des Beckenringes durch Druck auf die beiden Beckenkämme bzw. durch wechselseitigen Druck auf die Schambeine wird ein Schmerz im Symphysenbereich ausgelöst (Dudenhausen 2000).

Funktionstest Abduktion/Adduktion im Hüftgelenk:
In Rückenlage und mit lang ausgestreckten Beinen den Bewegungsauftrag ausführen (wechselweise ein Bein aus der Hüfte heraus verlängern, während sich das andere in die Hüfte hinein verkürzt). Diese Bewegung ist nur unter Schmerzen und/oder Bewegungsunterstützung durch Lateralflexion der Brust- oder Halswirbel möglich.

Symphysentest im Stand:
Ein Einbeinstand ist schmerzverstärkend oder gar unmöglich. Im Storchentest (ein Bein in Knie und Hüfte gebeugt vom Boden angehoben) ist schmerzverstärkend oder gar unmöglich (Heller & Charrière 2015).

Bei den bildgebenden Verfahren ist die Sonographie das Mittel der Wahl (Oligmüller 2015). Ein MRT ist von der Bildgebung dem Ultraschall überlegen (Vsianska 2007) und kann ohne Verwendung von Kontrastmitteln selbst in der Frühschwangerschaft durchgeführt werden (Kraus 2016).

Beratung:

- Einhaltung von körperlicher Schonung,
- Vermeidung einseitiger Belastungen,
- Geburtsplanung in Anspruch nehmen.

Maßnahmen und Anleitung:

- Körperliche Schonung, analgetische Behandlung und Entlastung bis hin zur Bettruhe,
- Tragen eines Beckengürtels mit Druckpelotten auf den Trochanterpunkten (bis zur Entbindung),
- häusliche Entlastung einfordern,
- häusliche Physiotherapie (ärztliche Verordnung veranlassen),
- bei Immobilität Thromboseprophylaxe durchführen.

Beginn und Dauer: Von Beginn der Beschwerde bzw. Diagnose bis zur Heilung nach der Geburt

Kooperierende: Gynäkolog/-in, Orthopäd/-in, Orthopädietechniker/-in, Sanitätsfachgeschäft, Physiotherapeut/-in.

6.3 Leistungsabfall & Schlafstörungen

Leistungsabfall:
Ein Leistungsabfall in der Schwangerschaft insbesondere im I. Trimenon ist Ausdruck der erfolgreichen Umstellung des mütterlichen Organismus auf die Erfordernisse der Schwangerschaft. Veränderungen und Umverteilung des Blutvolumens, Gefäßweitstellung u. a. leisten Müdigkeit Vorschub. (Bikas et al. 2006)

Die Beobachtung von spezifischen begleitenden Symptomen des Leistungsabfalls ermöglicht ggf. eine Unterscheidung von weiteren und abwendbaren Ursachen (▶ Tab. 6.8).

Tab. 6.8: Ursachen für Leistungsabfall in der Schwangerschaft (AWMF 2017; Pfeifer 2017; Hübner-Liebermann et al. 2012; Bergmann et al 2010; Buchinger 2010; Bencaiova 2006; Högel & Brandauer 2005)

Erkrankung	Symptome	Bemerkungen
Anämie (Bergmann et al. 2010; Bencaiova 2006)	Körperlicher Leistungsabfall, Schwindel, Kopfschmerzen, Rhagaden, begleitet von Belastungs- und Ruhedyspnoe sowie einer depressiven Verstimmung.	Unter einem Hb-Wert von 10,4 (entspricht < 6,46 mmol/l) steigt das Risiko für einen nachteiligen Schwangerschaftsausgang.
Hypothyreose (Zettining & Buchinger 2010)	Geistige und körperliche Antriebsarmut, Obstipation und ausgeprägte Kälteempfindlichkeit.	
Gestationsdiabetes (AWMF 2017)	Chronische Hyperglykämie, *(wenig bis keine subjektiven Symptome, ggf. körperlicher Leistungsabfall bei üblichen Tätigkeiten).*	Manifestiert sich ab der 20. SSW.
Depressionen (Pfeifer 2017; Hübner-Liebermann et al. 2012)	Antriebsarmut, Hoffnungslosigkeit, tiefe Traurigkeit, Schlafstörungen.	Die Edinburgh Postnatal Depression Scale (EPDS) kann in der Schwangerschaft zum Screening eingesetzt werden.
Schlafmangel (Pfeifer 2017; Högl & Brandauer 2005)	Schlafeffizienz unter 85 % oder Wachanteil in der Nachtruhe von über 5 %; eine morgendliche, unabwendbare Müdigkeit, anhaltende Tagesmüdigkeit sowie Antriebsschwäche.	Schlafstörungen, Antriebsminderung, Depressionen sowie vermehrte Unfälle können folgen.

Depressionen:
Ca. 18,4 % der Schwangeren leiden unter einer depressiven Erkrankung. In der Schwangerschaft werden sie häufig begleitet von mangelnder Gewichtszunahme von Mutter und Fetus, mangelndem Interesse an Vorsorgeuntersuchungen sowie teilweise Substanzmittelmissbrauch. Als ursächlich benennen Frauen mangelnde partnerschaftliche Unterstützung oder belastende Lebensereignisse. Das intrauterine Milieu wird durch die depressive Erkrankung nachteilig beeinflusst. Einerseits ist die Oszillationsamplitude der fetalen Herzfrequenz weniger entfaltet, andererseits ist seine Bewegungsaktivität erhöht. Die Edinburgh Postnatal Depression Scale (EPDS) kann auch in der Schwangerschaft zum Screening eingesetzt werden. (Hübner-Liebermann et al. 2012)

Schlafstörungen

Definitionen
Non-REM-Schlaf: Der Non-Rapid-Eye-Movement-Schlaf wird in vier Stadien I bis IV eingeteilt. In den Stadien I bis II ist der Schlaf oberflächlich (Leichtschlaf). Stadium III bis IV weist einen tiefen Schlaf auf (Geisler 2018). Nach dem Einschlafen gelangt der Mensch rasch in den traum- und bewegungslosen sowie besonders erholsamen Tiefschlaf (Pfeifer 2017).
Slow-Wave-Schlaf: Auch Delta-Wellen-Schlaf oder Tiefschlaf. Dieser Schlaf ist Teil des Non-REM-Schlafes. Er findet in den Stadien III bis IV der Non-REM-Phase statt (Thommen 2006).
REM-Schlaf: Auch Rapid-Eye-Movement-Schlaf. Schlafphase mit raschen Augenbewegungen bei geschlossenen Augen, erhöhter Herz- und Atemfrequenz, verminderter Muskelaktivität und leichter Erweckbarkeit. Intensive Traumphasen begleiten die Phase in der zweiten Nachthälfte. (Geisler 2018; Pfeifer 2017)
Dyssommnie: Schlafstörung. Es werden Schlaflosigkeit (Insomnie) und exzessives Schlafen (Hypersomnie) zu den Schlafstörungen gezählt. (Ebd.)
Insomnie: Auch Schlaflosigkeit. Eine mindestens dreimal pro Woche auftretende, über einen Monat anhaltende, Einschlaf- oder Durchschlafstörung, ungenügende Schlafdauer und unzureichend erholsamer Schlaf begleitet von subjektivem Leidensdruck. Betroffenen stehen Informationen zu Schlafhygiene, Verhaltenstherapie und medikamentösem Behandlungsspektrum zur Verfügung. (Ebd.; Maier 2018)
Ideopathische oder primäre Insomnie: Auch Nichtorganische Insomnie. Schlafstörung nach Ausschluss psychischer und körperlicher Krankheiten. Subjektiv als ungenügend erlebter Schlaf und schlechte Schlafqualität wahrgenommen. (Thommen 2006)
Restless Legs Syndrom (RLS): Periodische Bewegungen alle 20 bis 40 Sekunden über lange Strecken der Nacht. Ursachen sind vielschichtig (Eisenmangel, Schwangerschaft, neurologische Erkrankungen etc.) (Habersack 2015)

Inhalt: Jeder Organismus besitzt einen zirkadianen Rhythmus. Dieser Rhythmus ist die jedem Organismus innewohnende »innere Uhr«. Nahezu alle physiologischen und psychologischen Prozesse unterliegen dieser ca. 24-stündlichen (20–28 Stunden) Oszillation. Diese Schwingung ist genetisch gesteuert und für den Organismus der stärkste Taktgeber endokriner Prozesse. Maßgeblich wird der zirkadiane Rhythmus durch das Licht (7 000–50 000 Lux) im Rahmen des Tag-Nacht-Wechsels stimuliert. Bei Dunkelheit erfolgt die Freisetzung von Melatonin durch das ZNS (Epiphyse), welches Müdigkeit und Konzentrationsverlust hervorruft. Bei Helligkeit bzw. Licht wird die Sezernierung von Melatonin gehemmt. (Stadie 2008)

Der zirkadiane Rhythmus unterliegt nahezu allen physiologischen und psychologischen Prozessen in einer ca. 24-stündlichen Oszillation. Licht steuert im Rahmen des Tag-Nacht-Wechsels den Rhythmus. Die Dunkelheit spielt dabei eine essentielle Rolle bei der Freisetzung von Melatonin im ZNS, welches das Schlafbedürfnis bestimmt. Bei Helligkeit bzw. Licht wird die Sezernierung von Melatonin gehemmt. Das Aktivitätsniveau und die Konzentrations- und Leistungsfähigkeit des Organismus sind hoch. Die Schlafneigung ist unter Licht bzw. nach Lichtexposition äußerst gering. (Stadie 2008)

Schlaf dient durch seine regelmäßige, in der Regel nächtliche Wiederkehr der physiologischen Erholung. Die gelingt durch die im Schlaf veränderte Bewusstseinslage sowie herabgesetzten Körperfunktionen unter Wirkung des Parasympathikus (Pschyrembel 2018). Charakteristisch ist ein 90-minütiger Wechsel von Non-REM- und REM-Phasen (Thommen 2006). Die Spontanaktivität und die Reaktion auf äußere Reize sind herabgesetzt. Eine Erweckbarkeit besteht. (Pschyrembel 2018)

Der Schlaf unterliegt komplexen, homöostatischen und zirkadianen Einflüssen. Die Einschlafneigung resultiert aus der vorangegangenen Wachperiode und der »inneren Uhr«. (Högl & Brandauer 2005).

Das Schlafverhalten eines Menschen ist hinsichtlich der notwendigen Dauer (Langschläfer > 9 bis 10 Std. oder Kurzschläfer < 6 Std.), des bevorzugten Beginns (früher Lerchen- oder später Eulen-Typ) und der Qualität verschieden (Pfeifer 2017).

Der Schlaf wird in REM- und Non-REM-Phasen unterteilt. Der Non-REM-Schlaf geht der REM-Phase voraus und verläuft in vier Stufen oder Stadien. Der Slow-Wave-Schlaf ist er erholsamste und tiefste Schlaf. Ist dessen Dauer vermindert, leidet die Schlafqualität. (Thommen 2006)

Die Schlafeffizienz beschreibt das Verhältnis von Schlafdauer zu der im Bett verbrachten Zeit. Sie beträgt im Idealfall 85 %. (Thommen 2006)

Ein Wachanteil von bis zu 5 % ist physiologisch und verteilt sich auf mehrmaliges Erwachen (Pfeifer 2017).

Ein erholsamer Schlaf basiert auf verschiedenen Faktoren, z. B. einer überleitenden Phase der Entspannung mit Abstinenz stimulierender Substanzen (bspw. Koffein), ausreichend Bewegung am Tag, Abwesenheit von erheblichen Sorgen und Stress sowie eine optimale Sauerstoffzufuhr über einen durchgängigen Nasen-Rachen-Raum. (Orth & Rasche 2017)

Auch der Nasen-Rachen-Raum macht in der Schwangerschaft Veränderungen durch. Der Pharynxdurchmesser verschmälert sich unter einer steigenden Durchblutung. Der subkostale Winkel nimmt zu und das Zwerchfell tritt unter dem wachsenden Uterus ca. 4 cm hoch. Das Atemzugvolumen ist um 30 bis 40 % gesteigert und der Sauerstoffverbrauch um 20 % angehoben. Der Non-Rem-Schlaf steigt zu Ungunsten des REM-Schlafes. Nächtliche Schnarchgeräusche werden von ca. 4 % der Schwangeren produziert. Adipöse Frauen sind zu ca. 14 bis 23 % betroffen. (Orth & Rasche 2017)

In der Frühschwangerschaft kann es zu veränderten Funktionen des vegetativen Nervensystems kommen. Im Zuge eines Schlafmangels können Schlafstörungen, Antriebsminderung und Depressionen sowie vermehrt Unfälle auftreten. (Pfeifer 2017; Högl & Brandauer 2005; Bikas et al. 2006)

Im II. Trimenon wird die Schlafqualität von Schwangeren als recht gut bewertet. Im III. Trimenon erschweren Faktoren wie Rückenschmerzen, Pollakisurie, Kindsbewegungen oder auch Schwierigkeiten beim Finden einer bequemen Schlafposition einen erholsamen Schlaf von ausreichender Dauer. Die Gestaltung einer angenehmen Schlafumgebung und -positionierbarkeit nimmt an Bedeutung zu. Ein Übergang zur krankheitsbedingten Schlafstörung besteht. Eine reduzierte Schlafeffizienz, verlängerte nächtliche Schlafphasen sowie häufige Arousals prägen den Schlaf. Eine morgendliche, unabwendbare Müdigkeit, anhaltende Tagesmüdigkeit sowie Antriebsschwäche folgen anhaltenden Schlafstörungen. (Högl & Brandauer 2005)

Die schwangerschaftsbedingten Veränderungen des mütterlichen Organismus leisten einer obstruktiven Schlafapnoe Vorschub. Bei ausgeprägter Tagesschläfrigkeit und nächtlichem Schlafen ist diese in Betracht zu ziehen. Dabei kommt es beim Einatmen zum Kollabieren der ringförmigen Atemmuskulatur der oberen Atemwege mit anschließendem Atemstillstand. Der steigende Kohlensäuregehalt im Blut führt zum (Mikro-)Arousal. Die mit dem Schlaf verbundene Erholung ist unterbrochen. (Orth & Rasche 2017)

Helles Licht, besonders solches mit hohem Blauanteil (LED-Licht von Computerbildschirmen) steht im Verdacht, durch eine Unterstützung der Wachheit und Verschiebung des Schlaf-Wach-Rhythmus die Aktivität zu steigern. Es beeinflusst die Melatoninausschüttung nachteilig. (Allen et al. 2018)

Krankhafte Störungen des Schlafes umfassen Einschlafstörungen mit einer Einschlafzeit über dreißig Minuten sowie eine reduzierte Schlafeffizienz. Häufige Ursachen von Schlafstörungen sind mangelhafte Schlafhygiene, Suchtmittelkonsum oder situationsbedingter Stress. Des Weiteren können obstruktive Schlafapnoe, Restless-Legs-Syndrom, Schichtarbeit-Schlafstörung und zirkadiane Rhythmusstörungen der Schlafstörung zugrunde liegen. Die Abklärung einer möglichen organischen oder psychiatrischen Beteiligung schützt vor einer Chronifizierung und Depression.

Habituelle Einschlafstörungen und frühes Erwachen sind charakteristisch für eine Depression (Mezick et al. 2011). Eine dauerhafte Unterbrechung der Schlafkontinuität korreliert mit einer Glukosetoleranzstörung (Lucassen et al. 2012). Eine schlechte mütterliche Schlafqualität hat einen nachteiligen Effekt auf die sozio-emotionale Entwicklung des Kindes (Adler et al. 2019).

Beratung:

- Besonders im III. Trimenon können Maßnahmen wie z. B. die Abstinenz stimulierender Getränke vier Stunden vor der Nachtruhe, die effektive Behandlung von Schmerzen, eine Abgabe der nächtlichen Kinderbetreuung und eine optimale Gestaltung eines Schlafplatzes mildernd auf die Beschwerde wirken (Högl & Brandauer 2005),
- abends nur eine leichte Mahlzeit zu sich nehmen (Thommen 2006),
- regelmäßige körperliche Betätigung am Nachmittag durchführen, die Abendstunden entspannend gestalten (Ebd.),
- das Schlafzimmer sollte frei von Gegenständen sein, die an noch bestehende Aufgaben oder Arbeit erinnern (Ebd.),
- nach ärztlichem Rat kann Baldrianwurzel (Valerianae radix) als Monopräparat oder in Kombination mit Hopfenzapfen (Humulus lupulus) und Passionsblumenkraut (Passiflora) angewandt werden (Beer 2006).

Maßnahmen und Anleitung: Schlaftee (► Kasten 6.3)

Kasten 6.3: Schlaftee (Pfeifer 2017, Beer & Adler 2011)

Teemischung: 40 g Hopfenzapfen (Humulus lupulus) + 20 g MElissenblätter (Melissa officinalis) + 40 g Passionsblumenkraut (Passiflora incarnata).

Anwendung: 1 Teelöffel der Teemischung mit 150 ml kochendem Wasser übergießen. Für 10 Minuten ziehen lassen. Abends 1 Tasse trinken.

Beginn und Dauer: Mit Beginn der Schwangerschaft bis zur Besserung der Störung.

231

Gute Erfahrungen mit:

- Dunkle Schokolade wegen ihres Koffeingehaltes abends nur in kleinen Mengen verzehren,
- nächtliches Drehen über die Bauchseite im Vierfüsslerstand,
- Nachtsedativum Baldrianwurzel (Radix Valerianae),
- ggf. Ohrstöpsel,
- Körperakupunktur bei Schlafstörungen
  - Den Shen stärken und beruhigen,
  - DuMai20, Ni6, ab der 37. SSW Ma36.

Vorgehen bei Regelwidrigkeit:

- Ggf. fachärztlich eine begleitende Depression ausschließen oder behandeln lassen (Pfeifer 2017; Thommen 2006),
- die Umkehr des zirkadianen Rhythmus mit wiederholt nächtlichen Wachphasen kann ein Warnzeichen für eine hypertensive Komplikation sein (Grospietsch & Mörike 2018).

Kooperierende: Gynäkolog/-in, Hausärzt/-in, Neurolog/-in oder Psychotherapeut/-in, Pharmazeut/-in.

6.4 Descensus genitale & Harninkontinenz

6.4.1 Descensus genitale

Der protektive Effekt von Beckenbodenübungen für Frauen hinsichtlich Deszensus und Inkontinenz (DNQP 2014) kann bereits in der Schwangerschaft genutzt werden (Boyle et al. 2012).

Definition
Descensus genitalis: Eine Lageveränderung von Uterus und Vagina mit oder ohne Einbeziehung der unteren Harnwege, des Dünn- und Enddarmes, bzw. mit oder ohne Symptomatik (AWMF 2016b).

Ziel:

Förderung und Erhalt der Kontinenz von Urin und Stuhl in der Schwangerschaft.

Inhalt: 31 % der Frauen mit einem durchschnittlichen Alter von 39 Jahren leiden unter Descensus genitale. Charakteristische Symptome eines Deszensus sind vaginales Fremdkörpergefühl, Gefühl von Absenkung der Gebärmutter oder der Scheide, Druck- oder Zuggefühl nach unten (Metz 2015).

Das Trainieren der Beckenbodenmuskulatur wirkt einem Deszensus rehabilitativ entgegen (DNQP 2014). Die Funktion der flächigen Beckenbodenmuskulatur wird durch Ausdauertraining gestärkt.

Ein Training zur Verschmälerung der Hiatusspalte (Levatorspalt) stärkt die Funktion des Beckenbodens und wirkt u. a. protektiv gegenüber Stressharninkontinenz (Albrich et al. 2014). Mit dieser Trainingsform wird dem Körper ermöglicht, einer (sportlichen) Belastung lange zu widerstehen bzw. sich muskulär rasch zu erholen (Grosser & Starischka 2008).

Nebenwirkungen eines erfolgreichen Beckenbodentrainings können Stuhldrang und Muskelkater sein.

Ante- und postpartales Beckenbodentraining bei zuvor harninkontinenten Frauen senkt das Risiko für die entsprechende Beschwerde um 30 bis 40 %. Je intensiver das Training, desto stärker der Effekt (Boyle 2012). Ein Zuwachs an Muskelkraft im Beckenboden wird gleichermaßen durch unterschiedlichste Methoden erreicht (Mateus-Vasconcelos et al. 2018).

Sportliches Training setzt Anpassungsvorgänge zur Leistungssteigerung der Muskulatur in Gang. Ansteigende Trainingsreize aus einer Abfolge von leichten, mittelschweren und schweren Beckenbodenübungen lassen dabei die individuelle Trainingsschwelle überschreiten. Die Übungen sollten variationsreich, wechselnd und in einem optimalen Verhältnis zur Pause durchgeführt werden (Weineck 2007).

Verletzungen/Abrisse des M. levator ani sind mit vaginal-operativer Entbindung verbunden (Kearney et al. 2006). Sie korrelieren mit anhaltenden Schmerzen, therapieresistenter Harninkontinenz und Descensus genitalis durch Verletzung des Pudendus-Geflechtes (DeLancey et al. 2003; Dietz & Simpson 2008).

Bis zu ein Viertel der Frauen geben bereits prägravitär Symptome eines Deszensus an. Höherer BMI und die abdominal zentrierte Gewichtszunahme leisten der Entwicklung Vorschub. Eine genetische Disposition im Sinne der Gewebeeigenschaft ist anzunehmen. Sportarten ohne Schnellkrafterfordernis wirken protektiv bezüglich eines Deszensus. (Metz 2015)

Postpartaler Wundschmerz von einer Geburtsverletzung ist ein Risikofaktor für eine Descensus genitale. Möglicherweise verursachen neurologische Schädigungen mit Funktionsverlust oder okkulte Verletzungen diesen Schmerz bzw. den folgenden Funktionsverlust (Metz 2015)

Beratung:

- Regelmäßig, effektiv und steigernd Beckenbodentraining durchführen,
- Aufstehen und Stehen in leichter Schrittstellung (Heller & Charrière 2015),
- bauchmuskelschonendes Aufstehen aus dem Bett,
- Beckenbodenanspannung vor einer Bewegung und mit der Bewegung ausatmen,
- Beine weniger als hüftbreit auseinanderstellen, kleine Schritte machen,
- Beim Treppensteigen die höhere Stufe mit dem Vorfuß betreten, dabei mit dem Oberkörper in der Körperlängsachse bleiben,
- Beim Tragen den Beckenboden anspannen, bevor die Bauchmuskulatur über Zug, Hub, Druck o. ä. angespannt wird, dabei das Gewicht körpernah oder möglichst gleichmäßig verteilt auf beiden Armen tragen,
- um ein Geschwisterkind hochzunehmen, es auf Hocker oder Knie klettern lassen,
- beim Bücken idealerweise mit stabilisiertem Rücken – entweder Beugung nach vorn unter gleichzeitiger Flexion von Hüft- und Kniegelenken bei gerader Körperlängsachse (horizontaler Bück-Typ) oder Beugung von Knie- und Hüftgelenk bei gerader Körperlängsachse (vertikaler Bück-Typ). (Ebd.)
- Während des Bückens nach Möglichkeit keine Drehbewegung machen (Stüwe 2004),
- das längere Verweilen in gebückter Haltung sollte halbkniend im Einbeinstand erfolgen (Heller 2015),
- bei beginnendem Niesen, Lachen oder Husten den Beckenboden verschließen und den Kopf/Oberkörper zur Seite drehen (Ebd.).

Maßnahmen und Anleitung:

- Training der flächigen Beckenbodenmuskulatur,
- deszensuspräventive Bewegungen und -Abläufe im Alltag.

Beginn und Dauer: Mit Beginn der Betreuung bis ins Wochenbett.

Gute Erfahrungen mit:

- Obstipation vermeiden,
- Körperakupunktur bei Deszensus:
  - Yangmangel entgegenwirken,
  - Bl20, DuMai20 neutral oder tonisierend nadeln.

Vorgehen bei Regelwidrigkeiten:

- Bei mangelndem Trainingserfolg sollte die Durchführung der Übungen auf Effizienz überprüft werden,
- das Training steigern, dazu ggf. äußere und innere Hilfsmittel (Theraband, Scheidenkoni etc.) einsetzen,
- wenn das Deszensusgefühl und die Inkontinenz seit einer vorangegangenen spontanen oder vaginal-operativen Entbindung besteht, sollte ein Levatorenanriss in Betracht gezogen werden.

Kooperierende: Hebammen-Kollegin (Schwangerschaftsgymnastik-Kurs), Physiotherapeut/-in, Gynäkolog/-in, www.ag-ggup.de (Physiotherapeutische Arbeitsgemeinschaft mit dem Schwerpunkt »Gynäkologie, Geburtshilfe, Urologie und Proktologie«).

6.4.2 Harninkontinenz

Bei Belastungsinkontinenz Beckenbodentraining, bei Dranginkontinenz Blasentraining (DNQP 2014)!

Ziel:

Physiologische Miktion und Kontinenz.

Inhalt: Miktion bezeichnet den willkürlich gesteuerten, schmerzlosen Vorgang des Blaseentleerens (Menche 2016). Zusammen mit Kontinenz, der Fähigkeit, Urin, Flatus und Stuhl willkürlich zur passenden Zeit an einem geeigneten Ort ausscheiden zu können (DNQP 2014) bestimmt diese physiologische Funktion der Harnblase das persönliche und gesundheitliche Wohlbefinden des Menschen sowie seine Teilhabe an jeglicher Lebensaktion.

Eine physiologische Miktion kennzeichnet eine Urinmenge von 250 bis 400 ml, max. 800 ml im Strahl in Anwesenheit eines funktionsfähigen, inneren und äußeren Blasenschließmuskels, einer durchgängigen Harnröhre und einer ungestörten Weiterleitung der Nervenimpulse von der Blase zum Gehirn. Die vollständige Entleerung erfolgt durch Blasenkontraktion und Bauchpresse, unterstützt von der Beckenbodenmuskulatur. (Menche 2016)

Eine ausreichende Versorgung mit Hormonen ist für eine Kontinenz wesentlich von Bedeutung (Skibbe & Löseke 2013). Eine entsprechende Diagnose erfolgt über die Anamnese (Menche 2016).

Harninkontinenz ist ein unwillkürlicher Urinabgang auf Basis einer gestörten Einheit von Blasenkörper und Blasenschließmuskulatur (Kuno 2017). Gemeint ist kontextuell die Stress- oder Belastungsinkontinenz durch mangelnde Funktion der Beckenbodenmuskulatur bei normalem Ausscheidungsdrang (Skibbe & Löseke 2013).

Belastungs- oder Stressinkontinenz ist ein unwillkürlicher Urinabgang, anfangs meist kleiner Mengen, bei intraabdominaler Druckerhöhung durch Versagen des Verschlussmechanismus von Blase und Urethra wegen z. B.: Schwäche der Beckenbodenmuskulatur, Blasenhals- oder Sphinkterschwäche, Nervenschädigungen im Zusammenhang mit vorausgegangenem Trauma (OP, Partus) oder

Gewebsveränderung durch Östrogenmangel. (Ebd.)

Stressinkontinenz wird nach Auftreten in drei Schweregrade eingeteilt (▶ Tab. 6.9).

Tab. 6.9: Schweregrade von Belastungsharninkontinenz (Skibbe & Löseke 2013, S. 160)

Schweregrad Harnbelastungsinkontinenz	Definition
Grad I	Harnabgang bei geringer körperlicher Belastung (Husten, Niesen, Lachen).
Grad II	Harnabgang bei körperlicher Arbeit (Treppensteigen, Laufen).
Grad III	Harnabgang spontan im Liegen.

Drangharn- oder Urge-Inkontinenz beschreibt einen zwanghaften Harndrang durch krankhaft erhöhten Blasentonus schon bei geringer Blasenfüllung (Kuno 2009). Es kommt zu einer unwillkürlichen und starken Kontraktion des Detrusormuskels.

Es kann schleichend zu einer Verkleinerung des Blasenkörpers kommen, da aus Furcht vor Inkontinenzereignissen – auch durch Stressinkontinenz – habituell verfrüht ein Toilettengang eingeleitet wird. Ein chronischer Harnwegsinfekt ist auszuschließen. (Skibbe & Löseke 2013)

Blasentraining (Bladder drill) ist ein unkompliziertes Training zur Steigerung der maximalen Harnblasenfüllung und damit des Abstandes von dringlichem Harndrang. Es wird zur Überwindung von Drangharninkontinenz empfohlen. (Kuno 2017; DNQP 2014)

Eine Stress- oder Belastungsharninkontinenz korreliert mit der Größe des Hiatus genitalis (Levatorenspalt) (Albrich et al. 2014). Die entsprechenden Muskelfasern der Sphinkteren profitieren von Krafttraining (Hartmann & Tünnemann 1988).

Unterschiedlichen Untersuchungen zufolge steigt das Risiko für eine mittelfristige Stressinkontinenz von Harn mit vaginal-operativer Entbindung durch Forceps, steigendem Kindsgewicht, Sphinkterverletzung des Anus, vorangegangener Schwangerschaft sowie Alter, BMI und Rauchen (Nitsche 2005; Antolic 2010, Geissbühler 2009).

Antolic (2010) und Roth (2010) weisen im Kontext von Schwangerschaft und Geburt darauf hin, dass die Ursachen einer Belastungsinkontinenz bisher nicht differenziert belegt werden können. Eine Beteiligung der Schwangerschaft ist als relevanter einzustufen als die des Geburtsmodus.

Antolic (2010) identifiziert den BMI als Einfluss nehmenden Faktor. Roth (2010) betont den Einfluss des Alters der Betroffenen. Boyle et al. (2012) belegen den Benefit von Beckenbodentraining in Schwangerschaft und Wochenbett bei zuvor harnkontinenten Frauen (30- bis 40 %ige Besserung). Je intensiver das Training desto stärker der positive Effekt.

Die Erkrankungen Harninkontinenz, Stuhl- und Flatusinkontinenz sowie Dyspareunie (Schmerzen beim Geschlechtsverkehr) nehmen altersabhängig zu. Mit steigendem Alter nimmt der Einfluss des Geburtsmodus auf Störungen der Kontinenz hingegen ab. (Roth 2010)

Prägravitäre bzw. gravitäre Harninkontinenz ist hochprädiktiv für eine direkte postpartale Harninkontinenz bzw. für ein Wiederauftreten im späteren Lebensverlauf (Metz 2015).

Eine überaktive Blase (ÜAB) kann zu Harninkontinenzereignissen führen. Sie ist vergesellschaftet mit gehobenem Alter und BMI (Zhu et al. 2018). Diese Form der Harnblasendysfunktion mit Symptomkomplex aus Pollakisurie, unerbittlichem Harndrang und Nykturie mit oder ohne Dranginkontinenz bei Abwesenheit von Harnwegsinfektion und lokalen pathologischen Faktoren. Ursache ist eine Detrusorhyperaktivität mit spontanen Kontraktionen in der Füllungsphase. (Miernik 2018)

Harninkontinenz kann für die Betroffene bedeuten, dass der eigene Körper nicht mehr kontrollierbar ist und die eigenen Ideale von Reinheit und Schönheit nicht teilt – im Sinne eines »Verrats«. Bei der Beratung und Anleitung von harninkontinenten Frauen ist die hohe Verletzlichkeit zu berücksichtigen. Beratungsinhalte sollten sensitiv und effektiv sein und die Ziele realistisch. (Hayder-Beichel 2016)

> **Beratung:**
>
> - Regelmäßig und ausreichend Trinken,
> - persönliche Hygiene ist von hoher Bedeutung (Mändle & Opitz-Kreuter 2015; Kuno 2017),
> - Beckenbodentraining (Boyle et al. 2012) unter Berücksichtigung der Sphinkteren,
> - einen Harnwegsinfekt ausschließen,
> - vorübergehend sollten Alltagsbelastungen, die zu Inkontinenzereignissen führen, reduziert werden (Kuno 2017).

> **Beratung Belastungsinkontinenz:**
>
> Beckenbodenschonendes Verhalten und Gewichtskontrolle in der Schwangerschaft.

Maßnahmen und Anleitung bei Belastungsinkontinenz:

- Funktionelles Training der Beckenbodenschichten: Training von M. levator ani und M transversus perinei profundus,
- Training der Sphinkteren (nach G. Mervelskämper):
  - »Roter Faden«: Der *Rote Faden* ist gedanklich am Steißbein befestigt und wird zwischen den Beinen vor das Becken geführt; er liegt in unserer Hand. Unter kurzem Zug am Steißbein wird der Po-Muskel ruckartig ange-

spannt. Beteiligte Muskeln: M. levator ani pars pubica und iliaca sowie M. coccygeus (Diaphragma pelvis) sowie M. sphincter ani externus (äußere Beckenbodenschicht),
  - alternativ im Vierfüsslerstand gedanklich mit der Symphyse einen Ping-Pong-Ball auf den Boden kicken,
  - »Nuss knacken«: Gedanklich eine Nuss zwischen/mit den Sitzbeinhöckern ruckartig knacken! Beteiligte Muskeln: M. transversus perinei profundis (Diaphragma urogenitale), M. transversus perinei superficialis sowie M. bulbospongiosus (äußere Beckenbodenschicht),
  - »Wringen«: Ausatmend Harnröhre und Scheide mit Verschluss-Muskulatur kurz und ruckartig anspannen (*wringen*). Beteiligte Muskeln: M. sphincter urethrae internus (Diaphragma urogenitale) sowie M. sphincter urethrae externus (äußere Beckenbodenschicht).

> **Beratung Dranginkontinenz:**
>
> Eine ausreichende Trinkmenge beibehalten.

Maßnahmen und Anleitung bei Dranginkontinenz

- Bei einer Dranginkontinenz muss ein HWI ausgeschlossen werden,
- Blasentraining: Die Patientin soll nach einem ihren Bedürfnissen entsprechenden Abstand Wasser lassen. Langsam und kontinuierlich werden die Abstände zwischen den Toilettengängen vergrößert. Dazu soll der Harndrang so lange wie möglich ausgehalten werden. (Kuno 2017; DNQP 2014)

Beginn und Dauer: Bei Beginn der Betreuung bis zum Wiedererlangen einer physiologischen Miktionsfähigkeit und Harnkontinenz bzw. bis Übernahme der Behandlung durch Facharzt/-innen.

Vorgehen bei Regelwidrigkeiten: Vgl. Kap. 6.5 Descensus genitale

Kooperierende: Hausärzt/-in, Gynäkolog/-in, Urolog/-in, Physiotherapeut/-in, Arbeitsgemeinschaft Gynäkologie, Geburtshilfe, Urologie und Proktologie im Deutschen Verband der Physiotherapeuten e. V. (www.ag-www.ag-ggup.de).

6.5 Karpaltunnelsyndrom

Definitionen

Dysästhäsie: Form der Sensibilitätsstörung mit spontanen oder provozierten abnormen, unangenehmen Sinneswahrnehmungen, die meist auf taktile Wahrnehmungen bezogen sind. (Diener 2017)

Parästhäsie: Eine vermehrte Irritabilität der Nervenfasern auf Höhe der Kompression. (Ebd.)

Hypästhäsie: Ein partieller Ausfall der Nervenfunktion (Ebd.).

Ziel:

Beschwerdearmut bis zur Geburt.

Inhalt: Bei einem Karpaltunnelsyndrom (CTS) handelt es sich um eine Kompressionsneuropathie im Sinne einer Druckschädigung des Nervus medianus im osteofibrosen Tunnel auf Höhe des Handwurzelknochens. Acht Beugesehnen der Langfinger verlaufen zusammen mit der Daumenbeugesehne durch den ca. 2 cm langen Karpaltunnel. Die Lumbricalismuskeln gelangen bei Faustschluss mit in den Karpaltunnel und unterstützen den chronischen Reizzustand. (Fricker 2004)

Die Druckerhöhung im Karpaltunnel führt beginnend zu einer Kompression der Venolen und nachfolgen der Arteriolen. Es schließt sich ein ischiämischer Zustand mit Ödembildung und Nervenfaserläsionen an. (AWMF 2012b)

Die Leitungsstörung der Nervenfasern ist irreversibel Es folgt eine nicht-entzündliche Verdickung der Beugesehnenscheide. Die Ursache ist meist nicht erkennbar (Fricker 2004). Bei einem Karpaltunnelsyndrom ist in der Regel die dominante Hand, davon der Daumen sowie Zeige- und Mittelfinger, beginnend oder stärker betroffen. Der Kleinfinger ist immer ausgenommen. (Reissner et al. 2012)

Ein CTS kündigt sich durch anfänglich sensible Störungen an, gefolgt von motorischen Ausfällen (Fricker 2004). Ein elektrisierendes Gefühl in den Fingern, ausstrahlende Schmerzen und ein Schwellungsgefühl belasten den Alltag der Betroffenen. Ein permanentes Taubheitsgefühl kann sich entwickeln. (Reissner et al. 2012). Nachts verstärken Ödemneigung und häufige Flektionshaltung der Hand die Parästhäsie. Die Schmerzhaftigkeit führt zum nächtlichen oder frühmorgendlichen Erwachen.Schwangere sind häufig und meist ab dem III. Trimenon von einem Karpaltunnelsyndrom betroffen. Nach der Geburt bildet sich die Symptomatik rasch zurück. (Fricker 2004)

Die Behandlung von Schwangeren sollte daher konservativ sein. Eine Handgelenksmanschette fixiert die Hand in einer Neutralposition, in der der größtmögliche Querschnitt des Karpaltunnels erreicht wird (Reissner et al. 2012). Sie hilft besonders zu Beginn der Beschwerden. In der Schwangerschaft ist diese Manschette zur Überbrückung der Zeit grundsätzlich sinnvoll. (Fricker 2004)

Bei der milden Form des Karpaltunnelsyndroms kann durch Steroidinfiltration (Methylprednisolon) eine langfristige Besserung erzielt werden, um die Zeit bis zur Geburt zu überbrücken (Reissner et al. 2012).

Beratung:

- Nach der Geburt kommt es in den meisten Fällen zu einer raschen Rückbildung der Symptome und Beschwerden (Fricker 2004),
- die Gabe von Vitamin B6, nicht-steroidalen Antirheumatika, Akupunktur oder das Praktizieren von Yoga hat nachweislichen keinen Effekt (AWMF 2012; Reissner et al. 2012).

Maßnahmen und Anleitung:

- In der Schwangerschaft kommen konservative Maßnahmen (Handgelenksmanschette und Infiltration mit Kortikosteroiden) zur Behandlung in Frage (Fricker 2004; Reissner et al. 2012).

Gute Erfahrung mit:

- Körperakupunktur bei Karpaltunnelsyndrom

- Die Leitbahn durchgängig machen,
- He7, Pe6, Di11, DuMai20, ab der 37. SSW Di4.

Kooperierende: Gynäkolog/-in, Orthopäd/-in, Sanitätsfachgeschäft.

6.6 Fazit Schwangerschaftsbeschwerden

Körperliche und seelische Beschwerden in der Schwangerschaft treten häufig auf, variieren nach persönlicher Konstitution, geburtshilflicher Biographie und persönlichem Lebensstil.

Schwangerschaftsassoziierte Beschwerden stellen teilweise eine erhebliche körperliche und seelische Belastung für die schwangere Frau dar. Eine frühe Identifikation und effektive Behandlung steigert das persönliche Wohlbefinden und die Leistungsfähigkeit der Schwangeren. Es ermöglicht die fortwährende Teilhabe an den individuellen Lebenslagen und schützt vor tiefer Erschöpfung. Eine zeitgerechte Hinzuziehung bzw. Weiterleitung an fachmedizinische Berufsgruppen (Gynäkolog/-in, Orthopäd/-in, Psychotherapeut/-in, Physiotherapeut/-in etc.) rundet eine professionelle Hebammenbetreuung von schwangeren Frauen mit Schwangerschaftsbeschwerden ab.

7 Fazit evidenzbasierte Schwangerenbetreuung

Die evidenzbasierte Schwangerenbetreuung umfasst die Schwangerenvorsorge, eine evidente Beratung und Anleitung zu einem gesundheitsförderlichen Lebensstil in der Schwangerschaft sowie eine effektive Behandlung von schwangerschaftsassoziierten Beschwerden.

Die Heterogenität der Zielgruppe macht diese Aufgabe bzw. das Erreichen dieser Ziele zu einem anspruchsvollen Unterfangen. Das Ausmaß der durch Hebammenarbeit erzielten Gesundheitsprotektion ist hoch und reicht weit über den Lebensabschnitt Schwangerschaft hinaus. Im Rahmen einer interdisziplinären Zusammenarbeit mit angrenzenden Berufsgruppen sind Hebammen ein wesentlicher Pfeiler einer adäquaten gesundheitlichen Versorgung von Schwangeren und »Gatekeeper« für die effektive Behandlung nicht schwangerschafts-assoziierter Erkrankungen.

8 Anhang

Personalien

Name:		Geb.:	Tel.:
Adresse:		Beruf:	
		Partner:	
IK-Nr.:		KK:	
Vers.-Nr.:		Status:	gültig bis:
Gyn.:		Päd.:	
Tel.:		Tel.:	

Anamnese

Größe/Gewicht:	/	Alter:	Grav/Para: /
Eingangs-BMI:	L.R.:	ET/korr.:	
Vorangegangene Geburten:			
Schwanger-schaftsverlauf:		Medikation:	
Eigenanamnese:		Abusus:	
Familienanamnese			
		Geburtsvorb.:	
Entbindungsort:		Akupunktur:	
Bewegung/Sport:		Ernährungsberatung:	

Serologie

Blutgr./Rhesus:	/ Röteln-T.:	irr. AK.:	
Anti-D-Gabe:	/ LSR:	Chlamydien:	
Toxoplasmose:	HIV:	HbsAg:	
Hb/Datum:	oGGT:	ß-Strept.-Abstr.:	
Hb/Datum:	Allergie:	Besonderheiten:	

Entbindung

Geburtsmodus:	Geb.-dauer:	Geb.-Verletz.:	
Anästhäsie:	Antibiose:	frühes Anlegen:	
Entlassung Hb.:	RR:	Stillen:	
Fundusstand:	Lochien:	Wundheilung:	
Zufriedenheit:			

Kind

Name:	Geschlecht:	Datum/Zeit:	
Apgar: / /	pHart/ven: /	BE:	AT:
Länge/KU: / /	Gewicht:	Reife:	
U1:	Konakion:	Geburtsverl.:	
U2:	O2-Sätt.:	Hörscreening:	
Stoffwechselscr.:	Entl.-gew.:	Entl.-tag.:	

Abb. 8.1: Anamnesebogen

Literatur

Abalos E, Oladapo O T, Chamillard M, Díaz V, Pasquale J, Bonet M, Souza J P, Gülmezoglu A M (2018): Duration of spontaneous labour in ›low-risk‹ women with ›normal‹ perinatal outcomes: A systematic review. In: European Journal of Obstetrics & Gynecology and Reproductive Biology, Hf. 223, S. 123–132. Survey

Abeck D (2011): Pigmentstörungen: Helle Flecken und dunkle Knoten. In: Ars Medici, Jg. 21, S. 905 ff

Abete I, Parra D, Martinez J A (2008): Energy-restricted diets based on a distinct food selection affecting the glycemic index induce different weight loss and oxidative response. In: Clinical nutrition (Edinburgh, Scotland), Jg. 27, Hf. 4, S. 545–551. Case-Control-Study

ACOG (Hrsg.) (2013): Commettee opinion No. 548.: Weight gain in Pregnancy. In: Obstetrics & Gynecology. Jg. 121, S. 210–212

ACOG (Hrsg.) (2013): Obesity and Pregnancy. FAQ 182 Pregnancy.https://www.acog.org/Patients/FAQs/Obesity-and-Pregnancy; Stand: 05.03.2018

ACOG, Society for Maternal-Fetal Medicine, Caughey A B, Cahill A G, Guise J M, Rouse D (2014): Safe prevention of the primary cesarean delivery. In: American journal of obstetrics and gynecology, Jg. 210, Hf. 3, S. 179–193

Adamczyk A, Krug M, Schnabl S, Hähner H-M (2013): Kompressionstherapie in der Schwangerschaft: Fluch oder Segen? In: Phlebologie, Jg. 42, Hf. 6, S. 301–307

Adams Waldorf K M, Singh N, Mohan A R, Young R C, Ngo L, Das A, Tsai J, Bansal A, Paolella L, Herbert B R, Sooranna S R, Gough G M, Astley C, Vogel K, Baldessari A E, Bammler T K, MacDonald J, Gravett M G, Rajagopal L, Johnson M R (2015): Uterine overdistention induces preterm labor mediated by inflammation: observations in pregnant women and non-human primates. In: American Journal of Obstetrics and Gynecology, Jg. 213, Hf. 6, S. 830.e1-830e19. Cohort-Study

Adler I, Weidner K, Eberhard-Gran M, Garthus-Niegel S (2019): Der Einfluss von prä- und postpartaler mütterlicher Schlafqualität auf die Kindesentwicklung: eine 2-Jahres-Follow-up-Studie. In: Frauenheilkunde und Geburtshilfe, Jg. 79, Hf. 2. Tagungsbeitrag

Agorastos T (1989): Fetale Epidermis und vernix caseosa. Reifungsprozesse am Schwangerschaftsende und Initiativprozesse der Geburt. Berlin: Springer-Verlag, S. 99–101

Ahmed M, Hwand JH, Choi S, Han D (2017): Safty classification on herbal medicines used among pregnant woman in asian countries: a systematic review. In: BMC complementary alternative medicine, Hf. 17, S. 489

Albrich S B, Henriques A, Dionysopoulou A, Rommen S K, Porta S, Streetkamp J, Skala C (2014): Effects of patient positioning in ultrasound evaluation of bladder neck mobility and genial hiatus area – pilot study. In: Geburtshilfe und Gynäkologie, Hf. 74, S. 1. Cohort-Study

Allen A E, Hazelhoff E M, Martial F P, Cajochen C, Lucas R L (2018): Exploiting metamerism to regulate the impact of a visual display on alertness and melatonin suppression independent of visual appearance. In: Sleep, Jg. 41, Hf. 8. Cross-Sectional-Study

Alley D E & Chang V W (2007): The changing relationship of obesity and disability 1988-2004. In: JAMA, Jg. 298, Hf. 17, S. 2020-2027. Cross-Sectional-Study

Allgemeine Deutsche Automobil-Club e. V. (ADAC) (Stand 2018): Schutz für den Babybauch. https://www.adac.de/verkehr/verkehrsmedizin/schwanger-am-steuer/; Stand: 01.11.2018

Alsammani M A& Ahmed S R (2015): Grand Multiparity: Risk Factors and outcome in a tertiary Hospital: a comparative Study. In: Materia sociomedica, Jg. 27, Hf. 4, S. 244–247

Alstveit M, Severinsson E & Karlsen B (2015): Health resources and Strategies among Employed Woman in Norway during Pregnancy and Early Motherhood. In: Nursing Research and Practice, Jg. 2015, Article ID 705892

American College of Obstetricians and Gynecologists (ACOG)& Society for Maternal-Fetal Medicine (Hrsg.) (2014): Safe Prevention of the Primary Cesarean Delivery. Obstetric care Consensus No. 1. In: Obstetric & Gynecology, Jg. 123, Hf. 1, S. 693–711

Amjad S, MacDonald I, Chambers T, Osornio-Vargas A, Chandra S, Voaklander D, Ospina M B (2019): Social determinants of health and adverse maternal and birth outcomes in adolescent pregnancies: A systematicreview and meta-analysis. In: Paediatric and Perinatal Epidemiology, Jg. 33, Hf. 1, S. 88–99

ANAD e. V. (2012): Essattacken mit Kontrollverlust (Binge-Eating-Störung). In: Anad e. V. Internet-Auftritt. https://www.anad.de/essstoerungen/krankheitsbilder/; Stand: 07.05.2018

Andresen D (2017): Normoton. In: Pschyrembel online (Hrsg.)

Anim-Somuah M, Smyth R M D, Jones L (2011): Epidural versus non-epidural or no analgesia in labour. In: Cochrane Database of Systematic Reviews. https://www.cochranelibrary.com/cdsr/doi/10.1002/14651858.CD000331.pub4/full?highlightAbstract=no%7Cin%7Cepidur%7Canalgesia%7Cwithdrawn%7Cepidural%7Canalgesi%7Cnon%7Cversus%7Clabour%7Clabor; Stand: 26.03.2019

Antisdiskriminierungsstelle des Bundes (Hrsg.) (2018): Diskriminierung an Schulen erkennen und vermeiden, Praxisleitfaden zum Abbau von Diskriminierung in der Schule. 3. Auflage. Frankfurt a. M.: Zarbock GmbH & Co. KG

Antolic A (2010): Beckenbodenfunktionsstörungen bei vaginal-entbundenen Primipara. Dissertation an der Klinik für Geburtsmedizin, Charité Campus Berlin Mitte der medizinischen Fakultät Charité, UM Berlin. Case-Controll-Study

Antwerpes F, Stolze Y, Wolfmeir M (2018): Tumor. In: DocCheck Flexicon. https://flexikon.doccheck.com/de/Tumor; Stand: 02.10.2018

Artal R & O´Toole M (2003): Guidelines of the American College of Obstetricians and Gynecologists for exercise during pregnancy and the postpartum period. In: British Journal of Sports and Medicine, Jg. 37, Hf. 1. S. 6–12

Ärztekammer Niedersachsen – Zentrum für Qualität und Management im Gesundheitswesen (Hrsg.): Intrauteriner Fruchttod. 2017. https://www.aekn.de/fileadmin/media/Downloadcenter/ZQ/Projekt_GerOss/Ziele_und_Konzepte/Definition_IUFT.pdf; Stand: 08.10.2018

Atkinson F S, Foster-Powell K, Brand-Miller J C (2008): International tables of glycemic index and glycemic load values. In: Diabetes Care, Jg. 31, Hf. 12, S. 2281–2283

Austin D A & Calderon L (1999): Triaging patients in the latent phase of labor. In: Journal of Nurse-Midwifery, Jg. 44, Hf. 6, S. 585–59

AWMF (Hrsg.) (2011): S3-Leitlinie: Aktualisierung der S3-Leitlinie zur Prophylaxe, Diagnostik und Therapie der Hepatitis-B-Virusinfektion AWMF-Register-Nr.: 021/011. https://www.awmf.org/uploads/tx_szleitlinien/021-011l_S3_Hepatitis_B_Virusinfektionen_Prophylaxe_Diagnostik_Therapie_2011-abgelaufen.pdf; Stand: 31.01.2019

AWMF (Hrsg.) (2012b): S3-Leitlinie: Diagnostik und Therapie des Karpaltunnelsyndroms. Leitlinien-Register-Nr. 005/003. https://www.awmf.org/uploads/tx_szleitlinien/005-003l_S3_Karpaltunnelsyndrom_Diagnostik_Therapie_2012-06-abgelaufen.pdf; Stand: 07.11.2018

AWMF (Hrsg.) (2012c): S1–Leitlinie: CTG-Anwendung während der Schwangerschaft und unter der Geburt. In Überarbeitung. Leitlinien-Register-Nr. 015/036.; https://www.dggg.de/fileadmin/documents/leitlinien/archiviert/federfuehrend/015036_Anwendung_von_CTG_waehrend_Schwangerschaft_und_Geburt/015036_2012.pdf; Stand: 10.08.2018

AWMF (Hrsg.) (2013): S1-Leitlinie: Diagnostik und Therapie hypertensiver Schwangerschaftserkrankungen. Leitlinien-Register-Nr. 015-018. http://www.awmf.org/leitlinien/detail/ll/015-018.html; Stand: 23.11.2017

AWMF (Hrsg.) (2014a): S1-Leitlinie: Vorgehen bei Terminüberschreitung und Übertragung. Leitlinien-Register-Nr. 015/065.; https://www.awmf.org/uploads/tx_szleitlinien/015-065l_S1_Termin%C3%BCberschreitung_%C3%9Cbertragung_02-2014-verlaengert_01.pdf; Stand: 08.10.2018

AWMF (Hrsg.) (2014b): S2k–Leitlinie: Frühgeburt an der Grenze zur Lebensfähigkeit. Leitlinien-Register-Nr. 024-019. https://www.awmf.org/uploads/tx_szleitlinien/024-019l_S2k_Fr%C3%BChgeburt_Grenze_Lebensf%C3%A4higkeit_2014-09-verlaengert.pdf; Stand: 22.08.2018

AWMF (Hrsg.) (2014c): S3-Leitlinie: Allergieprävention – Update 2014. Leitlinien-Register-Nr. 061/016; 2014. http://www.awmf.org/uploads/tx_szleitlinien/061-016l_S3_Allergiepr%C3%A4vention_2014-07.pdf; Stand: 22.08. 2018

AWMF (Hrsg.) (2014d): S3-Leitlinie: Diagnostik, Therapie und Nachsorge der Patientin mit Zervixkarzinom. Leitlinien-Register-Nr. 032/033OL. https://www.awmf.org/uploads/tx_szleitlinien/032-033OLl_S3_Zervixkarzinom_2014-10.pdf; Stand: 01.10.2018

AWMF (Hrsg.) (2014e): S2k-Leitlinie: Labordiagnostik schwangerschaftsrelevanter Virusinfektionen. Leitlinien-Register-Nr. 0093/001. In Überarbeitung. https://www.awmf.org/uploads/tx_szleitlinien/093-001l_S2k_Labordiagnostik_schwangerschaftsrelevanter_Virusinfektionen_2014-05-abgelaufen.pdf; Stand: 22.05.2019

AWMF (Hrsg.) (2015a): S1-Leitlinie: Empfehlungen für die strukturellen Voraussetzungen der perinatologischen Versorgung in Deutschland. S1-Leitlinie. Leitlinien-Register-Nr. 087-001.

https://www.awmf.org/uploads/tx_szleitlinien/
087-001l_S1_Perinatologische_Versorgung_
2015-05.pdf; Stand: 08.03.2019

AWMF (Hrsg.) (2015b): S1-Leitlinie: STI/STD- Beratung, Diagnostik und Therapie. Leitlinien-
Register-Nr.059/006. https://www.awmf.org/
uploads/tx_szleitlinien/059-006l_S1_STI_STD-
Beratung_2015-07.pdf; Stand: 31.01.2019

AWMF (Hrsg.) (2016a): S1-Leitlinie: Eisenmangelanämie. Leitlinien-Register-Nr.025/021. https://
www.awmf.org/uploads/tx_szleitlinien/025-021
l_S1Eisenmangelanaemie_2016-01.pdf; Stand:
01.11.2018

AWMF (Hrsg.) (2016b): S2-Leilinie: Diagnostik
und Therapie der weiblichen Deszensus genitalis. Leitlinien-Register-Nr. 015/006. http://www.
awmf.org/uploads/tx_szleitlinien/015-006l_S2e_
Descensus_genitalis-Diagnostik-Therapie_2016-
11.pdf; Stand: 04.01. 2017

AWMF (Hrsg.) (2016c): S3-Leitlinie: Diagnose der
Fetalen Alkoholspektrumstörungen (FASD).
Leitlinien-Register-Nr. 022-025. http://www.
awmf.org/uploads/tx_szleitlinien/022-025l_S3_
Fetale_Alkoholspektrumstoerung_Diagnostik_
FASD_2016-06.pdf; Stand: 04.01.2018

AWMF (Hrsg.) (2017a): Interdisziplinäre S3-Leitlinie:
Epidemiologie, Diagnostik, Therapie, Prävention
unkomplizierter, bakterieller, Harnwegsinfektionen. Leitlinien-Register-Nr. 043/044. Langversi-
on. http://www.awmf.org/uploads/tx_szleitlinien/
043-044l_S3_Harnwegsinfektionen_2017-05.pdf;
Stand: 07.11.2017

AWMF (Hrsg.) (2017b): S3-Leitlinie: Gestationsdiabetes mellitus (GDM), Diagnostik, Therapie und Nachsorge, Leitlinien-Register-Nr.057–
008. 2018. http://www.awmf.org/uploads/tx_
szleitlinien/057-008l_S3_Gestationsdiabetes-
mellitus-GDM-Diagnostik-Therapie-Nachsorge_
2018-03.pdf ; Stand: 13.03.2018

AWMF (Hrsg.) (2018): Bakterielle Infektionen bei
Neugeborenen. S2k-AWMF-Leitlinien-Register
Nr. 024/08. https://www.awmf.org/uploads/tx_
szleitlinien/024-008l_S2k_Bakterielle_Infektio
nen_Neugeborene_2018-09.pdf; Stand: 04.01.
2019

AWMF (Hrsg.) (2019): Patientenleitlinie zur Diagnose und Behandlung der Adipositas. Eine
Leitlinie für Betroffene, Angehörige und nahe-
stehende Personen; die sich auf eine ärztliche
Leitlinie stützt: die »S3-Leitlinie Prävention
und Therapie der Adipositas«. https://www.
awmf.org/uploads/tx_szleitlinien/050-001p_S3_
Adipositas_Prävention_Therapie_2019-01.pdf;
Stand: 12.09.2019

AWMF Deutsche AIDS-Gesellschaft e. V. & Österreichische AIDS Gesellschaft (Hrsg.) (2017):
Deutsch-Österreichische Leitlinie zur HIV-The-
rapie in der Schwangerschaft und bei HIV-
exponierten Neugeborenen (Stand März 2017).
S2k-Leitlinie. Leitlinien-Register-Nr.: 055 – 002.
https://daignet.de/site-content/hiv-therapie/leit
linien-1/Deutsch_Osterreichische%20Leitlinie
%20zur%20HIV_Therapie%20in%20der%20
Schwangerschaft%20und%20bei%20HIV_exponi
erten%20Neugeborenen%20Stand%20Marz%20
2017.pdf; Stand: 22.05.2019

AWMF-online (Hrsg.) (2012a): AWMF-Regelwerk
Leitlinien. Einführung: Was sind Leitlinien?
https://www.awmf.org/fileadmin/user_upload/
Leitlinien/AWMF-Regelwerk/20180608_Druck
version_AWMF-Regelwerk_2013_f_Vermerke_
Links.pdf; Stand: 22.10.2019

AWMF-online (Hrsg.): AWMF-Regelwerk Leitlinien.
Einführung: Was sind Leitlinien? http://www.
awmf.org/leitlinien/awmf-regelwerk/einfuehrung.
html; Stand 19.05.2016

Ayerle G M, Mattern E, Lohmann S, Kirchner A
(2016): »Hebammenversorgung: Ich wünsche
mir…«. Präferenzen und Defizite in der hebam-
menrelevanten Versorgung in Deutschland aus
Sicht der Nutzerinnen und Hebammen: Eine
qualitative explorative Untersuchung. Projekt-
bericht. Institut für Gesundheits- und Pflege-
wissenschaften, Medizinische Fakultät, Martin-
Luther-Universität Halle-Wittenberg. https://
www.medizin.uni-halle.de/fileadmin/Bereichs
ordner/Institute/GesundheitsPflegewissenschaf
ten/DFG-Hebammen-Projekt/Bericht_dfg_He
bammenversorgung_Endfassung_161231.pdf;
Stand: 12.04.2019

Bai J, Wong F W S, Baumann A, Mohsin M (2002):
Parity and pregnancy outcome. In: American
Journal of Obstetricians and Gynecology, Jg.
186, Hf. 2, S. 274–278. Cross-Sectional-Study

Barquiel B, Herranz L, Meneses D, Moreno O, Hill-
man N, Burgos M A, Bartha I L (2018): Optimal
gestational weight gain for women with gestational diabetes and morbid obesity. In: Maternal
and child health Journal, Jg. 22, Hf. 9, S. 1297-
1305. Cross-Sectional-Study

Barrett J F R, Hannah M E, Hutton, E K, Willan A
R, Allen A C, Armson B A, Gafni A, Joseph K
S, Mason D, Ohlsson A, Ross S, Johanna San-
chez J J (2013): A randomized trial of planned
cesarean or vaginal delivery of twin pregnancy.
In: The New England Journal of Medicine, Hf.
369, S. 1295–1305

Bartoszek G, Citron I, Engelen K, Funk M, Gross-
mann-Haller S, Grundmann F, Hoehl
M, Jochum S, Nies C S, Perobon A, Sirsch E
(2017): ATL Sich bewegen. In: In: Schewior-
Popp S, Sitzmann F, Ulrich L (Hrsg.): Thiemes
Pflege. Das Lehrbuch für Pflegende in Ausbildung. Stuttgart: Thieme-Verlag. S. 284–302

Bastani P, Hamdi K & Najafi H (2008): Risk Factors for Preeclampsia in Multigravida Women. In: Research Journal of Biological Sciences, Jg. 3, Hf. 1, S. 148–153. Case-Controll-Study

Basters-Hoffmann B (2015): Beckenendlagengeburten. Perfekte Choreographie. In: Deutsche Hebammen Zeitschrift, Jg. 67, Hf. 12, S. 16–21

Bath S C, Steer C D, Golding J, Emmett P, Rayman M P (2013): Effect of inadequate iodine status in UK pregnant women on cognitive outcomes in their children: results from the Avon Longitudinal Study of Parents and Children (ALSPAC). In: The Lancet, Hf. 382, S. 331–337

Bauer J, Boretti F S, Deplazes P, Grobbel M, Horzinek M C, Kohn B, Suter P F, Truyen U, Walther B, Weingart C, Wieler L H (2006): Infektionskrankheiten. In: Suter P F, Kohn B, Schwarz G (Hrsg.): Praktikum der Hundeklinik. Stuttgart: Thieme. S. 322 ff

Baumgärtel F, Eißling E, Fleischmann G, Kramer G, Oestrich J, Pischon K, Schmitd D, Schmidt-Richter R (Hrsg.): I care Pflege. Stuttgart: Thieme. 2015

Baur B C & Bernasconi M T (2015): Schwangerschaftsbetreuung und Geburt bei adipösen Frauen. Ein Überblick über die häufigsten Krankheitsrisiken für den Praxisalltag. In: Gynäkologie, Hf. 1, S. 24–28

Bäurle A (2016): Tabakrausch schädigt das Erbgut des Fötus. In: Ärzte Zeitung online. https://www.aerztezeitung.de/medizin/krankheiten/neuro-psychiatrische_krankheiten/suchtkrankheiten/article/908746/schwangerschaft-tabakrauch-schaedigt-erbgut-des-foetus.html; Stand: 20.11.2017

Bäurle A (2017): Bei der Anzahl der Frühgeburten sieht Deutschland alt aus. In: Ärzte Zeitung online. https://www.aerztezeitung.de/medizin/krankheiten/infektionskrankheiten/article/947694/weltfruehgeborenentag-anzahl-fruehchen-sieht-deutschland-alt.html; Stand: 20.11.2017

Baxter J (2007): Care during the latent phase of labour: supporting normal birth. In: British Journal of Midwifery, Jg. 15, Hf. 12, S. 765–767

Bech H E, Aagaard Nohr E A, Vaeth M, Brink Henriksen T, Olsen J (2005): Coffee and Fetal Death: A Cohort Study with Prospective Data. In: American Journal of Epidemiology, Jg. 162, Hf. 10, S. 983–990

Bechtholt A (2014a): Energiedichte der Nahrung und Körpergewicht. Wissenschaftliche Stellungnahme der DGE. In: ErnährungsUmschau, Jg. 6, Hf. 1, S. 2–11. https://www.ernaehrungs-umschau.de/fileadmin/Ernaehrungs-Umschau/pdfs/pdf_2014/01_14/EU01_2014_M014_M023_-_002d_011d.qxd.pdf; Stand: 19.07.2018

Bechtholt A (2014b): Aktualisierte Leitlinie zur Prävention und Therapie der Adipositas. In: Presseinformation. DGE aus der Wissenschaft. https://www.dge.de/presse/pm/aktualisierte-leitlinie-zur-praevention-und-therapie-der-adipositas/; Stand: 19.07.2018

Becker C, Droste W, Hoehl M, Sachsenmeier B (2017): Pflege von Patienten mit Erkrankungen des Verdauungstraktes. In: Schewior-Popp S, Sitzmann F, Ulrich L (Hrsg.): Thiemes Pflege. Das Lehrbuch für Pflegende in Ausbildung. Stuttgart: Thieme. S. 984–989

Beckmann MM & Stock OM (2013): Antenatal perineal massage for reducing perineal trauma. CD005123. In: The Cochrane database of systematic reviews. https://www.cochranelibrary.com/cdsr/doi/10.1002/14651858.CD005123.pub3/full; Stand: 19.03.2019

Beer A-M & Adler M (Hrsg.): Leitfaden Naturheilverfahren für die ärztliche Praxis. München: Urban & Fischer 2012

Beer A-M (Hrsg.): Stationäre Naturheilkunde. Handbuch für Klinik und Rehablitation. München: Urban & Fischer. 2005

Behrens J & Langer G (2004): Evidence-based Nursing. Vertrauensbildende Entzauberung der Wissenschaft. Bern: Hans-Huber

Behrens J & Langer G (2016): Evidence-based Nursing and Caring. Methoden und Ethik der Pflegepraxis und Versorgungsforschung – Vertrauensbildende Entzauberung der »Wissenschaft«. Göttingen: Hogrefe

Behrens J (2008): Evidence-based Nursing and Caring. Beiträge der Pflege zur Evidence-Basierung von Gesundheitsförderung und Krankenversorgung. In: Dr. med. Mabuse. Bd. 5. http://www.mabuse-verlag.de/Downloads/1626/175_Behrens.pdf; Stand: 28.01.2017

Beise U (2016): Rheumatische Erkrankung – ein Risiko für die Schwangerschaft? Antirheumatische Therapie bei Schwangerschaft und Kinderwunsch. In: Congress Selection Rheumatologie, Hf. 4. https://www.rosenfluh.ch/media/congress selection/2016/11/Rheumatische-Erkrankung-ein-Risiko-fuer-die-Schwangerschaft.pdf; Stand: 08.04.2019

Beker J, Ebert H, Pastoor S (2018): Praxishandbuch Berufliche Schlüsselkompetenzen. Berlin, Heidelberg: Springer

Bell R, Glinianaia S V, Tennant P W G, Bilous R W, Rankin J (2012): Peri-conception hyperglycaemia and nephropathy are associated with risk of congenital anomaly in women with pre-existing diabetes: a population-based cohort study. In Diabetologia, Jg. 55, Hf. 4, S. 936–947

Beloosesky R & Queenan J T (2007): Polyhydramnion and oligohydramnion. In: Queenan J T

Spong C Y, Lockwood C J (Hrsg.): Management of High-Risk Pregnancy. An Evidence-Based Approach. Massachusetts, Oxford: Blackwell-Publishing. S. 316–321

Belsky DW, Caspi A, Houts R, Cohen H J, Corcoran D L, Danese A, Harrington H, Israel S, Levine M E, Schaefer J D, Sugden K, Williams B, Yashin A I, Poulton R, Moffitt T E (2015): Quantification of biological aging in young adults. In: PNAS, Jg. 112, Hf. 30, S. E4104-E4110. Stand: 12.11.2018. Case-Controll-Study

Bencaiova G (2006): Anämie in der Schwangerschaft. Heutige Ursachen und Therapieoptionen. In: Gynäkologie, Hf. 5, S. 13–16. https://www.rosenfluh.ch/media/gynaekologie/2006/05/Anaemie-in-der-Schwangerschaft.pdf; Stand 18.09.2018

Benecke F (2014): Fetale Makrosomie – Risikofaktoren und kindliches Outcome in Abhängigkeit vom geburtshilflichen Management. Vergleich eines makrosomen Kollektivs mit Geburtsgewichten oberhalb der 90. Perzentile und eines normosomen Kollektivs mit Geburtsgewichten zwischen der 10. und 90. Perzentile in der Klinik St. Hedwig in Regensburg im Zeitraum 2000-2010. Dissertation Universität Regensburg. https://epub.uni-regensburg.de/29937/; Stand: 24.04.2018. Case-Controll-Study

Benninger G (2011): Zoonosen: Bekannte und neue Infektionskrankheiten- eine Herausforderung für die Forschung an der Schnittstelle von Human- und Veterinärmedizin. In: DZKF, Hf. 5 & 6, S. 1–6

Berger H & Melamed N (2014): Timing of delivery in women with diabetes in pregnancy. In: Obstetric Medicine, Jg. 7, Hf. 1, S. 8–16. Review

Berghella V, Tolosa JE, Kuhlman K, Weiner S, Bolognese RJ, Wapner RJ (1997): Cervical ultrasonography compared with manual examination as a predictor of preterm delivery. In: American Journal of Obstetrics and Gynecology, Jahrgang 177, Hf. 4, S. 723-730. http://www.ajog.org/article/S0002-9378(97)70259-X/fulltext; Stand: 16.04.2017. Before-After-Study

Bergmann KE, Bergmann RL, Ellert U, Dudenhausen JW (2007): Perinatale Einflussfaktoren auf die spätere Gesundheit. Ergebnisse des Kinder- und Jugendgesundheitssurveys (KiGGS). In: Bundesgesundheitsblatt – Gesundheitsforschung – Gesundheitsschutz. Hf. 5 & 6, S. 670-676. http://edoc.rki.de/oa/articles/re3XGgG4E13uA/PDF/294eMArPnfU.pdf; Stand: 18.12.2017

Bergmann RL, Riester M, Bergmann KE, Dudenhausen J W (2010): Prevalence and risk factors für early postpartum anaemia. In: European Journal of Obstetrics, Gynecology and reproductive Health, Jg. 150, Hf. 2, S. 126–131. Before-After-Study

Bergstrom L, Seidel J, Skillman-Hull L, Roberts J (1997): »I Gotta Push. Please Let Me Push!« Social Interactions During the Change from First to Second Stage Labor. In: Birth, Jg. 24, Hf. 3, S. 173–180

Bernal AL, Hansel, DJ, Canete Soler R, Keeling JW, Turnball AC (1987): Prostaglandins, chorionamnionitis and preterm labor. In: British Journal of Obstetricians and Gynecology. Jg. 94, Hf. 12, S. 1156–1158

Beyer H & Cerus-Roßmeißl A (2017): Pflege von Frauen mit drohender Frühgeburt. In: In: Schewior-Popp S, Sitzmann F, Ulrich L (Hrsg.): Thiemes Pflege. Das Lehrbuch für Pflegende in Ausbildung. Stuttgart: Thieme. S. 1016–1022

Beyer H, Cercus-Roßmeißl A, Hoehl M, Von Leeuven C (2017): Betreuung von Frauen in der Geburtshilfe und Neugeborenenpflege. In: Schewior-Popp S, Sitzmann F, Ulrich L (Hrsg.): Thiemes Pflege. Das Lehrbuch für Pflegende in Ausbildung. Stuttgart: Thieme. S. 1012–1043

BfHD (Bund freiberuflicher Hebammen e. V.) 2012 – Aufklärungsbogen Hausgeburt: https://bfhd.de/aufklaerungsbogen-ab-01072012; Stand: 08.03.2019

BfR (Hrsg.) (1999): Abschlussbericht der Arbeitsgruppe »Probiotische Mikroorganismenkulturen in Lebensmitteln« am BgVV. http://www.bfr.bund.de/cm/343/probiot.pdf; Stand: 17.11.2016

BfR (Hrsg.) (2014): Bewertung von Süßstoffen und Zuckeraustauschstoffen – Hintergrundinformation Nr. 025/2014. https://www.bfr.bund.de/cm/343/bewertung_von_suessstoffen.pdf; Stand: 17.10.2018

BfR (Hrsg.) (2015): Update der S3-Leitlinie Allergieprävention weicht von Stillempfehlung der NationalenStillkommission ab. http://www.bfr.bund.de/cm/343/update-der-s3-leitlinie-allergiepraevention-weicht-von-stillempfehlung-der-nationalen-stillkommission-ab.pdf; Stand: 12.06.2016

BfR (Hrsg.) (2015a): Fragen und Antworten zu Koffein und koffeInhalt:igen Lebensmitteln, einschließlich Energy Drinks. https://www.bfr.bund.de/de/fragen_und_antworten_zu_koffein_und_koffeInhalt:igen_lebensmitteln__einschliesslich_energy_drinks-194760.html; Stand: 30.10.2018

BfR (Hrsg.) (2018b): Übersicht »Fragen und Antworten zu Eisen in Lebensmitteln«. Welche Faktoren hemmen oder fördern die Eisenaufnahme? https://www.bfr.bund.de/cd/28370; Stand: 01.10.2018

Bhattacharya S, Campbell DM, Liston WA, Bhattacharya S (2007): Effect of Body Mass Index on pregnancy outcomes in nulliparous women delivering singleton babies. In: BMC Public

Health, Hf. 7, S. 168. https://bmcpublichealth.biomedcentral.com/articles/10.1186/1471-2458-7-168; Stand: 04.04.2018

Biesalski HK (2015): Ernährung. In: Schmidt RF, Lang F, Heckmann M (Hrsg.): Physiologie des Menschen mit Pathophysiologie. Berlin: Springer. S. 782–791

Bikas D, Ahner K, Husslein P (2005): Physiologie des mütterlichen Organismus. In: Schneider H, Husslein P, Schneider K T M (Hrsg.): Die Geburtshilfe. Berlin: Springer. S. 170–182

Bilek K, Rothe K, Ruckhäberle K-E, Schlegel L (Hrsg.): Lehrbuch der Geburtshilfe für Hebammen. 2. Auflage. Leipzig: Johann Ambrosius Barth. 1986. S. 118–124

Birri J, Kreft M, Zimmermann R, Kimmich N (2017): Assoziation zwischen Einführung verschiedener geburtshilflicher Observationsmassnahmen und maternalen Geburtsverletzungen: eine retrospektive Kohortenstudie. In: Zeitschrift für Geburtshilfe & Neonatologie, Hf. 221, S. 1

Bitzer E, Walter U, Lingner H, Schwartz FW (Hrsg.): Kindergesundheit stärken. Berlin: Springer. 2009

Bitzer J (2012): Aktuell: Folat und orale Kontrazeption. In: Speculum – Zeitschrift für Gynäkologie und Geburtshilfe. Jg. 30, Hf. 2, S. 19–23

Blanchette H (2001): The rising cesarean delivery rate in America: what are the consequences? In: Obstetrics and Gynacology. Jg. 118, Hf. 3, S. 687–690

Bley C-H, Centgraf M, Ciesleik A, Hack J, Hohloch L, Holzheimer C, Horn H, Kircher C, Kleiner P, Schneider A, Schulte A (Hrsg.): I Care. Anatomie Physiologie. Stuttgart: Thieme. 2015

Blind C (2018a): Hyperplasie. In: Pschyrembel online (Hrsg.).

Blind C (2018b): Hypertrophie. In: Pschyrembel online (Hrsg.). https://www.pschyrembel.de/hypertrophie/K0ACP/doc/, Stand: 12.11.2019

Boban I & Plate E (2014): Der Index für Inklusion - Inklusion als Unterstützung für alle Beteiligten erleben. In: Böll-Stiftung Sachsen-Anhalt (Hrsg.): Inklusive Schule in Sachsen-Anhalt – vom Konzept zur Praxis. Dokumentation des Fachtags vom 19. November 2013. S. 25-35. Halle: Heinrich-Böll-Stiftung

Bobbert T & Mai K (2016): Spurenelemente. In: Pschyrembel online (Hrsg.).

Bobbert T & Mai K (2018a): Diabetes mellitus. In: Pschyrembel online (Hrsg.)

Bobbert T & Mai K (2018b): Übergewicht. In: Pschyrembel online (Hrsg.)

Bolea-Alamanac B M, Green A, Verma G, Maxwell P, Davies S J C (2013): Methylphenidate use in pregnancy and lactation: a systematic review of evidence. In: British Journal of Clinicia Pharmacology banner, Jg. 77, Hf. 1, S. 96–101

Bollmann W, Brückner T, Noss D (Stand: 2019): Schwangerschaftsrechner (eGravidarium). In: https://www.ivf-bbn.de/service/schwangerschaftsrechner/; Stand: 15.02.2019

Bolz M, Körber S, Reimer T, Buchmann J, Schober H-C, Briese V (2017): Begleiterkrankungen in der Schwangerschaft. In: Deutsches Ärzteblatt, Jg. 114, Hf. 37, S. 616–626

Bolz M, Wolf P U, Körber S, Briese V (2011): Schwangerschaft und Katze – was ist zu beachten? In: Deutscher Ärzte-Verlag, Jg. 87, Hf. 11, S. 470–476

Bonde JPE, Joergensen KT, Bonzini M, Palmer KT (2013): Risk of Miscarriage and occupational aktivity a systematic review and meta-analysis regarding shift work, working hours, lifting, standing and physical Workload. In Scandinavian Joural of Work and Environmental health, Jg. 30, Hf. 4, S. 325–334. Review

Bonfig W (2018): Makrosomie. In: Pschyrembel-online (Hrsg.)

Bonhoeffer J, Kohl K, Chen R, Duclos P, Heijbel H, Heininger U, Jefferson T, Loupi E, The Brighton Collaboration (2002): The Brighton Collaboration: addressing the need for standardized case Definitions of adverse events following immunization (AEFI). In: Vaccine. Jg. 21, Hf. 3 & 4, S. 298–302. http://www.sciencedirect.com/science/article/pii/S0264410X02004498; Stand: 02.01.2018. Review

Bonzon M, Gross MM, Karch A, Grylka-Baeschlin S (2017): Deciding on the mode of birth after a previous caesarean section - an online survey investigating women's preferences in western switzerland. In: Midwifery. Hf. 50, S. 219-227. Survey

Booth T & Ainscow M. (2000): Index for Inclusion. Developing learning and participation. Bristol: Centre for studies on Inclusive Education (CSIE) (Hrsg.)

Booth T, Ainscow M, Kingston D (2006): Index für Inklusion (Tageseinrichtungen für Kinder). Lernen, Partizipation und Spiel in der inklusiven Kindertageseinrichtung entwickeln. In: Gewerkschaft Erziehung und Wissenschaft (GEW) (Hrsg.)

Borg G (2004): Anstrengungsempfinden und körperliche Aktivität. In: Deutsches Ärzteblatt. Jg. 105, Hf. 15. S. 1016–1021

Boyle R, Hay-Smith EJ, Cody JD, Morkved S (2012): Pelvic floor muscle training for prevention and treatment of urinary and faecal incontinence in antanatal and postnatal woman. CD007471. In: Cochrane Database System Review, 10. Meta-Analyse

Braegger C P (2004): Prebiotica. In: Pediatrica, Jg. 15, Hf. 6, S. 20–21

Brand I, Sticker E (1991): Bedeutung der Alterskorrektur bei Frühgeborenen. In: Monatszeitschrift Kinderheilkunde, Hf. 139, S. 16–21

Brändle J & Domig K J (2016): Mikrobiologische Sicherheit von Käse. In: Aktuelle Ernährungsmedizin, Jg. 41, Hf. 5, S. 379-387).

Braun V (2017): Blutentnahme. In: Pschyrembel online (Hrsg.)

Brehm H K (Hrsg.): Frauenheilkunde und Geburtshilfe für Pflegeberufe. 8. überarbeitete Auflage. Stuttgart: Thieme. 1995. S. 487–292

Breymann C & Dudenhausen JW (2017): Iron deficiency in Women. In: Preedy VR & Patel VB (Hrsg.): Handbook of Famine, Starvation and Nutriend Deprivation. S. 1–14

Breymann C (2002): Iron deficiency and anaemia in pregnancy: Modern aspects of diagnosis and therapie. In: Blood Cells Molecules and diseases, Jg. 29, Hf. 3, S. 506–516. Randomized controlled Trial

Breymann C (2006): Eisenbedarf und Eisentherapie – nicht nur in der Schwangerschaft problematisch. Uni-Med Science, 1. Auflage

Breymann C (2015): Iron deficiency anemia in pregnancy. In: Seminars of hematology, Jg. 52, Hf. 4, S. 339–347. Review

Brinkmann B & Brinkmann OA (2017): Pflege von Patienten mit Harnwegsinfektion. In: Schewior-Popp S, Sitzmann F, Ulrich L (Hrsg.): Thiemes Pflege. Das Lehrbuch für Pflegende in Ausbildung. Stuttgart: Thieme. S. 943–946

Brito L G, Ferreira C H, Duarte G, Nogueira A A, Marcolin A C (2015): Antepartum use of Epi-No birth trainer for preventing perineal trauma: systematic review. In: International urogynecology Journal, Jg. 26, Hf. 10, S. 1429–1436. Review

Brixval C S, Axelsen S F, Lauemøller S G, Andersen S K, Due P, Koushede V (2015): The effect of antenatal education in small classes on obstetric and psycho-social outcomes-a systematic review. In: Systematic Reviews, Jg. 4, Hf. 20

Brügge M (2016): Im Zweifel für das Ungeborene. In: Hebammenforum, Jg. 17, Hf. 7, S. 739–740

Brüggemenn S (2018): Malignom. In: Pschyrembel online (Hrsg.)

Brun de Rey C, Ochsenbein N, Hauser C (2018): Eine sexuell übertragene Zoonose während der Schwangerschaft. In: Swiss medical Forum, Jg. 18, Hf. 13 & 14, S. 312–314

Brunner J (2011): Schwangerschaft und Magen-Darm-Trakt. In: Ars medici, Hf. 13 & 14, S. 554–557. http://www.rosenfluh.ch/media/arsmedici/2011/13-14/11_Schwangerschaft_und_MDT_13.11.pdf; Stand: 19.09.2018

Brunton P J & Russell J A (2015): Maternal Brain Adaptations in Pregnancy. Oxytocin and Parturition. In: Knobil and Neill's Physiology of Reproduction, S. 1957–2026

Bublak R (2016): Viel Feinstaub, viel Frühgeburten. In: Ärzte Zeitung online. https://www.aerztezeitung.de/medizin/krankheiten/atemwegskrankheiten/article/904805/schwangerschaft-feinstaub-viele-fruehgeburten.html?sh=4&h=1049530079; Stand: 18.04.2018

Buck Louis G M, Grewal J, Albert P S, Scisione A, Wing D A, Grobmann W A, Newman R B, Wapner R, D´Alton M E, Skupski D, Nagotte M P, Ranzini A C, Owen J, Chien E U, Craigo S, Hediger M L, Kim S, Zhang C, Grantz K L (2015): Racial/ethnic standards for fetal growths: the NICHD Fetal Growth Studies. In: American Journal of Obstetrics and Gynecology, Jg. 213, Hf. 449, S. e1-41. Cohort-Study

Buckley SJ (2015): Recommendations to Promote, Support, and Protect Physiologic Childbearing. In: The Journal of perinatal education, Jg. 24, Hf. 3, S. 145-153

Bülchmann G, Seifert-Klauss V, Backmund H, Gelinghoff M (2001): Die Bedeutung von Ess-Störungen in der gynäkologischen Praxis. In: Geburtshilfe & Frauenheilkunde, Jg. 61, Hf. 8, S. 569–577

Bumm E (1921): Grundriss zum Studium der Geburtshilfe. In achtundzwanzig Vorlesungen und sechshundertsechsundzwanzig bildlichen Darstellungen. München & Wiesbaden: J. F. Bergmann

Bundesamt für Verbraucherschutz und Lebensmittelsicherheit (Hrsg.): Empfehlung der ZKBS zur Risikobewertung der Laborstämme des lymphozytären Choriomeningitis-Virus als Spender- oder Empfängerorganismen für gentechnische Arbeiten gemäß § 5 Absatz 1 Gentechnik-Sicherheitsverordnung. 2009

Bundesärztekammer & Kassenärztliche Bundesvereinigung (Hrsg.): Persönliche Leistungserbringung. Möglichkeiten und Grenzen der Delegation ärztlicher Leistungen. 2008. https://www.bundesaerztekammer.de/richtlinien/thematische-uebersicht/delegation/; Stand: 4.4.2019

Bundesärztekammer (BÄK): Richtlinien, Leitlinien, Empfehlungen und Stellungnahmen der Bundesärztekammer. http://www.bundesaerztekammer.de/richtlinien/; Stand 19.06.2016

Bundesinstitut für Risikobewertung (BfR) (Hrsg.) (2018a): Jod. In: https://www.bfr.bund.de/de/a-z_index/jod-4600.html; Stand: 17.08.2018

Bundesministerium für Justiz und für Verbraucherschutz (Hrsg.): Gesetz über den Beruf der Hebamme und des Entbindungspflegers (Hebammengesetz - HebG) Ausfertigungsdatum:

04.06.1985. S. 4ff. https://www.gesetze-im-internet.de/hebg_1985/HebG.pdf; Stand: 01.04. 2019

Bung P (2012): Lifestyle in der Schwangerschaft. In: Der Gynäkologe, Jg. 45, Hf. 1, S. 71–78

Bunse S (2013): Die Beckenendlage – Physiologische Längslage. In: Deutsche Hebammenzeitung, Jg. 65, Hf. 12, S. 55–59

Bürki N & Meier R (2010): Nausea, Emesis und Hyperemesis gravidarum. In: Schweizerisches Medizin-Forum, Jg. 10, Hf. 13 & 14, S. 242–246

Bush L M (2018): Salmonelleninfektionen. In: MSD-Manual online. https://www.msdmanuals.com/de-de/heim/infektionen/bakterielle-infektionen/salmonelleninfektionen; Stand: 16.10.2018

Callaghan MF, Negus C, Leff AP, Creasey M, Burns S, Glensman J, Bradbury D, Williams E, Weiskopf N (2019): Safety of tattoos in persons undergoing MRI. In: The New England Journal of Medicine, Hf. 380, S. 459–496

Camaschella C (2015): Iron deficiency: new insights into diagnosis and treatment. In: Hematology. The Eucation Programm, Jg. 1, Hf. 5, S. 8–13. Review

Carolan M (2013): Maternal age ≥ 45 years and maternal and perinatal outcome: a review of evidence. In: Midwifery. Jg. 29, Hf. 5, S. 479–489. Review

Carroli G & Mignini L (2009): Episiotomy for vaginal birth. Hf. 1, CD000081. In: The Cochrane Database of systemativ review

Catling C J, Medley N, Foureur M, Ryan C, Leap N, Teate A, Homer CS (2015): Group versus conventional antenatal care for women. In: Cochrane Database of Systematic Reviews, Hf. 2., CD007622

Cercus-Roßmeißl A (2017): Pflege von Frauen mit drohender Frühgeburt. In: Schewior-Popp S, Sitzmann F, Ulrich L (Hrsg.): Thiemes Pflege. Das Lehrbuch für Pflegende in Ausbildung. Stuttgart: Thieme. S. 1016–1023

Chablubiuski KM (2001): Anleitung zur vaginalsonographischen Zervixvermessung – Erratum. In: Speculum – Zeitschrift für Gynäkologie und Geburtshilfe, Jg. 19, Hf. 2, S. 27. https://www.kup.at/kup/pdf/853.pdf; Stand: 29.08.2018

Champagne CM, Broyles ST, Moran LD, Cash KC, Levy EJ, Lin PH, Batch BC, Lien LF, Funk KL, Dalcin A, Loria C, Myers VH (2011): Dietary intakes associated with successful weight loss and maintenance during the Weight Loss Maintenance trial. In: Journal of the American Dietetic Association Jg. 111, Hf.12, S. 1826–1835. Randomizes controlled Trial

Chan BC & Lao TT (2008): Effect of parity and advanced maternal age on obstetric outcome. In: International Journal of Gynecology and Obstetrics, Jg. 102, Hf. 3, S. 237–241. Cohort-Study

Charta der Vielfalt e. V. (2019): Die Diversity Dimensionen: Diversity verstehen und leben. https://www.charta-der-vielfalt.de/diversity-verstehen-leben/diversity-dimensionen/; Stand 7.3.2019

Cheng YW, Shaffer B L, Nicholson J M, Caughey A B (2014). Second stage of labour and epidural use: a larger effect than previously suggested. In: Obstetrics and Gynecology, Jg. 123, Hf. 3, S. 527–535. Cohort-Study

Cho CH & Norman M (2013): Cesarean section and development of the immune system in the offspring. In: American Journal of Obstetrics and Gynacology, Jg. 208, Hf. 4, S. 245–254. Meta-Analyse

Christiaens W & Bracke P (2007). Assessment of social psychological determinants of satisfaction with childbirth in a cross-national perspective. In: BMC pregnancy and childbirth, Jg. 7, Hf. 1, S. 26. Case-Controll-Study

Christoph P (2012): Eisenmangelanämie in der Schwangerschaft. Wann und wie intravenös Eisen verabreichen. In: Ars Medici, Hf. 6, S. 9–12

Claris O, Beltrand J, Levy-Marchal C (2010): Consequences of intrauterine groth and early neonatal catch-up growth. In: Seminars in Perinatology, Jg. 34, Hf. 3, S. 207–210. Review

Clarke M, Savage G, Smith V, Daly D, Devane D, Gross M M, Grylka-Baeschlin S, Healy P, Morano S, Nocoletti J & Begley C (2015): Improving the organization of maternal health service delivery and optimizing childbirth by increasing vaginal birth after caesarean section through enhanced women-centred car (OptiBIRTH trial): study protocol for a randomized controlled trial (ISRCTN10612254). In: BioMedCentral. Jg. 16, Hf. 542, S. 1–9

Cochrum R (2015): Postpartum Weight Control and Contribution of exercise. In: International Journal of Childbirth Education, Jg. 30, Hf. 1, S. 48-53. Review

Collectif interassociatif autour de la naissance (CIANE): Respect des souhaits et vécu de l' accouchement. 2012. https://ciane.net/wordpress/wp-content/uploads/2012/09/EtudeSouhaits.pdf; Stand: 26.03.2019

Cornberg M, Protzer U, Petersen J, Wedemeyer H, Berg T, Jilg W, Erhardt A, Wirth S, Sarrazin C (2011): Prophylaxis, diagnosis and therapy of hepatitis B virus infection - the German guideline. In: Zeitschrift für Gastroenterology, Jg. 49, Hf. 7, S. 871-930

Cox J L, Holden J M & Sagovsky R (1987): Detection of postnatal depression. Development of the 10-item Edinburgh Postnatal Depression Scale. In: British Journal of Psychiatry. Jg. 150, Hf. 6, 782-786

Crane J M, Murphy P, Burrage L, Hutchens D (2013): Maternal and perinatal outcome of extreme obesity in pregnancy. In: Journal of Obstetrics & Gynecology of Canada, Jg. 35, Hf. 7, S. 606-611

Crane J M, White J, Murphy P, Burrage L Hutchens D (2009): The Effect of gestational weight gain by body mass index on maternal an neonatal outcomes. In: Journal of Obstetrics & Gynecology of Canada, Jg. 31, Hf. 1, S. 28-35. Cohort-Study

Crnic K A & Greenberg M T (1990): Minor parenting stresses with young children. In: Child Development, Hf. 61, S. 1628 – 1637

Croteau A (2016): Impact of Overall Workload on Pregnancy. In: Institut National de Sante Publique du Quebec (Hrsg.). https://www.inspq.qc.ca/pdf/publications/2113_impact_workload_pregnancy_summary.pdf. Stand: 29.03.2018. Review

Cuello-Garcia C, Fiocchi A, Pawankar R, Yepes-Nuñez J J, Morgano G P, Zhang Y, Agarwal A, Gandhi S, Terracciano L, Schünemann H J, BrozekJ L (2017): Prebiotics for the prevention of allergies: A systematic review and meta-analysis of randomized controlled trials. In: Clinical & experimental Allergy, Jg. 47, Hf. 11, S. 1468-1477; Stand: 12.11.2018

Dame J, Neher J, Safranek S, Huber T E (2008): Does antepartum perineal massage reduce intrapartum lacerations. In: The Journal of family practice, Jg. 57, Hf. 7, S. 480-481

Dannecker C, Anthuber C, Hepp H (2000): Die Episiotomie. Grenzen, Indikationen und Nutzen. In: Gynäkologie, Jg. 33, Hf. 12, S. 864-871

David M, Pachaly J, Vetter K (2007): Perinatal outcome in Berlin (Germany) among immigrants from turkey. In: Archiews of Gynecology und Obstetrics, Jg. 274, Hf. 5, S. 271-278. Cohort-Study

DAZ (Hrsg.): Zahnpflege. https://www.kariesvorbeugung.de/die-4-saeulen-der-kariesprophylaxe/gewissenhafte-zahnpflege.html; Stand: 17.10. 2018

De Jonge A & Lagro-Janssen A L M (2004): Birthing positions. A qualitative study into the views of women about various birthing positions. In: Journal of Psychosomatic Obstetrics & Gynecology, Jg. 25, Hf. 1, S. 47-55

De Jonge A (2008): Birthing positions revisited. Examining the evidence for a routine practice. Dissertation. Department of General Practice of the University, Medical Centre St Radboud

De Steenwinkel F D O, Hokken-Koelega A C S, de Ridder M A J, Hazes J M W, Dolhain R J E M

(2014): Rheumatoid Arthritis During Pregnancy and postnatal Catch-up Growth in the offspring. In: Arthritis & Rheumatology, Jg. 66, Hf, 7, S. 1705-1711. Cohort-Study

DeFranco E A, Boslaugh S E, Gross G A, Muglia L J (2007): A short interpregnancy interval is a risk factor for preterm birth and its recurrence. In: American Journal of Obstetrics & Gynecology, Jg. 197, Hf. 3, S. 264.e1–264.e6. http://www.ajog.org/article/S0002-9378(07)00818-6/abstract; Stand: 03.04.2018. Cohort-Study

Degen L, Dederding J P, Bauerfeind P, Beglingera C (2008): Fakten und Myten zur Obstipation - State oft the Art. In: Schweizer Medizinisches Forum, Jg.8, Hf. 47, S. 913-918

Dekker R & Bertone A (2017): Friedman's Curve and Failure to Progress: A Leading Cause of Unplanned C-sections. https://evidencebasedbirth.com/friedmans-curve-and-failure-to-progress-a-leading-cause-of-unplanned-c-sections/; Stand: 26.03.2019

DeLancey J O, Kearney R, Chou Q, Speights S, Binno S (2003): The appearance of levator ani muscle abnormalities in magnetic resonance images after vaginal delivery. In: Obstetricians & Gynecology, Jg. 101, Hf. 1, S. 46-53

Delbridge E A, Prendergast L A, Pritchard J E, Proietto J (2009): One-year weight maintenance after significant weight loss in healthy overweight and obese subjects: does diet composition matter? In: The American journal of clinical nutrition, Jg. 90, Hf. 5, S 1203-1214

Del-Ponte B, Santos I S, Tovo-Rodrigues L, Anselmi L, Munhoz T N, Matijasevich A (2016): Coffeine consumption during pregnancy and ADHD at the age of 11 years: a birth cohort study. In: British medical Journal, Hf. 6, S. 1-9

Department of Environment, Food & Rural Affairs, Department of Health and Social care (2017): Pregnancy: advice on contact with animals that are given birth. Recommendation of the Government of the UK. https://www.gov.uk/guidance/pregnancy-advice-on-contact-with-animals-that-are-giving-birth; Stand: 10.10.2018

Department of Health (Hrsg.): UK Chief Medical Officers´Alcohol Guidelines Review. Summary of the proposed new guidelines. 2016. https://www.gov.uk/government/uploads/system/uploads/attachment_data/file/489795/summary.pdf; Stand: 18.12.2017

Destatis (2019): Geburten. Lebendgeborene nach der Geburtenfolge 2017. https://www.destatis.de/DE/Themen/Gesellschaft-Umwelt/Bevoelkerung/Geburten/Tabellen/lebendgeborene-insgesamt.html;jsessionid=8D52134F0A3E8AB8E0295444EA4A7697.internet742; Stand: 26.03.2019

Destatis (Hrsg.) (2019): 30,5 % der Krankenhausentbindungen per Kaiserschnitt im Jahr 2017.

Pressemitteilung Nr. 349 vom 17.09.2018. https://www.destatis.de/DE/PresseService/Presse/Pressemitteilungen/2018/09/PD18_349_231.html; Stand: 06.02.2019

Deutsche Diabetes Gesellschaft (DDG) und Deutsche Gesellschaft für Gynäkologie und Geburtshilfe (DGGG) (2011): Gestationsdiabetes mellitus (GDM). Herausgegeben von: Kellerer M, Matthaei S (DDG), Kreienberg R (DGGG). http://www.deutsche-diabetes-gesellschaft.de/fileadmin/Redakteur/Leitlinien/Evidenzbasierte_Leitlinien/Gestationsdiabetes_EbLL_Endfassung_2011_08_11_.pdf; Stand: 18.07.2018

Deutsche Gesellschaft für Ernährung e. V. (DGE) (Hrsg.) (2018a): Referenzwerte für die Nährstoffzufuhr. https://www.dge.de/wissenschaft/referenzwerte/; Stand: 22.11.2018

Deutsche Gesellschaft für Erziehungswissenschaft (2017): Inklusion: Bedeutung und Aufgabe für die Erziehungswissenschaft. https://www.dgfe.de/fileadmin/OrdnerRedakteure/Stellungnahmen/2015_Inklusion_Positionierung.pdf; Stand 07.03.2019

Deutsche Gesellschaft für Gynäkologie und Geburtshilfe (DGGG) (Hrsg.) (2010): Geburt bei Beckenendlage. AWMF-Registriernummer 015/051 S1 - Abgelaufen. https://www.dggg.de/fileadmin/documents/leitlinien/archiviert/federfuehrend/015051_Geburt_bei_Beckenendlage/015051_2010.pdf; Stand: 05.11.2019

Deutsche Gesellschaft für Gynäkologie und Geburtshilfe (DGGG), Österreichische Gesellschaft für Gynäkologie und Geburtshilfe (OEGGG), Schweizerische Gesellschaft für Gynäkologie und Geburtshilfe (SGGG): (Hrsg.) (2019): Prävention und Therapie der Frühgeburt. AWMF-Registriernummer 01-025. S2k-Leitlinie

Deutsche Gesellschaft für Hebammenwissenschaft e. V. (DGHWi) (2015a) (Hrsg.): Stellungsnahme zur überarbeiteten Fassung der S1 Leitlinie »Vorgehen bei Terminüberschreitung und Übertragung« 02/2010 der Deutschen Gesellschaft für Gynäkologie und Geburtshilfe (DGGG), erstellt 02/2014. In: Zeitschrift für Hebammenwissenschaften, Jg. 3, Hf. 2, S. 51-56

Deutscher Arbeitskreis für Zahnheilkunde (DAZ) (Hrsg.): Informationsstelle für Kariesprophylaxe mit Fluoriden. Ratgeber für den Praxisalltag. 2015. https://www.kariesvorbeugung.de/fileadmin/user_upload/dokumente/Praxisratgeber-Kariesvorbeugung_2018.pdf; Stand: 04.11.2019

Deutscher Fachverband für Hausgeburtshilfe e. V. (DfH e. V.) (Stand 2019): Informationen zur Hausgeburt. https://www.dfh-hebammen.de/fuer-eltern/hausgeburt; Stand: 06.03.2019

Deutsches Krebsforschungszentrum (DKFZ) (Hrsg.): Vorstufen von Gebärmutterhalskrebs: Untersuchung und Behandlung. 2018. https://www.krebsinformationsdienst.de/tumorarten/gebaermutterhalskrebs/frueherkennung.php; Stand: 01.10.2018

Deutsches Netzwerk evidenz-basierter Medizin e. V. (DNEbM) (2011a): Glossar. https://www.ebm-netzwerk.de/de/service-ressourcen/ebm-glossar; Stand: 13.11.2019.

Deutsches Netzwerk für Qualitätsentwicklung in der Pflege (DNQP) & Verbund Hebammenforschung (Hrsg.): Expertinnenstandard Förderung der physiologischen Geburt. Osnabrück: Hochschule Osnabrück. 2014

Deutsches Netzwerk für Qualitätsentwicklung in der Pflege (DQNP) (Hrsg.) (2014): Expertenstandard Förderung der Harnkontinenz in der Pflege. Unter der wissenschaftlichen Leitung von Prof. Dr. A. Büscher. Hochschule Osnabrück, Fakultät für Wirtschaft und Sozialwissenschaften.

DGE e. V. (2013b): Was Schwangere nicht essen sollten. DGE gibt Tipps zum Schutz vor Lebensmittelinfektionen. https://www.dge.de/presse/pm/was-schwangere-nicht-essen-sollten/; Stand: 16.10.2018

DGE e. V. (Hrsg.) (2011): Vegane Ernährung: Nährstoffversorgung und Gesundheitsrisiken im Säuglings- und Kindesalter. https://www.dge.de/wissenschaft/weitere-publikationen/fachinformationen/vegane-ernaehrung-saeugling-kindesalter/; Stand: 04.07.2016.

DGE e. V. (Hrsg.) (2012a): Ausgewählte Fragen und Antworten zu Vitamin D. https://www.dge.de/wissenschaft/weitere-publikationen/faqs/vitamin-d/#lm; Stand: 09.05.2018

DGE e. V. (Hrsg.) (2012b): Vitamin D (Calciferole). In: https://www.dge.de/wissenschaft/referenzwerte/vitamin-d/; Stand: 24.10.2016

DGE e. V. (Hrsg.) (2013a): Ausgewählte Fragen und Antworten zu Calcium. https://www.dge.de/wissenschaft/weitere-publikationen/faqs/calcium/#lm; Stand: 09.05.2018

DGE e. V. (Hrsg.) (2015): Ausgewählte Fragen und Antworten zu Energiedichte. https://www.dge.de/fileadmin/public/doc/ws/faq/FAQs-Energie.pdf; Stand: 17.11.2018

DGE e. V. (Hrsg.) (2016a): Fluorid. https://www.dge.de/wissenschaft/referenzwerte/fluorid/; Stand: 15.11.2016

DGE e. V. (Hrsg.) (2016b): Milch für die Säuglingsernährung. https://www.dge.de/ernaehrungspraxis/bevoelkerungsgruppen/saeuglinge/milch-fuer-die-saeuglingsernaehrung/; Stand 26.10.2016

DGE e. V. (Hrsg.) (2017): Vollwertig essen und trinken nach den 10 Regeln der DGE. https://www.dge.de/fileadmin/public/doc/fm/10-Regeln-der-DGE.pdf; Stand: 13.08.2018

DGE e. V. (Hrsg.) (2018b): Proteine. https://www. dge.de/wissenschaft/referenzwerte/protein/; Stand 11.10.2018

DGGG (Hrsg.) (2014): S1-Leitlinie zum Management von Dammrissen III°. und IV°. Grades nach vaginalen Geburten. 2014. AWMF-Registernummer 015/079, 2014. In Kooperation mit der Arbeitsgemeinschaft der Wissenschaftlich-Medizinischen Fachgesellschaft e. V. (AWMF)

DGGG, Östereichische Gesellschaft für Gynäkologie und Geburtshilfe (OEGGG) und Schweizerische Gesellschaft für Gynäkologie und Geburtshilfe (SGGG) (Hrsg.) (2019): Leitlinienprogramm. Prävention und Therapie der Frühgeburt. S2k-Leitlinie. Leitlinien-Register-Nr. 015-025

DGHWi (2015b) (Hrsg.): Änderung der Richtlinien über die ärztliche Betreuung während der Schwangerschaft und nach der Entbindung (»Mutterschaftsrichtlinien«) – HIV/Mutterpass-Eintragung. In: Zeitschrift für Hebammenwissenshaften, Jg. 3, Hf. 2, S. 57-58

DHV e.V. (Hrsg.): »Hebammenkreißsaal« – Wie geht das?«. 2018. https://shop.hebammenverband.de/ Broschueren-Hefte/Broschuere-Hebammenkreiss saal-Wie-geht-das.html; Stand: 08.03.2019

Diabetes Austria (Hrsg.): Glykämischer Index. Wien. 2006. https://diabetes-austria.com/filead min/diabetes_austria/downloads/ glykaemischer_index.pdf; Stand: 13.11.2019

Diener H C (2017): Dysästhasie. In: Pschyrembel online (Hrsg.)

Dietrich J (2017): Pollakisurie. In: Pschyrembel-online (Hrsg.)

Dietrich K, Holzgreve W, Jonat W, Schneider KT M, Weiss J M (Hrsg.): Gynäkologie & Geburtshilfe. Berlin: Springer. 2007

Dietrich K, Holzgreve W, Jonat W, Schultze-Mosgau A, Schneider K T M, Weiss J M (Hrsg.): Gynäkologie & Geburtshilfe. Berlin: Springer. 2009

Dietz H P & Simpson J M (2008): Levator trauma is associated with pelvic organ prolapse. In: British Journal of Gynecology, Jg. 115, Hf. 8, S. 979-984. Review

Disantis I K, Collins B N & McCoy A C S (2010): Associations among breastfeeding, smoking relapse, and prenatal factors in a brief postpartum smoking intervention. In: Acta Obstetrica et Gynakologica Scandinavia, Jg. 89, Hf. 4, S. 582–586

Dixon L, Skinner J, Foureur M. (2014): The emotional journey of labour—Women's perspectives of the experience of labour moving towards birth. In: Midwifery, Jg. 30, Hf.3, S. 371-377. Survey

DKFZ (Hrsg.): Aufhören zu Rauchen. 2015. https:// www.dkfz.de/de/tabakkontrolle/Aufhoeren_zu_ Rauchen.html; Stand: 20.08.2018

DNEbM (2011b): Glossar zur evidenzbasierten Medizin. http://www.ebm-netzwerk.de/was-ist-ebm/grundbegriffe/glossar/; Stand: 04.02.2016

DNQP (Hrsg.): Expertenstandard Förderung der Harnkontinenz in der Pflege. Unter der wissenschaftlichen Leitung von Prof Dr. A. Büscher. Hochschule Osnabrück, Fakultät für Wirtschaft und Sozialwissenschaften. 2014

DNQP (Hrsg.): Expertenstandard Schmerzmanagement in der Pflege bei akuten Schmerzen. Unter der wissenschaftlichen Leitung von Prof Dr. A. Büscher. Hochschule Osnabrück, Fakultät für Wirtschaft und Sozialwissenschaften. 1. Aktualisierung. 2011

Dole N, Savitz D A, Hertz-Picciotto I, Siega-Riz A M, McMahon M J, Buekens P (2003): Maternal stress and preterm birth. In: American Journal of Epidemiologie, Jg. 157, Hf. 1, S. 14–24

Döpfner M (Hrsg.): Welche Medikamente gibt es zur Behandlung der ADHS im Erwachsenenalter? ADHS Infoportal des zentralen adhs-netzes. http://www.adhs.info/fuer-erwachsene/adhs-im-erwachsenenalter-welche-hilfen-gibt-es/medika mentoese-therapie/2-welche-medikamente-gibt-es-zur-behandlung-der-adhs-im-erwachsenenalter. html; Stand: 28.03.2018

Dorea J G (2007): Maternal Smoking and Infant Feeding: Breastfeeding is Better and Safer. In: Maternal and Child Health Journal, Jg. 11, Hf. 3, S. 287–291. Review

DosSantos R (2016): Makroelemente. In: Pschyrembel-online (Hrsg.)

Drexelius N (2010): Mit dem Kopf gegen die Wand. Interview mit Professor Louven. In Hebammenforum, Jg. 11, Hf. 3, S. 174-177

Drobnjak S & Ehlert U (2011): Hunger- und Sättigungsregulation. In: Ehlert U & von Känel R (Hrsg.): Psychoendokrinologie und Psychoimmunologie. Berlin: Springer. S. 158 ff

Drogenbeauftragte der Bundesregierung (Hrsg.): Drogen und Suchtbericht. Juni 2016. https:// www.bundesgesundheitsministerium.de/filead min/Dateien/5_Publikationen/Drogen_und_ Sucht/Berichte/Drogen_und_Suchtbericht_2016_ screen.pdf; Stand: 15.03.2018

Dudenhausen J W & Maier R F (2013): Perinatale Probleme von Mehrlingen. In: Deutsches Ärzteblatt, Jg. 107, Hf. 38, S. 663-668

Dudenhausen J W & Pschyrembel W (2000): Praktische Geburtshilfe mit geburtshilflichen Operationen. In: Berlin: DeGruyter

Dudenhausen J W & Schneider H P G (Hrsg.): Frauenheilkunde und Geburtshilfe. Berlin: Walter de Gruyter-Verlag. 1994. S. 131-132

Duff M (2005): A study of labour. 2005. Dissertationsschrift an der University of Technology of

Sydney, Faculty of Nursung, Midwifery and Health

Dulay A T (2017): Zervixinsuffizienz. In: MSD Manual. https://www.msdmanuals.com/de-de/profi/gyn%C3%A4kologie-und-geburtshilfe/schwangerschaftsanomalien/zervixinsuffizienz; Stand: 26.10.2019

Dyer J S & Rosenfeld C R (2011): Metabolic imprinting by prenatal, perinatal, and postnatal overnutrition: a review. In: Seminars of reproductive medicine, Jg. 29, Hf. 3, S. 226-276

Einarson A & Riordan S (2009): Smoking in pregnancy and lactation: a review of risks and cessation strategies. In: European Journal of Clinical Pharmacology, Jg. 65, Hf. 4, S. 325-350

Eisoldt S (2018): Cholelithiasis. In: Pschyrembel-online (Hrsg.)

Ekelund U, Brage S, Griffin S J, Wareham N J (2009): Objectivly measured moderate and vigorous intensity physical activity but not sedentary time predicts insulinresistance in high peak individuals. In: Diabetes care, Jg. 32, Hf. 6, S. 1081-1086. Cohort-Study

Elias J, Bozzo P, Einarson A (2011): Are probiotics safe for use during pregnancy and lactation. In: Canadian Family Physician, Jg. 57, Hf. 3, S. 299-301

Embryotox – Pharmakovigilanz- und Beratungszentrum für Embryotoxikologie (Hrsg.): Hyperemesis gravidarum/Emesis gravidarum. 2018a. https://www.embryotox.de/erkrankungen/details/hyperemesis-gravidarumemesis-gravidarum/; Stand: 10.04.2019

Embryotox – Pharmakovigilanz- und Beratungszentrum für Embryotoxikologie (Hrsg.): Methylphenidat. 2018b. https://www.embryotox.de/arzneimittel/details/methylphenidat/; Stand: 28.03.2018

Embryotox – Pharmakovigilanz- und Beratungszentrum für Embryotoxikologie (Hrsg.): Obstipation. 2018c. https://www.embryotox.de/erkrankungen/details/obstipation/; Stand: 10.04.2019

Embryotox – Pharmakovigilanz- und Beratungszentrum für Embryotoxikologie (Hrsg.): Reflux. 2018d. https://www.embryotox.de/erkrankungen/details/refluxkrankheit/; Stand: 10.04.2019

Embryotox – Pharmakovigilanz- und Beratungszentrum für Embryotoxikologie (Hrsg.): Rheumatoide Arthritis. 2018e. https://www.embryotox.de/erkrankungen/details/rheumatoide-arthritis/; Stand: 08.04.2019

Embryotox – Pharmakovigilanz- und Beratungszentrum für Embryotoxikologie (Hrsg.): Tuberkulose. 2018 f. https://www.embryotox.de/erkrankungen/details/tuberkulose/; Stand: 28.03.2018

Embryotox – Pharmakovigilanz- und Beratungszentrum für Embryotoxikologie (Hrsg.): Schmerztherapie. 2018g. https://www.embryotox.de/erkrankungen/details/schmerztherapie/; Stand: 21.09.2018

Embryotox – Pharmakovigilanz- und Beratungszentrum für Embryotoxikologie (Hrsg.): Vaginale Infektion. 2018h. https://www.embryotox.de/erkrankungen/details/vaginale-infektionen/; Stand: 10.04.2019

Enekwe A, Kimmig R, Bialas I, Köninger A (2015): Substanzmittelmissbrauch in der Schwangerschaft. In: Der Gynäkologe, Jg. 48, S. 464-469. https://link.springer.com/content/pdf/10.1007/s00129-015-3724-x.pdf; Stand: 01.11.2018

Engelen K & Grundmann F (2017): Thromboseprophylaxe. In: Schewior-Popp S, Sitzmann F, Ulrich L (Hrsg.): Thiemes Pflege. Das Lehrbuch für Pflegende in Ausbildung. Stuttgart: Thieme. S. 296–302

Engelkraut R (2010): Blutuntersuchungen. In: Deutscher Hebammenverband e. V. (Hrsg.): Schwangerenvorsorge durch Hebammen. S. 69-85

Enkin M, Keirse M J N C, Neilson J, Crother C, Dudley L, Hodnett E, Hofmeyr J (2006): Effektive Betreuung während Schwangerschaft und Geburt: Ein evidenzbasiertes Handbuch für Hebammen und GeburtshelferInnen. Groß M & Dudenhausen J (Hrsg.). Bern: Hans Huber

Ernst B, Thurnheer M, Schultes B (2010): Fertilität und Schwangerschaft nach bariatrischer Chirurgie zur Behandlung der hochgradigen Adipositas. In: Ernährungsmedizin, Jg. 35, Hf. 5, S. 220-226

Ernst V, Krause M, Köhler W (2018): Beckenendlage: äußere Wendung, Sectio oder Steißgeburt? In: Geburtshilfe und Frauenheilkunde, Jg. 78, Hf. 9, S. 834-838

Escher M (2016): Asymptomatische Bakteriurie. In: Pschyrembel-online (Hrsg.)

Escher M (2018a): Nykturie. In: Pschyrembel-online (Hrsg.)

Escher M (2018b): Pyelitis. In: Pschyrembel–online (Hrsg.)

Escher M (2018c): Pyelonephritis. In: Pschyrembel-online (Hrsg.)

Escher M (2018d): Stauungsniere. In: Pschyrembel-online (Hrsg.)

Europäisches Institut für Stillen und Laktation (EISL) (2012): Brustmassage. http://www.stillen-institut.com/de/brustmassage.html; Stand: 12.01.2016

Faeh D & Matzke A (2012): Ernährung und Gesundheit. In: Keller U, Battaglia Richi E, Beer M (Hrsg.): Sechster Schweizerischer Ernährungsbericht. Bern: Bundesamt für Ernährung

Fagerström K O & Schneider N G (1989): Measuring nicotin dependence: A review oft he Fagerström Tolerance Questionaire. In: Journal of behavioral Medicin, Jg. 22, Hf. 2, S. 159-181

Faller A & Schünke M (Hrsg.): Der Körper des Menschen. Einführung in Bau und Funktion. Stuttgart: Thieme. 2012

Fanghänel J (2018): Endothel. In: Pschyrembel-online (Hrsg.)

Farahnik B, Park K, Kroumpouzos G, Murase J (2017): Striae gravidarum: Risk factors, prevention an management. In: International Journal of Womans Dermatology, Jg. 3, Hf. 2, S. 77-85. Review

Fazekas T; Horak F & Zacharasiewiecz A (2012): ERS-Kongress: Das fetale Tabaksyndrom. In: Universimed – Medizin im Fokus. http://ch.universimed.com/fachthemen/535; Stand: 16.03.2018

Felitti V J, Anda R F, Nordenberg D, Williamson D F, Spitz A M, Edwards V, Koss M P, Marks J S (1998): Relationship of childhood abuse and household dysfunction to many of the leading causes of death in adults. The Adverse Childhood Experiences (ACE) Study. In: The American Journal of medicine, Jg. 14, Hf. 4, S. 245-258

Fendesack J (2013): Rhizinusöl – eine kontrovers diskutierte Methode der Geburtseinleitung. In: Die Hebamme, Jg. 26, Hf. 4, S. 228-232

Fernandes M, Yang X, Li J Y, Ismail L C (2015): Smoking during pregnancy and vision difficulties in children: a systematic review. In: Acta Ophthalmologica, Jg. 93, Hf. 3, S. 213-223

Ferraro Z M, Gaudet L& Adamo K B (2012): The potential impact of physical activity during pregnancy on maternal and neonatal outcomes. In: Obstetrical & Gynecological Survey, Jg. 67, Hf. 2. S. 99-110. Review

Fiedler K (2018a): Kolonisation. In: Pschyrembel online (Hrsg.)

Fiedler K (2018b): Kontamination. In: Pschyrembel online (Hrsg.)

Fischer M, Osterbrink B (verstorben), Pöhler N, Schöning D (2017). Pflege von Patienten mit Erkrankungen des endokrinen Systems. In: Schewior-Popp S, Sitzmann F, Ulrich L (Hrsg.): Thiemes Pflege. Ein Lehrbuch für Pflegende in Ausbildung. Stuttgart: Thieme. S. 1087-1114

Fischer-Betz R (2013): Rheumatische Erkrankung in der Schwangerschaft. In: Deutsche medizinische Wochenzeitschrift, Jg. 138, S. 1589-1591

Fischer-Dückelmann A (Hrsg.): Die Frau als Hausärztin. Stuttgart: Süddeutsches Verlags-Institut Julius Müller Nachfolger. 1967. S. 99-104

Fitzpatrick K E, Kurinczuk J J, Alvirevic Z, Spark P, Brocklehurst P & Knight M (2012): Uterin Rupture by Intended Mode of Delivery in the UK: A National Case-Control Study. In: PLOS Medicine, Jg. 9, Hf. 3

Flemmer A (2004): Das Mineralstoff-Kochbuch. Melsungen: Neumann-Neudamm

FlenadyV, MacPhail J, Gardener G, Chadha Y, Mahomed K, Heazell A, Fretts R, Froen F (2009): Detection and management of decreased fetal movements in Australia and New Zealand: a Survey of obstetric practice. In: Australian & New Zealand Journal of Obstetrics and Gynaecology, Jg. 49, Hf. 4, S. 358-363. Survey

Flenedy V, Koopmans L, Middleton P, Froen J F, Smith G B, Gibbons K Coory M, Gordon A, Ellwood D, McIntyre H D, Fretts R, Ezzati M (2011): Major risk factors for stillbirth in high-income contries: a systematic review and meta-analysis. In: Lancet, Jg. 377, Hf. 9774, S. 1331-1340

Fletscher S (2017): Unverträglichkeit (von Blutgruppen). In: Pschyrembel-online (Hrsg.)

Forni M F, Peloggia J, Braga T T, Chinchilla J E O, Shinohara J, Navas C A, Saraiva Camara N O S, Kowaltowski A J (2017): Caloric Restriction Promotes Structural and Metabolic Changes in the Skin. In: Cell Report. Jg. 20, Hf. 11, S. 2678–2692. Case-Controll-Study

Fowden A L, Harding R, Ralph M M, Thorburn G D (1987): The nutritional regulation of plasma prostaglandin E concentrations in the fetus and pregnant ewe during late gestation. In: Journal of Physiology banner, Jg. 394, Hf.1, S. 1-12

Franke T (2015): Elternflyer »Gebärhaltungen und Bewegung« aus der Reihe »wissen, verstehen, entscheiden«. Hannover: Elwin Staude

Franz M (2013): Risiken und Betreuung der älteren Schwangeren. In: Speculum, Jg. 31, Hf. 1, S. 11-15

Franz M B & Husslein P W (2010): Obstetrical Management oft he Older Gravida. In: Woman´s Health, Jg. 6, Hf. 3, S. 463-468. Review

Fricker R (2004): Das Karpaltunnelsyndrom. In: Schweizer Medizinisches Forum, Hf. 4, S. 1211-1217

Friel L A (2018): Maligne Erkrankungen in der Schwangerschaft: In: MSD-Manual. https://www.msdmanuals.com/de-de/profi/gyn%C3%A4kologie-und-geburtshilfe/schwangerschafts komplikationen-durch-erkrankung/maligne-er krankungen-in-der-schwangerschaft; Stand: 02.10. 2018

Froböse I (Hrsg.): Running & Health. Kompendium gesundes Laufen, Walking & Nordic Walking. In: Zentrum der Gesundheit der deutschen Sporthochschule Köln. 2016. http://www.ingo-froboese.de/wp-content/uploads/2016/09/Running_Health.pdf; Stand: 22.07.2018

Führer D (2017): Schilddrüsenhormone und Schwangerschaft: ein wichtiges Zusammenspiel.

In: Geburtshilfe und Frauenheilkunde, Jg. 77, Hf. 5. S. 470–473

Gaab M R (2018): Lumbalgie. In: Pschyrembel online (Hrsg.)

Gabriel N (2007): Probleme in der Frühschwangerschaft. Ptyalismus gravidarum, Hyperemesis, medikamentöse Abortbehandlung. In: Gynäkologie, Hf. 5, S. 5-6

Gakidou E, Murray C J L, Naghari M (2018): Alcohol use and burden for 195 countries and territories, 1990–2016: a systematic analysis for the Global Burden of Disease Study 2016. In: Lancet

Gale C R, Robinson S M, Harvey N C, Javai M K, Jiang B, Martyn C N, Godfrey K M, Cooper C (2008): Maternal vitamin D status during pregnancy and child outcomes. In: European Journal of Clinician Nutrition, Jg. 62, Hf. 1, S. 68-77

Gätje P, Eberle C, Scholz C, Lübke M, Solbach C (Hrsg.): Kurzlehrbuch Gynäkologie und Geburtshilfe. Stuttgart: Thieme. 2015

Gauger J (2012): Die Messung von psychosozialen Belastungen (Stress): in der Schwangerschaft als prognostische Faktoren für Schwangerschaftkomplikationen. Dissertatoin an der Freien Universität Berlin, Medizinische Fakultät Charite – Universitätsmedizim Berlin. https://refubium.fu-berlin.de/handle/fub188/11777; Stand: 29.03.2018

Gavert J A & Artal R (2008): Effect of exercise on pregnancy outcome. In: Clinical Obstetrics and Gynecology, Jg. 51, Hf. 2. S. 467-480

G-BA (Hrsg.): Richtlinien des Gemeinsamen Bundesausschusses über die ärztliche Betreuung während der Schwangerschaft und nach der Entbindung (»Mutterschafts-Richtlinien«). https://www.g-ba.de/downloads/62-492-1829/Mu-RL_2019-03-22_iK_2019-05-28.pdf; Stand: 28.05.2019.

Gehrmann J & Sumago S (2009): Suchtkranke Eltern. In: Monatszeitschrift Kinderheilkunde, Jg. 157, Hf. 4, 383-394.

Geisler P (2018): REM-Schlaf & Non-Rem-Schlaf. In: Pschyrembel online (Hrsg.)

Geissbühler V & Wittwer-Raschle M (2009): Harninkontinenz, Stuhlinkontinenz und Dyspareunie ein Jahr nach der Geburt. Ein Vergleich zwischen vaginaler Geburt und Sectio caesarea: Beitrag auf der Jahresversammlung und Kongress der Societe Gynecologie Suisse in Lugano. In: Gynäkologisch-Geburtshilfliche Rundschau, Jg. 49, S. 138–216. Case-Control-Study

Geist U, Stiefel C & Harder U (Hrsg.): Hebammenkunde. Lehrbuch für Schwangerschaft, Geburt, Wochenbett und Beruf. Stuttgart: Hippokrates. 2005. S. 419-52

Gemeinsamer Bundesausschuss (GbA) (Hsrg.) (2019): Tragende Gründe zum Beschluss des Gemeinsamen Bundesausschusses über eine Änderung der Richtlinien über die ärztliche Betreuung während der Schwangerschaft und nach der Entbindung »Mutterschafts-Richtlinien«: Screening auf asymptomatische Bakteriurie im Rahmen der Mutterschaftsrichtlinien. Vom 22.03.2019. https://www.g-ba.de/downloads/40-268-5670/2019-03-22_Mu-RL_Screening-asympt-Bakteriurie_TrG.pdf; Stand: 09.07.2019

Georg Thieme Verlag (2015a): I Care. Anatomie und Physiologie. Stuttgart: Thieme

Georg Thieme Verlag (2015b): I Care. Krankheitslehre. Stuttgart: Thieme

Georg Thieme Verlag (2015c): I Care. Pflege. Stuttgart: Thieme

Gesundheitsinformation (gi) (2016): Der menschliche Körper. Ursachen und Anzeichen von Ödemen. https://www.gesundheitsinformation.de/ursachen-und-anzeichen-eines-oedems.2262.de.html; Stand: 04.07.2017

Gharehbaghi K, Gharehbaghi D R, Wierrani F, Sliutz G (2017): Therapie der funktionellen Obstipation in Schwangerschaft und Stillzeit. Jg. 11, Hf. 2, S. 123-135

Ghoudri F, Hollywood A, Ryan K (2018): A systematic review of non-antibiotic measure for the prevention of urinary tract infecious in pregnancy. In: BMC Pregnancy and Childbirth, Jg. 18, Hf. 99

Gießen M (2011): ADHS Methylphenidat für Erwachsene. In: Pharmazeutische Zeitung online. Ausg. 26. https://www.pharmazeutische-zeitung.de/ausgabe-262011/methylphenidat-fuer-erwachsene/; Stand: 13.11.2019.

GKV-Spitzenverband (2015): Pressemitteilung. Verbindliche Qualitätskriterien für Hausgeburten, Lösungen für Haftpflichproblematik, fünf Prozent Honorarsteigerung. https://www.gkv-spitzenverband.de/media/dokumente/presse/pressemitteilungen/2015_1/PM_2015_09_28_Hebammen_Qualitaet_Hausgeburten.pdf; Stand: 05.04.2019.

Goeckenjan M (2012): »Lebensstil« als Risiko für Frühgeburt. In: Der Gynäkologe, Jg. 45, Hf. 7, S. 538-546.

Goerke K (2017a): Frühabort. In: Pschyrembel online (Hrsg.)

Goerke K (2017b): Gestationsalter. In: Pschyrembel online (Hrsg.)

Goerke K (2018a): HELLP-Syndrom. In: Pschyrembel-online (Hrsg.)

Goerke K (2018b): Intrauterine Wachstumsretardierung. In: Pschyrembel-online (Hrsg.)

Goerke K (2018c): Morbus haemolyticus fetalis. In: Pschyrembel-online (Hrsg.)

Goerke K (2018d): Plazentainsuffizienz. In: Pschyrembel online (Hrsg.)

Goerke K (2018e): Superfecundatio. In: Pschyrembel-online (Hrsg.)

Gomez L, M de la Vega G, Padilla L, Bautista F, Villar A (2007): Compliance with a fetal movement chart by high-risk obstetric patients in a peruvian hospital. In: American Journal of Perinatology, Jg. 24, Hf. 2, S. 89-93. Randomized-Controlled-Trial

Goodman P, Mackey M C, Tavakoli A S (2004). Factors related to childbirth satisfaction. In: Journal of advanced nursing, Jg. 46, Hf. 2, S. 212-219. Case-Controll-Study

Goodwin T M (2008): Hyperemesis gravidarum. In: Obstetrics and Gynecology Clinics of North America. Jg. 35, Hf. 3, S. 401-417

Göpfert M, Webster J, Nelki J (2004): The construction of parenting and its context. In: Göpfert M, Webster J, Seeman M V (Hrsg.): Parental psychiatric disorder – distressed patents and their families. Cambridge: University Press, S. 62-86

Gould J F, Treyvaud K, Yelland L N, Anderson P J, Smithers L G, Gibson R A, McPhee A J, Makrides M (2016): Does n-3 LCPUFA supplementation during pregnancy increase the IQ of children at school age? Follow-up of a randomised controlled trial. In: British medical Journal open. Ausg. 6

Grandin T & Johnson C (2005): Animals in translation. New York: Scribner

Green J M, Baston H A (2003): Feeling in control during labor: concepts, correlates, and consequences. In: Birth, Jg. 30, Hf. 4, S. 235-247. Survey

Green J M, Coupland V A, Kitzinger V (1990): Expectations, experiences, and psychological outcomes of childbirth: a prospective study of 825 women. In: Birth, Jg. 17, Hf. 1, S. 15-24

Gregor M (2018a): Chronische Obstipation. In: Pschyrembel online (Hrsg.)

Gregor M (2018b): Emesis. In: Pschyrembel online (Hrsg.).

Griesinger L & Griesinger G (2015): Hormone in der Schwangerschaft. In: Lehnert H (2015): Rationalle Diagnostik und Therapie, Diabetologie und Stoffwechsel. In: Stuttgart: Thieme. S. 371-373

Gripeteg L, Torgerson J, Karlsson J, Lindroos A K (2010): Prolonged refeeding improves weight maintenance after weight loss with very-low-energy diets. In: The British journal of nutrition, Jg. 103, Hf. 1, S. 141-148. Randomized-Controlled-Trial

Gröpfert H (2019): Sozialversicherung kompetent. Entbindung ambulant und stationär. https://sozialversicherung-kompetent.de/krankenversicherung/leistungsrecht/760-entbindung-ambulant-stationaer.html; Stand: 08.03.2019

Grospietsch G & Mörike K (Hrsg.): Erkrankungen in der Schwangerschaft: Ein Leitfaden mit Therapieempfehlungen für Klinik und Praxis. Stuttgart: Wissenschaftliche Verlagsgesellschaft mbH Stuttgart. 2018.

Groß M (2001): Gebären als Prozess. Bern: Verlag Hans Huber

Gross M M, Weckend M, Spineli L (2017): Association between increased antenatal vaginal pH and preterm birth rate: a systematic review. In: Zeitschrift für Geburtshilfe & Neonatologie, Jg. 233, S. E1-E113. Stand: 11.11.2018

Grosser M & Starischka S (Hrsg.) (2008): Das neue Konditionstraining für alle Sportarten, Kinder, Jugendliche und Aktive. 9. Auflage. München: BLV

Grotzer D P (2018a): Gingiva. In: Pschyrembel online (Hrsg.)

Grotzer D P (2018b): Karies. In: Pschyrembel online (Hrsg.)

Grotzer D P (2018c): Parodontitis. In: Pschyrembel online (Hrsg.)

Grünewald M, Hoehl M, Kobbert E, Terodde H (2017). Pflege von Patienten mit Erkrankungen der venösen Gefäße. In: Schewior-Popp S, Sitzmann F, Ulrich L (Hrsg.): Thiemes Pflege. Das Lehrbuch für Pflegende in der Ausbildung. Stuttgart: Thieme-Verlag. S. 868-937

Grüters-Kieslich A (2017): Untergewicht. In. Pschyrembel online (Hrsg.)

Gulbahtiyar D & Zehra G (2011): Effect of perineal massage on the rate of episiotomy and perineal tearing. In: International Journal of Obstetrics & Gynecology, Jg. 131, Hf. 2, S. 183-186. Randomized controlled Trial

Gunaratne A W, Makrides M, Collins C T (2015): Maternal prenatal and/or postnatal n3 long chain polyunsaturated fatty acids (LCPUFA) supplementation for preventing allergies in early childhood. In: Cochrane Database of Systematical Review.Jg. 22, Hf. 7, CD010085. Stand: 12.11.2018

Günlay H, Meyer K, Rahman A (2007): Zahnärztliche Gesundheitsförderung in der Schwangerschaft – ein Frühpräventionskonzept. In: Oralprophylaxe & Kinderzahnheilkunde, Jg. 29, Hf. 1, S. 24-35

Güntsch A, Schüler I, Kneist S, Heinrich-Weltzien R, Sigusch B W (2012): Die Mundgesundheit von Schwangeren und deren Mundgesundheitsbewusstsein. In: Das Gesundheitswesen. Jg. 75, Hf. 6, e69-e73

Gupta J K, Sood A, Hofmeyr G J, Vogel J P (2017): Position in the second stage of labour for women without epidural anaesthesia. In: Cochrane Database of Systematic Reviews, Hf. 11, CD002006

Haas D M, Parker C B, Wing D A, Parry S, Grobman W A, Mercer B M, Simhan H N, Hoffman M K, Silver R M, Wadhwa P, Iams J D, Koch M A, Caritis S N, Wapner R J, Esplin M S, Elovitz M A, Foroud T, Peaceman A M, Reddy U M (2015): A description of the methods of the Nulliparous Pregnancy Outcomes Study: monitoring mothers-to-be (nuMoM2b). In: JAMA, Jg. 212, Hf. 4, S. 539. Cohort-Study

Habersack L (2015): Restless Legs Syndrom. Keine ruhige Minute. In: Heilberufe, Jg. 67, Hf. 6, S. 42-44

Hakansson A, Aberg A, Nyberg P, Schersten B (1995):A new symphysis-fundus height growth chart based on a well defined female population with ultrasound-dated singleton pregnancies. In: Acta obstetrician et gynecologica scandinavica, Jg. 74, Hf. 9, S. 682-686. Cross-Sectional-Study

Hall W (2014): What has research over the past two decades revealed about the adverse health effects of recreational cannabis use? In: Addiction. Society for the study of addiction, Jg. 110, Hf. 1, S. 19-35. Review

Hammerschlag G, Langstein L, Ostermann D (Hrsg.): Hebammenlehrbuch. Herausgegeben im Auftrage des Preußischen Ministeriums für Volkswohlfahrt. 5. Auflage in vollständig neuer Fassung. Berlin: Verlag von Julius Springer. 1928

Hanley G E, Munro S, Greyson D, Gross M M, Hundley V, Spiby H, Janssen P A (2016): Diagnosing onset of labor: a systematic review of Definitions in the research literature. In: BMC pregnancy and childbirth, Jg. 16, Hf. 1, S. 71. Review

Hansen H P & Kahaly G J (2018): Leitliniengerecht: Hypothyreose beim Hausarzt: wie abklären, wie behandeln. In: MMW – Fortschritte der Medizin, Jg. 160, Hf. 17, S. 42-46

Harder U & Seehafer P (2013): Beckenboden, Bindegewebe und Haltebänder. In: Stiefel A, Geist C, Harder U (Hrsg.): Hebammenkunde. Lehrbuch für Schwangerschaft, Geburt und Beruf. Stuttgart: Hippokrates. S. 121-127

Hardin A M, Buckner E B (2004): Characteristics of a positive experience for women who have unmedicated childbirth. In: The Journal of Perinatal Education, Jg. 13, Hf. 4, S. 10-16. Review

Hartmann J& Tünnemann H (1988): Modernes Krafttraining – Sondereinband. Berlin: Ullstein

Hartmann S, Kölble N, Rake A, Bung P, Huch A, Huch R (2001): »Aqua-Fit« in der Schwangerschaft: Maternale und fetale hämodynamische Reaktionen bei einem Trainingsprogramm im Wasser. In Geburtshilfe und Frauenheilkunde, Jg. 61, Hf. 12. S. 977–982

Hashim N, Naqvi S, Khanam M, Jafry H F (2012): Primiparity as an intrapartum obstetric risk factor. In: Journal of Pakistan Medicine Association. Jg. 62, Hf. 7, S. 694-698

Hauth J C, MacPherson C, Carey J C, Klebanoff M A, Hillier S L, Ernest J M, Leveno K J, Wapner R, Varner M,Trout W, Moawad A, Sibai B (2003): Early pregnancy threshold vaginal pH and Gram stain scores predictive of subsequent preterm birth in asymptomatic women. In: American Journal of Obstetricians and Gynecology, Jg., 188, Hf. 3, S. 831–835. Case-Controll-Study

Hayder D, Kuno E, Müller M (Hrsg.): Kontinenz – Inkontinenz – Kontinenzförderung. Praxishandbuch für Pflegende. Bern: Hans-Huber. 2008

Hayder-Beichel D (2016): Kommunikative Strategien von Menschen mit Harninkontinenz. In: Müller G, Steiniger A, Schumacher P, Juhic-Puntigam M (Hrsg.): Inkontinenz-assoziierte Dermatitis. Grundlagen – Instrumente – Intervention. Wien: Facultas Universitätsverlag

Healy P, Smith V, Savage G, Clarke M, Devane D, Gross MM, Morano S, Daly D, Grylka-Bäschlin S, Nicoletti J, Sinclair M, Maguire R, Carroll M, Begley C (2018): Process evaluation for OptiBIRTH, a randomised controlled trial of a complex intervention designed to increase rates of vaginal birth after caesarean section. In: Trials, 19, Hf. 1, S. 9

Heatley M L, Watson B, Gallois C, Miller Y D (2015): Women's perceptions of communication in pregnancy and childbirth: influences on participation and satisfaction with care. In: Journal of health communication, Jg. 20, Hf. 7, S. 827-834. Survey

Hebamme.de - Offizielle Zeitschrift des Schweizerischen Hebammenverbandes - Journal officiel de la Fédération suisse des sages-femmes (2013): Physiologie der Geburt - Physiologie de l'accouchement. In: Jg. 111, Hf. 1 & 2

Heller A & Carrière B (2015): Nach der Geburt: Wochenbett und Rückbildung. Stuttgart: Thieme

Heller A (1998): Geburtsvorbereitung Methode Menne-Heller. Stuttgart: Thieme

Hellmers C (2005): Geburtsmodus und Wohlbefinden. Eine prospektive Untersuchung an Erstgebärenden unter besonderer Berücksichtigung des (Wunsch-)Kaiserschnittes. Aachen: Shaker-Verlag

Helmer H & Leon J (2006): Definitonen: in der Geburtshilfe: Geburtsbeginn. In: Spekulum, Jg. 24, Hf. 4, S. 6

Helmer H (2007): Definitonen in der Geburtshilfe: Frühgeburt, Totgeburt und Fehlgeburt. In: Speculum, Jg. 25, Hf. 1, S. 5-8

Helmy Y A, Spierling N G, Schmidt S, Rosenfeld K M, Reil D, Imholt C, Jacob J, Ulrich R G, Aebischer T, Klotz C (2018): Occurrence and distribution of Giardiaspezies in wild rodents in germany. In: Parasitological Vectors, Jg. 11, Hf. 1, S. 213. Review

Hengel H & von Kries R (2009): Impfen In: Bundesgesundheitsblatt - Gesundheitsforschung – Gesundheitsschutz, Jg. 52. Hf. 11, S. 1003-1005. https://www.rki.de/DE/Content/Service/Publikationen/Downloads/1003.pdf?__blob=publicationFile; Stand: 02.01.2018

Hensge K, Lorig B, Schreiber D (2009): Kompetenzstandards in der Berufsausbildung. BIBB Abschlussbericht – Forschungsprojekt 4.3.201 (JFP 2006)

Hentsch S (2016): Lupus erythematodes. In: Pschyrembel-online (Hrsg.)

Hentsch S (2018): Lordose. In: Pschyrembel-online (Hrsg.)

Herold A (2006): Therapie des Hämorrhoidalleidens. In: Der Chirurg 8, S. 737–748

Herrmann A (2011): Praxisanleitung: Unterstützung des Stillbeginns. In: Die Hebamme, Jg. 24, Hf. 3, S. 163-170

Herr-Wilbert I (2008): Evidence-based Nursing (EBN) – Ein wichtiger Baustein der pflegerischen Entscheidung. EBN und seine Bedeutung für Pflegeentwicklung und Pflegemanagement. In: Kinderkrankenschwester, Jg. 27, Hf. 4, S. 141-147.

Hertzberg S V, Weiss H, Elon L, Si W, Norris S L, The FlyHealthy Research Team (2018): Behaviors, movements, and transmission of droplet-mediated respiratory diseases during transcontinental airline flights. In: Proceeding of the National Academy of Science of the United States of America, Jg. 115, Hf. 14, S. 3623-3627. Case-Controll-Study

Hien P & Böhm B (2007): Diabetes Handbuch. Eine Anleitung für Praxis und Klinik. Berlin: Springer-Verlag. S. 3-7

Hinneberg J (2011): Schwangerschaftserbrechen. Viele Therapieoptionen, wenig Evidenz. In: Pharmazeutische Zeitung online, Jg. 156, Hf. 3, S. 190-193

Hinrichs R & de Moura Sieber V (2008): Gesundes Zahnfleisch – auch in der Schwangerschaft. In: Oralprophylaxe & Kinderzahnheilkunde, Jg. 30, Hf. 3, S. 116-119

Hirschmüller A-K (2018): Rechtsforum: Änderung beim Mutterschutz. In: Hebammenforum, Jg. 19, Hf. 1, S. 50-51

Hoehl M & Sitzmann F (2017): Injektionen und Gefäßpunktion. In: Schewior-Popp S, Sitzmann F, Ulrich L (Hrsg.): Thiemes Pflege. Das Lehrbuch für Pflegende in Ausbildung. Stuttgart: Thieme-Verlag. S. 730-760

Hoehl M, Jochum S, Kuno E, Nies C S, Sitzmann F (2017a): ATL Ausscheiden. In: Schewior-Popp S, Sitzmann F, Ullrich L (Hrsg.): Thiemes Pflege. Das Lehrbuch für Pflegende in Ausbildung. Stuttgart: Thieme. S. 406-461

Hoehl M, Jochum S, Kuno E, Nies C S, Sitzmann F T (2017b): ATL Essen und Trinken. In: Thiemes Pflege. Ein Lehrbuch für Pflegende in Ausbildung. Herausgegeben von Schewior-Popp S, Sitzmann F, Ulrich L. Stuttgart: Thieme. S. 367-405

Hofecker G, Skalicky M, Kment A, Niedermüller H (1980): Models of the biological age of the rat.I. A factor model of age parameters. In: Mechanism of Aging and Development, Jg. 14, Hf. 3 & 4, S. 345-360. Cohort-Study

Höfer S (2013): Untersuchung der schwangeren Frau. In: Geist C, Harder U, Stiefel A (Hrsg.): Hebammenkunde. Stuttgart: Thieme. S. 139-146

Högl B & Brandauer E (2007): Schlaf. In: Berger T, Luef G, Brezinka C (Hrsg.): Neurologische Erkrankungen in der Schwangerschaft. Berlin: Springer. S. 183-209

Holst L, Haavik S, Nordeng H (2009): Raspberry leaf - should it be recommended to pregnant women? Complementary Therapies in Clinical Practice, Jg. 15, Hf. 4, S. 204-208. Review

Holzgreve W, Geipel A, Ludwig M, Schneider K T M, Schultze-Mosgau A (2006): Normale Schwangerschaft und Geburt. In: Dietrich K, Holzgreve W, Jonat W, Schultze-Mosgau A, Schneider K T M, Weiss J M (Hrsg.): Gynäkologie und Geburtshilfe. Berlin: Springer. S. 329-348

Hook E B, Cross P K, Schreinemachers D M (1983): Chromosomal abnormity rates at amniocentesis and in life born infants. In: JAMA, Jg. 249, Hf. 15, S. 2034-2038. Cross-Sectional-Study

Hovdenak N & Haram K (2012): Influence of mineral and vitamin supplements on pregnancy outcome. In: European Journal of Obstetrics & Gynecology and Reproductive Biology, Jg. 164, Hf. 2, S 127-132. https://www.sciencedirect.com/science/article/pii/S0301211512002874; Stand: 23.08.2018. Review

Hradil S (2005): Soziale Ungleichheit. Wiesbaden: Verlag für Sozialwissenschaften. S. 545 ff

Hübl W (2004): Ketonkörper im Harn – Übersicht. In: www.med4you.at. http://www.med4you.at/laborbefunde/lbef3/lbef_ketonkoerper_im_harn.htm; Stand: 04.04.2018

Hübner-Liebermann B, Wittmann M & Hausner H (2012): Recognizing and treating peripartum depression. In: Deutsches Ärzteblatt Int., Jg. 109, Hf. 24, S. 419-424

Huppert A, Lachmann L, Peplow C, Ziegler A G (2012): Frauen mit Gestationsdiabetes in Deutschland – Erste Interventionsstudie zur

Diabetes-Prävention – PINGUIN. In: Diabetes aktuell, Jg. 10, Hf. 3, S. 138-139

Hutter S (2013): Sport und Schwangerschaft. In: Der Gynäkologe, Hf. 5, S. 320-324. Berlin: Springer-Verlag

Hutton E K, Simioni J C& Thabane L (2017): Predictors of success of external cephalic version and cephalic presentation at birth among 1253 women with non-cephalic presentation using logistic regression and classification tree analyses. In: Acta obstetrica et gynaecologica scandinavica, Jg. 96, Hf. 8, S. 1012-1020. Randomized-Controlled-Trial

Hutzler D, Viehweg B, Spätling L, Faber R (2000): Schwangerenvorsorge. Leitfaden für ärztliche Schwangerenvorsorge. Köln: Deutscher Ärzte

Iams J D, Goldenberg R L, Meis P J, Mercer B M, Moawad A, Das A, Thom E, McNellis M, Copper R L, Johnson F, Roberts J M, the National Institute of Child Health Human Development Maternal Fetal Medicine Unit Network (1996): The Length of the Cervix and the Risk of Spontaneous Premature Delivery. In: New England Journal of Medcine, Jg. 334, Hf. 9, S. 567-572. Case-Controll-Study

Ibounigg M (2018a): Erythema migrans. In: Pschyrembel online (Hrsg.)

Ibounigg M (2018b): Zoonose. In: Pschyrembel online (Hrsg.)

Iheozor-Ejiofor Z, Middleton P, Esposito M, Glenny A M (2017): Treating periodontal disease for preventing adverse birth outcomes in pregnant women. In: The Cochrane Database of Systematic reviews. Hf. 6, CD 005297. Randomized-Controlled-Trial

Illing S (2008): Kinderheilkunde für Hebammen. Unter Mitarbeit von Bettina Salis und Thomas Strahleck. Stuttgart: Hippokrates

Ince-Askan H & Dolhain R J M (2015): Pregnancy and rheumatoid arthritis. In: Best practice & research Clinical Rheumatology, Jg. 29, Hf. 4 & 5, S. 580-596

Institut für angewandte Qualitätsförderung und Forschung im Gesundheitswesen GmbH (AQUA) (Hrsg.) (2012): Bundesauswertung zum Erfassungsjahr 2011. Geburtshilfe Basisauswertung 16/1. http://www.sqg.de/downloads/Bundesaus wertungen/2011/bu_Gesamt_16N1-GEBH_2011. pdf; Stand: 08.11.2018

Institut für Qualitätsicherung und Transparenz im Gesundheitswesen (IQTIG) (Hrsg.): Perinatalzentren. Welche Arten von Krankenhäusern für eine Geburt gibt es? https://www.perinatalzentren.org/information.php; Stand: 05.04.2019

International Association for the Study of Pain (IASP) (2012): Pain terms. IASP Taxonomy. http://www.iasp-pain.org/Taxonomy; Stand 25.11.2016

IQTIG (Hrsg): Bundesauswertung zum Erfassungsjahr 2016 Geburtshilfe. Berlin. 2017. https:// iqtig.org/downloads/auswertung/2016/16n1gebh/ QSKH_16n1-GEBH_2016_BUAW_V02_2017-07-12.pdf; Stand: 26.03.2019

Isolauri E, Rautava S & Salminen S (2012): Probiotics in the development and treatment of allergic disease. In: Gastroenterology Clinics of North America. Jg. 41, Hf. 4, S. 747-762. Review

Item Industrietechnik (Hrsg.): Arbeitsbelastung. Definition. 2015. http://glossar.item24.com/de/ start/view/glossary/ll/de%7Cen/item/arbeitsbe lastung/; Stand: 29.03.2018

Jacquemyn Y, Vermeulen K, Sanne V (2006): A systematic Review of Grand Multiparity. In: Current Woman´s Health Reviews, Jg. 2, Hf. 1-2, S. 25-35

Jafari-Dehkordi E, Hashem-Dabaghian F, Aliasl F, Aliasl J, Taghavi-Shirazi M, Sadeghpour O, Sohrabvand F, B, Ghods R (2017): Comparison of quince with vitamin B6 for treatment of nausea and vomiting in pregnancy: a randomised clinical trial. In: Journal of Obstetrics and Gynecology, Jg. 37, Hf. 8, S. 1048-1052

Jahanfar S & Jaafar S H (2015): Auswirkungen von eingeschränktem Koffeinkonsum der Schwangeren auf das Ungeborene, das Neugeborene sowie auf schwangerschaftsbezogene Endpunkte. In: Cochrane Library. https://www.cochrane. org/de/CD006965/auswirkungen-von-einge schranktem-koffeinkonsum-der-schwangeren-auf-das-ungeborene-das-neugeborene; Stand: 01.10. 2018. Review

Jassoy C & Schwarzenbach A (2013): Hygiene, Infektiologie, Mikrobiologie. Stuttgart: Thieme

Jensen M D, Ryan D H, Apovian C M, Ard J D, Comuzzie A G, Donato K A, Hu F B, Hubbard V S, Jakicic J M, Kushner R F, Loria C M, Millen B E, Nonas C A, Pi-Sunyer F X, Stevens J, Stevens V J, Wadden T A, WolfeB M, Yanovski S Z (2014): AHA/ACC/TOS Guideline for the Management of Overweight and Obesity in Adults. A Report of the American College of Cardiology/American Heart Association Task Force on Practice Guidelines and The Obesity Society. In: Journal of the American College of Cardiology. Jg. 63, Hf. 25 Part B

Jiang H, Qian X, Carroli G, Garner P (2017): Selective versus routine use of episiotomy for vaginal birth. In: The Cochrane Database of systematic review, Hf. 2, CD000081

Johannson K, Hutcheon J A, Bognar L M, Cnattingius S, Stephansson O (2017): Pregnancy weight gain by gestational age and stillbirth: a population-based cohort study. In: British Journal of

Obstetrics and Gynecology. Jg. 125, Hf. 8, S. 973-981

Johnsen C J & Löffler A J (2017): Informierte, aktive Entscheidung für einen Geburtsort dank Social Media? Bachelor-Thesis. Züricher Hochschule für angewandte Wissenschaften. Department Gesundheit – Institut für Hebammen. https://digitalcollection.zhaw.ch/bitstream/11475/1287/1/Johnson_Cordelia_Koefler_Ann_HB14_BA17.pdf; 08.03.2019

Joseph K S, Liston R M, Dodds L, Dahlgren L, Allen A C (2007): Socioeconomic status and perinatal outcomes in a setting with universal access to essential health care services. In: Canadian Medical Association Journal, Jg. 177, Hf. 6, S. 583-590. Cohort-Study

Jukic A M, Baird D D, Weinberg C R, McConnaughey D R, Wilcox A J (2013): Length of human pregnancy and contributors to ist natural variation. In: Human Reproduction, Jg. 28, Hf. 10, S. 2848-2855. Cohort-Study

Jung I (2018): Spider nevus. In: Pschyrembel online (Hrsg.)

Kadooka Y, Sato M, Imaizumik K, Ogawa A, Ikuyama K, Akai Y, Okano M, Kajoshima M, Tsuchida T (2010): Regulation of abdominal adiposity by probiotics (Lactobacillus gasseri SBT 2055) in adults with obese tendencies in a randomized controlled trial. In: European Journal of clinical Nutrition, Jg. 64, Hf. 6, S. 636-646

Kainer F (2015): Vaginale Beckenendlagen-Entwicklung: Das 3-Punkte-Programm. In: Die Hebamme, Jg. 28, Hf. 1, S. 24-28

Kaller C & Menche V (Hrsg.): Pflegen. Gesundheits- und Krankheitslehre. München: Elsevier. 2017

Kamisan Atan I, Shek K L, Langer S, Guzman Rojas R, Caudwell-Hall J, Daly J O, Dietz H P (2016): Does the Epi-No® birth trainer prevent vaginal birth-related pelvic floor trauma? A multicentre prospective randomised controlled trial. In: BJOG, Jg. 123, Hf. 6, S. 995-1003

Kang G, Lim J Y, Kale A S, Lee L Y (2015): Adverse effects of young maternal age on neonatal outcomes. In: Singapore medical journal, Jg. 56, Hf. 3, S. 157-163. Cohort-Study

Kasielska-Trojan A, Sobczak M, Antoszewski B (2015): Risk factors of striae gravidarum. In: International Journal of Cosmetic science, Jg. 37, Hf. 2, S. 236-240. Case-Controll-Study

Katonis P, Kampouroglou A, Aggelopoulos A, Kakavelakis K, Lykoudis S, Makrigiannakis A, Alpantaki K (2011): Pregnancy related low back pain. In: Hippokratia, Jg. 15, Hf. 3, S. 205-210. Review

Kaya H, Reddemann L, Beckmann M, Tagay S, Teufel M (2019): Multimodale, achtsamkeitsbasierte Interventionen als psychotherapeutischer Intervention in der gynäkologischen Psychosomatik und in der Geburtsvorbereitung. Tagungsbeitrag. In: Frauenheilkunde und Gynäkologie, Jg. 79, Hf. 2, S. 208.

Kearney R, Miller J M, Ashton-Miller J A, DeLancey J O (2006): Obstetric factors associated with levator ani muscle injury after vaginal birth. In: Obstetician & Gynecology, Jg. 107, Hf. 1, S. 144-149

Kehl S (2018a): Methoden der Geburtseinleitung. In: Gynäkologie und Geburtshilfe, Jg. 23, Hf. 1, S. 16-20

Kehl S (2018b): SPO Geburtseinleitung. In: Frauenheilkundeup2date, Hf. 12, S. 10-12

Kehl S, Faschingbauer F, Beckmann M W, Dammer U (2016): Methoden der Geburtseinleitung: Vorteile und Risiken individuell abwegen. In: Die Hebamme, Jg. 89, Hf. 3, S. 177-180

Kehrbach A (2011): Zukunft der Gesundheitsberufe: Konsequentes Handeln ist überfällig. In: Deutsche Hebammenzeitschrift, Jg. 63, Hf. 2, S. 8-13

Keller C & Menche N (Hrsg.): Pflegen. Gesundheits- und Krankenpflege. München: Elsevier Verlag. S. 636 f. 2017

Kellert S R (1997): Kinship to mastery: Biophilia in human evolution and development. Washington, D.C. Island Press

Khalil A, Syngelaki A, Maiz N, Zinevich Y, Nicolaides K H (2013): Maternal age and adverse pregnancy outcome: a cohort study. In: Ultrasound Obstetrics and Gynecology. Jg. 42, Hf. 1, S. 634-643

Kibuka M & Thornton J G (2017): Position in the second stage of labour for women with epidural anaesthesia. The Cochrane Library. Hf. 2, CD008070. https://www.cochranelibrary.com/cdsr/doi/10.1002/14651858.CD008070.pub3/media/CDSR/CD008070/rel0003/CD008070/CD008070_standard.pdf; Stand: 26.03.2019

Kieland-Kaisen U, Jennewein L, Paul B, Möllmann C, Klemt A, Brüggemann D, Schaarschmidt W, Book N, Adjan M, Jörgens M, Louven F (2018): Maternales und neonatales Outcome von vaginalen Entbindungen bei Beckenendlage von nullipara und multipara Frauen von Einlingen am Termin. Eine prospektive Studie der FRABAT Kohorte. In: Geburtshilfe und Frauenheilkunde, Jg. 78, Hf. 10, S. 145

Kindberg S & Seehafer P (2017): Dammverletzungen – vermeiden, erkennen, versorgen. In: Schwarz C & Stahl K (Hrsg.): Schriftenreihe Evidenz & Praxis Bd. 4. Hannover: Staude

Kjærgaard H, Olsen J, Ottesen B, Nyberg P, Dykes A K (2008): Obstetric risk indicators for labour dystocia in nulliparous women: a multi-centre cohort study. In: BMC pregnancy and childbirth, Jg. 8, Hf. 1, S. S. 45

Klauschen F (2018): Carcinoma in situ. In: Pschyrembel online (Hrsg.)

Klein F (2016): Einführung zur Pesartherapie bei Deszensus und Inkontinenz. In: Gynäkologie und Geburtshilfe, Jg. 21, Hf. 2, S. 53

Kleinwechter H, Schäfer-Graf U, Bührer C, Hoesli I, Kainer F, Kautzky-Willer A, Pawlowski B, Schunck K, Somville T, Sorger M (2012): Gestationsdiabetes mellitus (GDM). Evidenzbasierte Leitlinie zu Diagnostik, Therapie u. Nachsorge der Deutschen Diabetes-Gesellschaft (DDG) und der Deutschen Gesellschaft für Gynäkologie und Geburtshilfe (DGGG). Deutsche Diabetes Gesellschaft (Hrsg.). http://www.deutsche-diabetes-gesellschaft.de/fileadmin/Redakteur/Leitlinien/Evidenzbasierte_Leitlinien/Gestationsdiabetes_EbLL_Endfassung_2011_08_11_.pdf; Stand: 22.02.2018

Klose A (2009): Prävalenz und molekulare Epidemiologie der Bartonella henselae-Infektion bei Katzen in Berlin. Dissertation an der Medizinische Fakultät Charité - Universitätsmedizin Berlin, Institut für Infektionsmedizin, Abteilung für Medizinische Mikrobiologie und Infektionsimmunologie. https://refubium.fu-berlin.de/bitstream/handle/fub188/6772/Dissertation-Uploadversion.pdf?sequence=1; Stand: 16.10.2018

Kluge S (2005): Aborte (Fehlgeburten). In: Geist C, Stiefel A, Harder U (Hrsg.): Hebammenkunde. Lehrbuch für Schwangerschaft, Geburt, Wochenbett und Beruf. Stuttgart: Hippokrates

Knitzka R, Schultze K, von Schwerin A (Hrsg.): Manual Geburtshilfe. Gauting: GEB-Verlag. 2010

Knörr K, Knörr-Gärtner H, Beller F K, Lauritzen C (1989): Geburtshilfe und Gynäkologie. Physioloigie und Pathologie der Reproduktion. Berlin: Springer. S. 214

Kobayashi S, Hanada N, Matsuzaki M, Takehara K, Ota E, Sasaki H, Nagata C, Mori R (2017): Assessment and support during early labour for improving birth outcomes. In: Cochrane Database of Systematic Reviews, Hf. 4, CD011516. https://www.cochranelibrary.com/cdsr/doi/10.1002/14651858.CD011516.pub2/media/CDSR/CD011516/CD011516_abstract.pdf; Stand: 26.03.2019

Köhler L M, Petersen A, Vaske B, Groß M M (2011): Vergleich von klinischer und außerklinischer Geburtshilfe in Niedersachsen. In: Zeitschrift für Neonatologie und Geburtshilfe, Hf. 201, S. 1

Kohlhepp L M, Hollerich G, Vo L, Hofmann-Kiefer K, Rehm F, Louven F, Zacharowski K, Weber FC F (2018): Physiologische Veränderungen in der Schwangerschaft. In: Der Anästhesist, Jg. 67, Hf. 5, S. 383-396

Köller U & Reichmayr M (2016): Diagnostik von Mangelerscheinungen. In: Österreichische Ärztezeitung (ÖAZ), Hf. 1 & 2, S. 24-33

Korcak D & Kister C (2013): Wirksamkeit von Diäten zur nachhaltigen Gewichtsreduktion bei Übergewicht und Adipositas. HTA-Bericht 127. In: Institut für Medizinische Dokumentation und Information (DimdI) (Hrsg.): Schriftenreihe Health Technology Assessment, Bd. 127. https://portal.dimdi.de/de/hta/hta_berichte/hta345_bericht_de.pdf; Stand: 19.07.2018. Review

Korgavkar K & Wand F (2015): Stretch marks during pregnancy: a review of topical preventoin. In: British Journal of Dermatology, Jg. 172, Hf. 3, S. 606-615. Review

Körner U & Rösch R (2008): Ernährungsberatung in Schwangerschaft und Stillzeit. Stuttgart: Hippokrates

Korsten-Reck U (2011): Schwangerschaft und Sport. Teil 1: Folgen für Mutter und Kind. In: Der Gynäkologe, Jg. 10. Hf. 10, S. 847-853. Berlin: Springer

Kownatzki C I (2006): Malaria und Schwangerschaft. Dissertation zum Erwerb des Doktorgrades der Zahnheilkunde an der Medizinischen Fakultät der Ludwig-Maximilians-Universität zu München. https://edoc.ub.uni-muenchen.de/5434/1/Kownatzki_Christine.pdf ; Stand 19.12.2017. Review

Krafft A (2004): Anämie in der Geburtshilfe. In: Speculum – Zeitschrift für Gynäkologe und Geburtshilfe; Jg. 22, Hf. 4, S. 12-14

Krampl E (2007): Lifestyle in der Schwangerschaft. In: Geburtshilfliche Frauenheilkunde 2007. Jg. 67, Hf. 11, S. 1275-1267. https://www.thieme-connect.com/products/ejournals/pdf/10.1055/s-2007-989363.pdf; Stand: 19.12.2017

Kraus D (2016): MRT Unbedenklich selbst in der Frühschwangerschaft. In: Ärzte Zeitung online. https://www.aerztezeitung.de/medizin/fachbereiche/nuklearmedizin/article/922412/mrt-unbedenklich-selbst-fruehschwangerschaft.html; Stand: 21.09.2018

Krause M, Köhler W, Schächtele M, Brucker, C (2013): Erfahrungen mit der vaginalen Geburt von Zwillingen. In: Die Hebamme, Jg. 26, Hf. 3, S. 168-176. Stuttgart: Hippokrates

Kretz R, Coban I, Gaus V, Schmitz B (Hrsg): EURAP. Das europäische Register für Schwangerschaften unter Antiepileptika. In: Der Nervenarzt. 2006, Jg. 77, Hf. 6, S. 722-728

Kugler P (Hrsg.): Der menschliche Körper. Anatomie Physiologie Pathologie. München: Elsevier. 2017

Kühl J (2013): Schwangerschaftsdermatosen – eine praxisbezogene Übersicht. In: Frauenheilkunde aktuell, Jg. 22, Hf. 3, S. 4-8

Kuno E (2017): Förderung der Harnkontinenz in der Pflege. In: Thiemes Pflege. Ein Lehrbuch für Pflegende in Ausbildung. Herausgegeben von Schewior-Popp S, Sitzmann F, Ulrich L. Stuttgart: Thieme-Verlag. S. 427-437

Kunz R, Ollenschlager G, Raspe H, Jonitz G, Kohlmann FW (2001): Lehrbuch Evidenzbasierte Medizin in Klinik und Praxis. Köln: Deutscher Ärzte-Verlag

Kwon E J & Kim Y J (2017): What is fetal programming?: a lifetime health is under the control of in utero health. In: Obstetrics & Gynecology Science, Jg. 60, Hf. 6, S. 506-519

Kyank H, Schwarz R, Frenzel J (Hrsg.): Geburtshilfe. Köln: Deutscher Arzte-Verlag. 1987. S. 327-339

Labeit D (2000): Ultrastruktur des Myometriums. cDNA-Genbibliotheken zeigen neue Einblicke. In: Der Gynäkologe, Jg. 55, Hf. 5, S. 344-350

Lahmeyer S (2018a): Tollwut. In: Pschyrembel online (Hrsg.)

Lahmeyer S (2018b): Tuberkulose. In: Pschyrembel online (Hrsg.)

Lahmeyer S (2018c): Yersiniose. In: Pschyrembel online (Hrsg.)

Lakos A & Solymosi N (2010): Maternal borreliosis and pregnancy outcome. In: International Journal of infectious Diseases, Jg. 14, Hf. 6, S. 494-498

Landgraf M N & Heinen F (2016): Fetale Alkoholspektrumstörungen. S3-Leitlinie zur Diagnostik. In: Heinen F (Hrsg.): Pädiatrische Neurologie. Stuttgart: Kohlhammer. 2016

Lane D J R, Jansson P J, Richardson D R (2016): Bonnie and Clyde: Vitamin C and iron are partners in crime in iron deficiency anaemia and its potential role in the elderly. In: Aging, Jg. 8, Hf. 5, S. 1052

Lange A (2006): Die NO/cGMP-vermittelte Signaltransduktion in der glatten Muskulatur. Dissertation zur Erlangung des Grades eines Doktors der Naturwissenschaften der Fakultät für Biologie an der Ruhr-Universität Bochum. http://www-brs.ub.ruhr-uni-bochum.de/netahtml/HSS/Diss/LangeAlexander/diss.pdf; Stand: 25.04.2018. Case-Controll-Study

Lange U (2005): Erstuntersuchung. Bestimmung des voraussichtlichen Geburtstermins. In: Deutscher Hebammenverband e. V. (Hrsg.): Schwangerenvorsorge durch Hebammen. Stuttgart: Hippokrates. S. 60-63

Langer M & Wimmer-Puchinger B (2009): Essstörungen - ein aktuelles Problem für Gynäkologie und Geburtshilfe. In: Journal für Gynäkologische Endokrinologie, Jg. 3, Hf. 2, S. 6-13. https://www.kup.at/kup/pdf/8065.pdf; Stand: 09.08.2018

Larsen C, van Lessen T, Hager-Forstenlechner E (2015): Medical Yoga professional. Spiraldynamik trifft Hatha-Yoga. Stuttgart: Thieme

Lather A, Valecha R, Sharma K, Garg M (2012): World wide potential of plants causing teratogenicityan – an overview. In: Spatula D D, Hf. 2. S. 101-106

Lauber A & Schmalstieg P (Hrsg.) (2012a): Verstehen & Pflegen. Bd. 2: Wahrnehmen und Beobachten. Stuttgart: Thieme

Lauber A & Schmalstieg P (Hrsg.) (2012b): Verstehen & Pflegen. Bd. 3: Pflegerische Intervention. Stuttgart: Thieme

Laucht M, Esser G, Schmidt M H (2000): Längsschnittforschung zur Entwicklungsepidemiologie psychischer Störungen: Zielsetzung, Konzeption und zentrale Befunde der Mannheimer Risikokinderstudie. In: Zeitschrift für Klinische Psychologie und Psychotherapie, Hf. 29, S. 246-262

Lauster M, Drescher A, Wiederhold D, Menche N (Hrsg.): Pfege Heute. München: Elsevier. 2014

Lavee Y & Webster-Stratton C (1990): Stress: a potential disruptor of parent perceptions and family interactions. In: Journal of Clinical Child and Adolescent Psychology, Hf. 19, S. 302-312

Layman D K, Evans E M, Erickson D, Seyler J, Weber J, Bagshaw D, Griel A, Psota T, Kris-Etherton P (2009): A moderate-protein diet produces sustained weight loss and long-term changes in body composition and blood lipids in obese adults. In: The Journal of nutrition, Jg. 139, Hf. 3, S. 514-521. Randomized-Controlled-Trial

Lebensmittellexikon (Hrsg.): Diäten. 2018a. In: www.lebensmittellexikon.de. https://www.lebensmittellexikon.de/d0000680.php; Stand: 20.07.2018

Lebensmittellexikon (Hrsg.): Ernährung. 2018b. In: www.lebensmittellexikon.de. https://www.lebensmittellexikon.de/e0001030.php; Stand: 20.07.2018

Lebensmittellexikon (Hrsg.): Vegane Ernährung. 2018c. In: www.lebensmittellexikon.de. https://www.lebensmittellexikon.de/v0000980.php; Stand: 20.07.2018

Lebensmittellexikon (Hrsg.): Vegetarische Ernährung. 2018d. In: www.lebensmittellexikon.de. https://www.lebensmittellexikon.de/v0000970.php; Stand: 20.07.2018

Lebensmittellexikon (Hrsg.): Vitamine. 2018e. https://www.lebensmittellexikon.de/v0000100.php; Stand 13.08.2018

Leddy M A, Power M L, Schulkin J (2008): The Impact of Maternal Obesity on Maternal and Fetal Health. In: Reviews in Obstetrics & Gynecology, Jg. 1, Hf. 4, S. 170-178

Lee Y M, Cleary-Goldmann J, D´Alton M E (2007): Multible Pregnancy. In: Management of High-

Risk Pregnancy. An Evidence-Based Approach. Massachusetts, Oxford: Blackwell-Publishing. S. 304-315

Leiß O (2016): Vitamin- und Spurenelementmangel nach bariatrischen Operationen. In: Verdauungskrankheiten, Jg. 34, Hf. 4, S. 164-174

Lemos A, Amorim M M R, Dornelas de Andrade A, de Souza A I, Cabral Filho J E, Correia J B (2015): Pushing/bearing down methods for the second stage of labour. In: Cochrane Database of Systematic Reviews. Hf. 10, CD009124

Lenz A & Wiegand-Grefe S (2017): Kinder psychisch kranker Eltern. Göttingen: Hogrefe

Lenz A (2019): Ressourcen psychisch kranker und suchtkranker Eltern stärken. Göttingen: Hogrefe

Leschnik M (2018): Borreliose beim Hund. In: Der praktische Tierarzt, Jg. 99, Hf. 6, S 567-574

Leslie W S, Ford I, Sattar N, Hollingsworth K G, Adamson A, Sniehotta F F, McCombie L, Brosnahan N, Ross H, Mathers J C, Peters C, Thom G, Barnes A, Kean S, McIlvenna Y, Rodrigues A, Rehackova L, Zhyzhneuskaya S, Taylor R, Lean M E J (2016): The Diabetes Remission Clinical Trial (DiRECT): protocol for a cluster randomized trial. In: BMC Familiy practice. Jg. 17, Hf. 20

Levine L D, Downes K L, Elovitz M A; Parry S, Sammel M D, Srinivas S K (2016): Mechanical and Pharmacologic Methods of Labor Induction: A Randomized Controlled Trial. In: Obstetrics & Gynecology, Jg. 16, Hf. 128, S. 1357-1364

Levy A, Frazer D, Katz M, Mazor M, Sheiner E (2005): Maternal anemia during pregnancy is an independent risk factor for low birthweight and preterm delivery. In: European Journal of Obstetrics, Gynecology and Reproductive Biology, Jg. 122, Hf. 2, S 182–186. Crossectional Study

Lexikon der Psychologie: Rolle. https://www.spektrum.de/lexikon/psychologie/rolle/13132; Stand 7.3.2019

Ley S H, Hanley A J, Sermer M, Zinman B & O'Donnor D L (2012): Associations of prenatal metabolic abnormalities with insulin and adiponectin concentrations in human milk. In: Americam Journal of Clinical Nutrition. Jg. 95, Hf. 4, S. 876-874. Case-Control Study

Liddle S D, Pennick V (2015): Interventions for preventing and treating low-back and pelvic pain during pregnancy. In: Cochrane Database Systematical Review, Jg. 30, Hf. 9, CD001139. Review

Liew Z, Ritz B, Rebordosa C, Lee P C, Olsen J (2014): Acetaminophen Use during pregnancy, Behavior Problems, and Hyperkinetik Disorders. In: Jama Pediatrics, Jg. 168, Hf. 4, S 313-320. Cohort-Study

Linderkamp O, Gharari B, Huppertz C, Schott C (2005): Lassen sich Effekte der entwicklungsfördernden Pflege (NIDCAP®) wissenschaftlich nachweisen? In: Bundesverband »Das frühgeborene Kind e. V.« (Hrsg.): Neue Wege gehen. Fachtagung zur entwicklungsfördernden Betreuung in der Neonatologie.

Lindinger P (2008): Aufatmen. Präventionsratgeber 4. Erfolgreich zum Nichtraucher. Deutsche Krebshilfe e. V. (Hrsg.). https://www.dkfz.de/de/tabakkontrolle/download/Publikationen/404_aufatmen.pdf; Stand: 20.08.2018

Lindquist A, Noor N, Sullivan E, M (2014) The impact of socioeconomic position on severe maternal morbidity outcomes among women in Australia: a national case–control study. In: BJOG, Jg. 122, Hf. 12, S. 1601-1609. Stand: 12.11.2018

Lindström K, Windbladh B, Haglund B, Hjern A (2007): Preterm infants as young adults: a swedish national cohort study. In: Pediatrics. Jg. 120, Hf. 1, S. 70-77

Linzer J (2017): Primärharn. In: Pschyrembel-online (Hrsg.)

Livingstone-Banks J, Norris E, Hartmann-Boyce J, West R, Jarvis M, Hajek P (2019): Relapse prevention intervention for smoking ceccation. In: Cochrane Database of Systematic Reviews, Hf. 2, CD003999

Loane M, Dolk H, Morris J K (2009): Maternal age-specific risk of non-chromosomal anomalies. In: BJOG, Jg. 116, Hf. 8, S. 1111-1116. Review

Longworth H L & Kingdon C K (2011): Fathers in the birth room: What are they expecting and experiencing? A phenomenological study. In: Midwifery, Jg. 27, Hf. 5, S. 588-594

Lookwood C J (2004): The Initiation of parturition at term. In: Obstetrics and Gynecology Clinics of North America. Jg. 31, Hf. 4, S. 935-947

Louven F (2015): »Der Kopf bleibt nicht stecken!«. Interview mit Frank Louven zur Beckenendlage. In: Deutsche Hebammen Zeitschrift, Jg. 67, Hf. 12, S. 34–38

Lovelady C A, Garner K E, Moreno K L, Williams J P (2000): The effect of weight loss in overweigt lacting on the growth of their infants. In: New England Journal of Medcine, Jg. 342, Hf. 7, S. 449-453. Randomized Controlled Trial

Loytved C (2017): Qualitätsbericht 2016. Außerklinische Geburtshilfe in Deutschland. In: Gesellschaft für Qualität in der außerklinischen Geburtshilfe e.V. (Hrsg.). Auerbach: Verlag wissenschaftliche Scripten. http://www.quag.de/downloads/QUAG_bericht2016.pdf; Stand: 23.04.2019

Lucassen E A, Rother K I, Cizza G (2012): Interacting epidemics? Sleep curtailment, insulin resistance, and obesity. In: Annals of the New York Academy of Science 1264, S. 110-134. Review

Lühnen J, Albrecht M, Mühlhauser I, Steckelberg A (Hrsg.): Leitlinie evidenzbasierte Gesundheitsinformation. Hamburg 2017. https://www.ebm-netzwerk.de/was-wir-tun/publikationen/Leitlini eEvidenzbasierteGesundheitsinformation.pdf; Stand: 06.02.2019

Lumbiganon P, Martis R, Laopaiboon M, Festin M R, Ho J J, Hakimi M (2016): Antenatal breastfeeding education for increasing breastfeeding duration. Cochrane Database of Systematic Reviews; Hf. 12, CD006425. https://www.cochranelibrary.com/cdsr/doi/10.1002/14651858.CD006425.pub4/media/CDSR/CD006425/CD006425.pdf; Stand: 26.03.2019

Lurie S, Matas Z, Fux A, Golan A, Sadan O (2011): Association of serum relaxin with striae gravidarum in pregnant woman. In: Archive of gynecology and obstetrics, Jg. 283, Hf. 2, S. 219-222. Case-Controll-Study

MacDorman M F, Declercq E, Menacker F & Malloy M H (2008): Neonatal mortality for primary cesarean and vaginal births to low-risk women: application of an »intention-to-treat« model. In: Birth (Berkeley/Cal.), Hf. 1, S. 3-8. doi: 10.1111/j.1523-536X.2007.00205.x. Cohort-Study

Macht M (2005): Essen und Emotionen. In Ernährungs-Umschau, Jg. 52, Hf. 8, S. 304-308. In: https://www.ernaehrungs-umschau.de/fileadmin/Ernaehrungs-Umschau/pdfs/pdf_2005/08_2005/EU08_304_308.pdf; Stand: 20.07.2018.

Magnus M C, Miliku K, Bauer A, Engel A, Felix J F, Jaddoe V W V, Lawlor D A, London S J, Magnus P, McGinnis R, Nystad W, Page C M, Rivadeneira F, Stene L C, Tapia G, Wiliams N, Bonilla C, Frazer A (2018): Vitamin D and risk of pregnancy related hypertensive disorders: mendelian randomization study. In: British Medical Journal, Hf. 320, k2167

Mahlfertheimer M, Malfertheimer P, Costa S D, Pfeifer M, Ernst W, Seelbach-Göbel B, Fill Malfertheimer S (2015): Extraesophageal symptoms of gastroesophageal reflux disease during pregnancy. In: Der Gastroenterologe, Jg. 53, Hf. 9, S. 1080-1083. Cohort-Study

Malhotra M, Sharma J B, Batra S, Sharma S, Murthy N S, Arora R (2002): Maternal and perinatal outcome in varying degrees of anemia. International Journal of Gynaecology and Obstetrics, Jg. 79, Hf. 2, S. 93–100. Cohort-Study

Mändle C & Opitz-Kreuter (Hrsg.): Das Hebammenbuch. Lehrbuch der praktischen Geburtshilfe. 6. Auflage. Stuttgart: Schattauer. 2015. S. 699-714

Mändle C (2015): Betreuung und Leitung der regelrechten Geburt. In: Mändle C & Opitz-

Kreuter (Hrsg.): Das Hebammenbuch. Lehrbuch der praktischen Geburtshilfe. Stuttgart: Schattauer. S. 415-463

Maraspin V & Strle F (2009): How do I manage tick bites and lyme borreliosis in pregnant woman. In: Current Problems in Dermatology, Jg. 37, S. 183-190

March of Dimes (2013): Dental health during pregnancy. https://www.marchofdimes.org/pregnancy/dental-health-during-pregnancy.aspx; Stand: 01.11.2018

Marinilli Pinto A, Gorin A A, Raynor H A, Tate D F, Fava J L, Wing R R (2008): Successful weight-loss maintenance in relation to method of weight loss. In: Obesity, Jg. 16, Hf. 11, S. 2456-2461. Randomized Controlled Trial

Marschewski P & Uphoff R (2016): Die Wahl des richtigen Geburtsortes ist bereits im Vorfeld entscheidend. In: Kinderkrankenschwester, Jg. 35, Hf. 2, S. 59-60.

Martin D, Carl K, Lehnhertz K (1993): Handbuch Trainingslehre. Schorndorf: Hofmann

Martin-Gronert M S & Ozanne S E (2006): Maternal nutrition during pregnancy and health of offspring. In: Biochemical society transactions, Jg. 34, Hf. 5, S. 779-782. https://pdfs.semanticscholar.org/bb91/156c156a290e04d961822d435a4b54492341.pdf; Stand: 18.08.2017. Review

Martius G & Heidenreich W. unter Mitwirkung von Höhne S, de Wall S (Hrsg.): Hebammenlehrbuch. 6. neubearbeitete Auflage. Stuttgart: Thieme. 1999. S. 415-436

Martius H M unter Mitarbeit von Hartl H mit Beiträgen von Martius G, Droysen K (1962): Lehrbuch der Geburtshilfe. 5. neubearbeitete Auflage. Stuttgart: Georg Thieme. S. 592-625

Martius J & Novotny A (2006) Gynäkologe, Geburtshilfe und Neonatologie. Lehrbuch für Pflegeberufe. Stuttgart: Kohlhammer

Marzusch K & Pildner von Steinberg S (2006): Frühschwangerschaft: klinische Aspekte. In: Schneider H, Husslein P, Schneider K T M (Hrsg.): Die Geburtshilfe. 3. Auflage. Berlin: Springer, S. 17-29

Matchock R L (2015): Pet ownership and physical health. In: Current opignion in psychiatry, Jg. 28, Hf. 5, S. 386-92: https://www.ncbi.nlm.nih.gov/pubmed/26164613; Stand: 08.11.2018. Review

Mateus T, Silva J, Maia R L, Teixeira P (2013): Listeriosis durin Pregnancy: A Public Health Concern. In: Hindawi Publishing Cooperation, Jg. 2013, Article ID 851712, S. 1-6.

Mateus-Vasconcelos E C L, Ribeiro A M, Antonio F L, Brito L G O, Ferreira C H J (2018): Physiotherapy methods to facilitate the pelvic floor muscle contraction: A systematic review. In:

Physiotherapie Theorie & Practice, Jg. 34, Hf. 6. S. 420-432

Mattern E, Ensel A, Frey C (2015): Schwangerschaft und Geburt selbstbestimmt. Gut informiert über Vorsorge, Rechte und finanzielle Hilfen. Verbraucherzentrale NRW (Hrsg.)

Mattern E, Voigt-Radloff S, Ayerle G M (2014): Potenzialanalyse zur aufrechten Gebärhaltung bei physiologischen Geburten in deutschen Kreißsälen. In: Zeitschrift für Hebammenwissenschaft, Jg. 2, Hf. 2, S. 34-41

Matthäus M & Stein A (Hrsg.): Psychoedukation und Pschotherapie für Jugendliche und junge Erwachsenen mit ADHS. Ein Manual. Stuttgart: Kohlhammer. 2016

Mayberry L J, Clemmens D, De A (2002). Epidural analgesia side effects, co-interventions, and care of women during childbirth: A systematic review. In: American Journal of Obstetrics & Gynecology, Jg. 186, Hf. 5, S. 81-93

McEachan R R C, Prady S L, Smith G, Fairley L, Cabieses B, Gidlow C, Wright J, Dadvand P, van Gent D, M J Nieuwenhuijsen M J (2015): The association between green space and depressive symptoms in pregnant women: moderating roles of socioeconomic status and physical activity. In: BMJ, Jg. 70, Hf. 3, S. 253-259. Stand: 12.11.2018. Case-Controll-Study

McNiven P S, Williams J I, Hodnett E, Kaufman K, Hannah M E (1998). An early labor assessment program: a randomized, controlled trial. In: Birth, Jg. 25, Hf. 1, S. 5-10

Meili-Hauser C & Hasenberg G (2013): Abdominal untersuchen. In: Berner Fachhochschule & Zürcher Hochschule für Angewandte Wissenschaften (Hrsg.): Skills für Hebammen1 – Schwangerschaft. S. 57-80

Meinrenken S & Fritzsche M-C (2018): Rheumatoide Arthritis (RA) und Schwangerschaft. In: Deximed – Deutsche Experteninformation Medizin. https://deximed.de/home/b/rheumatologie/patienteninformationen/gelenkrheuma/rheumatoide-arthritis-und-schwangerschaft/; Stand: 08.04.2019

Melamed N, Klinger G, Tenenbaum-Gavish K, Herscovici T, Linder N, Hod M, Yogev Y (2009): Short-term Neonatal Outcome in Low-Risk, Spontaneous, Singleton, Late Preterm Deliveries. In: Obstetrics & Gynecology, Jg. 114, Hf. 2, S. 253-260. Cohort-Study

Menche N (Hrsg.): Biologie, Anatomie, Physiologie. München: Urban & Fischer. 2016

Mendoza E (2013): Kompression in der Schwangerschaft lindert Beschwerden. In: Ars Medici 19, S. 965-966

Mennella J A, Yourshaw L M & Morgan L K (2007): Breastfeeding and Smoking: Short-term Effects on Infant Feeding and Sleep. In: Pediatrics, Jg. 120, Hf. 3, S. 497-502. Case-Controll-Study

Mens J M (2017): Does a pelvic belt reduce hip adduction weaknes in pregnancy –related posterior pelvic girdle pain? A case controll study. In: European Journal of Physiotherapy and Rehabilitation Medicine, Jg. 53, Hf. 4, S. 575-581

Mercer B M & Merlino A A (2009): Magnesium Sulfate for Preterm Labor and Preterm Birth. In: Obstetrics & Gynecology, Jahrgang 114, Hf. 3, S. 650-668. Review

Merten K (1977): Eine Begriffs- und Prozeßanalyse. Studien zur Sozialwissenschaft. Düsseldorf: Westdeutscher Verlag

Meteerattanapipat P & Phupong V (2017): Efficacy off Alginate-based reflux suppressant and Mg-Al-Antacid gel for treatment of heartburn in pregnancy: a randomized double-blind controlled trial. In: Science Reports, Hf. 7. 44830. https://www.nature.com/articles/srep44830; Stand: 07.11.2018

Metz A-M & Rothe H J (2017): Screening psychischer Arbeitsbelastung. Psychische Belastung, psychische Beanspruchung und Beanspruchungsfolgen. Wiesbaden: Springer. S. 7 ff

Metz M (2015): Entwicklung und Validierung eines Fragebogens zu Beckenbodenfunktionsstörungen und deren Risikofaktoren während der Schwangerschaft und postpartal. Dissertation an der Charité – Universitätsklinik Berlin

Meyer G P (2017): Hypertension. In: Pschyrembel-online (Hrsg.)

Meyer O & Pruß (2017): ABNull-Inkompatibilität. In: Pschyrembel-online (Hrsg.).

Mezick E J, Hall M, Matthews K A (2011): Are sleep and depression independent or overlapping risk factors for cardiometabolic disease? In: Sleep Medicine Reviews, Jg. 15, Hf. 1, S. 51-63. Review

Miernik A (2017): Zystitis. In: Pschyrembel-online (Hrsg.).

Miernik A (2018): Überaktive Blase. In Pschyrembel online (Hrsg.).

Mittal H, Das S, Faridi M M A (2014): Management of newborn infant born to mother suffering from Tuberkolosis: Current recommendation & gaps in knowledge. In: The Indian Journal of medical research, Jg. 140, Hf. 1, S. 32-39. Review

Miyoshi M, Ogawa A, Higurashi S, Kadooka Y (2014): Anti-obesity effect of Lactobacillus gasseri SBT2055 accompanied by inhibition of proinflammatory gene expression in the visceral adipose tissue in diet-induced obese mice. In: European Journal of clinical Nutrition, Jg. 53, Hf. 2, S. 599-606. Case-Controll-Study

Moelenberg Begtrup L, Specht I O, Hammer P E C, Meulengracht Flachs E, Garde A H, Hansen

J, Hansen A M, Kolstad H A, Larsen A D, Bonde J P (2018): Night work and miscarriage: a Danish nationwide register-based cohort study. In: BMJ Journals. https://www.ft.dk/sam ling/20181/almdel/beu/bilag/288/2035481.pdf; Stand: 06.06.2019. Cohort-Study

Mohaupt M G (2004): Ödeme in der Schwangerschaft – banal? In: Therapeutische Rundschau, Jg. 61. Hf. 4., S. 687-690.

Moore K L& Persaud T V N (Hrsg.): Embryologie. Entwicklungsstadien. Früherkennung. Organogenese. Klinik. München: Urban & Fischer 2007.

Mosarat S H, Ghaharamani L, Sobhani Z, Haghigi E R, Chaijan M R, Heydari M (2015): The effect of leek (allium iranicum – Wendelbo) leaves extract cream on hemorrhoid patients: A double blind randomized controlled trial. In: European Journal of Integrative Medicine, Jg. 7, Hf. 6, S. 669-673

Moser V & Egger M (Hrsg.) (2017): Inklusion und Schulentwicklung. Konzepte, Instrumente, Befunde. Stuttgart: Kohlhammer

Moya-Alvarez V, Abellana R, Cot M (2014): Pregnancy-associated malaria and malaria in infants: an old problem with present consequences. In: Malaria Journal, Jg. 11, Hf. 13, S. 271. Review

Müllegger M M & Glatz M (2010): Hautinfektionen in der Schwangerschaft. In: Der Hautarzt, Jg. 61, Hf. 12, S. 1054-1039

Müller O M (2017): Morbidität. In: Pschyrembel online (Hrsg.).

Muttarak R (2018): Normalization of plus size and the danger of unseen overweight and obesity in England.In: Brief Cutting Edge Reports. Jg. 26, Hf. 7, S. 1125-1129

Mylonas I & Friese K (2013): Reisen während der Schwangerschaft. In: Der Gynäkologe, Jg. 46, Hf. 5, S. 299-306

Mylonas I, Bauerfeind I & Friese K (2013): Impfungen in der Schwangerschaft. In: Der Gynäkologe. Jg. 38, Hf. 9; S. 771-779

Mylonas I, Enders G, Tewald F, Friese K (2005): Lyme-Borreliose in Schwangerschaft, Wochenbett und Stillzeit. In: Frauenarzt, Jg. 46, Hf. 2, S. 108-113

Naqvi MM & Naseem A (2004): Obstetrical risks in the older primigravida. In: Journal of the College of Physicians and Surgeons—Pakistan, Jg.14, Hf. 5, S. 278-281. Cohort-Study

National Institut for Health and Care Exellence (NICE) (2014): Intrapartum care for healthy women and babies (CG190). Clinical guideline. Published: 3 December 2014. https://www.ascalema.es/wp-content/uploads/2017/03/intra partum-care-for-healthy-women-and-babies-35109866447557.pdf; Stand: 23.04.2019

National Institutes of Health (US) (2018): Iron. Facts sheet for Health Professionals. https://ods.od.nih.gov/factsheets/Iron-HealthProfessional/#h3; Stand: 01.11.2018

Nationales Zentrum Frühe Hilfen (2008): Frühe Hilfen - Modellprojekte in den Ländern. NZFH c/o Bundeszentrale für gesundheitliche Aufklärung. Köln

Navarrete Santos A, Endt K, Reif J, Kempe S, Silber R, Simm A (2011): Einfluss von Gesundheitssport auf Marker des builogischen Alters: Nicht invasive Analyse von »advanced glycation endproducs« in der Haut: Bewegungstherapie und Gesundheits, Jg. 27, Hf. 3, S. 121-124

Neal J L, Lowe N K, Ahijevych K L, Patrick T E, Cabbage L A, Corwin E J (2015): ›Active labor‹ duration and dilation rates among low-risk, nulliparous women with spontaneous labor onset: a systematic review. In: Journal of Midwifery & Women´s Health, Jg. 55, Hf. 4, S. 308–318. Review

Nestler N & Portsteffen A (2017): Pflege von Patienten mit Schmerz. In: Schewior-Popp S, Sitzmann F, Ulrich L (Hrsg.): Thiemes Pflege. Das Lehrbuch für Pflegende in Ausbildung. Stuttgart: Thieme-Verlag. S. 1330-1354

Neumeier J (2014): Sechs Maßnahmen, um eine Frühgeburt zu vermeiden. In: Ärzte Zeitung online. https://www.aerztezeitung.de/medizin/krankheiten/hormonstoerungen/article/872016/gynaekologie-sechs-massnahmen-fruehgeburt-vermeiden.html?sh=6&h=1049530079; Stand: 03.04.2018

Newton E R (2007): Maternal nutrition. In: Queenan JT; Spong G Y & Lockwood C J (Hrsg.): Management of High-Risk Pregnancy. An Evidence-Based Approach. Massachusetts, Oxford: Blackwell-Publishing. S 6-23

Nicolai T (2017a): Dehydratation. In: Pschyrembel-online (Hrsg.).

Nicolai T (2017b): Diurese. In: Pschyrembel-online (Hrsg.).

Nicolai T (2017c): Grundumsatz. In Pschyrembel online (Hrsg.).

Niedersächsische Gewerbeaufsichtsamt (2018): Ratgeber zum Mutterschutz. https://www.gewer beaufsicht.niedersachsen.de/arbeitsschutz/mutter schutz/downloads/ratgeber-zum-thema-mutter schutz-52138.html; Stand: 29.08.2018

Nielsen S Y, Andersen A M, Mølbak K, Hjøllund N H, Kantsø B, Krogfelt K A, Henriksen T B (2013): No excess risk of adverse pregnancy outcomes among women with serological markers of previous infection with Coxiella burnetii: evidence from the Danish National Birth Cohort. In: Infectious deseases, Hf. 13, S. 87. Cohort-Study

Nindl G (2016): Geburt-Bonding-Erstes Anlegen. Skript Basisschulung. Hrsg. v. Europäischem Institut für Stillen und Laktation. Kramsach. Schulungsunterlagen

Nitsche G (2005): Einfluss der restriktiven Indikationsstellung zur Episiotomie bei drohender Dammruptur auf Harninkontinenz, Dyspareunie und auf urodynamische Parameter bei Primiparae 6–12 Monate postpartal. Eine prospektive und randomisierte Studie. Dissertation an der medizinischen Fakultät der Ludwig-Maximilians Universität zu München

Nommsen-Rivers L A, Chantr C J, Peerson J M, Cohen R J, Dewey K G (2010): Delayed onset of lactogenesis among first-time mothers is related to maternal obesity and factors associated with ineffective breastfeeding: In: The American Journal of clinical Nutrition, Jg. 92, Hf. 3, S. 574-584. Survey

Nonnenmacher A (Hrsg.): Adipozyten. 2016. In: http://symptomat.de/Adipozyten; Stand: 06.03. 2018

Norwitz E R & Snegovskikh V (2007): Prolonged pregnancy. In: Queenan J T; Spong C Y & Lockwood C J (Hrsg.): Management of High-Risk Pregnancy. An Evidence-Based Approach. Massachusetts, Oxford: Blackwell-Publishing. S. 373-381

Noumi G, Collado-Khoury F, Bombard A, Julliard K, Wener Z (2004): Clinical and sonographic estimation of fetal weight performed during labour by residents. In: American Journal of Obstetrics an Gynecology, Jg. 192, Hf. 5, S. 1407-1409. Cohort-Study

Nowitzki S, Grimm S, Grimm P (2010): Bedeutung der Ernährung in Schwangerschaft und Stillzeit. In: Biesalski (Hrsg.): Ernährungsmedizin. Stuttgart: Thieme

Ochsenbein-Köbele N & Krähenmann F (2006): Geburtshilfliches Management bei Mehrlingen. Ein Leitfaden für eine umfassende Diagnostik. In: Gynäkologie, Hf. 5, S. 24-28. https://www.rosenfluh.ch/media/gynaekologie/2006/05/Geburtshilfliches-Management-bei-Mehrlingen.pdf; Stand 07.08.2015

O'Kelly S M & Moore Z E (2017): Antenatal maternal education for improving postnatal perineal healing for women who have birthed in a hospital setting. Cochrane Database of Systematic Reviews, Hf. 6, CD012258. https://www.cochranelibrary.com/cdsr/doi/10.1002/14651858.CD012258/media/CDSR/CD012258/rel0001/CD012258/CD012258.pdf; Stand: 26.03. 2019

Olbrich E (2009): Mensch-Tier-Beziehungen. In: Lenz K & Nestmann F (Hrsg.): Handbuch Persönliche Beziehungen. Weinheim: Juventa

Oligmüller A-K (2015): Sonographic measurement of the width oft he pubic symphysis during pregnancy and analysis of the influencing factors. Dissertation an der Charité – Freie Universität Berlin. Cohort-Study

Olsen S F, Halldorsson T I, Thorne-Lyman A L, Strøm M, Gørtz S, Granstrøm C, Nielsen P H, Wohlfahrt J, Lykke J A, Langhoff-Roos J, Cohen A S, Furtado J D, Giovannucci E L, Zhou W (2018): Plasma Concentrations of Long Chain N-3 Fatty Acids in Early and Mid-Pregnancy and Risk of Early Preterm Birth. In: EBioMedcine, Hf. 35, S. 325-335.Case-Controll-Study

Ong K K (2007): Catch-up growth in small for gestational age babies: good or bad? In: Current opignion in Endocrinology, Diabetes and obesity, Jg. 14, Hf. 1, S. 30-34. Review

Opitz-Kreuter S (2015): Notfälle in der Geburtshilfe. In: Mändle C & Opitz-Kreuter S (Hrsg.): Das Hebammenbuch. Lehrbuch der praktischen Geburtshilfe. Stuttgart: Schattauer. S. 602-641

Orth M & Rasche K (2017): Obstruktive Schlafapnoe – Syndrom bei Schwangeren – Auswirkungen und Folgen für Schwangere und Ungeborene. In: Schlaf, Jg. 6, Hf. 2, S. 81-85

Oswald-Vormdohre G (2015): Geburt – Faktoren der Geburt. In: Mändle, C.; Opitz-Kreuter (Hrsg.): Das Hebammenbuch. Lehrbuch der praktischen Geburtshilfe. 6. Auflage. Stuttgart: Schattauer. 2015. S. 385-414

Ott C (2017): Schwanger trotz Rheuma. Wie sicher sind Rheuma-Medikamente. In: Ärzte Zeitung online. https://www.aerztezeitung.de/medizin/krankheiten/skelett_und_weichteilkrankheiten/rheuma/article/939708/schwanger-trotz-rheuma-sicher-rheuma-medikamente.html; Stand: 08.04.2019

Ozturk P, Kiran H, Kurutas E B, Mulayim K, Avci F (2017): Serum collagenase-2 and BMI levels in pregnant woman with striae gravidarum. In: Journal of cosmetic dermatology, Jg. 16, Hf. 3, S. 416-420. Cohort-Study

Panozzo M, Rossi E G, Picchi M, Di Stefano M, Cervico C, Nurra L (2016): Woman and complementary medicine: Eleven Years of experience at homeopathic clinic for woman in a public hospital. In: European Journal of Integrative Medicine, Jg. 8, Hf. 4, S. 423-431. Case-Controll-Study

Pantchev N, Alnassan A A, Vvhovec M G (2018): Drei ausgewählte und praxisrelevante endoparasitäre Zoonosen von Hund und Katze. In: Der praktische Tierarzt. Jg. 99, Hf. 6, S. 548-566

Papageorghiou AT, Ohuma EO, Gravett MG, Hirst J, da Silveira MF, Lambert A, Carvalho M, Jaffer YA, Altman DG, Noble JA, Bertino E, Purwar

M, Pang R, Ismail LC, Victora C, Bhutta ZA, Kennedy SH, Villar J, On behalf of the International Fetal and Newborn Growth Consortium for the 21st Century (INTERGROWTH-21st) (2016a): International Symphysis-Fundal Height Standards. In: BMJ 355, i5662. https://inter growth21.tghn.org/site_media/media/medialibra ry/2019/08/GROW_SFH_ext_ct_Table_-_New.pdf; Stand: 12.11.2018. Case-Control-Study

Papageorghiou AT, Ohuma EO, Gravett MG, Hirst J, da Silveira MF, Lambert A, Carvalho M, Jaffer YA, Altman DG, Noble JA, Bertino E, Purwar M, Pang R, Ismail LC, Victora C, Bhutta ZA, Kennedy SH, Villar J, On behalf of the International Fetal and Newborn Growth Consortium for the 21st Century (INTERGROWTH-21st) (2016b): International standards for symphysis-fundal height based on serial measurements from the Fetal Growth Longitudinal Study of the INTERGROWTH-21st Project: prospective cohort study in eight countries. In: BMJ 355, https://www.bmj.com/content/355/bmj.i5662. full; Stand: 12.11.2018. Case-Controll-Study

Park C, Kang M-Y, Kim D, Park J, Eom H, Kim E-U (2017): Prevalence of abortion and adverse pregnancy outcome among working woman in Korea: A cross-sectional Study. In: PLOS One, Jg. 12, Hf. 8. http://journals.plos.org/plosone/article/file?id=10.1371/journal.pone.0188673&type=printable; Stand: 29.04.2017

Pateisky P & Chalubinski K (2017): Chronische Plazentainsuffizienz – Gemeinsame Basis bei Präeklampsie und intrauteriner Wachstumsretardierung und mögliche frühzeitige Detektion. In: Speculum - Zeitschrift für Gynäkologie und Geburtshilfe; Jg. 35, Hf. 1, S. 8-12

Patel R M & Jain L (2010): Delivery after previous cesarean: short-term perinatal outcomes. In: Seminars of Perinatology, Jg. 34, Hf. 4, S. 272-80. doi: 10.1053/j.semperi.2010.03.007

Paul E (1992): Pets in childhood. Individual variation in childhood pet ownership. PhD Thesis, University of Cambridge

Pay A S D, Wiik J, Backe B, Jacobsson B, Strandell A, Klovning A (2015): Symphysis-fundus height measurement to predict small-for-gestational-age status at birth: a systematic review. In: BioMed-Central - Pregnancy and Childbirth, 15, 22. https://bmcpregnancychildbirth.biomedcentral.com/articles/10.1186/s12884-015-0461-z; Stand: 06.10.2018

Pearson J F (1977): Fetal movements: a new approach to antenatal to antenatal care. In: Nursing Mirror and Midwives Journal, Jg. 144, Hf. 16, S. 49-51

Peat A M, Stacey T, Cronin R, McCowan L M E (2012): Maternal knowledge of fetal movements in late pregnancy. In: Australian & New Zealand Journal of Obstetrics and Gynaecology, Jg. 52, Hf. 5, S. 445-449. Survey

Petry C J, Ong K K, Beardsall K, Hughes I A, Acerini C L, Dunger D B (2018): Vomiting in pregnancy is associated with a higher risk of low birth weight: a cohort Study. In: BioMedCentral Pregnancy and Childbirth, Jg. 18, Hf. 1, S. 133

Pettersen-Dahl A, Murzakanova G, Sandvik L, Laine K (2018): Maternal body mass index as a predictor for delivery method. In: AOGS, Jg. 97, Hf. 2, S. 212-218. Cohort-Study

Pfeifer S (2017): Schlafen und Traum. Schlafstörungen – Diagnose und Therapie. In: Psychiatrie & Seelsorge. Seminarheft.

Pfob M & Steinfartz P (2017): Pflege von Schwangeren, Wöchnerinnen und Neugeborenen. In: Kaller C & menche N (Hrsg.): Pflegen. Gesundheits- und Krankheitslehre. München: Elsevier. S. 599-616

Pietzner (2011): Evaluierung von mütterlichen Merkmalen als Risikofaktoren für Frühgeburtlichkeit (Einzel- und Kombinationswirkung). Zur Erlangung des akademischen Grades inaugural – Dissertation doctor medicinae (Dr. med.) der Medizinischen Fakultät der Universität Rostock. Aus der Frauenklinik der Medizinischen Fakultät der Universität Rostock (Direktor: Prof. Dr. med. habil. B. Gerber). http://rosdok.uni-rostock.de/file/rosdok_derivate_0000 00004653/Dissertation_Pietzner_2011.pdf; Stand: 05.04.2018

Pildner von Steinburg S & Lengyel E (2006): Physiologie und Pathologie der Zervixreifung. Überwachung In: Schneider H, Husslein P, Schneider K T M (Hrsg.): Die Geburtshilfe. 3. Auflage. Berlin: Springer. S. 450-460

Pinhard K (2018): Nausea. In: Pschyrembel online (Hrsg.)

Plank R (2018): Sicherheit und Risiken vegetarischer veganer Ernährung in der Schwangerschaft und den ersten Lebensjahren. In: Monatszeitschrift Kinderheilkunde. Sonderheft 1/ 2018. Konsensuspapiere. Ernährungskommission der österreichischen Gesellschaft für Kinder- und Jugendheilkunde (Hrsg.). Jg. 23, S. 1-14

Plate E (2016): Lehrer_innenbildung für Inklusion braucht Lehrer_innenbildung durch Inklusion. In: Dannenbeck C, Dorrance C, Moldenhauser A, Oehme A, Platte A (Hrsg.): Inklusionssensible Hochschule. Grundlagen, Ansätze und Konzepte für Hochschuldidaktik und Organisationsentwicklung. Bad Heilbrunn: Verlag Julius Klinikhardt

Plauth M (2017): Hepatitis-B-Virus. In: Pschyrembel online (Hrsg.)

Plauth M (2018): Cholestase. In: Pschyrembel online (Hrsg.)

Poethko-Müller C, Atzpodien K, Schmitz R, Schlaud M (2011): Impfnebenwirkungen bei Kindern und Jugendlichen. Ergebnisse des Kinder- und Jugendgesundheitssurveys. Teil 1: Deskriptive Analysen. In: Bundesgesundheitsblatt - Gesundheitsforschung - Gesundheitsschutz Hf. 3, S. 357-364. https://www.rki.de/DE/Content/Kommissionen/STIKO/Impfsicherheit/Impfnebenwirkungen_Kinder_Jugend_01.pdf?__blob=publicationFile; Stand: 02.01.2018

Popova S, Lange S, Probst C, Gmel G, Rehm J (2017): Estimation of national, regional, and global prevalence of alcohol use during pregnancy and fetal alcohol syndrome: a systematic review and meta-analysis. In: Lancet Global Health, Jg. 5, Hf. 3, S. e290-299. https://www.thelancet.com/pdfs/journals/langlo/PIIS2214-109X(17)30021-9.pdf; Stand: 17.11.2018

Poppenreuther S & Gross W (Hrsg.): »Nicht nur Drogen machen suchtig«. Entstehung und Behandlung von stoffungebundener Sucht. Weinheim: Beltz

Poresky R H (1996): Companion animals and other factors affecting young children's developement. In: Anthrozoös, Jg. 9, Hf. 4, S. 159-168

Porter M, Bhattacharya S, Teijlingen E & Templeton A (2003): Does Caesarean section cause infertility? In: Human Reproduction, Jg. 18, Hf 10, S. 1983–1986. http://humrep.oxfordjournals.org/content/18/10/1983; Stand: 28.12.2016. Review

Porz F (2010): Entwicklungsprognose frühgeborener Kinder. In: Informationsbroschüre des Bundesverbandes »Das frühgeborene Kind« e.V. (Hrsg.), Hf. 4; Stand: 21.11.2017

Preidt R (Hrsg.): Ritalin during Pregnancy may raise Risk of Heart Defect in Baby. In: HealthDay, WebMD. 2017. https://www.webmd.com/baby/news/20171213/ritalin-during-pregnancy-may-raise-risk-of-heart-defect-in-baby; Stand: 28.03.2018

Price B B, Armini S B, Kappeler K (2012): Exercise in pregnancy: effect on fitness and obstetrics outcomes – a randomized trial. In: Medical and Sciences in Sports and exercises, Jg. 44, Hf. 12. S. 2263-2269

Pries A R (2017): Durst. In: Pschyrembel-online (Hrsg.)

Promberger-Ott R & Satzinger U (2014): Hämorrhoiden in der Schwangerschaft/Stillzeit. In: Speculum - Zeitschrift für Gynäkologie und Geburtshilfe, Jg. 32, Hf. 1, S. 16-18. https://www.kup.at/kup/pdf/12052.pdf; Stand: 19.09.2018

Protz K (2018): Wundheilung und Ernährung. Proteine, Vitamine & Co. In: Heilberufe Spezial, Jg. 70, S. 36-38

Pschyrembel (Hrsg.) (2016): Sexuell übertragbare Erkrankungen. In: Pschyrembel online (Hrsg.)

Pschyrembel (Hrsg.) (2017a): Alkohol. In: Pschyrembel online (Hrsg.)

Pschyrembel (Hrsg.) (2017b): Alkoholembryopathie. In: Pschyrembel online (Hrsg.)

Pschyrembel (Hrsg.) (2017c): HIV-Erkrankung. In: Pschyrembel online (Hrsg.)

Pschyrembel (Hrsg.) (2017d): Rötelnembryofetopathie. In: Pschyrembel online (Hrsg.)

Pschyrembel (Hrsg.) (2018a): Kolpitis. In: Pschyrembel online (Hrsg.)

Pschyrembel (Hrsg.) (2018b): Relaxin. In: Pschyrembel online (Hrsg.)

Pschyrembel (Hrsg.) (2018c): Rhesus-Inkompatibilität. In: Pschyrembel online (Hrsg.)

Pschyrembel (Hrsg.) (2018d): Röteln. In: Pschyrembel online (Hrsg.)

Pschyrembel W (Hrsg.) (2015): Klinisches Wörterbuch. Herausgegeben von der Wörterbuch-Redaktion unter Leitung von Hildebrandt H. Berlin: De Gruyter

Pschyrembel W & Dudenhausen J W (Hrsg.): Praktische Geburtshilfe mit geburtshilflichen Operationen. 18. überarbeitete Auflage. Berlin: Walter de Gruyter. 1994. S. 619-640

Qazi G (2011): Obstetric and Perinatal Outcome of Multiple Pregnancy. In: Journal of the College of Physicians and Surgeons Pakistan, Jg. 21, Hf. 3, S. 142-145. Crossectional Study

Quarta C & Fisette A, Xu Y, Colldén G, Legutko B, Tseng Y T, Reim A, Wierer M, De Rosa M C, Klaus V, Rausch R, Thaker V V, Graf E, Strom T M, Poher A-L, Gruber T, Le Thuc O, Cebrian-Serrano A, Kabra D, Bellocchio L, Woods S C, Pflugfelder G O, Nogueiras R, Zeltser L, Grunwald Kadow I C, Moon A, García-Cáceres C, Mann M, Treier T, Doege C A, Tschöp M H (2019): Functional identity of hypothalamic melanocortin neurons depends on Tbx3. In: Nature Metabolism, Hf. 1, S. 222–235. DOI: 10.1038/s42255-018-0028-1

Queenan J T, Spong C Y & Lockwood C J (Hrsg.): Management of High-Risk Pregnancy. An Evidence-Based Approach. Oxford (Massachusetts): Blackwell-Publishing. 2007. http://onlinelibrary.wiley.com/book/10.1002/9780470691878; Stand: 01.03.2018

Quell-Lietke S (2016): Die Sache mit dem Eisen (Teil 2). In: Hebammenforum, Jg. 17, Hf. 9, S. 980-982

Rahmann A (2015): Zahngesundheit an der Wurzel fassen. In: Deutsche Hebammenzeitung, Jg. 67, Hf. 10, S. 71-76

Räikkönen K, Martikainen S, Pesonen A-K, Lahti J, Heinonen K, Pyhälä R, Lahti M, Tuovinen S, Wehkalampi K, Sammallahti S, Kuula L, Andersson S, Eriksson J G, Ortega-Alonso A, Reynolds R M, Strandberg T E, Seckl J R, Kajantie E

(2017): Maternal Licorice Consumption During Pregnancy and Pubertal, Cognitive, and Psychiatric Outcomes in Children. In: American Journal of Epidemiology, Jg.185, Hf. 5, S. 317–328. Case-Controll-Study

Ramsauer B (2015): Risiko Ruptur. Nahttechnik der Sectio. In: Deutsche Hebammen Zeitschrift. Jg. 67, Hf. 8, S. 22-25

Ramsayer B, Waas K, Gerg A M, Dürr C, Dribbisch J (2004): Welchen Einfluss hat die Gebärhaltung auf das Geburtserlebnis und auf klinische Parameter? In: Die Hebamme, Jg. 17, Hf. 2, S. 95-100

Rasmussen O B, Yding A, Lauszus F, Andersen C S, Anhøj J, Boris J (2018): Importance of Individual Elements for Perineal Protection in Childbirth: An Interventional, Prospective Trial. In: AJP-Reports, Jg. 8, Hf. 4, S. e289-294

Rath W & Friese K (Hrsg.): Erkrankungen in der Schwangerschaft. Stuttgart: Thieme. 2005

Ravens-Sieberer U, Wille N, Bettge S, Erhart, M. (2007): Psychische Gesundheit von Kindern und Jugendlichen in Deutschland. Ergebnisse aus der BELLA-Studie im Kinder- und Jugendsurvey (KiGGS). Bundesgesundheitsblatt, Ausgabe 50, S. 871

Rayburn W F (2007): Alcohol and substance abuse. In: Management of High-Risk Pregnancy. An Evidence-Based Approach. Massachusetts, Oxford: Blackwell-Publishing. S. 24-30

RCOG(Hrsg.) (2013): Air Travel and pregnancy. Scientific Impact Paper No. 1. https://www.rcog.org.uk/en/guidelines-research-services/guidelines/sip1/ ; Stand.12.11.2018

Rebhan B, Kohlhuber M, Schwegler U, Koletzko B, Fromme H (2009): Rauschen. Alkoholkonsum und koffeinhaltige Getränke vor, während und nach der Schwangerschaft – Ergebnisse aus der Studie »Stillverhalten in Bayern«. In: Gesundheitswesen, Jg. 71, Hf. 7, S. 391-398. Stuttgart: Thieme

Reed R (2010): The evidence for midwifery practices during the second stage of labour. In: Reed R (2013): Midwifery practice during birth: rites of passage and rites of protection. Bachelor-Thesis.School of Nursing and Midwifery, Faculty of Science, Education and Engineering, University of the Sunshine Coast, Queensland, Australia

Regier Y, Kempf VA J (2018): Wenn Katzen kratzen. In: Der praktische Tierarzt, Jg. 99, Hf. 6, S. 538

Reichling J & Ammon H (2018): Arzneidroge. In: Pschyrembel online (Hrsg.)

Reichling J (2016): Rauschdroge. In: Pschyrembel online (Hrsg.)

Reissner L, Schindele S, Herren D (2012): Das Karpaltunnelsyndrom. In: Schweizer Medizinischen Forum, Jg. 12, Hf. 24, S. 480-484

Rennie K L, McCarthy N, Yazdgerdi S, Marmot M, Brunner E (2003): Association of the metabolic syndrome withe both vigorous and moderate physical activity. In: International Journal of Epidemiology, Jg. 32, Hf. 4, S. 600-606. Randomized-Controlled-Trial

Reuner G, Hassenpflug A, Pietz J (2011): Langzeitentwicklung von Späten Frühgeborenen: Schullaufbahnen und therapeutische Förderung. In: Frühförderung interdisziplinär Jg. 33, Hf. 4, S. 144-150. München: Ernst-Reinhardt-Verlag online

Rezaei R, Saatsaz S, Chan Y H, Nia H S (2014): A comparison of the »hands-off« and »hands-on« methods to reduce perineal lacerations: a randomised clinical trial. In: Journal of Obstetrics and Gynecology of India, Jg. 64, Hf. 6, S. 425-429

Rhode G, Straube E, Essig A, Reinhold P, Sachse K (2010): Chlamydiale Zoonosen. In: Deutsche Ärzteblatt, Jg. 107, Hf. 10, S. 174-180

Rindawati H (2016): The Relationship between Gravida with the Incidence of Preeclampsia. In: ASEAN/ Asian Academic Society of International Conderence. Proceeding Series. Cross-Sectional-Study. http://aasic.org/proc/aasic/article/view/159; Stand: 10.04.2019

RKI (Hrsg.): Bericht zur Epidemiologie der Tuberkulose in Deutschland für 2017. 2018b. https://www.rki.de/DE/Content/InfAZ/T/Tuberkulose/Download/TB2017.pdf?__blob=publicationFile; Stand: 04.03.2019

RKI (Hrsg.): Impfen: Häufig gestellte Fragen und Antworten. Kann in der Schwangerschaft und Stillzeit geimpft werden? 2015. https://www.rki.de/SharedDocs/FAQ/Impfen/AllgFr_Allgemeine Fragen/FAQ-Liste_AllgFr_Impfen.html#FAQId 2407242; Stand: 20.08.2018

RKI (Hrsg.): Mitteilung der Ständigen Impfkommission am Robert Koch-Institut (RKI). Empfehlungen der Ständigen Impfkommission (STIKO) am Robert Koch-Institut – 2017/2018. In: Epidemiologisches Bulletin. S. 333-380. https://www.rki.de/DE/Content/Infekt/EpidBull/Archiv/2017/Ausgaben/34_17.pdf?__blob=publicationFile; Stand: 19.12.2017

RKI (Hrsg.): Navigation. Kann man trotz einer Influenzaimpfung Viren auf andere Menschen übertragen und diese somit anstecken? 2017. https://www.rki.de/SharedDocs/FAQ/Impfen/Influenza/FAQ12.html; Stand: 02.01.2018

RKI (Hrsg.): Tuberkulose. 2013 https://www.rki.de/DE/Content/Infekt/EpidBull/Merkblaetter/Ratgeber_Tuberkulose.html; Stand: 01.03.3019

Robert Koch Institut (RKI) (Hrsg.): Lyme-Borreliose. In: RKI Ratgeber. 2018a. https://www.rki.de/DE/Content/Infekt/EpidBull/Merkblaetter/

Ratgeber_LymeBorreliose.html; Stand: 10.10. 2018

Roberts J E (2002): The »push« for Evidence: Management of the second Stage. In: Journal of Midwifery & Women's Health, Jg. 47, Hf. 1, S. 2-15

Roche Lexikon (Stand 2018): Roche Lexikon Medizin. Lebensimpfstoff. Urban & Fischer/Reed Elsevier. https://www.gesundheit.de/lexika/medizin-lexikon/lebendimpfstoff; Stand: 02.01.2018

Romahn M & Opitz-Kreuter S (2015): Physiologische Abläufe im mütterlichen Körper während der Schwangerschaft. In: Mandle C & Opitz-Kreuter S (Hrsg.): Das Hebammenbuch. Lehrbuch der praktischen Geburtshilfe. Stuttgart: Schattauer

Romano A & Lothian J (2008): Promoting, protecting and supporting normal birth: A Look at the evidence. In: Journal of Obstetric Gynecologic and Neonatal Nursing, Jg. 37, Hf. 1, S. 94-105. Cohort-Study

Romero R, Nicolaides K H, Conde-Agudelo A, O'Brien J M, Cetingoz E, Da Fonseca E, Creasy G W, Hassan S S (2016): Vaginal progesterone decreases preterm birth ≤ 34 weeks of gestation in women with a singleton pregnancy and a short cervix: an updated meta-analysis including data from the OPPTIMUM study. In: Ultrasound in Obstetrics & Gynecology, Jg. 48, Hf. 3, S. 308-317. Stand: 12.11.2018. Cohort-Study

Romero R, Quintero R, Oyarzun E (1988): premature rupture of mambranes. In: American Journal of Obstetricians and Gynecology. Jg. 159, Hf. 3, S. 661-666. Review

Roos T (2013): Vaginale Geburt bei Status nach Sectio. Teil 1: Problematik, Voraussetzungen, Kontraindikationen. In: Der Gynäkologe, Hf. 3, S. 18–22

Ross M G (2007): Polyhydramnios and Oligohydramnios. In: Queenan JT; Spong G Y & Lockwood C J (Hrsg.): Management of High-Risk Pregnancy. An Evidence-Based Approach. Massachusetts, Oxford: Blackwell-Publishing. S. 316-332

Roth B (2010): Postpartale Inkontinenz, Dyspareunie und negative Symptome. Eine monozentrische Untersuchung bei erstgebärenden Frauen. Dissertation an der Klinik für Frauenheilkunde und Geburtsmedizin der medizinischen Fakultät der Hohen Universität zu Köln. Case-controll-Study

Rouhi-Boroujeni H, Heidarian E, Rouki-Boroujeni H, Khoddami M, Gharipour M, Rafiean-Kopaei M (2017): Use of lipid-lowering medicinal herbs during pregnancy: A systematic review on safty and dosage. In: ARYA Atherosclerosis, Jg. 13, Hf. 3, S. 135-155

Royal College of Midwifes (RCM) (2016): Evidence based midwifery. Jg. 14, Hf. 1

Royal College of Obstetricians & Gynaecologists (RCOG) (Hrsg.) (2017): Information for you. Healthy eating and Vitamin Supplements in Pregnancy. https://www.rcog.org.uk/en/news/rcog-statement-advice-on-nutrition-in-pregnancy/; Stand: 18.12.2017

Rüberg R (1991): Alter – Dimension und Aspekte. In: Trapman H, Hofmann W, Schaefer-Hagemeister T, Siemens H (Hrsg.): Das Alter. Dortmund: Verlag Modernes Lernen

Ruisinger P & Kaner F (2017): Eisenmangelanämie in Schwangerschaft und Wochenbett. In: Die Hebamme, Jg. 30, Hf. 1, S. 20-26.

Rukuni R, Bhattacharya S, Murphy M F, Roberts D, Stanworth S J, Knight M (2016): Maternal and neonatal outcomes of antenatal anemia in a Scottish population: a retrospective cohort study. In: Acta Obstetrica et gynecologica Sacandinavica, Jg. 95, Hf. 5, S. 555-564. Stand: 12.11.2018

Russel H, Watson D, Banks J (2011): Pregnancy at work: a national survey. The HSE Crisis Pregnancy Programme and the Equality Authority (Hrsg.). Dublin. https://lenus.ie/hse/bitstream/10147/135412/1/Pregnancy2.pdf; Stand: 29.03.2018

Saastad E, Tveit J V H, Flenady V, Stray-Petersen B, Fretts R C, Froen J F (2010): Implementation of uniform information on fetal movement in a norwegian population reduced delayed reporting of decreased fetal movement an stillbirths in primiparous women – a clinical quality improvement. In: BioMedCentral Research Notes 2010, Jg. 3, Hf. 1, S. 2. Case-Controll-Study

Sackett D L, Rosenberg W M C, Gray J A M, Haynes R B & Richardson W S (1996): Evidence based medicine: what it is and what it isn't. In: The British Journal of Medicine, Jg. 312, S. 71-72

Scala K (Hrsg.): Universitäten vermitteln Kompetenz. Das Beispiel Uni Graz (Fastbook). Graz: Nausner Consulting

Schaarschmidt U & Fischer A (2008): Arbeitsbezogenes Verhaltens- und Erlebensmuster (AVEM). Manual. 3. Auflage. London: Pearson

Schaefer C, Spielmann H, Vetter K, Weber-Schöndorfer C (Hrsg.): Arzneimittel in Schwangerschaft und Stillzeit. Stuttgart: Urban & Fischer/Elsevier 2011

Schäfer-Graf U M (2018): Gestational diabetes – major new clinically relevant aspects. In: Geburtshilfe und Frauenheilkunde, Jg. 78, Hf. 10, S. 977-983

Schäfers R & Kolip P (2015): Zusatzangebote in der Schwangerschaft: Sichere Rundumversorgung oder Geschäft mit der Unsicherheit. In: Gesundheitsmonitor Newsletter, Hf. 3, S. 1-16. https://

www.bertelsmann-stiftung.de/fileadmin/files/ Projekte/17_Gesundheitsmonitor/Newsletter_ Ueberversorgung_in_der_Schwangerschaft_ 20150727.pdf; Stand: 08.03.2019

Schäfers R (2015): Schwangerschaft – Schwangerenvorsorge. In: Mändle C & Opitz-Kreuter S (Hrsg.): Das Hebammenbuch. Lehrbuch der praktischen Geburtshilfe. 6. Auflage. Stuttgart: Schattauer. 2015. S. 156-201

Schaper A & Groeneveld A (2017): Akuttherapie von Intoxikationen. Noxen: Pflanzen, Arzneimittel und chemische Produkte. In: Pflegezeitschrift, Jg. 70, Hf. 10, S. 32-36

Scheele M (2001): Stillen bei Erkrankungen der Brust aus frauenärztlicher Sicht. In: Stillen und Muttermilchernährung. Grundlagen, Erfahrungen und Empfehlungen. Gesundheitsförderung konkret, Bd. 3. Köln: Bundeszentrale für gesundheitliche Aufklärung. Cross-sectional-study

Schelling M & Ostermeyer E (2005): Ultraschall in der Geburtshilfe. In: Schneider H, Husslein P, Schneider K T M (Hrsg.): Die Geburtshilfe. Berlin: Springer. S. 235-263

Schenkel-Römer A & Masuhr F (2002): Das Karpaltunnelsyndrom in der Gravidität und im Puerperium. In: Stuttgart: Thieme

Schild R L (2015): Soziale Vorsorge und allgemeine Beratung in der Schwangerschaft. In Der Gynäkologe, Jg. 48, Hf. 10, S. 736-740. Berlin: Springer

Schilling R M & Harder U (2013): Knöcherner Geburtsweg. In: Stiefel A, Geist C, Harder U (Hrsg.): Hebammenkunde. Stuttgart: Hippokrates, S. 280

Schimmel M S, Bromiker R, Hammerman C, Cherman L, Iocovich A, Granovsky-Grisaru S, Samueloff A, Elstein D (2015): The Effects of maternal age and parity on maternal and neonatal outcome. In: Archiev of Gynecology and Obstetrician. Jg. 291, Hf. 4: S. 793-798. Cohort-Study

Schindler E (2017): Entzugssyndrom. In: Pschyrembel-online. Schmidt-Matthiesen H, Wallwiener D (Hrsg.): Gynäkologie und Geburtshilfe. Lehrbuch für Studium und Praxis. Unter Mitarbeit von von Fournier D, Hoyme U B, Licht P, von Loewenich V, Schauf B, Taubert H-D Stuttgart: Schattauer. 2004. S. 331-334

Schindler E (2018): Lungenembolie. In: Pschyrembel online (Hrsg.).

Schlagenhauf U, Jakobs L, Eigenthaler M, Segerer S, Jockel-Schneider Y, Rehn M (2016): Regular consumption of Lactobacillus reuteri-containing lozenges reduces pregnancy gingivitis: an RCT. In: Journal of Clinical Peridomtology, Jg. 43, Hf. 11, S. 948-954. Randomized Controlled Trial

Schlander M, Trott G E, Schwarz O (2010): Gesundheitsökonomie der Aufmerksamkeitsdefizit/Hyperaktivitätsstörung in Deutschland Teil 1: Versorgungsepidemiologie und Krankheitskosten. In: Nervenarzt, Jg. 81, Hf. 3, S. 301-314

Schleußner E (2013): Drohende Frühgeburt: Prävention, Diagnostik und Therapie. In: Deutsches Ärzteblatt, Jg. 110, Hf.13, S. 227-236

Schlömer G (2000): Evidence-based nursing – Eine Methode für die Pflege. In: Pflege. Jg. 13, Hf. 1, S. 47-52

Schlummers L, Hutcheon J A, Hernandez-Diaz S, Williams P L; Hacker M R, VanderWeele T J, Norman W V (2018): Association of Short Interpregnancy Interval With Pregnancy outcome According to Maternal Age. In: JAMA International Medicine. Jg. 178, Hf. 12, S. 1661-1670. Cohort-Study

Schmid V (2011). Schwangerschaft, Geburt und Mutterwerden, ein salutogenetisches Betreuungskonzept. Hannover: Elwin Staude.

Schmidt B, Schulz C, Seiwert M, Kolossa-Gehring M, Jöckel K-H (Hrsg.): Konzept für eine umweltepidemiologische Geburtskohorte des Bundes. In: Bundesgesundheitsblatt 2012, Jg. 55, S. 852-857. Berlin: Springer

Schmidt-Matthiesen H & Wallwiener D (Hrsg.): Gynäkologie & Geburtshilfe. Lehrbuch für Studium und Praxis. Stuttgart: Schattauer. 2007

Schneider H & Schneider K T M (2005): Intrauterine Wachstumsretardierung. In: Schneider H, Husslein P, Schneider K T M (Hrsg.): Die Geburtshilfe. Berlin: Springer. S. 524.546

Schneider H (2008): Natürliche Geburt oder »Wunsch-Sectio«? Wie steht es um die Evidenz. In: Der Gynäkologe. Jg. 7, Hf. 1, 2008

Schneider H, Husslein P & Schneider K T M (Hrsg.) (2006): Die Geburtshilfe. 3. Auflage. Berlin: Springer.

Schneider H, Husslein P & Schneider K T M (Hrsg.) (2010): Die Geburtshilfe. Berlin: Springer

Schneider J, Kaulhausen H (Hrsg.): Lehrbuch der Gynäkologie und Geburtsmedizin. Stuttgart: Kohlhammer. 1986. S. 500-506.

Schneider K T M & Gnirs J (2006): Antenatale Überwachung. In: Schneider H, Husslein P, Schneider K T M (Hrsg.): Die Geburtshilfe. 3. Auflage. Berlin: Springer. S. 562-590

Schneider M (2018a): Gardiasis. In. Pschyrembel online (Hrsg.).

Schneider M (2018b): Tetanus. In: In. Pschyrembel online (Hrsg.).

Schöller D (2017): Abstrich. In. Pschyrembel online (Hrsg.)

Schöller D (2018a): Alopezie. In. Pschyrembel online (Hrsg.).

Schöller D (2018b): Antikörper. In: Pschyrembel online (Hrsg.)

Schöller D (2018c): Eisenmangelanämie. In: Pschyrembel online (Hrsg.)

Schöller D (2018d): Hirsutismus. In. Pschyrembel online (Hrsg.)

Schöller D (2018e): Melasma. In. Pschyrembel online (Hrsg.)

Schöller D (2018 f): Normalgewicht. In. Pschyrembel online (Hrsg.)

Schoppmeyer M (2017a): Defäkation. In: Pschyrembel online (Hrsg.)

Schoppmeyer M (2017b): Chymus. In: Pschyrembel online (Hrsg.)

Schrezenmeier H (Hrsg.) (2011): Eisenmangelanämie. Stuttgart: Thieme

Schubert C & Exemberger-Vanham S (2014): Psychoneuroimmunologie. Früher Stress - spätere Erkrankung. In: Deutsche Hebammenzeitschrift, Jg. 66, Hf. 4., S. 32-37

Schubring-Wübbe W (2017): Pelvis major. In: Pschyrembel online (Hrg.)

Schüller U (2018): Naturheilkunde Pflege. Mit komplementären Maßnahmen die Schulmedizin unterstützen. In: Pflegezeitschrift, Jg. 71, Hf. 11, S. 30-32

Schultes B (2018): Bariatrische Chirurgie: schwanger nach Magenoperation? In: Deutsche Hebammenzeitschrift, Jg. 70, Hf. 7, S. 50-54

Schulz von Thun F (1981): Miteinander reden 1. Störungen und Klärungen. Reinbek: Rowohlt

Schulz von Thun F (1989): Miteinander reden 2. Stile, Werte und Persönlichkeitsentwicklung. Differentielle Psychologie der Kommunikation. Reinbek: Rowohlt

Schulz von Thun F (1998): Miteinander reden 3. Das innere Team und situationsgerechte Kommunikation. Kommunikation, Person, Situation. Reinbek: Rowohlt

Schulz von Thun F, Zach K, Zoller K (2012): Miteinander reden von A bis Z. Lexikon der Kommunikationspsychologie. Reinbek: Rowohlt

Schulze-Schalthoff A-E (2018): Palmarerythem. In: Pschyrembel online (Hrsg.)

Schwarz C & Stahl K (2013): Grundlagen evidenzbasierter Betreuung. Evidenzen & Praxis Bd.1. Hannover: Staude

Schwarz C (2018): Schwangerenvorsorge in der Gruppe. Mehr Austausch, weniger Angst. In: Deutsche Hebammenzeitschrift, Jg. 70, Hf. 1. S. 8-13

Schwarz C, Gross M M, Heussner P, Berger B (2016): Woman´s perception of induction of labour outcames. Results of an online-survey in Germany. In: Midwifery, Hf. 35, S. 3-10

Schwarz C, Weiss E, Loytved C, Schäfers R, König T, Heusser P, Berger B (2015): Fetale Mortalität bei Einlingen ab Termin – eine Analyse bundesdeutscher Perinataldaten 2009 – 2013. In: Zeitschrift für Geburtshilfe und Neonatologie, Jg. 219, Hf. 2, S. 81-86

Schwarz R, Retzke U (Hrsg.): Gynäkologie und Geburtshilfe. Eine Einführung für Studenten. Berlin: VEB Verlag Volk und Gesundheit. 1989. S. 335-338

Schwegler U, Kohlhuber M, Roscher E, Kopp E, Ehlers A, Weißenborn A, Rubin D, Lampen A, Fromme H (Hrsg.): Alkohol in der Stillzeit – Eine Risikobewertung unter Berücksichtigung der Stillförderung. In: Bundesamt für Risikobewertung. 2012. http://www.bfr.bund.de/cm/350/alkohol-in-der-stillzeit-eine-risikobewertung-unter-beruecksichtigung-der-stillfoerderung.pdf; Stand 16.03.2018

Schweizer Eidgenossenschaft & Bundesamt für Lebensmittelsicherheit und Veterinärwesen (BLV) (2017): Listeria monocytogenes und der Konsum von Milch und Milchprodukten während der Schwangerschaft –Empfehlungen und Hintergrundinformationen. 3. Fassung. https://www.google.de/search?biw=1280&bih=900&ei=OsfgXfmTFYKbkwWelLKIDw&q=milch+listeriose+schwangerschaft+ch&oq=milch+listeriose+schwangerschaft+ch&gs_l=psy-ab.3..33i160l3.29134.29831..30171...0.2..0.94.253.3...0....1..gws-wiz.......0i71j33i22i29i30.i4Yw3hvzNZI&ved=0ahUKEwj5mOi_8Y7mAhWCzaQKHR6KDPE4ChDh1QMICg&uact=5#spf=1575012185266; Stand: 29.11.2019.

Schweizer Gesellschaft für Ernährung (SGE) (Hrsg.) (2004): Empfehlungen für die tägliche Zufuhr von Eisen. In: Eisengehalt verschiedener Nahrungsmittel. http://www.iron.medline.ch/Eisenplattform/Eisengehalt_verschiedener_Nahrungsmittel_170_1.php; Stand: 14.12.2015

Schweppe R P (2011): Schlank durch Achtsamkeit. Durch inneres Gleichgewicht zum Idealgewicht. Lünen: Systemed.

Sedgh G, Finer L B, Akinrinola Bankole D A, Michelle D, .Eilers M A, Singh S (2015): Adolescent Pregnancy, Birth, and Abortion Rates Across Countries: Levels and Recent Trends. In: Journal of adolescent health, Jg. 56, Hf., 2, S. 223-230. Stand: 12.11.2018. Cohort-Study

Seehusen D A & Raleigh M (2014): Antenatal Perineal Massage to Prevent Birth Trauma. Cochrane for Clinicians - Putting Evidence into Practice. In: American Family physician, Jg. 89, Jg. 5, S. 335-336. https://pdfs.semanticscholar.org/83d4/cc0adfd7e20ea2e47d9ff06d935455940946.pdf; Stand: 18.03.2019

Seelow M (2015): Schiedsstellenentscheidung über Hebammenhilfe: »Losglück« und Willkür. In:

Deutsche Hebammenzeitschrift, Jg. 67, Hf. 11, S. 78-84

Seelow M (2017): Prozesse in der Hausgeburtshilfe. In: Deutsche Hebammenzeitschrift, Jg. 69, Hf. 3, S. 62-68

Seifert F (2013): Geburtshilfliche Operationen. In: Mändle C & Opitz-Kreuter S (Hrsg.): Das Hebammenbuch. Lehrbuch der praktischen geburtshilfe. Stuttgart: Schattauer. S. 664-696

Seipel B (2011): Gesund essen, leichter Gebären. In: Deutsche Hebammenzeitung, Jg. 63, Hf. 1, S. 16-17

Serup J, Kluger N, Bäumler W (2015): Tattoed Skin and Health. In: Current Problems of Dermatology, Hf. 48, S. 76-87.

Shakeri A, Hashempur M H, Mojibian M, Aliasl F, Bioos S, Nejatbackhsh F (2018): A comparative study of ranitidin and quince (cydonia oblonga Mill sauce on gastrointestinal reflux disease (GERD) in pregnancy: a randomized, open label, aktive controlled clinical trial. In: Journal of Obstetrics and Gynecology, Jg. 38, Hf. 7, S. 899-905

Shao Z, Al Tibi M, Wakim-Fleming J (2017): Update on viral Hepatitis in pregnancy. In: Cleveland Clinic journal of Medcine, Jg. 84, Hf. 3, S. 202-206. Review

Sharlin S & Katz R (1996): The effect of parenting stress on marital quality: an integrated mother-father model. In: Journal of Familiy Issues, Hf. 17, S. 114-135

Shinde P, Patil P, Bairagi V (2012): Herbs in pregnancy and Lactation: A Review Appraisal. In: International Journal of Pharmaceutical Science and Research, Jg. 3, Hf. 9, S. 3001-3006

Shmueli A, Salman L, Orbach-Zinger S, Aviram A, Hiersch L, Chen R, Gabbay-Benziv R (2018): The impact of epidural analgesia on the duration of the second stage of labor. In: Birth, Jg. 45, Hf. 4, S. 377-384

Siegenthaler I & Thirunavukarasu N (2016): Handgriff versus Technik: Welche Methode der Gewichtsschätzung eines ungeborenen Einlings ab der 38. Schwangerschaftswoche ist evidenzbasiert präziser? Die der Leopold-Handgriffe oder die der Ultraschallmessung? Bachelor-Thesis an der Zürcher Hochschule für Angewandte Wissenschaften, Fachbereich Geburtsmedizin und Hebammenarbeit.

Simcox A A & Jaakkola J J K (2008): Does Work as a Nurse Increase the Risk of Adverse Pregnancy Outcome. In: Journal of Occupational and Environmental medicine, Jg. 50, Hf. 5, S. 590-592

Simm A (2015): Wie alt bin ich wirklich? Die Diskrepanz zwischen kalendarischen und biologischen Alter. In: Aktuelle Ernährungsmedizin, Jg. 40, Hf. 1, S. 23-26

Singer D (2017): Die »Big five« der Neonatologie. In: Deutsche Hebammenzeitschrift, Jg. 69, Hf. 12, S. 8-15

Sitzmann F (2017a): Injektionen und Gefäßpunktion. In: Schewior-Popp S, Sitzmann F, Ulrich L (Hrsg.): Thiemes Pflege. Das Lehrbuch für Pflegende in Ausbildung. Stuttgart: Thieme-Verlag. S. 730-758

Sitzmann F (2017b): Stuhl. Bewertung von Obstipation. In: Schewior-Popp S, Sitzmann F, Ulrich L (Hrsg.): Thiemes Pflege. Das Lehrbuch für Pflegende in Ausbildung. Stuttgart: Thieme. S. 439-445

Skibbe X & Löseke A (Hrsg.): Gynäkologie und Geburtshilfe für Pflegeberufe. Stuttgart: Thieme 2013

Smith G C (2001): Use of time to event analysis to estimate the normal duration of human pregnancy. In: Human Reproduction, Jg. 16, Hf. 7, S. 1497-1500

Smith R, Imtiaz M, Banney D, Paul J W, Young R C (2015): Why the heart is like an orchestra and the uterus is like a soccer crowd. In: American Journal of Obstetrics and Gynecology, Jg. 213, Hf. 2, S. 181–185

Smollich M & Blumenschein B (2015): Süße Alternative. Zuckeraustauschstoffe und Süßstoffe in der Diskussion. In: Deutsche Apotheker Zeitung. https://www.deutsche-apotheker-zeitung.de/daz-az/2015/daz-1-2015/suesse-alternativen; Stand: 17.10.2018

Solzbacher C (2013): Kinder nachhaltig stärken: Selbstkompetenzförderung als vernachlässigte Aufgabe. Universität Osnabrück: Ringvorlesung »Wie lernen gelingen kann – Selbstkompetenzförderung in Theorie und Praxis« nifbe-Projekt »selbst sicher lernen«/Haus Ohrbeck

Sonnmoser M (2009): Night-eating-Syndrom: Mehr als eine schlechte Angewohnheit. In: Deutsches Ärzteblatt, Hf. 7, S. 316-317

Souza J, Gülmezoglu A, Lumbiganon P, Laopaiboon P, Carroli G, Fawolw B, Ruyan P (2010): Cesarean section without medical indications is associated with an increased risk of adverse short term maternal outcome: the 2004-2008 WHO Global Survey on Maternal and Perinatal Health. In: British Medical Journal, Jg. 71, Hf. 8, S. 1-10

Stadie V (2008): Circadianer Rhythmus und Schichtarbeit: Psychologische Einflüsse auf das Wohlbefinden bei Menschen in Krankenpflegeberufen. Saarbrücken: Verlag Dr. Müller

Stahl K (2014): Evidenzbasiertes Arbeiten in der Schwangerenvorsorge. In: Hebammengemeinshaftshilfe e.V. (Hrsg.): Schwangerenvorsorge durch die Hebamme. S. 48-52

Stamilio D, DeFranco E, Paré E, Odibo A, Peipert J, Allsworth J, Stevens E, Macones G A (2007):

Short Interpregnancy Interval: Risk of Uterine Rupture and Complications of Vaginal Birth After Cesarean Delivery. In: Obstetrics & Gynecology, Jg. 110, Hf. 5, S. 1075-1082. Cohort-Study

Statista (2018): Statistiken zum Thema Haustiere in Deutschland 2017. https://de.statista.com/themen/174/haustiere/; Stand: 08.08.2018

Stein J& Jauch K-W (2013): Praxishandbuch klinische Ernährung und Infusionstherapie, Vol. II: Berlin: Springer

Stein W, Delfy A, Schmidt S (2009): Prädiktion der Schulterdystokie – Ist eine Verbesserung der sonografischen Detektion einer fetalen Makrosomie unter Hinzuziehung maternaler Risikofaktoren möglich? In: Zeitschrift für Geburtshilfe und Neonatologie, Jg. 213, Hf. 5, S. 180-185. Cohort-Study

Sterry W (2018a): Besenreieservarizen. In: Pschyrembel online (Hrsg.)

Sterry W (2018b): Pruritus. In: Pschyrembel online (Hrsg.)

Stiefel A, Geist C & Harder U (Hrsg.) (2013): Hebammenkunde. Lehrbuch für Schwangerschaft, Geburt und Wochenbett. 5. Auflage. Stuttgart: Hippokrates

Stoelhorst G M S J, Rijken M, Martens S E, Brand R, den Ouden A L, Wit J M, Veen S (2005): Changes in neonatology: comparism of two cohorts of very preterm infants (gestational age <32 SSWweeks): The project on preterm and small for gestational age infants 1983 an the Leiden follow-up project of prematurity 1996-1997. In: Pediatrics, Jg. 115, Hf. 2, S. 396-405. Cohort-Study

Stoll W, Honegger C & Sander-Markulin G (1998): Ernährung in Schwangerschaft und Stillzeit. In: Bücherei des Frauenarztes, Bd.22. Stuttgart: Enke

Stosch C (2018): Skript Venenverweilkanüle. In: Kölner Interprofessionelles Skills Lab & Simulationszentrum (KISS) (Hrsg.). Köln: Medizinische Fakultät der Uni Köln. https://medfak.uni-koeln.de/sites/MedFakDekanat/Downloads/Venenverweilkanu__le_2011.pdf; Stand: 08.05.2019

Straus E M, Kagan K O, Grischke E M, Kiefer I, Abele H (2009): Sport in der Schwangerschaft. In: Geburtshilfe und Frauenheilkunde, Hf. 69, S. 564-567.

Strauss A (Hrsg.): Geburtshilfe Basics. Berlin: Springer. 2006. S. 321-350

Strittmatter B & Furtwängler A (2013): Proktologie für Frauenärzte. In: Gynäkologe und gynäkologische Onkologie, Bd. 9. Akademos-Wissenschaftsverlag

Strohm D (2013): Glykamischer Index und glykämische Last – ein für die Ernährungspraxis des Gesunden relevantes Konzept? Wissenschaftliche Stellungsnahme der DGE. In: Ernährungs-Umschau, Hf. 1. https://www.ernaehrungs-umschau.de/fileadmin/Ernaehrungs-Umschau/pdfs/pdf_2013/01_13/EU01_2013_M026_M038.2.pdf; Stand: 19.07.2018

Struthmann S (2014): Hausgeburtshilfe. In: Mändle C & Opitz-Kreuter S (Hrsg.): Das Hebammenbuch. Lehrbuch der praktischen Geburtshilfe. Stuttgart: Schattauer. S. 493-517

Stüwe M (Hrsg.) (2004): Wochenbett- und Rückbildungsgymnastik. 2. Auflage. Stuttgart: Hippokrates

Subek D (2011): Terminüberschreitung in der Schwangerschaft. Wie überwachen und wann die Geburt einleiten? In: Gynäkologie, Hf. 1, S. 6-12

Sulnig T (2012): Endokrines Organ Fettgewebe. In: Journal für Ernährungsmedizin. Jg. 14, Hf. 4, S. 18-22. http://www.kup.at/kup/pdf/11202.pdf; Stand: 07.03.2018

Surbek D (2013): Expertenbrief No 41: Tokolyse bei vorzeitiger Wehentätigkeit. In: Forum Gynécologie suisse, Hf. 3, S. 16-19

Suto M, Takehara K, Yamane Y, Ota E (2017). Effects of prenatal childbirth education for partners of pregnant women on paternal postnatal mental health and couple relationship: A systematic review. In: Journal of affective disorders, Hf. 210, S. 115-121

Szczęch J, Wiatrowski A, Hirnle L, Reich A (2017): Prevalence and Relevance of Pruritus in Pregnancy. In: BioMedical Research International. Article ID: 423839. https://www.hindawi.com/journals/bmri/2017/4238139/; Stand: 01.11.2018. Cross-sectional Study

Tavernes de Sousa M (2015): Die Lage (er-)kennen. In: Deutsche Hebammen Zeitschrift, Jg. 67, Hf. 12, S. 22-27

Teuchert-Noodt G (2016): Die Entwicklung des kindlichen Gehirns untersteht dem Dreiklang aus Aktivität, Dynamik und Kompensation. In: Trauma – Zeitschrift für Psychotraumatologie und ihre Anwendungen, Jg. 14, Hf. 2, S. 48-57

The ESHRE Capri Workshop Group (2000): Multiple gestation pregnancy. In: Human Reproduction, Jg. 15, Hf. 8, S. 1856–1864

Thiemig J K (2012): Der Zusammenhang zwischen Ernährung und Asthma bronchiale, allergischer Rhinitis und atopischer Dermatitis im Kindes- und Jugendalter – Ergebnisse der multizentrischen Allergiestudie (MAS). Promotion an der Medizinischen Fakultät der Charité, Universität Berlin, Klinik für Pädiatrie (Pneumologie und Immunologie). Prospective-Cohort-Study

Thomas L (2012): »Labor und Diagnose«. Frankfurt a. M.: TH-Books

Thomet P, Cutullic E, Bisig W, Whest C, Elsaeser M, Steinberger S, Steinwidder A (2011): Merits of full grazing systems as a sustainable and efficient milk production strategy. In: Grassland science in Europe, Hf. 16, S. 273-285. Cohort-Study

Thommen A (2006): Primäre Schlafstörungen. In: Ars medici Dossier 6, S. 26-31

Timmer A & Richter B (2008): Systematische Übersichtsarbeiten zu Fragen der Therapie und Prävention. Eine Einführung in Frage und Antwort. Teil 1 – Was ist eine systematische Übersichtsarbeit? In: Arzneimitteltherapie. Jg. 26, Hf. 4, S. 137-139

Tobias D K, Zhang C, van Dam R M, Bowers K, Hu F B (2011): Physical activity before and during pregnancy and risk of gestational diabetes mellitus: a meta-analysis. In: Diabetes Care, Hf. 1. S. 223-229

Tunzi M & Gray G R (2007): Common skin conditions during pregnancy. In: American Familiy Physician, Jg. 75, Hf. 2, S. 211-218. Review

Tveit J V H (2011): Decreased fetal movement in late pregnancy – importance today? Universitätskrankenhaus Oslo, Medizinische Fakultät. In: BJOG, Jg. 118, Hf. 10, S. 1229-1238. Review

Ud-Din S, McGeorge D, Bayatcorresponding A (2016): Topical management of striae distensae (stretch marks): prevention and therapy of striae rubrae and albae. In: Journal of the European Academy of Dermatology and Venereology, Jg. 30, Hf. 2, S. 211-222. Review

UN-Behindertenrechtskonvention (2006): Übereinkommen über die Rechte von Menschen mit Behinderung. https://www.behindertenrechtskonvention.info; Stand 7.3.2019

Unterscheider J, Horgan R, O´Donoghue K, Greene R (2009): Reduced fetal movements. In: The Obstetrician & Gynaecologist, Hf. 11, S. 245-251

Van den Heuvel M (2015): Schwangerschaft: in anderen Umtrünken. In: DocCheck. Schwangerschaft. https://doccheck.co./de/101611/schwangerschaft-in-anderen-umtruenken/; Stand: 05.04.2018

Van der Gucht N & Lewis K (2015): Women's experiences of coping with pain during childbirth: a critical review of qualitative research. In: Midwifery, Jg. 31, Hf. 3, S. 349-358. Survey

Vaupel P, Schaible H-G, Mutschler E (Hrsg.): Anatomie, Physiologie, Pathophysiologie des Menschen. Stuttgart: Wissenschaftliche Verlagsgesellschaft Stuttgart. 2015

Velzel J, Schmit E, Vlemmix F, Molbenboer J F M, Van der Post J A M, Mol B W, Kok M (2018): Development and internal validation of a clinical prediction model for external cephalic version. In: European Journal of Obstetrics, gynecology and reproductive biology, Hf. 228, S. 137-142. Randomized Controlled Trial

Vetter K & Goeckenjan M (2006): Schwangerenvorsorge. In: Schneider H, Husslein P, Schneider K T M (Hrsg.): Die Geburtshilfe. Berlin: Springer. S. 184-200

Viarisio V (2015): Gesundheitsrisiko Nikotin. In: Deutsches Krebsforschungszentrum in der Helmholtz-Gemeinschaft. https://www.dkfz.de/de/tabakkontrolle/download/Publikationen/FzR/FzR_Gesundheitsrisiko_Nikotin_web.pdf; Stand: 20.08.2018

Vilchez G, Espinoza M, D'Onadio G, Saona P, Gotuzzo E. (2015): Brucellosis in pregnancy: clinical aspects and obstetric outcomes. In: International Journals of infectious deseases, Jg. 15, Hf. 38, S. 95-100. Case-Controll-Study

Virgara R, Maher C, Van Kessel G (2018): The comorbidity of low back pelvic pain and risk of depression an anxiety in pregnancy in primiparous woman. In: BIO Med Central – Pregnancy Childbirth, Jg. 18, Hf. 1, S. 288.

Vogels N & Westerterp-Plantenga M S (2007): Successful long-term weight maintenance: a 2-year follow-up. Obesity (Silver Spring, Md.), Jg. 15, Hf. 5, S. 1258-1266. Case-Controll-Study

Volqvatz T, Vestergaard A L, Kramer Aagaard S, Andreasen M F, Lesninova I, Uldbjerg N, Larson A, Bov P (2018): Use of aleternative medicine, ginger and licorice among Danish pregnant woman – a prospective cohort study. In: BMC Comlementary and alternative medicine, Jg. 19, Hf. 1, S 5

Völter L (2007): Zeitlicher Ablauf der Entwicklung von fetaler Makrosomie bei Schwangerschaften mit Gestationsdiabetes. Dissertation an der Medizinischen Fakultät Charité - Universitätsmedizin Berlin. http://www.diss.fu-berlin.de/diss/receive/FUDISS_thesis_000000002680; Stand: 24.04.2018

Von der Ohe G (2016): Tuberkulose. In: Europäisches Institut für Stillen und Laktation. S. 1-5. http://www.stillen-institut.com/media/Tuberkulose-Erkrankungen-der-Mutter-sicherung.pdf; Stand: 04.03.2019

Von Gartzen A (2017a): Kolostrumgewinnung in der Schwangerschaft, Teil 2. In: Hebammenforum, Jg. 18, Hf. 2, S. 151-152

Von Gartzen A (2017b): Kolostrum in der Schwangerschaft gewinnen – neumodischer Kram oder sinnvolle Maßnahme. In: Hebammenforum Jg. 18, Hf. 1, S. 41

Von Gartzen A (2018): In der Schwangerschaft – warum nicht? In: Hebammenforum Sonderpublikation: Stillen – Basis für das Leben. Wissen rund ums Stillen. Jg. 19, S. 63

Von Mutius E (2017): Umweltmikrobiom. Rolle bei der Entwicklung von Allergie und Asthma. In: Montszeitschrift Kinderheilkunde. Hf. 5, S. 389-395. https://link.springer.com/article/10.1007/s00112-017-0271-7; Stand: 29.03.2018

Von Rahden O & Ayerle G M (2010): Grundsätze der Schwangerenvorsorge durch Hebammen. In: Deutscher Hebammenverband (Hrsg.): Schwangerenvorsorge durch Hebammen. Stuttgart: Hippokrates. S 27-29

Vsianska L (2007): Peripartale Veränderung des Beckenrings in der MRT. Dissertation an der Ruhr-Universität Bochum, Abteilung Radiologie. http://www-brs.ub.ruhr-uni-bochum.de/netahtml/HSS/Diss/VsianskaLynda/diss.pdf; Stand 12.05.2016

Walker M (2011): Breastfeeding management for Clinician. Using the evidence. Sudbury: Jones and Bartlett

Wallaschofski H (2016): Hypothyreose – Diagnose und Therapie mit L-Thyroxin unter besonderer Berücksichtigung. CME-Maßnahmen. In: Deutsches Arztportal. https://www.deutschesarztportal.de/fileadmin/downloads/cme/rp_cme_03_v20160624.pdf; Stand: 20.08.2018

Walther R (2018a): Anabolismus. In: Pschyrembel online (Hrsg.)

Walther R (2018b): Harnsäure. In: Pschyrembel online (Hrsg.)

Walther R (2018c): Katabolismus. In: Pschyrembel online (Hrsg.)

Walther R (2018d): Zirkadianer Rhythmus. In: Pschyrembel online (Hrsg.)

Wang Y, Tanbo T, Abyholm T, Henriksen T (2011): The impact of advanced maternal age and parity on obstetric and perinatal outcomes in singleton gestations. In: Archiv of Gynecology an Obstetrician. Jahrgang 284, Heft 1, S. 31-37. Cohort-Study

Wanigaratne S, Cole D C, Bassil K, Hyman I, Moineddin R, Urquia M L. (2016): The influence of refugee status and secondary migration on preterm birth. In: Journal of Epidemiology and community health, Jg. 70, Hf. 6, S. 622-628. Retrospective population-based Cohort Study

Warmbrunn A & Pschyrembel-Redaktion (2018): Rhesus-Blutgruppen. In: Pschyrembel online (Hrsg.)

Warmbrunn A (2018): BMI. In: Pschyrembel online (Hrsg.)

Wedi B (2018a): Ekzem. In: Pschyrembel online (Hrsg.)

Wedi B (2018b): Psoriasis. In: Pschyrembel online (Hrsg.)

Weibel W (1939): Lehrbuch der Frauenheilkunde. Erster Band: Geburtshilfe. Berlin und Wien: Urban & Schwarzenberg. S. 262-271

Weidner K, Bittner A, Pirling S, Galle M, Junge-Hoffmeister J, Einsle F, Stobel-Richter Y (2013): Was hält schwanger gesund? Protektive Faktoren für postpartale Depressionen. In: Zeitschrift für Psychosomatische Medizin und Psychotherapie, Jg. 59, Hf. 4, S. 391-407. Case-Controll-Study

Weineck J (2007): Optimales Training. Leistungsphysiologische Trainingslehre unter besonderer Berücksichtigung des Kinder- und Jugendtrainings. Balingen: Spitta

Weineck J (2009): Sportbiologie. 10. Auflage. Balingen: Spitta

Weingärtner J (2016a): Blastozyste. In: Pschyrembel online (Hrsg.)

Weingärtner J (2016b): Morula. In: Pschyrembel online (Hrsg.)

Weingärtner J (2016c): Synzytiothrophoblast. In: Pschyrembel online (Hrsg.)

Werner E F, Han C S, Savitz D A, Goldshore M, Lipkind H S (2013): Health outcome for vaginal compared with cesarean delivery of appropriately grown preterm neonates. In: Obstetricians & Gynecology, Jg. 121, Hf. 6, S. 1195-1200. https://www.ncbi.nlm.nih.gov/pmc/articles/PMC4700506/; Stand: 17.07.2018

Weyerstahl T & Stauber M (Hrsg.): Gynäkologie und Geburtshilfe. Stuttgart: Thieme-Verlag. 2013. S. 450-457

White C, Drummond S, Looy A (2010): Comparing advice to decrease both dietary fat and sucrose, or dietary fat only, on weight loss, weight maintenance and perceived quality of life. International journal of food sciences and nutrition, Jg. 61, Hf. 3, S. 282-294. Randomized Controlled Trial

Whythe H, Hannah M E, Saigal S, Hannah W J, Hewson S, Amankwah K, Cheng M, Gafni A, Guselle P, Helewa M, Hodnett E D, Hutton E, Kung R, McKay D, Ross S, Willan A; Term Breech Trial Collaborative Group (2004): Outcomes of children at 2 years after planned cesarean birth versus planned veginal birth for breech presentation at term: the International Randomized Term Breech Trial. In: American Journal of Obstetrics and Gynecology, Jg. 191, Hf. 3, S. 864-871

Wied S (2017a): Hypotonie. In: Pschyrembel online (Hrsg.)

Wied S (2017b): Subjektive Obstipation. In: Pschyrembel online (Hrsg.).

Wiedermann-Schmidt U, Kollaritsch H, Bachinger G, Bechter E, Falb P, Holzmann H, Keller-Stanislawski B, Kundi M, Mutz I, Tucek B, Rendi-Wagner P, Zenz W, Zwiauer K (2013): Reaktionen und Nebenwirkungen nach Impfungen. Erläuterungen und Definitonen: in Ergänzung zum Österreichischen Impfplan. Institut für Spezifische Prophylaxe und Tropenmedizin der MedUni Wien (Hrsg.) https://www.meduniwien.ac.at/hp/fileadmin/tropenmedizin/Dokumente Christina/Impfungen-Reaktionen___Nebenwirkungen.pdf, Stand: 02.01.2018

Wijma K, Samelius L, Wingren G, Wijma B (2007): The association between ill-health and abuse: A cross-sectional population based study. In: Scandinavian Journal of Psychology banner, Jg. 48, Hf. 6, S. 567-575

Wilking H, Faber M, Stark K, Frank C, May J, Schmidt-Chanasit J (2016): Zikavirus-Infektionen: Tropische Krankheit mit Relevanz für Deutschland. In: Deutsches Ärzteblatt, Jg. 113, Hf. 12, S. 547-549

Wing D A, Rumnay P J, Prelicka C W, Chung J H (2008): Daily cranberry juice for the prevention of asymptomatic bacteriuria in pregnancy: a randomized controlled pilot study. In: Journal of Urology, Jg. 180, Hf. 4, S. 1367-1372

Winje B A, Saastad E, Gunnes N, Tveit J V, Stray-Pedersen B, Flenady V, Frøen J F (2011): Analysis of ›count-to-ten‹ fetal movement charts: a prospective cohort study. In: British Journal of Obstetricians and Gynaecology, Jg. 118, S. 1229-1238

Wolf A S, Wolf G, Wolf F (2007): Diagnostik relevanter Altersparameter. Die Messung von Vitalität und biologischem Alter. In: Journal für Menopause, Jg. 14, Hf. 2, S. 11-15

Wolf D (2012): Merkblatt Rheuma. Basismedikamente. https://www.rheuma-liga.de/fileadmin/user_upload/Dokumente/Mediencenter/Publikationen/Merkblaetter/4.5_Basismedikamente.pdf ; Stand: 08.04.2019

Wolf E (2009): Vaginalflora in Aufruhr. In: Pharmazeutische Zeitung online. Ausg. 36. https://www.pharmazeutische-zeitung.de/index.php?id=30817; Stand: 31.09.2018

Woods J R & Egarter C (2008): Fall: Nikotinersatztherapie in der Schwangerschaft. In: www.PeriFACTS.eu. Fall Nr. 786. http://www.perifacts.eu/dfp/786.php; Stand: 04.01.2018

Word R A, Li X-H, Hnat M, Carrick K (2007): Dynamics of Cervical Remodeling during Pregnancy and Parturition: Mechanisms and Current Concepts. In: Seminar of Reproductive Medicine, Jg. 25, Hf. 1, S. 69–79. Review

World Health Organization (WHO) (2018): WHO recommendations: intrapartum care for a positive childbirth experience. Genf: World Health Organization-Eigenverlag. https://apps.who.int/iris/bitstream/handle/10665/250796/9789241549912-eng.pdf;jsessionid=E131B3E61F8C537D00798B809BF09B38?sequence=1; Stand: 26.03.2019.

Wright K S, Quinn T J, Carey G B (2002): Infant acceptance of breast milk after maternal exercise. In: Pediatrics, Jg. 109, Hf. 4, S. 585-589

Wu T, Gao X, Chen M, van Dam R M (2009): Long-term effectiveness of diet-plus-exercise interventions vs. diet-only interventions for weight loss: a meta-analysis. In: Obesity Reviews, Jg. 10, Hf. 3, S. 313-323. Review

Wunsch M (2005): Die richtigen Schlüsse ziehen. Probleme bei der CTG-Interpretation. In: Hebammenforum, Jg. 6, Hf. 11, S. 824-830

Wurglics M (2018): Morbus haemolyticus neonatorum. In: Pschyrembel online (Hrsg.)

Wuytack F, Daly D, Curtis E, Begley C (2018): Prognostic factors for pregnancy-relateted pelvic girdle pain, a systematic review. In: Midwifery, Jg. 34, Hf. 66, S. 70-78

Yang A C, Yang C H, Hong C J, Tsai S J, Kuo C H, Peng C K, Mietus J E, Goldberger A L, Thomas R J (2011): Sleep state instabilities in major depressive disorder: Detection and quantication with electrocardiogrambasedcardiopulmonary coupling analysis. In: Psychophysiology, Jg. 48, Hf. 2, S. 285-291. Case-Controll-Study

Yang H J, Kao F Y, Chou Y J, Huang N, Chang K Y, Chien L Y (2014): Do nurses have worse pregnancy outcome than non-nurses? In: Birth, Jg. 41, Hf. 3, S. 262-267. https://onlinelibrary.wiley.com/doi/full/10.1111/birt.12118; Stand: 29.04.2018. Cohort-Study

Young C, Armstrong M L, Roberts A E, Mello I, Angel E (2010): A triad of evidence for care a woman with genital piercings. In: Journal of the American Academy of Nurse Practitioners banner, Jg. 22, Hf. 2, S. 70-80. Crosssectional-Study

Zantl C S (2008): Bedeutung verschiedener CTG-Parameter für die ante- und intrapartale fetale Zustandsdiagnostik. Dissertation an der Frauenklinik und Poliklinik der Technischen Universität München. https://mediatum.ub.tum.de/doc/655148/655148.pdf; Stand: 27.10.2018

Zarean E & Tarjan A (2017): Effect of Magnesium Supplement on Pregnancy Outcomes: A Randomized Control Trial. In: Advanced biomedical research, Jg. 31, Hf. 6, S. 109

Zeitlin J A, Ancel P Y, Saurel-Cubizolles M-J, Papiernik E (2001): Are risk factors the same for small for gestational age versus other preterm births? In: American Journal of Obstetricians and Gynecology, Jg. 185, Hf. 1, S. 208-215. Case-Controll-Study

Zepp F (2017): Gesundheit und Umwelt. In: Monatszeitschrift Kinderheilkunde, Hf. 5, S. 377-378. Berlin: Springer

Zettnig G & Buchinger W (2009): Schilddrüse und Schwangerschaft. In: Journal für klinische Endokrinologie und Stoffwechsel. Jg. 2, Hf. 1.,

S. 12-15. https://www.kup.at/kup/pdf/7729.pdf; Stand: 19.09.2018

Zhang M, Mueller N, Wang H, Hong X, Appel LJ, Wang X (2018): Maternal Exposure to Ambient Particulate Matter ≤2.5 µm During Pregnancy and the Risk for High Blood Pressure in Childhood. In: Hypertension, Jg. 72, Hf. 1, S. 174-201. Case-Controll-Study

Zhu J, Hu X, Dong X, Li L (2018): Association between riskfactors and overactive bladder: A meta-analysis. In: Female pelvic medicine & reconstruction surgery. https://www.ncbi.nlm.nih.gov/pubmed/29528879; Stand: 24.07.2018

Zimbardo P G & Gerrig R J (1999): Soziale Einflüsse und Prozesse. In: Hoppe-Graff S & Engel I (Hrsg.): Psychologie. 7. Auflage. Berlin: Springer

Zimmermann K (2019): Nicht gegeneinander, sondern miteinander. In: Hebammenforum, Jg. 20, Hf. 1, S. 22-25

Zittlau J & Kriegisch N (Hrsg.) (2000): Praxisbuch der gesunden Ernährung. München: Südwest

Zondzika J, Rezeberga D, Jermakova I, Vasina O, V edmedovska N, Doners G (2011): Factors related to elevated vaginal pH in the first trimester of pregnancy. In: Acta Obstetrica et Gynecologica Scandinavica, Jg. 90, Hf. 1, S. 41-49. Crosssectional-Study

Internet

A   http://www.embryology.ch/allemand/evorim plantation/furchung01.html; Stand: 15.03.2019

B   http://www.embryology.ch/allemand/gnidation/etape02.html; Stand: 15.03.2019

C   http://www.embryology.ch/allemand/hdisque embry/triderm01.html; Stand: 15.03.2019

D   http://www.embryology.ch/allemand/iperiodem bry/carnegie01.html; Stand: 15.03.2019

E   http://www.embryology.ch/allemand/jfetalperi od/entwicklung01.html; Stand: 15.03.2019

F   http://www.embryology.ch/allemand/iperiodem bry/carnegie04.html; Stand: 15.03.2019

G   http://www.embryology.ch/allemand/iperiodem bry/carnegie06.html#st1719; Stand: 15.03.2019

H   http://www.embryology.ch/allemand/iperiodem bry/carnegie07.html#st2023; Stand: 15.03.2019

I   http://www.embryology.ch/allemand/iperiodem bry/delimitation01.html; Stand: 15.03.2019

J   http://www.embryology.ch/allemand/iperiodem bry/feuilletprim01.html#fin2e; Stand: 15.03.2019

K   http://www.embryology.ch/allemand/jfetalperi od/entwicklung01.html; Stand: 15.03.2019

L   http://www.embryology.ch/allemand/jfetalperi od/gestalt01.html#fetus; Stand: 15.03.2019

M   http://www.embryology.ch/allemand/rrespirato ry/phasen04.html; Stand: 15.03.2019

https://www.familienplanung.de/schwanger schaft/fruehgeburt/vorzeitige-wehen-behand lung/; Stand: 28.05.2014

www.progesteron.de/klinische-anwendung/frue haborte/tokolyse Stand: 14.04.18

Stichwortverzeichnis

W

Wachstumsretardierung   50, 156–157
Walken   146
Wandern   146
Wanderröte   164
Wandfaktor   66
Waschfrauenhände   201
Wasserlösliche Vitamine   126, 128
Wehenvorbereitung   193
Wochenbett   204
Wochenendkurse   179
Wunschsectio   186

Y

Yersinia enterocolitica   170
Yersiniose   170

Z

zahnärztliche Vorsorge   136
Zahnfleischentzündungen   136–137